Herbert Fritsche
Samuel Hahnemann

Herbert Fritsche

Samuel Hahnemann

Idee und Wirklichkeit der Homöopathie

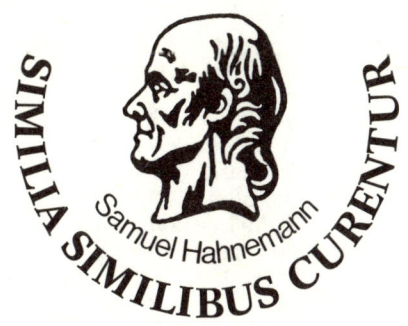

Samuel Hahnemann

SIMILIA SIMILIBUS CURENTUR

Ulrich Burgdorf
Verlag für homöopathische Literatur
Göttingen

Erste Fassung 1942 in Bad Pyrmont
Zweite Fassung 1954 in Stuttgart

1. Auflage 1942
2. Auflage 1954
3. Auflage 1982
4. Auflage 1984
5. Auflage 1987
6. Auflage 1991

© 1979 Ulrich Burgdorf
Verlag für homöopathische Literatur
Tegeler Weg 8 · D-3400 Göttingen

Printed in Germany
Druckerei Sourrouille, Göttingen

ISBN 3-922345-10-7

STATT WIDMUNG

Lieber alter Freund und Meister O. B.!

Die erste Auflage dieses Buches enthält eine Widmungsseite mit dem Text:

> Dr. med. Otto Buchinger
> dem Arzt im Zeichen Hahnemanns
> als Gabe
> dankbarer Freundschaft

Inzwischen ist die Geschichte der Homöopathie ein Jahrzwölft älter geworden — und mit ihr sind's auch wir und ist's mein Buch. Ich weiß nicht, ob ich heute noch „dem Arzt im Zeichen Hahnemanns" schreiben würde, es kommt mir wie ein Pleonasmus vor: in welchem Zeichen sonst könnte man denn überhaupt wirklich Arzt sein? Aber die dankbare Freundschaft, die wird durch Altern wesentlicher wie ein edler Wein. So laß sie mich denn zum Leser hin ein wenig begründen.

Ich geriet an, nein in die Homöopathie durch Emil Schlegels Kommentar zu Hahnemanns „Organon", den ich vor zwanzig Jahren – ein konstitutioneller Grenzgänger und Grenzüberschreiter damals wie heute – auf einem Bücherkarren fand. Der Kommentar riß mich zum kommentierten Buche hin, zur Homöopathie-Bibel dessen, den mein Buch darstellt. Mit einer Geschwindigkeit, die der des blitzartigen Wirkens einer gutgezielten Hochpotenz-Arznei ähnelt, war ich „im Bilde": auch im Bilde der homöopathischen Gegenwart (damals, um die Mitte der dreißiger Jahre). Kein schönes Bild. Einige greise Meister und Könner, Gisevius vor allem, in dessen zaubernder Praxis ich allerlei lernen durfte – und im übrigen ein beflissenes Fußvolk, welches die Unerheblichkeiten einer Allerwelts-auch-Homöopathie unter seine Sohlen trat und dann damit auf dem sterilen Linoleum der Klinik häßliche Flecken hinterließ in der Überzeugung, ebendieses sei der „Brückenschlag zur Schulmedizin".

Von diesem Schlag beginnt sich heute die deutsche Homöopathie langsam zu erholen. Wenn die Klinik ein Zentrum wäre, so ist die Homöopathie grundsätzlich zentrifugal. In Wahrheit ist das Simile-Gesetz die Mitte, zu der alles Klinische (selten) heimlich strebt – in jenem dunklen Drange, den der Jargon der Ewig-Heutigen als „wissenschaftliche Medizin" bezeichnet – oder (meistens) von dem es weithin abgestoßen wird in die seit Jahrzehnten grassierende Dauerkrise des Heilgewerbes.

Aber sei dem wie ihm wolle: die Homöopathie erholt sich langsam, selbst in ihrem Mutterlande. Als mich 1942 der Teufel (mit dem es die Homöopathie als die kunstgerechte Verwerterin des Giftigen besonders intim zu tun hat) unnachsichtlich ritt, dieses mein Buch hier zu schreiben, da geschah's bei Dir in Bad Pyrmont, mitten in Deiner biologischen Kuranstalt, der ach so fehlbenannten – denn sie stand ja ganz im Zeichen des Metabiologischen. Vormittags klapperte stundenlang meine Schreibmaschine. Nachmittags lasest Du mir mein Manuskript vor, täglich so viele Seiten, wie ich jeweils geschrieben hatte. Und immer waren wir uns einig. Erst jetzt, beim Überarbeiten, merke ich, daß Du – zumindest im Stilistischen – gar zu willig zustimmtest. Nun: Freundschaft ist ein so schönes Vorurteil, daß man um ihretwillen sogar Schaden an seinem Stil nehmen darf.

Unsere Einigkeit hatte aber tiefere Gründe als bloß unsere Freundschaft. Wir wußten, Du der Gereifte und ich der heurige Hase, daß der alte Hahnemann ein Zauberer war, ein magischer Mensch – und das heißt stets: ein Methodiker im Feinstofflichen. So konnten wir denn von vornherein die Brückenschläger ihren mortalen Salto veranstalten lassen, ohne daß wir, um mit Stefan George zu reden, dies überhaupt zu sehn geruhten. Friede ihrer naturwissenschaftlich-kritischen Asche!

In Deinem Pyrmonter Dachsbau durfte ich den alten Hahnemann beschwören – und siehe: er erschien. Du gabst den Segen dazu. Du bist Spezialist des Segnens wie ich Spezialist für Teufelspakte bin. Eine sachgemäße Kombination, denn die Homöopathie, was ist sie anderes als ein Segens- und Teufelspakt-Inzest (Inzest insofern, als nach meinem besten Wissen und Gewissen die Instanzen, die Segen und Satanismen spenden, Geschwister sind)!

Es war ein glückliches Jahr, jenes 1942. Wir bangten Tag und Nacht um dies und um jenes, aber um *eines* bangten wir nie: um die Zukunft der Homöopathie Hahnemanns. Heute weiß ich, daß diese Homöopathie, ungeachtet aller Rekonvaleszenzen, nur eine Vergangenheit und eine Zukunft hat. Sie ist eine ziemlich gegenwartslose Heilkunst. Und deshalb rufen von drüben die Stimmen der Geister, die Stimmen der Meister ihren in Weimar zeitlich formulierten und nunmehr ewig gültigen Refrain: „Wir heißen euch hoffen!"

Das hießest Du mich damals schon, vom heiligen Hier her statt vom weit weniger konkreten Drüben. Die Widmung meines Buches versuchte das damals zu stammeln, heute bin ich bemüht, es ein wenig zu präsizieren.

Stuttgart-Obertürkheim, den 23. August 1954

Dein
Herbert Fritsche

Dieses Buch ist keine Chronik einer Entwicklung. Alles, was vom Werden des Menschen und Arztes Hahnemann erzählt wird, wird mit Hinblick auf seine Vollendung erzählt. Nicht fügt sich aus Mosaiksteinchen allmählich ein Bild zusammen, sondern allenthalben wirft das Werdeziel sein Licht auf den Werdeprozeß.

Mit einer Chronik hat das Buch nur die Darstellungsweise in zeitlicher Reihenfolge gemeinsam, aber selbst da geht es nicht ohne Überschneidungen ab. Der Bericht vom Leben eines großen Menschen sollte nie — es sei denn, man wolle einen Entwicklungsroman schreiben — Unkenntnis seiner Größe heucheln.

Hier geht es um Erkundung der tieferen Lebenswirklichkeit, demonstriert an einem Schicksalsgang durch Aufdeckung der Motive, die latente Größe offenbar werden ließen. Menschliche Größe ist nicht etwas Quantitatives, sie kommt nicht durch Häufung zustande, ist vielmehr von Anfang an da und wird während eines Schicksalsganges lediglich stärker, reiner und leuchtender wahrnehmbar.

Die Homöopathie, eine universelle Weisheit, ist der Gegenstand des Buches. Über Hahnemann ist sie in die Geschichte der Menschheit eingeflossen.

Insofern wird hier nicht die Chronik einer Entwicklung, sondern die vom Wissen um das Ziel her beleuchtete Schilderung einer Erwählung gegeben.

So und nicht anders hat Hahnemann sich selbst gesehen und sein Werk gewertet. So und nicht anders gewinnt man Einblick in das Wesentliche seines Weges und einen Maßstab für Peripherie und Mitte seiner Existenz.

Das Buch erhebt den Anspruch, in Hahnemanns Sinne und im Einklang mit seiner Idee geschrieben zu sein. Alles Dargestellte läßt sich urkundlich belegen, alle Zitate sind wörtliche Wiedergaben.

Auf Bruchstücke zum Brückenbau ins Lager der jeweils herrschenden Lehrmeinungen wurde — im Gegensatz zu vielen anderen Darstellungen Hahnemanns — kein Wert gelegt, ein um so größerer aber auf die Herausarbeitung des Überzeitlichen. Hahnemanns Sinn und Sein ist auf das Gesetz gerichtet gewesen, auf das den Zeitenstrom unbeirrbar Überdauernde, insofern sollten wir ihn nicht an uns messen, sondern uns an ihm.

In solcher Sicht allein sind wir würdig, ihm zu begegnen.

„PORZELLANMALERS SOHN"

Der von den Alchimisten geträumte Goldmachertraum ist zuweilen auf hohnvoll indirekte Weise Wirklichkeit geworden. Als der von diesem Traum besessene Apothekerlehrling Johann Friedrich Böttger aus Berlin floh, wo man des Goldmachenkönnens verdächtige Personen gern einfing und sie ihr Werk zugunsten der Staatsfinanzen weiterzuspinnen zwang, griff in Dresden die Hand Augusts des Starken nach ihm und sperrte ihn in einen goldenen Käfig. Jahrelang durfte nun der Gefangene seinem Mysterium der Metallverwandlung nachsinnen, wobei weder Widerrede noch Wohlverhalten seine luxuriösen Fesseln zu lockern vermochten. Daß sein Zwingherr nicht Einblick ins verborgene Walten der Erdenstoffe, sondern handgreifliches gelbes Metall zu erhalten wünschte, wußte er allzugut. Damals, als das 18. Jahrhundert noch jung war, begann sich die Chemie allmählich von ihrer uralten Mutter Alchimie zu emanzipieren. Aus dem „Löse und binde!" der Adeptenküchen löste sich die lebenspraktische Scheidekunst und band — anfangs noch locker, schließlich aber weltbeherrschend — ihr Wesen und Wirken an das der Industrie.

Böttger war Scheidekünstler genug, um seinen Traum säuberlich von den Forderungen der Notwendigkeit scheiden zu können, die in Gestalt bunter, aber zugleich felsenharter Kerkermauern unmißverständlich zu ihm sprachen. In den Jahren 1708 bis 1709 entdeckte der seiner Freiheit Beraubte das Porzellan (unter Mitarbeit von E. v. Tschirnhaus), und bald darauf wurde die Meißener Porzellanmanufaktur gegründet. Im Juni 1710 wies der Kurfürst seinem Porzellanhersteller, der nun auf banal ausmünzbare Art ein Goldmacher geworden war, die Albrechtsburg in Meißen zur weiteren Schaffensstätte an. Rings um das neue Gefängnislaboratorium lag die Meißener Erde gebreitet, die Tonerde als Ausgangssubstanz des Meißener Porzellans. Dort durfte der einstige Arzneibereiter — zwar nicht mit Hilfe des Steins der Weisen, aber desto einträglicher — für den Staatssäckel und die Privatschatulle seines kurfürstlichen Gebieters Gold und abermals Gold herbeischaffen, bis den knapp Fünfundreißigjährigen der Tod fortnahm von der Meißener Erde.

Meißens Ruhm ist mit dem Traum der Alchimisten eng verwoben. Nicht nur dem Golde, auch dem Elixier des Lebens hat dieser Traum seit je gegolten. Die Porzellanmanufaktur, erwachsen als eine bittere Frucht des holden Traums vom Stein der Weisen, ließ die aus ihr hervorgegangenen Gebilde in alle Welt wandern, und die tändelnde Kultur des Rokoko lebt, schneeweiß und zerbrechlich, bis heute nirgends so volkstümlich fort wie im Meißener Porzellan. Das weiße Gold des Johann Friedrich Böttger zerscherbt leichter noch als aller andere irdische Besitz.

Mit zwei Zerbrechlichkeiten hängt Meißens Ruhm zusammen, mit dem Porzellan und mit der Gesundheit des Menschen. Der in Meißen beheimatete Porzellanmaler Christian Gottfried Hahnemann sollte noch im gleichen Jahrhundert, in dem das Porzellan erfunden wurde, einen Sohn haben, der zum ersten Gesetzgeber der Heilkunst berufen war. Am 10. April 1755 nahm die Meißener Erde, die dem Alchimisten Böttger zum dunklen Schicksal geworden war, einen neuen Bürger auf: Christian Friedrich Samuel Hahnemann, den Begründer der Homöopathie als der in Gesetzesform gebrachten arzneilichen Heilkunst [1].

Auch Hahnemann ist mit seinem Weg und Werk der Scheidekunst tief verbunden. Große Strecken seines Lebens hat er als Chemiker zurückgelegt — und obwohl er als solcher nichts mehr gemein hatte mit den alten Träumen der Spagyriker und Goldköche, wurde er ihr Bruder im Geiste, als er auf der Höhe seines Forschertums und ärztlichen Ruhms den chemischen Stoff, die greifbare Ausgangssubstanz der Arznei, umwandelte in lebendige und alles Stoffliche unter sich zurücklassende Kraft.

Böttger ging von einem Weltbild aus, das an die verborgene Dynamik in aller Materie glaubte, und endete bei der industriellen Verwertung von Erde. Das dunkle Motiv seines Lebens heißt: die Erde von Meißen. Hahnemann hingegen drang vom Chemisch-Anorganischen vor zur wissenden Steuerung der Lebenskräfte, vom Greifbar-Materiellen zur Beherrschung der aus dem Erdenstoff entbundenen Dynamik. Sein Weg führte von unten nach oben, wie Böttgers Weg von oben nach unten führte — und so ist Böttger sich selbst zum Unheil geworden, Hahnemann aber Tausenden und aber Tausenden

Mittler des Heils. Deshalb heißt das Lebensmotiv dieses Groß-
meisters der Arznei: die Sonne von Meißen.

Noch heute trägt in Spanien, wo, wie in allen Kulturländern der
Erde, Hahnemanns Werk Schule gemacht hat, die eine der beiden
dort erscheinenden homöopathischen Zeitschriften den Titel: „El Sol
de Meißen". Das Licht dieser Sonne von Meißen beleuchtet aber
nicht den Alchimistenwunsch des vielen Erdengoldes, sondern die
Phiole mit dem Elixier des Lebens. Und wie Böttger sein Gold nicht
durch Verwandlung unedler Metalle erzielte, sondern durch industrielle Bearbeitung der Porzellanerde, so erlangte auch Hahnemann
nicht eine Universalarznei, sondern genau im Gegenteil das Gesetz
der spezifischen Arzneifindung. An Stelle der Phiole mit dem großen
Elixier stehen viele Hunderte kleiner Arzneifläschchen in den homöopathischen Apotheken, und jedes von ihnen kann nur dann seine
heilende Aufgabe erfüllen, wenn es nach Maßgabe der bis ins letzte
durchdachten Spezialanwendung aus dem Schrank genommen wird.
Universell an der homöopathischen Arznei ist das Gesetz ihrer
Findung, universell die nur dem Künstler zugängliche Modulations-
möglichkeit der Gabengröße, alles übrige jedoch steht im Zeichen
gewissenhafter und feinster Spezifität.

Der Genius der Alchimie hat, ehe er sich anschickte, unseren Planeten zu verlassen, zwei Menschen in Meißen angerührt, den einen
mit der linken Hand, die das Gold und den Fluch birgt, den andern
mit der Heilung und Heil verströmenden Rechten.

Nicht nur Hahnemanns Vater, auch sein Großvater war Maler. Zwei
Eigenschaften haben das Wesen des Malerenkels und Malersohnes
maßgeblich mitbestimmen helfen: Wachheit des Blicks, die dem
Naturwissenschaftler, und künstlerische Intuition, die dem Arzt im
Umgang mit seinen Kranken zugute kam. Dabei steht der wache, für
die Wirklichkeit offene Blicke am Anfang, während die intuitive Vollendung des Hahnemannschen Schaffens erst später sein Werk und
sein Wirken durchleuchtet. Als im Jahre 1810 Hahnemanns Hauptwerk — die „Bibel der Homöopathie" — erscheint, gibt er ihm den
Titel „Organon der rationellen Heilkunde", denn der durch die Vernunft kontrollierte Scharfblick eines Forschers lebt in diesem Buch.
Aber bereits von der zweiten, neun Jahre später erschienenen

Auflage an und dann fort bis zur Gegenwart heißt die Überschrift: „Organon der Heilkunst". Das Rationelle darf in den Hintergrund treten, aus der Kunde, der Fachdisziplin, wird eine Kunst, ein intuitiv gehandhabtes Können. Wer weiß, mit welcher rastlosen Mühewaltung um ein immer schärferes Präzisieren seiner literarischen Form Hahnemann an den Neubearbeitungen seines „Organon" gesessen hat, wird diese Abänderung des ursprünglichen Titels als Symbol seines Weges zu würdigen wissen: Mit offenen Augen und wachem Geist zum Wesen der Dinge, von der Kunde zur Kunst, von der Forschung zur Meisterschaft.

„Porzellanmalers Sohn" — wie es im Schulregister der Meißener Stadtschule hinter Hahnemanns Namen zu lesen steht — blieb vom Vater und Großvater her stets dem Handwerklichen nahe, aber als Künstler. Nie ließ er sich zu Träumereien hinreißen, aber ebensowenig verkaufte er seine lebendige Seele an die Physik und ihre Konsequenzen. Mystiker ist er keinen Augenblick lang gewesen, wenn man bedenkt, daß Mystik von „myein", „die Augen schließen", hergeleitet wird und eine Methode der Erkenntnis bezeichnet, die sich der Abkehr unserer Sinne vom Erscheinungsbild der Welt bedient, um durch Innenschau zum Wesen und zur wahnlosen Wahrheit hinzufinden. Ganz im Gegenteil fühlte sich Hahnemann durchdrungen von der Gewißheit, daß die Dinge und Gestalten der Welt in ihrer Erscheinung ihr Wesen für den offenbaren, der es abzulesen versteht — und mit dieser Gewißheit steht er seinem Zeitgenossen Goethe nahe. Beide lebten aus dem 18. ins 19. Jahrhundert hinein und ließen ihr Lebenswerk in einem Vermächtnis gipfeln, vor dem die nachfolgenden Jahrzehnte blind und zuweilen höhnisch standen. Beide meinten nicht den Stoff, sondern das Wesen, nicht die starre Form, sondern das lebendige, gestaltschaffende und gestaltwandelnde Kräftespiel, aber um das schauen und bemeistern zu können, schlossen sie nicht — als Mystiker — die Augen, sondern taten sie auf. Durch Anschauen zum Innewerden führte ihr Weg, und alle Wirklichkeit wurde transparent, wenn der Blick des Weimarer Staatsministers oder der des Meißener Porzellanmalersohnes auf ihr ruhte. Der Lebensforscher Goethe erntete alles, was ihn bewegte, in seine Manuskripte hinein, der Lebensverwandler und

Lebensretter Hahnemann hingegen hatte zu säen mittels der von seiner eigenen Hand hergestellten Arznei — und dieser Arznei oblag es, den Wirklichkeitswert seiner Erkenntnismethode bis in Leib und Blut hinein darzustellen. Wo der Vater, handwerklich und künstlerisch zugleich, mit Porzellanfiguren umging, waren den ärztlichen Händen und künstlerischen Intuitionen des Sohnes lebendige Menschen anvertraut [2].

Hahnemanns Vater, Christian Gottfried, war in jungen Jahren Witwer geworden. Aus seiner zweiten Ehe mit der Weimarischen Kapitäns- und Ober-Regimentquartiermeisterstochter Johanna Christiane Spieß gingen fünf Kinder hervor, der Reihe nach: Charlotte Gerharduna, Carl Gerhard, Christian Friedrich Samuel, August und Benjamina. Da aus erster Ehe ein Zwillingspaar geboren war, wobei eins der Kinder sofort und das andere nach kurzer Zeit starb, ist Samuel Hahnemann also das fünfte Kind seines Vaters und das dritte seiner Mutter [3].

Die häuslichen Verhältnisse brachten Kargheit und Strenge mit sich. Dennoch gab es für den Vater ein Ideal, an dem er weder durch äußere Not noch durch das Hin und Her der Lebenstaktiken rütteln ließ: die Menschenwürde. Der Mensch als das Wesen, in dem die Schöpfung heimkehrt ins Bewußtsein ihrer selbst und das damit bestimmt ist, frei und wach am eigenen Werdeziel und an dem der Welt mitzuschaffen, galt dem Porzellanmaler Hahnemann als eine Unantastbarkeit in allem, was er dachte und tat. So erzog er auch seinen Sohn Christian Friedrich Samuel mit dem Ziel einer immer intensiveren und würdigeren Menschwerdung. Auch in dieser Erziehung wurzelt des Sohnes Größe, denn mit der Homöopathie ist der dem Idealbild nahe Mensch — der „Gesunde" im tiefsten Sinne — zur zentralen Größe für die Arzneifindung geworden und darüber hinaus das Menschengemäße des Heilens zum weltanschaulichen Leitmotiv. Nie versäumt Hahnemann in seinen späteren Werken und Briefen, auf das Menschenwürdige dieses seines ärztlichen Weges hinzuweisen [4].

Über die Erziehung durch den Vater sind uns wichtige Sätze in einem autobiographischen Fragment Hahnemanns erhalten [5]. Er schildert, wie er „allmählich zum Menschen ward" und wie die vom Vater selbst gefundenen, gesundesten Begriffe dessen, „was gut und des Menschen würdig genannt werden kann", auf ihn einwirkten. Sehr bezeichnend wird der Vater weiterhin charakterisiert: „Keine erhabenen Begriffe von dem Urwesen der Schöpfung, der Würde der Menschheit und ihrer herzerhebenden Bestimmung schien er zu haben, die mit seiner Handlungsweise nur je im mindesten Widerspruche gestanden hätten. Dies gab mir die Richtung von innen."

Vor allem Erwachen zur Forscherfreude und ärztlichen Berufung schuf sich der Knabe aus dem Glauben an das Menschenbild, das im Vater leuchtete und lebte, einen inneren Kompaß.

Ging der im Selbstdenken geübte Porzellanmaler zur Fabrik, kam es bisweilen vor, daß er seinen Sohn in ein Zimmer mit vorher geschlossenen Fensterladen sperrte und ihm dort — streng und wohlwollend zugleich — das geistige Durchklären eines bestimmten Satzes als Übung anbefahl. Nach seiner Rückkehr aus der Fabrik wünschte er dann vom Ergebnis einer solchen Meditation in Klausur zu hören. Früh genug wurde der junge Hahnemann also zu einem von Büchern und äußeren Anregungen unabhängigen Operieren mit den zielstrebig gezügelten Gedanken vertraut gemacht. Eine weitere Regel, die der eigenwüchsige Pädagoge seinem Kind fest einprägte, verlangte — wie es in der autobiographischen Skizze heißt — „beim Lernen und Hören nie der leidende Teil zu sein". Welch ungewöhnlich tiefen Einblick in das Wesen des Menschen muß sich dieser sächsische Kunsthandwerker erarbeitet haben! Die lebendige Reaktionsfähigkeit des Organismus, auf die sein Sohn später als Arzt so großen Wert legte, galt auch ihm als Voraussetzung einer jeglichen Arbeit am Menschen, wobei er den seelisch-geistigen Organismus mit einbezog. Lernen und Hören, das nur in den Menschen hineingeschluckt wird, schien ihm wertlos und, als Ballast, ungesund. Verhält sich aber der Lernende und Hörende aktiv, befindet er sich von Anfang an in kraftvoller Auseinandersetzung mit allem, was ihm zufließt oder übermittelt wird, so erfahren Seele und Geist eine Steigerung zu höherer, reinerer Gestalt.

Als instinktsicherer Diätetiker erlaubte Hahnemanns Vater dem Knaben nicht, über das gesunde Maß hinaus geistig tätig zu sein. Eine klare, zeitlich wohlgeregelte Hausordnung beherrschte das familiäre Leben. Aber wer methodisch den geistigen Schwung junger Menschen zu wecken weiß, der müßte schon mit Argusaugen wachen, um ihn immer wohldosiert im Zaum halten zu können. Ein selbstangefertigter Leuchter aus Ton ermöglichte dem jungen Samuel Hahnemann in einem versteckten Winkel des Hauses, den er zur Schlafenszeit schleichend aufsuchte, die Fortsetzung seiner Tageslektüre bis ins Morgengrauen.

Später, als er längst ein berühmter Arzt geworden war, wandte sich einmal ein überarbeiteter Philosophiestudent hilfesuchend an ihn, der selbst nicht nur aus den eigenen Knaben- und Jünglings-, sondern auch aus den Studenten- und Forscherjahren die hemmungslose Geistesanstrengung genau genug kannte. In einem Brief an diesen Studenten heißt es, Studieren sei eine der unnatürlichsten Beschäftigungen für junge, noch nicht zu voller Reife erwachsene Personen, insbesondere aber für die mit feinem Gefühl begabten. „Dies hätte mir selbst beinahe das Leben gekostet in meinem 15.—20. Jahre." Ungeachtet des berechtigten Ratschlages, einen solchen Raubbau fortan zu unterlassen, mag das Bild des die Nächte durchfiebernden Geistsuchers vor Hahnemanns Blick im Licht eines tönernen Leuchters aufgetaucht sein und ihm ein Lächeln abgenötigt haben. Bis nahe zum neunzigsten Lebensjahr hin ist Samuel Hahnemann ein Schulbeispiel systematischer Überarbeitung geblieben, weil das allein zu seinem Wissen von „der Würde der Menschheit und ihrer herzerhebenden Bestimmung" paßte.

Nachdem die Eltern — aus Armut in erster Linie — anfangs selbst den Unterricht des Knaben durchgeführt hatten, kam er für einige Jahre auf die Meißener Stadtschule. Ein Magister Müller nahm sich des begabten, aber zarten und kränklichen Knaben in väterlicher Freundschaft an. Solche Förderer sind Hahnemann in seinen Jugend- und ärztlichen Werdejahren immer wieder auf den Lebensweg geschickt worden, während der reife und weithin berühmte Reformator der Heilkunst späterhin kaum einen einzigen wirklichen, vom Herzen her mit ihm verbundenen Freund mehr hatte.

Der Idealismus, mit dem Hahnemanns Vater an Menschen und Dinge heranzutreten gewohnt war, ging parallel mit einer nackten, an der Not des Lebens gehärteten Illusionslosigkeit. Seinen geistig regen

Sohn Samuel zum Akademiker zu machen, fehlten ihm die Mittel. Die durch den Siebenjährigen Krieg und seine Folgen verödete Porzellanmanufaktur gestattete keine rosenroten Zukunftsträume für einen Fabrikangestellten mit kleinem Gehalt, das zur Aufrechterhaltung des eigenen Hauses und zum Unterhalt einer siebenköpfigen Familie auslangen mußte. So steckte der Porzellanmaler seinen Sohn kurzerhand als Lehrling in eine Leipziger Materialwarenhandlung.

Das jedoch erwies sich als unzulängliche Methode zur Bannung der wachgerufenen Geister. Samuel brannte seinem Lehrherrn durch und erschien aufs neue im Vaterhause, wo ihn die Mutter zunächst einige Tage verstecken mußte. Er wird sich mit dem Tonleuchter getröstet haben. Bald war das Herz des ahnungslosen Vaters durch mütterliche Bearbeitung erweicht, und Hahnemann durfte seinem fürsorglichen Magister Müller folgen, der an die berühmte Fürsten- und Landesschule St. Afra versetzt worden war.

Die heilige Afra, eine Märtyrerin, deren Leib im Feuer unversehrt geblieben war, beschirmte Jahrhunderte hindurch den Bischofssitz Augsburg. Ein Augsburger Bischof, Reginher, hatte eine vor der Meißener Burg erbaute Kirche dieser Heiligen geweiht, ein Kloster und eine Klosterschule kamen hinzu, bis schließlich nach der Reformation Moritz von Sachsen den ganzen Gebäudekomplex zu einer Schule für sächsische Landeskinder aller Stände umgestalten ließ. Gellert, Lessing, Hahnemann sind das berühmte Dreigestirn in der Chronik dieser Schule.

Im November 1770 trat der Letztgenannte — als durchgebrannter Krämerlehrling — dort ein. Für das Alumnat war seine Gesundheit zu zart, deshalb wurde ihm gestattet, außerhalb zu hausen. Magister Müller nahm ihn in sein Haus auf und gewährte ihm eine Freistelle als seinem Famulus. Der Lehrkörper räumte dem weit über seine Jahre hinaus befähigten und kenntnisreichen Freischüler sogar ein, nur diejenigen Unterrichtsstunden zu besuchen, die ihm Neues boten. Nichtsdestoweniger war die Schuldisziplin straff, ja sogar ausgesprochen hart. Über allen Fesseln, die das sächsische Bildungsinstitut einem jungen Menschen in den Entwicklungsjahren anlegen mochte, leuchtete aber die Sonne Homers.

Schon damals suchte Hahnemann im Land der Griechen vor allem die großen Ärzte mit der Seele, und als diese junge Seele das erstemal den Text des Hippokratischen Eides in sich aufnahm, verhielt sie sich nach des Vaters Regel „nicht als leidender Teil". Sie fügte den Worten des Eides ihre eigene Begeisterungskraft hinzu, so daß es ein persönlicher und schicksalbestimmender Schwur wurde. „Denn wo Liebe zum Menschen vorhanden ist, da ist auch Liebe zur Kunst des Arztes zu finden." Also sprach Hippokrates, also stimmte der Schüler von St. Afra ein.

Hahnemanns unlösbares Verbundensein mit der Fürsten- und Landesschule St. Afra hat er später dadurch ausgedrückt, daß er deren Wahlspruch zum Motto seines „Organon", ja sogar seines ganzen Lebens machte. „Aude sapere!", „Wage, weise zu sein!" — auch dieses Wort hängt eng mit dem Bild des Menschen zusammen, das Hahnemann im Herzen trug. „Homo sapiens", die der Weisheit geweihte Kreatur, muß im Gegensatz zu allen anderen Erdengeschöpfen wagnisvoll hinfinden zu ihrem eigenen Werdeziel. Mensch sein heißt Mensch werden, Mensch werden aber ist mit dem Wagnis der Weisheit wesensgleich.

Als Hahnemann die Schule schließlich verließ, um sich nunmehr dem Studium der Heilkunde zu widmen, hielt er nach dem üblichen Brauch eine öffentliche Abschieds- und Danksagungsrede. Sie ist erhaltengeblieben. In einem meisterlichen und modulationsreichen Latein preist er die menschliche Hand als das Schlüsselorgan für ein Verständnis des Menschenleibes, ganz durchdrungen von der zielstrebigen Weisheit des Leibes als eines gottgeschaffenen Instruments. Das gleichzeitig verfaßte, der Schule gewidmete Dankgedicht spricht in nicht minder vollendetem Französisch von seinen Gefühlen als scheidender Schüler. Das konventionelle Pathos wird unterbrochen durch persönliche Bekenntnisse intimster Art, so etwa durch den Bericht einer am eigenen Leibe erlebten Gebetsheilung [6].

Von Hahnemanns Kindheits- und Schülerjahren ist nichts bekannt, was auf Heiterkeit und bunte Arabesken des Daseins deutete. Das Wort „Würde", das sein Vater so gern aussprach, deutet auf das Klima hin, in dem der Werdende seine Konturen suchen und finden mußte. Not der häuslichen Umwelt und Ernst der ungesicherten Zukunft gegenüber — diese Moll-Motive haben Hahnemann schon früh umklungen.

Ein akademisches Studium sollte „Porzellanmalers Sohn" vom Vater her mit Entschlossenheit verweigert werden. Doch es gibt höhere Instanzen im Menschenschicksal als den Willen des leiblichen Vaters.

Der von seiner Schule dankbar scheidende Hahnemann hatte die Hand als das Leitorgan des Menschen bei seinem Aufstieg ins Licht der bewußten Gotteskindschaft gepriesen, jedoch die Hand will als Universalinstrument dem Hirn dienstbar sein — und der rätselvolle Makrokosmos sprach zum Hirn des jungen Mannes eindrucksvoller als zu seinen Händen. Im Lebensstil und rechtschaffenen Sinn des Vaters hätte es gelegen, aus dem Sohne Samuel einen Kunsthandwerker zu machen, wie er selber einer war. Nun blieb ihm nichts übrig, als den von der Leidenschaft des Gedankens Besessenen dahinziehen zu lassen. In seiner Lebensrückschau findet Samuel Hahnemann dafür die vielsagenden Worte: „Ostern 1775 entließ er mich nach Leipzig mit der Unterstützung von zwanzig Thalern, dem letzten Gelde, das ich seitdem noch aus seiner Hand erhielt. Er hatte bei seinem kärglich zugemessenen Einkommen noch mehrere Kinder zu erziehen. Genug zur Entschuldigung des besten Vaters!"

Entschuldigung insofern, als der Sohn tatsächlich nackter Not und Bedrängnis überantwortet wurde. Das Leipzig, das den unbemittelten Medizinstudenten empfing, war dieselbe Stadt, in der zehn Jahre vorher der Studiosus Goethe eintraf. Aber Auerbachs Keller, der in den Reminiszenzen des Frankfurter Patriziersohns auftaucht, blieb dem Sohn des Porzellanmalers verschlossen. „Dem Volke hier wird jeder Tag ein Fest", sagt Mephisto von den Studenten, die sich — „mit wenig Witz und viel Behagen" — im engen Zirkeltanz ihrer Tage drehn. Auch Hahnemann mag jeder Tag ein Fest geworden sein, jedoch ein ernstes, fast düsteres Fest der Kommunion mit dem Geiste.

Der werdende Arzt begreift sehr rasch, daß ein tage- und nächtelanges Stubenhocken vor der sein Buch beleuchtenden Kerze in dieser selbst ein warnendes Gleichnis hat: Die Flamme zehrt. Und deshalb schaltet er in seinen Tageslauf ein ausreichendes Pensum Körperbewegung ein, um Leib und Geist ins rechte Gleichgewicht zu bringen. Diese Kur, von der er in seiner kurzen Autobiographie erzählt, ist seine erste. Der jugendfrische und geistesstarke Achtundachtzigjährige durfte später ein unwiderlegliches Zeugnis für ihren Erfolg darstellen.

Während der Schulzeit hatte er in Magister Müller einen Gönner gefunden und in sich selbst einen klarblickenden Zuteiler des Studienstoffs. Beides setzt sich in Leipzig fort. Ein Arzt und Bergrat aus seiner Vaterstadt Meißen tritt bei der Universität dafür ein, daß dem mittellosen Studenten die Kolleggelder erlassen werden — und von den Kollegs selbst berichtet Hahnemann, er habe stets nur diejenigen besucht, die ihm die zweckmäßigsten schienen. Als Sprachlehrer, der einem wohlhabenden Ausländer nicht nur die deutsche, sondern auch die französische Sprache beibringt, verdient er sich das Geld für den recht kärglichen Lebensunterhalt. Das Französische meistert er nicht bloß mit Kenntnis, sondern auch mit Liebe, wie es schon die freiwillige Wahl dieser Sprache für sein Dankgedicht an die Schule St. Afra beweist.

Neben dem Sprachunterricht brachte eine fleißige Übersetzertätigkeit Aussicht auf ein wenig finanziellen Erfolg. Aber „ein schlimmer Spaß" ließ, wie wir hören werden, alles wieder zerrinnen. Medizinische Bücher aus dem Englischen — über Heilkunst im allgemeinen, physiologische Spezialuntersuchungen, Hundswut und Bäderkunde — machte der Student dem deutschen Buchhandel zugänglich. Der Sinn dieser Tätigkeit wird sich später als Einübung für kommende Schicksalsnotwendigkeiten erweisen: Das Übersetzen wurde Hahnemanns Kismet, im schlimmen und im segensvollen Sinne.

Hahnemanns ärztliche Ideale verkümmerten nicht im medizinischen Allerweltsbetrieb seiner Zeit, sondern hoben sich, zielklar erstarkend, davon ab. Er war von vornherein entschlossen, sein Wissen um die Sendung des Arztes eher in Form einer platonischen Liebe durch sein Geschick zu tragen, als es in eine Wirklichkeit zu projizieren, die nur zersetzen konnte. Bereits über den ersten Leipziger Studien liegt Bitternis des Enttäuschtseins. Die Universität vermittelt weniger als ein Nichts, nämlich ein theoretisch-krauses Vielerlei, aus Widersprüchen gefügt und von Eitelkeiten gebläht. Den Kranken bekommt der Studiosus nie zu sehen, den konkreten Fall, der allein wirklich ist — aber das Abstraktum Krankheit, das Schema als Schemen, spukt aus den Hirnen der Dozenten in die Kolleghefte der Schüler. „Die Liebe zur praktischen Arzneikunde, wozu in Leipzig keine Anstalt ist", hat nach Hahnemanns eigenen Worten allein über die Wahl seines Studienfachs entschieden. Statt dessen erfährt er nur von Theoremen, von Schärfen im Blut, von der Zweiteilung aller Krankheitsfälle in solche sthenischer, überreizter, und solche asthenischer, unterreizter Natur, von unseligen Versuchen, lebendige Leiblichkeit durch Begriffe aus der Physik des 17. und 18. Jahrhunderts in menschliche Erkenntnisformen zu strangulieren.

Es wiederholt sich an ihm das Paracelsusschicksal, jedoch bedeutsam abgewandelt. Die Studentenzeit des Paracelsus — mehr als zweieinhalb Jahrhunderte liegt sie dem Leipziger Studiosus fern. Damals, in Ferrara, regierte ein vom Mittelalter her überkommener Glaube an die Dogmen des Galen und der arabisch-jüdischen Medizin den Universitätsbetrieb. Hinter diesen Autoren stand der Riesenschatten des Aristoteles. Aristoteles und die Seinen bedeuteten für das Wissen um die Natur fast dasselbe wie Christus, die Apostel und die Kirchenväter für die fest zum Glauben entschlossene Christenheit. Nicht auf Einsicht berief man sich in Dingen der Naturwissenschaft, sondern auf Autoritätskenntnisse. Dagegen hatte es ein Mann wie Paracelsus von außen her gewiß schwer, aber von innen her leicht, zu rebellieren, denn die Aussagen der Autoritäten waren dem Wirklichkeitsbefund allzu inkongruent. Anders in Hahnemanns Fall. Die ihm vom Katheder her anspruchsvoll vorgetragene Heilkunde berief sich nicht mehr auf Autoritäten, sondern auf Leistungen der Einsicht. „Wir haben ja aufgeklärt", rief es mit Goethes Proktophantasmisten aus allen Winkeln. An die Stelle einer unaufgeklärten Herrschaft der Theorie war eine aufgeklärte getreten, aber

> „die Patienten starben
> und niemand fragte, wer genas".

Es fragte schon deshalb niemand, weil gar keine Krankenanstalt für klinischen Unterricht an der Universität Leipzig vorhanden war. Die meisten Studenten dieser damals berühmtesten Hochschule Deutschlands werden also wohl das Wort ihrer Lehrer als bare Münze hingenommen und erst Jahre später als solche in Umlauf gesetzt haben, wobei auch den weniger Begabten schließlich oft klargeworden sein dürfte, daß nicht alles Gold ist, was glänzt. Schlimme

Erfahrungen des Arztes sind aber mit ebensolchen seiner Patienten identisch.

Das ahnte der Leipziger Student Hahnemann bereits. Theorien gibt es in der Medizin genug, sie lösen einander ab und haben eine durchschnittliche Gültigkeitsdauer von zwei bis drei Jahrzehnten. Nie wird sich das ändern, denn menschliches Forschen und Denken kennt keinen Stillstand. Vom Boden der jeweils gültigen Theorie her ist ein wissenschaftliches Arzttum immer nur relativ kurze Zeit hindurch möglich, dann wird es unwissenschaftlich, überholt und zeitigt Kunstfehler, mit denen sich die Gerichte beschäftigen. Läßt man hingegen die Theorien außer acht und arbeitet nur mit der Erfahrung, so stößt man alsbald auf gewaltige Schwierigkeiten. Zum ersten wollen Erfahrungen erworben sein. Der Arzt kann sie nur erwerben am Krankenbett. Ehe er einen für seine Praxis ausreichenden Erfahrungsschatz beisammen hat, können viele Kuren mißglückt sein durch Anwendung all dessen, was er bei seiner Erfahrungssuche an ungeeigneten Methoden ausprobierte. Sodann kann ein einziger Mensch nicht die für die Ausübung des Arztberufs notwendigen Gesamterfahrungen erwerben. Er wird sich stets mit einigem wenigen bescheiden müssen, das ihm aus der eigenen Praxis zufließt, den gewaltigen Rest jedoch muß er aus den Erfahrungen anderer Ärzte beziehen, aus Lehrbüchern also, kollegialen Mitteilungen und den Dokumenten der Arzneimittelpropaganda. Damit wiederum steuert er abermals auf den Autoritätenglauben zu.

Der Szylla des aus der Theorie geborenen und deshalb in ununterbrochenem Wandel befindlichen Arzttums sitzt die Charybdis einer stets unsicheren Erfahrungsheilkunde gegenüber, deren letztes Heil wiederum bei den Autoritäten gesucht wird und bei demjenigen, was diese Autoritäten als gesicherte Erfahrung ausgeben.

Was fehlt der Medizin also? Sicherheit. Und woher kann diese Sicherheit allein kommen? Aus dem Gesetz.

Gäbe es ein Gesetz in der Heilkunde, das unabhängig vom jeweils theoretischen Stand des Wissens ist und ebenso unabhängig von den blinden Erfahrungsvorstößen einzelner, das statt dessen die Arzneifindung klar und prägnant lehrbar macht, so könnte Sicherheit für das ärztliche Handeln erzielt werden.

Vorläufig schwebten Gedanken wie diese noch mit verwaschenen Konturen über die Lampe des jungen Hahnemann hinweg, die seine Lehrbücher beleuchtete. Die Lehrbücher gaben ihm mehr als die Kollegs, aber beides schien ihm viel zu leicht zu wiegen auf der Waagschale des Äskulap.

Seine Übersetzertätigkeit gewährleistete ihm, wie er fest glaubte, für die kommende Zeit ein leidliches Einkommen in Form der vertraglich zugesicherten Verlagsabrechnungen. So konnte er wagen, nach Wien zu gehen. Dort hatte der Boerhave-Schüler van Swieten gewirkt und die Lehreinrichtungen der medizinischen Fakultät nach dem Vorbild der berühmten Universität in Leyden ausgebaut.

Achtundsechzig Gulden konnte Hahnemann mitnehmen in die Donaustadt und eine Handvoll magerer Erinnerungen an Leipzig. Leipzig hat ihm wenig gegeben, um so mehr sollte es von ihm empfangen: In Leipzig gab er viele Jahre später der Heilkunde das fehlende Grundgesetz, in Leipzig steht heute sein Denkmal und hatte die homöopathische Arzneibereitung viele Jahrzehnte hindurch ihr international maßgebliches Zentrum.

Vielleicht hat die wärmste Erinnerung, die den unbefriedigten Studenten zu Anfang des Jahres 1777 von Leipzig aus nach Wien begleitete, dem Altphilologen Professor Zeune gegolten, dem der Student Hahnemann ein Gedicht in lateinischer Sprache widmete. Zeune, „pietas cujus et ingenii dotes", dessen Frömmigkeit und Geistesgaben er als zerschmelzende Gewalten für seine eisig erstarrte Seele feiert. Kein Mediziner, sondern ein Humanist ist ihm in Leipzig zum großen Erlebnis geworden — und mit spärlichem Guldengold und unverlierbarem Sonnengold vom Himmel Homers zieht er nun dahin, Sprachlehrer, Übersetzer, Studiosus in einem.

Das Wien, das er findet, ist das Wien des Klinikers Quarin. Freiherr Dr. Joseph von Quarin, kaiserlicher Leibarzt der Maria Theresia, leitet das Spital der Barmherzigen Brüder, in dem Hahnemann beides findet, wonach sein Herz begehrt: wissenschaftliche Medizin am Krankenbett und brüderliche Barmherzigkeit als oberstes Gebot des ärztlichen Handelns. Der Geist der Brüderlichkeit erweist sich auch darin, daß man ohne konfessionelle Enge den jungen, mittellosen Protestanten als Schüler und Mitarbeiter in ein katholisches Spital aufnimmt. Gleich Magister Müller in Meißen und Bergrat Pörner in Leipzig findet sich der väterliche, zu Fürsorge und Unterstützung bereite Freund auch hier. Diesmal ist es Quarin selber, der berühmte Arzt. „Dem großen praktischen Genie, dem Leibarzt von Quarin verdanke ich, was Arzt an mir genannt werden kann", bekennt Hahnemann in der Lebensrückschau aus dem Jahre 1791. Keinem andern Menschen hat er neben seinem Vater so viel Anteil an seinem Werden zugemessen wie diesem Großen, der den Studenten als einzigen seiner Schüler sogar ans Bett seiner Privatkranken mitnahm. „Er zeichnete mich aus, liebte und lehrte mich, als wenn ich der Einzige und Erste seiner Schüler in Wien und mehr noch gewesen wäre, und alles dies, ohne je von mir Vergeltung erwarten zu können."

Das Wien, in dem Hahnemann an seinen Meister Quarin glaubt, an den Aristokraten mit Hirn und Herz, ist aber zur gleichen Zeit auch das Wien des (dorthin — und später weiter hinweg noch und schließlich heim zum Bodensee — verwanderten) Schwaben Franz Anton Mesmer. Mesmer macht das Ur allen Arzttums, das Behandeln mit Hilfe der Hand, auf paradoxe Weise zeitgemäß, indem er für hierophantische Verbrämung sorgt; bis über das Atomzeitalter hinaus wird er damit recht behalten, denn das Anfassen des alten Wahren ist immer nur „antiker Form sich nähernd" vollziehbar: wer das wagt, den erhält es jung, und seine Resultate werden modern bleiben.

Während Hahnemann an der Seite Quarins, des allen ihm einleuchtenden Methoden wohlgesinnten Klinikers, durch die Krankensäle der Barmherzigen Brüder schreitet, rührt ihn — entstofflicht fast und deshalb schulmedizinischer Kontrolle und Kompetenz in Ewigkeit entzogen — vom sommerlichen Fenster her ein Hauch an, der aus einer anderen Landschaft kommt. Ein Hauch, in dem verborgenes Wissen weht und auch ein wenig Hohn: Ubi physicus desinit, medicus incipit, wo der Physiker am Ende ist, da erst fängt der Arzt wirklich an.

Dieser Hauch ist Hahnemann zum Schicksal geworden. Jean Paul hat einmal den Begründer der Homöopathie einen „seltenen Doppelkopf von Philosophie und Gelehrsamkeit" genannt [7]. In der Tat: wer

Hahnemann anschaut, schaut ein Janushaupt an — nach außen, zum Markt hin, blickt das Antlitz eines vernunftklaren, gedanklich streng disziplinierten, vom nüchternen Pathos der Wissenschaft geformten Forschers; indessen auf der rückwärtsgewendeten Seite, die ins Tempelinnere blickt — und solche Rückwärtswendung heißt in Hahnemanns geliebtem Latein religio —, ein zweites Antlitz wahrzunehmen ist, dessen Züge Initiation widerspiegeln und dessen Augen das Überwirkliche fassen.

Wer Hahnemanns Leben erzählen will, wird das Leben eines fest zum Realen und Rationalen entschlossenen Kämpfers zu erzählen haben, eines unbestechlichen Suchers nach Wirklichkeit. Aber allenthalben bricht in dieses Leben das Wirkende ein. Keiner hat das genauer gewußt als Hahnemann selber, während er sein Leben lebte. Seine zahlreichen Briefe, ja späterhin sogar seine wissenschaftlichen Programmvorschriften enthalten immer wieder sein Bekenntnis zum höheren Geführtsein. Der Geber alles Guten, die Vorsehung, die Hände Gottes — — kaum eine einzige Seite des Berichtes über seinen Weg und das Werden seines Werkes gibt es, die nicht dankbar und zuversichtlich dorthin weist. Der bis zur Schulmeisterlichkeit Exakte kann den zugleich Begnadeten, an dem die Liebe gar nicht von oben teilgenommen, nicht verleugnen — und will es auch nicht.

Bereits in der vorhomöopathischen Zeit bedrängen den Nüchternen die aus dem Unbekannten hervorbrechenden Gewalten, sein verborgenes Werdeziel schickt Ahnungen, Bangnisse und Vorspuk in Hirn und Blut — und ein Mann, der sich nichts so sehnlich wünscht wie Heim, Herd, patriarchalische Ordnung im wohlgefügten Familienkreise, wird als Zigeuner auf die Chausseen getrieben. Später, als Hahnemann sein Ähnlichkeitsgesetz als experimentell gestützte klassisch rationale Methode wissenschaftlicher Arzneifindung vor die Welt hinstellt und dabei sorgsam jeden Hauch von Geheimnis vermeidet, macht er dennoch auf Besucher „den Eindruck eines Herrnhuters und Mystikers" [8].

Erst im hohen Alter gelingt Hahnemann die Synthese von denkerisch klarer Forschergesinnung und legitimer Heimatberechtigung im Reiche des Immateriellen.

So bleibt denn für sein ganzes Erdenwirken die Wiener Zeit gleichnishaft: Barmherzige Brüder und ein gutes, klinisch-sachliches Gewissen im Vordergrund, weit, weit im Hintergrund jedoch die „Allflut" des Außenseiters Mesmer und — das Mirakel.

Das Mirakel vermochte schon deshalb nicht in den Gedanken und Bestrebungen des armen Studenten Raum zu gewinnen, weil diese hinlänglich von höchst realen Sorgen in Anspruch genommen waren. Die von Leipzig durch mühevolle Übersetzertätigkeit sichergestellten Geldmittel zerrannen in dem Augenblick, als sie dringend benötigt wurden. Ein Betrug oder Diebstahl muß sich hinter dem Rücken des mit Bangnis Wartenden ereignet haben. Hahnemann deutet im Fragment seiner Autobiographie dieses für ihn katastrophale Ereignis nur an: „Ein schlimmer Spaß aber, der mir mit meinem in Leipzig ausstehenden Verdienste gespielt wurde (Reue gebietet Versöhnung, und ich verschweige Namen und Umstände), war schuld, daß ich schon nach dreiviertel Jahren Wien wieder zu verlassen genöthigt war; nachdem ich in diesen 9 Monaten nur 68 fl. 12 kr. zu meiner Erhaltung gehabt hatte." Was vorgefallen ist, hat Hahnemann als privates Wissen ins Grab mitgenommen. Er, der im Alter um seines Werkes willen hassen konnte bis zur Weißglut und an polemischer Schärfe wiederum nur mit Paracelsus verglichen werden kann, war zeitlebens in Dingen der persönlichen Widersacherschaft großherzig und frei von nachtragendem Eifer. Seine Feinde durften immer darauf gefaßt sein, unvermutet einen versöhnlichen Brief von ihm zu erhalten.

Die höhere Schicksalsführung, die er nicht müde wird zu preisen und in sein Verhalten einzubeziehen, hat sich auch des Mannes, der den unbemittelten Studenten um seine Leipziger Verdienste gebracht hat, weisheitsvoll bedient.

Quarin, der väterliche Freund, erfuhr von der jähen Notlage, in die sein Schützling geraten war. Er wandte sich an eine damals einflußreiche Persönlichkeit, den im August 1777 von der Regierung nach Wien beorderten Statthalter von Siebenbürgen, Baron von Brukenthal. Dieser in Hermannstadt residierende Politiker hatte auf sein Wappen den Wahlspruch geschrieben: „Ich will meinem Volkstum und meinem Glauben treu bleiben!" Der deutsche Student gehörte dem gleichen Volkstum an wie er und war als Protestant auch des gleichen Glaubens; überdies verband beide Männer, den reichen Aristokraten und den bettelarmen Studenten, die Namensvetternschaft: sie führten gemeinsam den Vornamen Samuel.

Als Anfang Oktober 1777 der Statthalter feierlich in Hermannstadt einzog, bereitete er dem alsbald nachreisenden Hahnemann ein neues Wirkensfeld vor. Als Hausarzt und Bibliothekar sollte der junge Deutsche dort sein erstes, selbstverdientes Auskommen auf weitere Sicht finden; daneben blieb ihm unbenommen, eine erste ärztliche Praxis für Stadt und Land auszuüben.

Was lag im Plan des weisen Waltens, dem der Glaube Hahnemanns zeitlebens galt, als er ins ferne Siebenbürgen geführt wurde? Nicht nur ein Ausweg aus Hunger und Not tat sich damit auf, sondern auch eine Erweiterung des ärztlichen Blicks in einer ganz bestimmten Richtung. In Siebenbürgen war eine Krankheit recht häufig, von der man in Sachsen und in Wien nichts sah und erfuhr: das Wechselfieber. Ob Hahnemann selbst daran erkrankte, steht nicht fest — aber daß er Gelegenheit hatte, Erscheinungsbild und Heilverlauf des Wechselfiebers gründlich zu studieren, ist unleugbar. Nichts beeindruckt einen jungen Arzt stärker als die ersten Krankheitsfälle, mit denen er in eigener Praxis zu tun bekommt, und unter diesen am stärksten die ihm vordem erscheinungsbildlich unbekannten.

Verfolgen wir rückschauend den verborgenen Plan in Hahnemanns Schicksal, so kommen wir zu folgenden Einsichten: Ohne den „schlimmen Spaß" mit der Leipziger Geldunterschlagung wäre er nicht genötigt gewesen, mit dem Baron von Brukenthal nach Hermannstadt zu ziehen. Ohne den Aufenthalt dort hätte sich ihm nicht in der ersten, aufnahmefähigsten Praxiszeit die ihm vordem unbekannte Krankheit Wechselfieber eindrucksvoll in Bewußtsein gedrängt. Ohne sein genaues Bescheidwissen um Erscheinungsbild und Verlauf des Wechselfiebers wiederum wäre die Ideenverbindung niemals zustande gekommen, die ein Dutzend Jahre später von der Beobachtung eines Selbstversuchs mit Chinarinde zur vergleichenden Betrachtung des Wechselfiebers und damit zur Homöopathie führte. Der von Hahnemann taktvoll verschwiegene Gauner, der ihn um seine Leipziger Honorare betrog, erweist sich als eine der — in jedem Sinne des Wortes — dunkelsten Figuren innerhalb der Geschichte der Homöopathie, aber zugleich als nicht fortdenkbar.

Hahnemann hatte in Hermannstadt zunächst mit der Ordnung und Verwaltung der Bibliothek und Münzensammlung seines Gönners zu tun. Ein solches Amt überträgt man keinem einseitigen Mediziner. Auch damals bereits imponierte der junge, magere, ärmlich gekleidete Mann durch seine universelle Bildung. Die wahrhaft monomane Art, mit der in den Jahrzehnten der Reife und des Greisentums Hahnemann für sein Arzneifindungsgesetz eingetreten ist, hat bei manchem Historiker den Blick auf diese Universalität verdunkelt. Wer jedoch, wie Hahnemann, von Kindheit her alles Tun und Handeln auf das Bild des Menschen als auf sein wahres Werdeziel ausrichtet, muß notwendig ein Universalist sein: Der Homo universalis ist der wirkliche Homo sapiens.

Neben seiner Tätigkeit auf literarischem und numismatischem Gebiet und der verhältnismäßig geringfügigen Inanspruchnahme als Hausarzt Brukenthals war der noch nicht zum Doktor promovierte Jungarzt — der cand. med. nach moderner Ausdrucksweise — für die Siebenbürgener Bevölkerung als Helfer und Heiler zur Stelle. Dabei blieb er ganz seinem Meister Quarin treu. Wien hatte ihn begleitet, als ärztlicher Gesandter Wiens vertrat er dessen Medizin unter den Deutschen des Auslands.

DOKTOR UND EHEMANN

Im Frühjahr 1779, nach einunddreiviertel Jahr siebenbürgischen Wirkens, berechnet Hahnemann seine geringen Ersparnisse. Sie reichen knapp aus, um ihm den Rückweg an eine deutsche Universität und den Abschluß seiner Studien sowie den Erwerb des Doktortitels zu ermöglichen. Aber eine repräsentative, in ihren finanziellen und zeitlichen Anforderungen anspruchsvolle Universität kann er sich zu diesem Behuf nicht leisten. Das kleine Erlangen ermöglicht es ihm, nach einem Semester schon sein Doktorexamen abzulegen — „tuto, cito et jucunde", möchte der Spötter mit einem alten lateinischen Medizinerwort sagen: sicher, schnell und angenehm. Das Sommersemester 1779 in Erlangen führt ihn vor allem auf die Felder und Wiesen, wo er seine Kenntnis der Kräuterkunde befestigt und erweitert. Die Abende und wohl auch die Nächte gehören der Arbeit an der Dissertationsschrift, die als „Ursächliche und behandlerische Betrachtung krampfhafter Affekte" in lateinischer Sprache eingereicht wird.

Das Erstlingswerk Hahnemanns fällt nicht aus dem Rahmen des schulmedizinischen Denkens der Zeit. Eine lange Liste krampflösender Mittel ist darin zusammengestellt, aber wieder weht der Hauch aus dem Abyssus ganz leise in die kühle Luft hinein, die zum rechtschaffenen Klima einer Alma mater gehört, und sei diese selbst so klein wie Erlangen. Den Zahnschmerz kann, meint der Doktorand, auch noch eine andere Behandlungsart als die arzneiliche heilen, nämlich die des Doktor Mesmer, der sich in die „Allflut" einzuschalten versteht. Ein winziger Satz nur unter den vielen, die die zwanzig Druckseiten füllen, ein fast unmerkliches Kopfnicken zur Sphinx hinüber — fast unmerklich, denn die Landschaft rings liegt im Lichte der Aufklärung, und über dem Doktorhut kreisen die Sterne nach genau bekannten Gesetzen. Nur über den Kappen der Köhler knistert es noch zuweilen von Kometenspuk und Meteormysterien. „Porzellanmalers Sohn", zum Doktor der Heilkunde promoviert, läßt noch ein winziges Fensterchen offenstehen, durch das die Allflut des Zauberers von Wien in seine nunmehr amtlich beglaubigte Gelehrsamkeit hineinwehen kann. So winzig klein ist das Fensterchen, daß er es selbst oft vergißt — aber er vergißt es auch zu schließen, und so bleibt es denn zeit seines Lebens offenstehen.

Hahnemanns Studium kann, dem äußeren Verlauf nach, kaum als sonderlich gründlich und umfassend bezeichnet werden. Zwei Leipziger Jahre ohne klinische Unterweisung am Krankenbett, von Existenzsorgen, Sprachunterricht und Übersetzertätigkeit belastet, dann ein dreiviertel Jahr unter der Obhut Quarins in Wien und schließlich ein Erlanger Semester für das Abschlußexamen — mehr ist es nicht gewesen. Nach der geistigen Seite hin wiegt es nicht schwerer. Was er dem Praktiker Quarin nicht abzugucken verstand, blieb zumeist ein Wirrwarr von zeitbedingten Denk- und Kuriersystemen. Fast zwanzig Jahre nach Hahnemanns Promotion kennzeichnet der Göttinger Kliniker Christoph Girtanner als ein Mann, der zur Schule gehört und nie als Außenseiter auftrat, die Lage der Heilkunde, wie er sie zeitlebens vorgefunden hatte, mit folgenden Worten: „Der apparatus medicaminum ist weiter Nichts als eine sorgfältige Sammlung aller Trugschlüsse, welche die Ärzte von jeher gemacht haben. — Es fällt in die Augen, warum es nicht z w e i Ärzte gibt, noch geben kann, die miteinander einig wären. Denn da die Heilkunde gar keine festen Prinzipien hat, da Nichts in derselben ausgemacht ist, da es nur wenig sichere, zuverlässige Erfahrungen in derselben gibt, so hat jeder Arzt das Recht, bloß seiner eigenen Meinung zu folgen. Wo von keinem *Wissen* die Rede ist, wo Alle nur *meinen*, da ist eine Meinung so viel wert als die andere. — In der dicken egyptischen Finsterniß, in welcher die Ärzte herumtappen, ist auch nicht der mindeste Strahl des Lichtes vorhanden, vermöge welches sie sich orientieren könnten. Wenn zwei Ärzte am Bette eines nicht gefährlichen Kranken zusammenkommen, so geht es ihnen oft wie den Wahrsagern zu Rom: *sie haben Mühe, wenn sie sich ansehen, das Lachen zu verbeißen* ... Sollte irgend ein praktischer Arzt mit meinen Behauptungen unzufrieden sein, so greife er in seinen eigenen Busen und untersuche, wie viel medizinische Wahrheiten er gewiß weiß. Derjenige, der im Stande ist, mir Gewißheit in der Medizin zu zeigen, der werfe dann den ersten Stein auf mich![9]“

Ähnliche Beurteilungen der Medizin in der zweiten Hälfte des 18. Jahrhunderts ließen sich — aus dem Munde von Zeitgenossen —

häufen. Wenn also Hahnemann in seinen späteren Lebensjahren in diesen Ton einstimmt, so darf darin nicht die Gehässigkeit eines Sektierers anderen Richtungen gegenüber erblickt werden. Es handelt sich vielmehr um eine dem Kriterium der Wahrheit standhaltende Beurteilung, die nur deshalb so leidenschaftlich vorgetragen wird, weil jetzt das Bessere gefunden ist und deutlich werden soll.

Erlangen, das anspruchslose Hochschulstädtchen, setzt am 10. August dem Kandidaten Samuel Hahnemann den Doktorhut auf. Es ist kein großer Tag für ihn. Nicht einmal die Eröffnung der wirklichen Arztlaufbahn wird ihm dadurch zuteil, denn Arzt ist er bereits an siebenbürgischen Krankenbetten gewesen.

In Hettstedt, einer kleinen sächsischen Bergarbeiterstadt unweit Mansfeld, läßt er sich nieder. Aber es ist ihm dort „unmöglich, Inneres und Äußeres zu erweitern", schreibt er später als Rückschauender. Die Bevölkerung lebt mehr schlecht als recht vom Kupferbergbau. Hahnemann muß weiterhungern wie ehedem, aber er beginnt bereits aus seinem noch geringen ärztlichen Erfahrungsschatz der Kollegenwelt Mitteilungen zu machen. In Aufsatzform erscheinen diese bald darauf als Beiträge zu den „Medizinischen Beobachtungen" von Friedrich Christian Krebs. Charakteristisch ist für Hahnemanns erste Veröffentlichung aus eigener Praxiserfahrung der Bericht über zwei Fälle von Veitstanz. Er kommt nicht voran, da rät ihm, dem akademisch graduierten Medicus, eine Frau aus dem Volke zu der Verordnung warmer Halbbäder. Ohne Stolz und mit schönem Freimut bekennt er: „Zusehends nahmen hier alle Zufälle ab und in wenig Tagen war sie (die Patientin) völlig wiederhergestellt, welches sie auch noch jetzt (nach einem Jahre) ist. *Wo bleibt nun unsere Theorie — —?* Kaltes Bad würde ich im Veitstanz eher verordnet haben — hier weiß ich nichts zu sagen als quanta sunt quae nescimus! (wie vieles gibt es, was wir nicht wissen!)"

Vom eigenen therapeutischen Mißerfolg berichtet also die erste Veröffentlichung des jungen Arztes, zugleich aber auch von der Belehrung durch Laienerfahrung. Man muß an Paracelsus denken, der sich auch schon früh seiner Unterweisung durch Bader, Scharfrichter, alte Weiber und andere Laien zu rühmen weiß.

Zwei weitere beachtenswerte Züge sind in den ersten Arbeiten zu erkennen, einmal die Hochschätzung hygienischer Gesichtspunkte und diätetischer Maßnahmen, sodann die stete Bemühung, dem Patienten Schmerzen zu ersparen. Letzteres nicht nur aus Humanität, sondern auch, weil Schmerzen „die Lebensgeister verschwenden", die aber zum Zustandekommen der Heilung benötigt werden. Hier lebt bereits ganz der spätere Hahnemann, der als Homöopath im Jahre 1833 folgenden Rechenschaftsbericht über seinen sorgsamen Umgang mit den „Lebensgeistern" der Kranken gibt:

„Seit vierzig Jahren habe ich keinem Kranken einen einzigen Tropfen Bluts entzogen, ihm keine Fontanelle geöffnet, kein Schmerzmittel, kein blasenziehendes Pflaster aufgelegt, nie gestochen oder gebrannt, keinen Kranken durch warme Bäder ermattet, keinem die besten Lebenssäfte durch Schwitzmittel ausgepreßt oder ihn durch Brech- oder Laxiermittel auszufegen und seine Verdauungs-Organe zu ruinieren nöthig gehabt und habe dennoch mitten unter selbst auf den kleinsten Fehltritt lauernden allöopathischen Feinden so erfolgreich geheilt, daß der stets wachsende Zudrang von Kranken aus Nähe und weitester Ferne, von den höchsten bis zu den niedrigsten Ständen, um Hülfe von mir zu erlangen, sowie der Genesenen, ihren Dank abzustatten, alle meine Erwartung übersteigt."

Der diese Worte sprechen durfte, lebte als Anlage bereits in dem Vierundzwanzigjährigen, dessen Hettstedter Praxis nur Kupfer einbrachte. Kupfer im düsteren Bezirk der Kupferbergwerke.

Die Zeit liegt noch nicht lange zurück, in der das Kupfer nicht das Metall ärmlichsten Münzwertes war, sondern das Metall der Venus. Der Alchimist Böttger, der andere Große aus Meißen, wußte das noch. Für Hahnemann aber ist das Hettstedter Kupfer nur ein Hohn: Weder für den Krämer reicht es, noch spiegelt sich Venus darin.

Ein dreiviertel Jahr in Hettstedt genügt ihm, dann flieht er nach Dessau. Dort — er kann es noch nicht ahnen — wirkt Venus in sein junges Leben hinein.

Was lockt ihn in Dessau an? Gewiß, es leben mehr geistig bewegte Menschen in der Stadt als in den dürftigen Gassen Hettstedts. Jedoch er selbst verrät den Hauptgrund seiner Übersiedlung. Durch kleine, bequeme Reisen von Dessau aus will er sich in der Berg- und Hüttenkunde gründlicher ausbilden.

Wer nur den vordergründigen Hahnemann sieht, wird schwer begreifen, was ein von Not und Alltagsgrau geplagter Jungarzt in Bergwerken zu suchen hat. Vielleicht hat er es seinerzeit selbst nicht begriffen. Der Trieb, hineinzusteigen ins Innere der Erde, lebt mit elementarer Wucht immer wieder in den großen Deutern des Lebendigen. So wie der Myste hinabgeschickt wurde zu Persephoneia, um als Rückkehrender im Tageslicht ein Erleuchteter zu sein, hat zu allen Zeiten das rätselvolle Wort für die wahren Weisen gegolten: Descendendo ascendo. Indem ich hinabsteige, steige ich empor.

In der Geschichte des deutschen Geistes begegnen wir dem Hinabstieg ins Bergwerk allenthalben, wo universelle Lebensdeuter reiften: Paracelsus wurde in Bergwerken zum Arzt erweckt, sein Schüler Thurneysser brachte es gar zum Bergwerksdirektor, Swedenborg, Goethe, Novalis, Franz von Baader, Alexander von Humboldt — die Liste der Bergwerkspilger ließe sich leicht verlängern, Hahnemann darf darin nicht fehlen, auch er stieg zu den Müttern nieder, ehe sein Genius ihm die Vollendung schenkte.

Da ist er wieder, der chymische Wind, der schon in Wien durchs Fenster wehte!

Aber Doktor Hahnemann bleibt vor sich selber und vor der Welt sehr bewußt ein Kind seines aufgeklärten Jahrhunderts, und so reagiert er denn alle Sehnsucht nach Wesenserkenntnis der Materie — des Muttergrundes — in Form chemischer Studien ab.

Die Chemie war einst Alchimie, schwarze Kunst. Im 18. Jahrhundert, nach Böttgers Lebensfiasko, will man nichts mehr davon wissen. Hahnemann muß, um sich chemisch ausbilden zu können, das Laboratorium eines Apothekers in Anspruch nehmen, mit dem er sich in Dessau befreundet. Dem Apotheker Häseler gehört die Mohrenapotheke. Über der Eingangstür ist ein großer, grotesker Mohr angebracht. Ein wenig schwarze Kunst hütet nach wie vor das Portal zum chemischen Versuchsraum.

In der Mohrenapotheke findet der junge Arzt nicht nur Tiegel, Retorten und alle Stoffe, die es kennenzulernen, zu verbinden und zu zersetzen gilt, er findet dort auch Henriette Küchler, die Stieftochter Häselers. Sie ist bald bereit, ihr Schicksal mit dem Hahnemanns zu verbinden. Das siebzehnjährige junge Mädchen und der Fünfundzwanzigjährige verloben sich. Verlobte träumen von der Zukunft. Werden es Wahrträume gewesen sein, die diese beiden träumten? Landfahrerleben, brutale Not, in den Rinnstein geworfenes Arzttum, zahlreiche Kinder und wenig zu essen, Aufstieg zum Ruhm, bürgerlicher Wohlstand bis ans Ende? Hahnemann hätte noch weiterträumen dürfen von einer zweiten Ehe an der Schwelle zum neunten Lebensjahrzehnt, vom Weltruhm und von dem, was die Sterblichen Unsterblichkeit nennen ...

Jedoch sie haben bloß geträumt, was wir alle träumen — einen Sommer lang, dann muß sich Hahnemann auswärts nach einer Tätigkeit umtun, die ihm die Heimholung seiner Verlobten ermöglicht. Ende 1781 hat seine Bewerbung um die Stelle als Physikus in Gommern bei Magdeburg Erfolg. Ein Jahr später, am 1. Dezember 1782, heiratet er dort seine Henriette.

DIE LANDSTRASSEN

„Denn einer, dem Gott Gaben gegeben hat, der soll sie um keines Gutes willen, weder um Silbers noch um Goldes willen, verkaufen oder versetzen, sondern ein Wesen haben wie ein Landfahrer oder Pilger, der weder Mörder noch Diebe fürchtet und seinen freien Mut behält" — so hat es Paracelsus vom rechten Arzt gefordert [10], so hat es der rechte Arzt Hahnemann mehr als zwei Lebensjahrzehnte hindurch verwirklichen müssen.

Aber zwischen beiden Landfahrern bleibt ein tiefer Wesensunterschied bestehen. „Alterius non sit, qui suus esse potest", hieß des Paracelsus Wahl- und Wanderspruch: Keines andern sei, wer ein Selbst zu sein vermag. Auf seinem Rößlein, das Schwert mit der lebensrettenden Landanumarznei im abschraubbaren Hohlknauf als einzigen Begleiter, zog Paracelsus kreuz und quer durchs Abendland, „ein Mann allein". Die Einkehrhäuser an den Landstraßen waren ihm Rast genug, er begehrte keine andere, begehrte nicht Heim und Herd, sondern nur die Freiheit Gott und der Kunst zuliebe, ein Ritter der „freien Liberalität": „Kein Gebot soll über die Menschen der freien Liberalität ergehen können, sie sollen sich auch nit unter die Gebot beugen, sondern ein freies Herz behalten." Der Besitzlose, aller Bindungen Ledige kann — reicher denn alle Reichen — zugleich der große Schenkende sein: „Hast du also, eine freie Gab, sei wie die Sonn damit, sei fröhlich und frei, laß deinen Schein über und über gehen, treib deine Gabe aus deinem Schatz, wie die Erde im Frühling die Bäume und Gärten zu Blust und Samen, und sei in deinen Gaben reichlich im Austeilen, wie das Meer mit seinen Fischen, und laß dich niemand hindern, wie er auch sei."

Ganz anders der Landfahrer Hahnemann.

Wo Paracelsus aus der Sicherheit eines begnadeten Arzttums heraus sich und sein Werk den Landstraßen anvertraut, zerrinnt Hahnemann das Zutrauen zum Arztberuf mehr und mehr. Wo Paracelsus wahlfrei zum Vagabunden wird, treibt Hahnemann das zwanghafte Geschick über die ungeliebte Chaussee. Der Mann auf dem weißen Rößlein ist unbeweibt, ohne irdischen Besitz, der andere aber hat Frau und Kinder, von Jahr zu Jahr wird die Familie größer, die

Kinder erkranken, leiden Not, erheben Spektakel, die Frau kann vorwurfsvolle Mienen nicht immer unterdrücken, das Kupfer will sich nicht in Gold wandeln, die knarrenden Räder des Planwagens wollen nicht stillstehn. Aber schlimmer als all das ist der Zwiespalt in Hahnemanns Herzen. Denn das Abenteurertum bleibt ihm wesensfremd, ja verhaßt. Sein ganzes Zigeunern geschieht gegen seinen innersten Willen, und alle seine Träume gelten dem geordneten Dasein des Bürgers.

Mehr als zwei Lebensjahrzehnte gehören den Landstraßen, gehören dem turbulentesten Fahrensmannschicksal, von dem die neuere Medizingeschichte weiß. Dann dauert es abermals zwei Jahrzehnte, und der Herr Hofrat kann endlich, Arm in Arm mit seiner Gattin, zum frühen Nachmittag den regelmäßigen Spaziergang ums Städtchen machen. wobei ihn die Einwohner respektvoll grüßen und seine sechs Töchter den Eltern — nicht minder respektvoll — in zwei Gruppen von je drei abstandwahrend folgen. Und nochmals zwei Jahrzehnte: Die Stadt Paris holt sich den weltberühmten Greis, der nicht still aus dem Familienkreis ins noch stillere Drüben entschwinden darf, sondern dem spät ein verlorener Mai erstattet wird, Blüten und Lorbeerlaub und dahinter die Gruft.

Gommern, das armselige Nest, in dem der Physikus Hahnemann mit seiner jungen Frau haust, ist bereits die achte Station seines Erdenweges: Meißen, Leipzig, Wien, Hermannstadt, Erlangen, Hettstedt und Dessau gingen voran. Noch zwanzig Städte und Dörfer stehen ihm als Wohnort bevor, einige davon mehrmals. Aber nicht die zahlreichen Wohnorte sind maßgeblich für sein rastloses Schicksal, sondern die Straßen, die sie verbinden. (Der Reihenfolge nach bezeichnen, von kleineren Reisen abgesehen, folgende 31 Stationen als Wohnorte Hahnemanns Lebensweg: Meißen, Leipzig, Wien, Hermannstadt, Erlangen, Hettstedt, Dessau, Gommern, Dresden, Lockwitz, Leipzig, Stötteritz, Gotha, Molschleben, Göttingen, Pyrmont, Braunschweig, Wolfenbüttel, Königslutter, Gotha, Altona, Hamburg, Mölln, Machern, Eilenburg, Wittenberg, Dessau, Torgau, Leipzig, Köthen, Paris.)

In Gommern wird 1783 dem Ehepaar Hahnemann die erste Tochter, Henriette, geboren. Sie trägt den Vornamen der Mutter und ist

Hahnemanns einziges Kind, dem ein stilles, ruhevolles Schicksal beschieden war.

Nachdem das erste Kind erschienen ist, erscheint jetzt auch sein erstes Buch. Es trägt den Titel „Anleitung, alte Schäden und faule Geschwüre gründlich zu heilen." Wieder spricht darin ein energischer Hygieniker, der gegen Alkohol und Kaffee kämpft, vor Quecksilber- und Bleiarzneien warnt und sich unerschrocken zu dem bekennt, was er von Viehärzten und dem heilkundlichen Wissen des gemeinen Mannes lernen durfte. Hinter diesem Bekenntnis steht, deutlich wahrnehmbar, bereits eine tiefe Unzufriedenheit mit der akademischen Medizinalgelehrsamkeit. Wer in ihr gefunden hat, was sein Herz begehrt, braucht nicht zum Vieharzt und zum Laien zu laufen — und umgekehrt.

Daß in Gommern die Übersetzertätigkeit Hahnemanns weiterläuft, spricht für die Kärglichkeit seiner dortigen Einkünfte als Arzt. In der bereits mehrfach zitierten autobiographischen Skizze heißt es mit bitterem Humor: „Es hatte an diesem kleinen Orte noch nie ein Arzt existiert, man hatte keinen Sinn für ihn." So übersetzt er denn also, angespornt von der Ahnung, daß das Übersetzen ihn noch viele Jahre lang ausschließlich zu ernähren haben würde. Das Werk, das er wählt, hat „Herrn Demachy" zum Verfasser und heißt „Laborant im Großen oder Kunst, die chemischen Produkte fabrikmäßig zu verfertigen". Es wurde im Auftrage der französischen Akademie mit dem ausdrücklichen Zweck geschrieben, die chemische Industrie zu unterstützen — und Hahnemann, der seine Übersetzungen stets durch Anmerkungen, Ergänzungen und Richtigstellungen dem Original gegenüber an Wert zu erhöhen pflegte, stellt sich bewußt in die Linie dieses Buches. Er hat damit der deutschen chemischen Industrie in ihrer schwersten Zeit einen unschätzbaren Dienst erwiesen und ihr zahlreiche Fabrikationsmethoden nutzbar gemacht, an denen sie zu hoher und alsdann seinem Lebenswerk hinderlicher und feindseliger Macht emporwuchs. Das zweibändige Werk, das 1785 erschien, wird alsbald in Hahnemanns Bearbeitung dankbar als das vollkommenste und beste Buch über die chemischen Fabrikprodukte aufgenommen, das vorhanden ist.

Als es in den Handel kommt, ist Hahnemann bereits nach Dresden übergesiedelt. In Dresden faßt er alle Kraft zusammen, um zu einem Arzttum durchzudringen, das seinen Idealen angemessen ist. Vergeblich. Der Heilkunde fehlt die Sicherheit, und somit bleibt sie ein theoretisches Labyrinth oder eine Wüste ohne Heimkehr für empiristische Don Quichottes.

Wie gründlich Hahnemann entschlossen ist, der Medizin neue, wohlbegründete Methoden zu geben, zeigt sich in den mannigfachen Pionierbemühungen um wissenschaftliche Arzneifindung, die in die Dresdener Zeit fallen. So läßt er auf die frische Galle eines Erschossenen verschiedene Salze einwirken, um Organpräparate zu erhalten. Das Experimentieren unter physiologischen Gesichtspunkten, die Erlangung wissenschaftlich begründbarer Arzneimittel und die Heranziehung der organischen und anorganischen Chemie als ärztlicher Hilfsmethode sind ihm mehr als den meisten seiner Standesgenossen vertraut. Er bringt Schriften über Arsenikvergiftung, Geschlechtskrankheiten, Galle und Gallensteine heraus, daneben aber auch eine Broschüre gegen das Mißtrauen, das man der Steinkohlenfeuerung entgegenbringt, ferner mehrere chemische Abhandlungen, von denen besonders die Darstellung einer neuen Weinprobe Aufsehen erregt. Wenige Jahre später wird „die Hahnemannsche Weinprobe" in Preußen amtlich vorgeschrieben. Das Amtsdeutsch der Verordnung vom 7. September 1791 teilt mit: „... es dienet selbige dazu, die tödtlichen Verletzungen der sauren oder sauer gewordenen Weine mit bleiischen Stoffen, als Bleizucker, Silberglätte auszuforschen, welche Materien der menschlichen Gesundheit äußerst nachteilig sind, indem sie eine gewöhnlich unheilbare Verstopfung oder Zusammenschnürung der innerlichen Gefäße, mit allen hieraus entspringenden traurigen Folgen verursachen, und sie sind um so gefährlicher, weil sich die Wirkung nur langsam und Anfangs unmerklich äußert."

Zwei Motive klingen dabei auf. Hier ist einer am Werk, der auf die schleichenden Schädigungen achtet, die der ärztlichen Allgemeinheit entgehen. Ein Kenner der Auswirkungen chemischer Substanzen auf den menschlichen Organismus geht dem Unheil angeblich unschädlicher Genußmittelzusätze auf den Grund. Und er tut das ohne Rücksicht auf daraus erwachsende Feindschaften. Die Weinhändler, denen er das Geschäft verdirbt, werden ihm seinen Weg nicht erleichtern.

Aber auch bei den Ärzten will er sich nicht einschmeicheln, obwohl es ihm wirtschaftlich noch immer so schlecht geht, daß er den Kreis seiner Übersetzungsarbeiten alsbald sogar auf die „Geschichte Abälards und der Heloise" erweitern muß. In der Schrift über die Arsenikvergiftung entwirft er das Bild einer Heilkunde, die „zur elenden Brodklauberei, zur Symptomübertünchung, zum erniedrigenden Rezepthandel, ... zum Handwerke, das die Hippokrate unentdeckbar unter den Troß befranzter Arzneibuben mischt", herabgesunken sei. Es ist die Stimme eines rastlos fachwissenschaftlich Arbeitsamen, die wir da hören, nicht die Stimme eines Nörglers. Enttäuschte Liebe spricht aus ihr, und man muß sie als das Echo des hippokratischen Eides bewerten, erweckt von einer unerfreulichen Welt.

Männer wie Paracelsus und Hahnemann beschwören immer wieder ihr eigenes hartes Geschick selbst herauf. „Keines andern sei, wer ein Selbst zu sein vermag!" ruft der eine — „Wage, weise zu sein!" der andere. Beide bezahlen es teuer, beide wissen aber auch, daß es Werte gibt, deren Verwirklichung nie zu teuer bezahlt werden kann.

Der Weg des Paracelsus hat über die Alchimie hinweg in ein neues Arzttum geführt. Hahnemanns Weg wendet sich mehr und mehr der Tochterwissenschaft jener uralten Verwandlungskunst, der Chemie, zu. Hier, im chemischen Weltbild, ist Sicherheit zu finden, fester Boden anstatt des Sumpfbodens, auf dem die Medizin schaltet und waltet. Nicht nur französische Werke über Chemie — auch kleinere Schriften von Demachy, dessen „Laborant im Großen" in der deutschen Ausgabe viel verlangt wird — übersetzt er mit Leidenschaft, er begegnet in Dresden auch dem führenden Chemiker Frankreichs, dem großen Lavoisier. Zwei eigenartige Männer, die sich da gegenüberstehen! Der Franzose ein Mann des Erfolges, reich, berühmt und selbstsicher. Der Deutsche ein an seinem Fach Verzweifelnder, arm, abgekämpft und ins Ungewisse steuernd. Der Franzose ein Virtuose des quantitativen Arbeitens und Denkens in der Chemie, der Deutsche berufen, einst zum Überwinder dieser Richtung und zum Großmeister der qualitativen Arbeit mit den Stoffen und Stoffeswirkungen zu werden. Wer sie beide anschaut, wie sie dort im Dresden der achtziger Jahre des 18. Jahrhunderts einander in die Augen blicken, möchte Lavoisier weiteren Aufstieg und Ruhm, Hahnemann hingegen ein spurloses Verwehen als Sonderling prophezeien. Aber ein knappes Jahrzehnt später rollt Lavoisiers Haupt in den Korb hinter der Guillotine, während sich Hahnemann noch ein halbes Jahrhundert Zeit nimmt, bis er in die gleiche Stadt einzieht, die Lavoisier zum Verhängnis wurde. Lavoisier hat den „Feuergeist" — Phlogiston — aus der Chemie vertrieben, Hahnemann hat ihn — cum grano salis — in die Medizin eingeführt. Zwei typische Schicksale der Aufklärungszeit.

Mit seiner Arbeit über die Arsenikvergiftung sucht Hahnemann Zuflucht bei der gerichtlichen Medizin, die er als die einzige „Freistadt des arzneilichen Ruhmes" bewertet, welche noch übriggeblieben sei im allgemeinen Niedergang der Heilkunde. Die gerichtliche Medizin hat das, was die normale Heilkunst nicht hat: sichere Ermittlungsmöglichkeiten und Methoden, die als wissenschaftlich bezeichnet werden dürfen. Aber wieviel Resignation steckt bereits in dieser Hinwendung zur Leiche! Der Gerichtsarzt rettet kein Leben mehr und heilt kein Leiden, sondern stellt Todesursachen fest. Er dient nicht dem Äskulap, sondern der Nemesis.

Hahnemann ist vor der Gefahr bewahrt geblieben, sein geniales Arzttum an eine bloße Sachverständigentätigkeit zu verraten. Während er mit der Galle von Leichen experimentiert und physiologische Versuche an Hunden ausführt, um Mittel gegen Arsenikvergiftung zu ergründen, bringt seine Frau zwei weitere Kinder zur Welt. 1786 wird Friedrich, 1788 Wilhelmine Hahnemann geboren. Der Dresdener Stadtphysikus Wagner, ein Gerichtsarzt von hohem Rang und Hahnemanns Freund, stirbt im gleichen Jahre, in dem die zweite Tochter das Licht der Welt erblickt. Für Hahnemann tut sich damit eine neue Tür auf. Er bewirbt sich um die freigewordene Physikusstelle, wartet wochenlang mit bester Erfolgsaussicht auf zustimmenden Bescheid und sieht sich endlich samt Frau und Kindern geborgen. Geborgen auch vor seinem Gewissen, denn er will sich als Stadtphysikus der Residenzstadt mehr und mehr auf eine rein wissenschaftliche Tätigkeit umstellen, da die Krankenbetten ein sicheres

Handeln erfordern, und das steht ihm nicht zur Verfügung — ihm nicht und den anderen Ärzten seiner Zeit ebensowenig.

Da schlägt ihm die offene Tür vor der Nase zu.

Er wird abgelehnt, obwohl er im ersten Dresdener Jahr als stellvertretender Stadtarzt an den Krankenhäusern mit Fleiß und bestem Können tätig gewesen ist, obwohl sein Ruf als Gelehrter den der übrigen Dresdener Ärzte überragt.

So ist die Stunde gekommen, in der sich Hahnemann seinen Genius verdient. Die Geschenke des Geistes und der Begnadung werden nicht wahllos ausgeteilt. Warum wurde Hahnemann und kein anderer auserwählt, das fehlende Gesetz in der Heilkunde zu finden?

Weil es keinem so Ernst gewesen ist wie ihm um eine Medizin, die vor Gott und den Menschen bestehen kann. Weil er lieber das schwerste Opfer darbrachte, als im alten Stil der Heilkunde Halbes zu leisten — das Opfer seines Berufs und seiner Berufung.

Durch Not und wache, arbeitsreiche Nächte, durch fremde Länder und in harte Schicksalswagnisse hinein hat Hahnemann sein Leben viele, viele Jahre lang gesteuert auf das Ziel hin: Arzttum. Um dieses Zieles willen ist er aus der Leipziger Kaufmannslehre fortgelaufen, ist er als Student Sprachlehrer und Übersetzer gewesen, hat er die Mühen einer Reise nach Wien und die Bitternisse einer fast zweijährigen Studienunterbrechung in Siebenbürgen auf sich genommen. In kleinen Städten kamen ihm die ersten ernsten Bedenken, ob er vor dem in ihm lebendigen Menschenbild verantworten könne, Arzt zu sein. Die Flucht ins Exakte, in die Chemie, in das Experiment an der Leiche und am Versuchstier konnte sein Gewissen nicht zum Schweigen bringen. Jetzt, nach der Ablehnung seiner Bewerbung um das Dresdener Physikat, das ihm genügend Möglichkeiten für einen Ausbau des Arztberufs nach den Richtlinien des Gewissens geboten hätte, bleibt ihm nur der Weg in eine neue Allgemeinpraxis übrig.

Es ist der Weg, den die andern gehen.

Der Weg zu leidlich gutem Einkommen, zu bürgerlichem Geachtetsein und schließlich, bei einigem Ehrgeiz und einiger Geschicklichkeit, zur goldenen Praxis, die ein ruhiges Alter gewährleistet.

Und das Gewissen? Es braucht nicht zu mahnen und zu plagen, denn man tut, was man kann und was die Kollegen nicht besser tun. Man läßt zur Ader, setzt Blutegel, purgiert, gibt Brechmittel und verschreibt die wohlbewährten Arzneien, die überall im Schwange sind. Sie müssen zunächst den Hauptwirkstoff enthalten, die Basis, sodann, als Adjuvans, weitere, die Hauptwirkung unterstützende Ingredienzen, drittens Corrigentien, die zur Wirkungsmilderung und Geschmacksverbesserung nötig sind, viertens ein Constituens als Arzneivehikel und fünftens ein Dirigens, das dafür zu sorgen hat, den Gesamtkomplex am rechten Ort des Organismus wirksam zu machen.

Wer auf diese Weise arbeitet, braucht sich keines Kunstfehlers zu schämen — daß ihm hie und da Schwerkranke sterben, ist nicht seine Schuld, und daß er die Wirkungsart der Mittel weder genau kennen noch überhaupt überblicken kann, teilt er mit allen Ärzten, und deshalb wiegt es nicht schwer. Keiner darf von seiner Zeit mehr verlangen, als sie zu bieten vermag. Die Wissenschaft hat ihre Grenzen, vor denen der Kluge haltmacht, ohne sich dadurch bedrücken zu lassen.

Hahnemann jedoch ist kein Weltkluger und kein Schnellbeschwichtigter, wo es um das Ideal geht. Das Ideal verpflichtet zur Projektion ins Irdisch-Reale. Ist das unmöglich, so bleibe es lieber als Gegenstand eines Eros der Ferne bestehen, als daß es durch ein seinem Bilde inkongruentes Dasein geschändet werde!

Dies ist Hahnemanns humanistische Überzeugung. Und um dieser Überzeugung willen gibt er auf, Arzt zu sein. Drei Kinder und eine Frau können ihn in seinem Entschluß nicht beirren. Auch als aus drei Kindern elf Kinder werden, bleibt es so. Aude sapere! Wage, um der Weisheit, um der lebendigen Beziehung zur Wirklichkeit der Ideale willen, ein Vagabund zu sein, wenn es nicht anders geht! Also übersetzt sich Hahnemann den Wahlspruch von St. Afra. Wage zu schmecken! Auch so ist der Spruch verdeutschbar. Wage die Bitternis, die heilsame!

Hinter solchen Übersetzungen schimmern nicht romantische Kulissen auf, sondern zudringliche Realitäten schieben sich heran. Wagenräder knarren, es riecht nach Windeln und Wäsche, es hallt wider von Geschrei und Gezänk, kein Raum für geistiges Schaffen steht

44

bereit, kein Geld ist da für Bücher und Kulturgenuß — nicht einmal der Lorbeer winkt aus der Ferne.

Oder doch? Gibt es Augen, die weiter blicken als die unseren? Die Augen des Doktor Hahnemann haben damals nur ins Dunkel geblickt. Wer seinem Stern folgt, muß den Blick ins Dunkel aushalten — auch dann, wenn das Dunkel sogar den Stern verbirgt.

Die Residenz mit ihrem Zwinger, ihrer Brühlschen Terrasse und der Aussicht auf den vom Elbsandsteingebirge herflutenden Fluß versinkt. Das Dorf Lockwitz nimmt den Doktor mit seiner Frau und seinen drei kleinen Kindern armselig auf. Er, der an gut eingerichtete Laboratorien, große Fachbibliotheken, kollegialen Verkehr und Zustrom wissenschaftlicher Neuigkeiten gewöhnt ist, darf nun zwischen Hühnern, Misthaufen und verständnislosen Kleinbauern umherspazieren — kein Arzt mehr, sondern ein Literat, ein Wesen, für dessen Wert und Sinn der neuen Umwelt alle Begriffe fehlen. Kein leichtes Los, jedoch nicht so schwer wie ein Arzttum ohne wahre Rechtfertigung, von dem er später an einen Kollegen schreibt: „Auf diese Art ein Mörder oder Verschlimmerer des Lebens meiner Menschenbrüder zu werden, war mir der fürchterlichste Gedanke, so fürchterlich und ruhestörend für mich, daß ich in den ersten Jahren meines Ehelebens die Praxis ganz aufgab und fast keinen Menschen ärztlich behandelte, um nicht noch mehr zu schaden und bloß — wie Sie wissen — mich mit Chemie und Schriftstellerei beschäftigte."

In der Rückschau klingt das bloß heroisch, aber während es durchlebt wird, spricht die Prosa des Elends mit epischer Breite von lauter Dingen, bei denen kein Herz höher schlägt.

Kaum ein Jahr hält es Hahnemann in Lockwitz aus. Das kümmerliche Dorf sieht im Herbst 1789 den Doktor, für dessen Existenz und Broterwerb man sich keinen Vers machen konnte, wieder abziehen. Beiderseits ohne Kummer.

Er wendet sich nach Leipzig. Das Dasein eines Hungernden, der mit der Feder für Honorare zu sorgen hat, ist ihm dort nicht fremd. In Leipzig hat bereits der Student einen Modus vivendi erprobt, um auf solche Weise zurechtzukommen. Gewiß, ein Student hat es leichter als ein Familienvater, aber andererseits ist der Familienvater als Autor und Übersetzer recht bekannt geworden. Soeben erscheint in

Leipzig zudem gerade sein Büchlein über die Geschlechtskrankheiten, das in der Dresdener oder Lockwitzer Zeit verfaßt wurde. Es hilft — neben den chemischen Werken — Hahnemanns Ruf nach Leipzig bringen. In Lockwitz kann kein gelehrter Ruf Widerhall finden. Bei wem denn? Hier aber gibt es Gelehrte und praktizierende Ärzte genug, eine ganze Universität sogar.

Die Ärzte Leipzigs hätten recht wohl daran getan, das den Geschlechtskrankheiten gewidmete Buch ihres abtrünnigen Kollegen zu studieren. Sie wären dann mit einem wichtigen Gedanken beizeiten vertraut geworden.

Der medizinische Denker Hahnemann stellt die Quecksilberkur bei Syphilis dar, weiß aus Erfahrung, daß sie bewährt ist, macht sich aber seine eigenen Gedanken über die Art und Weise ihrer Wirksamkeit. Dabei kommt er zu dem Ergebnis, daß das Quecksilber im syphiliskranken Organismus bestimmte Reaktionen hervorrufe, die er als „Merkurialfieber" bezeichnet. Das Merkurialfieber, von der Arznei bewirkt, setze sich gleichsam an die Stelle der Syphilis und treibe diese damit hinaus. Anders ausgedrückt: Ein krankhafter Prozeß, den das eingenommene Quecksilber erzeugt, wird zum Überwinder desjenigen krankhaften Prozesses, der vordem im Körper wütete.

Hätte Hahnemann zugleich bemerkt, daß zwischen beiden Prozessen — der Syphilis und dem arzneibedingten Merkurialfieber — eine Ähnlichkeitsbeziehung besteht, so wäre er seiner Zentralerkenntnis noch näher gewesen. Aber auch bereits ohne diese Konsequenz klingt hier ganz leise das erste Motiv der Homöopathie an.

Im Herzen Leipzigs kann ein Mann, der den Unterhalt für sich, seine Frau und drei Kinder allein mit Hilfe des Gänsekiels bestreiten muß, nicht lange leben. Es wird zu teuer. Schon nach einigen Monaten muß er abermals gegen seinen Willen und gegen seinen Lebensstil in dörfliche Umgebung flüchten, nach Stötteritz, wo die Misere mit den Hühnern, Misthaufen und Kleinbauern aufs neue anhebt. Er, der noch zwei Jahre vorher auf die Stelle des Stadtphysikus in der Hauptstadt Dresden rechnen durfte, läuft jetzt in Holzschuhen und abgeschabter Kleidung umher, hilft seiner Frau bei den Hausarbeiten, knetet selbst sein Brot und haust in einem einzigen Zimmer mit der

Familie zusammen, die durch einen Vorhang von seinem Arbeitsplatz abgetrennt ist. Jede zweite Nacht bleibt er wach, um seine Arbeit zu schaffen. Dabei gewöhnt er sich das Rauchen an, das er dann zeitlebens beibehält, obwohl er alle übrigen Genußmittel — vor allem Kaffee und Tee, aber auch Spirituosen — streng aus seinem und seiner Patienten Leben verbannt wissen will [11].

Als Übersetzer bleibt er fleißig und fruchtbar, doch auch mit eigenen Werken kommt er trotz der widrigen Verhältnisse zu Worte. Sein „Freund der Gesundheit" erscheint, eine der programmatischen Schriften der modernen Hygiene und zugleich ein pathetisches Bekenntnis zum Idealbild des Ärzttums. Der ins Ungewisse Wandernde feiert noch einmal seinen hohen Traum, ehe es talwärts geht.

Unter den vielseitigen Lesestücken des „Freundes der Gesundheit" findet sich ein Brief an einen Prinzen, der Ratschläge über die Wahl eines Hausarztes enthält. Ein Nichtarzt müsse sich — heißt es da — einiger Umwege bedienen, um den Wert eines Hausarztes zu ermitteln. Gewisse Kleinigkeiten im Äußeren, das Benehmen bei Geschäften und einige Nebendinge ergäben aber einen brauchbaren Maßstab. Wie soll der rechte Hausarzt beschaffen sein? Schlicht, mit gesundem Menschenverstand, im Aufnehmen und Austeilen der Wahrheiten ernsthaft und gewichtig, im Fachlichen deutlich, kurz und würdevoll, dabei universell gebildet. Nie soll er auffahrend und hitzig werden, es sei denn bei Ungerechtigkeiten, nie sich mitleidlos abwenden, es sei denn Schmeichlern gegenüber, wenige, aber wertvolle Freunde soll er haben, die Notklagenden ausreden lassen, seine Ratschläge erst nach reiflichem Überlegen erteilen, wenige, gewöhnlich einzelne Arzneimittel verordnen, sich nicht aufdrängen, die guten Seiten seiner Kollegen nicht verschweigen und ein Freund der Ordnung, der Stille, des Wohltuns sein. „Noch eins! Belauschen Sie ihn doch, ehe Sie ihn wählen, wie er mit den armen Kranken umgeht, und ob er zu Hause, ungesehen, sich mit etwas Würdigem beschäftigt!"

Der dies schreibt, hat fast alles verloren, Beruf, Existenzmittel, Geltung und schöpferische Freizeit — nur eines nicht: sein Durchdrungensein von der Würde des Menschen. Von der im Arzt ihren Gipfel erreichenden Würde des Menschen.

In späteren Lebensjahrzehnten hat Hahnemann das Würdevolle, das ihm ein so hohes Anliegen war, in Form eines geradezu gravitätischen Lebensstils gelebt. Auch hier, in Stötteritz, erfüllt es die Seele des armen, Holzschuhe tragenden und Brotteig knetenden Literaten. Schon steht ein neuer Aufbruch bevor. Zigeuner ist er, aber nie Bohemien. Auf den Landstraßen lebt er nur äußerlich, im Innern bleibt er der Stete zugewandt, der ungefundenen.

So enthält der „Freund der Gesundheit" auch ein Dokument, in dem er bekennt, wie wenig ihn die Armut anficht. Um es zu wiederholen: Seine Armut ist nicht pittoresk und genial, sondern schlechthin miserabel. Es fehlt ihr jeder Hauch von Montmartre. Hahnemanns Beziehungen zum heiligen Hügel der Boheme beginnen erst nach dem Erkalten seines Leibes. In Stötteritz ist kein Klima für das Pathos des Verkanntseins, für den Lebensschwung der Unbürgerlichkeit. Wer die mystische Minne der Frau Armut sucht, braucht umbrisches Gefilde, und wer sich bargeldlos der Unsterblichkeit entgegenzufiebern wünscht, hat zumindest eine Mimi und ein Café Momus nötig. Unter sächsischen Kätnern fehlt der Widerhall für Originalität in Lumpen.

Mit „Sokrates und Physon" tröstet sich Hahnemann. Das ist der Titel des von ihm verfaßten und in den „Freund der Gesundheit" aufgenommenen Dialogs über den Wert des äußeren Glanzes, der ausdrücklich einer „Beförderung der Zufriedenheit" dienen soll. Ob er auch die Zufriedenheit der Frau Doktor, weiland Apothekerstochter in Dessau, zu befördern vermag, ist ungewiß. Um so gewisser, daß sie mit straffer Hand das Chaos bändigen hilft. Man hört sie schelten, sieht sie zuweilen weinen, öfter aber noch waschen, einkaufen und die Kinder füttern. Über der Tür des Vaterhauses, aus dem sie den Weg ins Schicksal angetreten hat, hing ein Mohr, schwarz wie die Nacht, schwarz wie die Zukunft. Frau Doktor wollte sie werden, Frau Bücherschreiber ist sie nun, Frau Landfahrer, Frau Bettler fast. Aber zum Abend, hinter dem Vorhang, der Hahnemanns Arbeitstisch von der Welt des Geschirrs, der Windeln und der kindlichen Unordnung trennt, darf sie die Verlagskorrekturen des Dialogs mitlesen:

„Kennst du den Mann, der da in grobe Wolle gekleidet eben jetzt vor uns vorbeiging? Aus einem ehrwürdig alternden Gesichte blickt allumfassende Menschenliebe. Es ist Eumenes, der Arzt. Die vielen Tausende, die ihm seine Kunst alljährlich einbringt, wendet er nicht an prächtige Landhäuser und an die übrige stolze Geräthschaft der Üppigkeit. Sein Glück ist Wohlthun! Etwa den zehnten Teil seines großen Einkommens braucht er zu seinen eingeschränkten Bedürfnissen, das übrige wuchert im Staate. Und wie? fragst du mich. Den Armen reicht er seine Hilfe, seine Arzneien. Mit seinen Vorräthen ernährt er die genesenden Familien, und mit dem köstlichsten seiner Weine erquickt er die Sterbenden. Er sucht die Elenden in mordernden Winkeln auf und erscheint ihnen als eine wohlthätige Gottheit; ja, wenn die allbelebende Sonne, das Bild des unbekannten Gottes, zaudert, ihr belebendes Antlitz den Sterblichen zu zeigen, und selbst in der Mitternacht erscheint er zur Hilfe in den Hütten des Elends und spendet Trost, Rath und Hilfe aus. Man betet ihn an, wie unsere Vorzeit die wohlthätigen Halbgötter, den Osir, die Ceres, den Äskulap. Willst du bald anfangen, ihn zu beneiden? Gehe, Physon, und besinne dich eines Bessern, und dann zähle auf meine Achtung."

Die Schlußworte richtet Hahnemanns Sokrates an Physon, den Millionär. Das Ganze ist die Darstellung des Arztberufs durch einen abtrünnigen Arzt. Es ist darüber hinaus ein Hoheslied der Armut, denn zuvor wird nachgewiesen, daß dem Habenichts noch immer alles gehört, was das Leben lebenswert macht und menschenwürdig dazu. Frau Hahnemann mag darin einen Ausbruch von Idealismus und Lebensfremdheit erblickt haben, denn Eumenes, der Arzt, ist gar keiner mehr und hat auch keine vielen Tausende zur Verfügung, um sie im Staate wohltätig wuchern zu lassen. Ein Wunschtraum, aufgeblüht aus den Niederungen der Vorhölle Stötteritz, mehr nicht! Mehr nicht? Es wird ein Tag kommen, an dem die Frau Hofrat zu erkennen hat, daß jeder Einzelzug dieses Wunschtraums Wirklichkeit geworden ist.

Träume sind das Zarteste, Flüchtigste, was der Mensch hervorzubringen vermag. Hahnemann hat immer wieder — das ist ja sein eigentliches Dogma in Dingen der Arznei — das Zarteste, Flüchtigste eingesetzt, um damit das Rauhe, Harte und Starre zu beherrschen. „Fast geistige" Heilmittel bringen den grobstofflichen Organismus zur Harmonie, „fast geistige" Träume von Eumenes, dem klassischen Arzt, vermögen langsam und zielbewußt aus dem Schiffbrüchigen von Stötteritz den Unsterblichen von Köthen und Paris zu machen. Nicht randalierender Daseinskampf, sondern das unbeirrbare Wagnis der Weisheit trägt den Sieg davon.

Dem Traum ist, was Flüchtigkeit und gestaltende Macht betrifft, die Intuition verwandt. Auch sie waltet nach eigenen, durch keine Anstrengungen des Verstandes herniederzwingbaren Gesetzen. Sie ist Gnade und dennoch nicht ein blind ausgeteiltes Geschenk. Spiritus ubi vult spirat. Der Geist weht, wo immer er will. Wer die Geistesgeschichte der Menschheit mit wachem Sinn für das Hineinblitzen großer Intuitionen studiert, wird sich von der Regelferne überzeugen, der es dabei gegenübersteht, zugleich aber auch von der eigentlich selbstverständlichen Tatsache, daß Intuitionen nur in labilen Menschen fruchtbar werden können. Alle Genialen sind nicht im Gleichgewicht. Wer sein Denken in ein festes, wohlerarbeitetes System gebracht hat, läßt Einschläge aus dem Unbekannten nicht zur Macht kommen, weil sie ihm — wie dem greisen Archimedes — seine Kreise stören. Archimedes wurde erschlagen. Der sicher in der Welt seiner Kreise Beheimatete erfährt bei jeder Störung eine Art Erschlagenwerden. Anders der Labile, Problematische, Entgleichgewichtete: Ihn setzt jeder unvorhergesehene Impuls in Bewegung. Was ihn nicht umwirft, bringt ihn weiter und empor. Aus den Scharen dieser Heimatlosen, Gralsritter und Don Quichottes speisen sich die Schuld- und Narrentürme, die Armenhäuser und die Straßengräben, aber auch Apoll sucht dort nach Schläfen für den Lorbeer.

1790 ist das Jahr, in dem Hahnemanns Dunkel dicht genug ist, um den Stern zu gebären. Er hat die Abhandlung über die Materie medica von William Cullen aus dem Englischen übersetzt. Wie fast immer, fügt er auch diesmal dem gewichtigen und berühmten Lehrwerk der Arzneiwirkungskunde eigene Anmerkungen bei. Er, der die praktische Medizin verlassen hat, weil sie ihm zu wenig Sicherheit des Erkennens und Handelns bot, mag sich auch bei Cullens Darstellung nicht mit unbewiesenen Behauptungen abfinden. Das „autistische Denken in der Medizin" [12] ist ihm als die Quelle alles Übels verhaßt.

Cullen stellt die Wirkung der Chinarinde bei Wechselfieber dar. Daß die Chinarinde in der Tat das Wechselfieber zu heilen vermag, hat Hahnemann in Siebenbürgen genugsam erfahren. Der Begriff des Wechselfiebers ist in jenen Jahren noch nicht so eng umschrieben wie heute, er faßt mehrere Leiden eines verwandten Krankheitsbildes zusammen. Cullen spekuliert bei seinem Erklärungsversuch der Heilwirkung wild drauflos. Er redet von der auf den Magen ausgeübten stärkenden Kraft der Rinde, die ihm unzweifelhaft scheint. Hahnemann fragt sich, was Magenstärkung mit Wechselfieberheilung zu tun habe. Als Diätetiker kennt er die günstige Auswirkung der Nahrungsenthaltung auf fieberhafte Zustände und weiß, daß der Magen am besten ganz aus dem Spiel bleibt. Nun soll eine Stärkung durch die bittere Chinaarznei verantwortlich sein für die Heilung des Wechselfiebers?

Da jagt ihm eine Intuition durch Herz und Hirn. Was braucht der Arzt, um sichere Kenntnis der Arzneiwirkung eines bestimmten Mittels zu erlangen? Er braucht Einblick in die Auseinandersetzung der Kräfte dieses Mittels mit dem Menschen. Das Kraftfeld der Arznei muß studiert werden am Bild des Menschen. Von seinem Vater her weiß er, daß jeder Mensch an diesem Menschenurbild, das sich zum Einzelnen verhält wie das Ziel zum Weg, Anteil hat. Der Kranke aber ist durch sein Kranksein qualvoll fortgerückt vom rechten Bild des Menschen. Er ist nicht — normal.

Die Norm bedeutet ja nicht den Durchschnittsbefund, der kläglich sein kann, sie bedeutet vielmehr den Einklang mit dem Ideal. Ein normaler Mensch ist ein Mensch in Harmonie mit den Werten und Wesenszügen des idealen Menschentums. Das gilt für Leib, Seele und Geist [13].

Wer etwas vom Bild, das die Arzneikräfte hervorrufen, ergründen will, braucht den normalen Menschen als Prüfstein, den Gesunden also. Im Kranken herrscht ein Chaos von entgleisten Lebenskräften, ein Hexentanzplatz der Normverzerrungen ist er — und darum allein bedarf er des Arztes und der Arznei. Arzt, willst du wirklich wissen, was du verordnest, so erprobe es zunächst auf seine Wirkung am Gesunden!

Hahnemann, der Habenichts, hat seine Gesundheit noch immer. Nun gefährdet er diese auch. Der Tierversuch kommt für seine Absichten nicht in Frage, er kennt ihn von den Dresdener Experimenten an Hunden her gründlich, er weiß, daß einige Haustiere unbeschadet Pflanzen fressen, die den Menschen töten würden — nein, wer Arzt der Menschen sein will, soll vom Wirksamwerden der Arzneistoffe im normalen Menschen wissen. Also geht er ans Werk, hinter dem Vorhang, der Nichtarzt aus freier Wahl opfert seine Zeit und sein Wohlbefinden für seinen Traum vom rechten Arzttum. „Ich nahm des Versuchs halber etliche Tage zweimahl täglich jedesmahl 4 Quentchen gute China ein; die Füße, die Fingerspitzen usw. wurden mir erst kalt, ich ward matt und schläfrig, dann fing mir das Herz an zu klopfen, mein Puls ward hart und geschwind; eine unleidliche Ängstlichkeit, ein Zittern (aber ohne Schauder), eine Abgeschlagenheit durch alle Glieder; dann Klopfen im Kopfe, Röthe der Wangen, Durst, *kurz alle mir sonst beim Wechselfieber gewöhnlichen Symptomen erschienen nacheinander*, doch ohne eigentlichen Fieberschauder. Mit kurzem: auch die mir bei Wechselfiebern gewöhnlichen besonders charakteristischen Symptome, die Stumpfheit der Sinne, die Art von Steifigkeit in allen Gelenken, besonders aber die taube widrige Empfindung, welche in dem Periostium über allen Knochen des ganzen Körpers ihren Sitz zu haben scheint — — *alle erschienen*. Dieser Paroxysm dauerte 2—3 Stunden jedesmahl und erneuerte sich, wenn ich diese Gabe wiederholte, sonst nicht." So heißt es in Hahnemanns Anmerkung zum zweiten Band des Cullenschen Werkes, wo von der Chinarinde die Rede ist. Er macht weiterhin Cullen den Vorwurf, dieser habe sich um die Kraft der Rinde, ein künstliches, gegen das Wechselfieber wirksames Fieber zu *erregen*, nicht gekümmert [14].

Damit ist der Sucher unerwartet zum Finder geworden. Sein Suchen galt der Frage, wie die Arzneiwirkung zustande komme. Jahrhunderte vor ihm haben eine Antwort auf diese Frage in der Richtung finden wollen, daß die Arznei auf irgendeine Weise den Organismus stärker, gesünder mache. Auch Cullen denkt so. Die Erfahrung lehrt, daß Chinarinde bei Wechselfieber heilsam ist — also, schließt er, muß sie irgendwo im Organismus stärkend, bessernd angreifen und von dort her den Genesungsprozeß einleiten. Er vermutet den Magen als den wesentlichen Wirkungsort der Chinarinde: „Mittelst ihrer auf den Magen ausgeübten stärkenden Kraft" erklärt er ihre Bewährtheit bei Wechselfiebern.

In ihrer letzten Zuspitzung heißt also die allgemeine theoretische Formel für das Verständnis der Arznei: Sie macht gesünder. Auf welchem Wege das im einzelnen stattfindet, dies zu ergründen bleibt Aufgabe des jeweiligen physiologischen Wissens und pathologischen Theoretisierens.

Nun aber flieht Hahnemann aus der Welt der schulgemäßen Wissenschaft, ohne es zunächst zu wollen, heim in die Einfalt der Schau. Er vereinfacht sein Forschen, indem er die drei wesentlichen Größen des ärztlichen Problems unbefangen betrachtet. Die zentrale Größe ist der Mensch in seiner wahren Gottesebenbildlichkeit, der Gesunde, der Normale. Um ihn geht es, er bleibt Maßstab. Daneben stehen zwei weitere Gegebenheiten, die es anzuschauen gilt. Wirkt Krankheit auf den Menschen ein, so geschieht das stets in Form von Erscheinungsreihen [15], die der Arzt kennen muß. Kennen, anschauen, erfassen zunächst — das ist wichtiger als alles Deuten. Wirkt Arznei auf den Menschen ein, so kommen ebenfalls Erscheinungsreihen zustande. Auch diese gilt es zu kennen. Zu kennen in ihrem Ausdrucksbild am gesunden, normalen Menschen, denn der Kranke ist für ein Studium der reinen Arzneiwirkung gleichsam verunreinigt durch die infolge seiner Krankheit ohnehin vorhandenen, die Norm verzerrenden Erscheinungsreihen, die Symptome.

Wie aber sehen solche Erscheinungsreihen aus, die die Arznei am Bilde des gesunden Menschen hervorruft? Machen sie ihn noch gesünder, noch stärker, noch — um ein Lieblingswort Hahnemanns wieder anklingen zu lassen — menschenwürdiger?

Keineswegs! Sie machen ihn — krank.

Krank? Was ist krank?

Wie kann man das Wesen der Krankheit fassen?

Hahnemann, der Zeitgenosse Goethes, der Erbe des großen Paracelsus, spürt, daß es das Wesen der Naturdinge in ihrem Erscheinungsbild zu erfassen gilt. Und damit überwindet er die Aufklärung, wie Goethe sie überwand. Nicht die Vernunft dringt ins Sanktuarium, sondern die Schau. Aber es ist nicht die mystische Schau, die durch

Augenschließen und Weltabkehr ins Hinterweltliche will, sondern die Schau des Weltbejahers, des Arztes, des Ja-Sagenden und Ja-Wollenden vor allen anderen Menschen.

Fast zwanzig Jahre nach Hahnemanns geistesgeschichtlicher Tat, über die Chinarinde hinweg das Geheimnis der Krankheit und das der Arznei zu enträtseln, heißt es in Weimar:

> Müsset im Naturbetrachten
> Immer eins wie alles achten:
> Nichts ist drinnen, nichts ist draußen;
> Denn was innen, das ist außen.
> So ergreifet ohne Säumnis
> Heilig öffentlich Geheimnis.

Der Stötteritzer Familienvater ohne Amt und ohne Geld ergreift, durchfiebert vom Symptomenbild des Chinaselbstversuchs, ohne Säumen das heilig öffentliche Geheimnis der Krankheit: Sie ist identisch mit ihren Erscheinungsreihen. Das ist wiederum Einfalt. Aber die Einfalt eines Paracelsus, eines Goethe.

Wann ist der Mensch wechselfieberkrank? Sobald sein normales Menschenbild verändert wird durch neu hinzutretende Erscheinungsreihen, deren allerinnerstes, im Geheimnis der Lebenskräfte und Schicksalsfügungen urständendes Wesen den Arzt gar nichts angeht. Er, der Arzt, hat sich an die Gesamtheit dieser krankhaften Erscheinungen zu halten, wenn er das Wechselfieber erkennen will. Daß da auch die nicht an der Oberfläche, sondern im Innern des Organismus auftretenden Erscheinungen hinzugehören, versteht sich von selbst. Selbst wer mit dem Mikroskop bis ins Blut und in die feinsten Gewebe hinein forscht, stößt immer nur auf bestimmte Erscheinungen bei bestimmten Krankheitsbildern — Erscheinungen, die vom Normalbild abweichen und die mit der Krankheit wesenseins sind.

Wesenseins zumindest insoweit, als es für die dem Menschen von Gott verliehene Erkenntnisweise wichtig ist.

Wie die Krankheit vom Herzen Gottes her aussieht, geht den Arzt nichts an. Als Mensch kann er sie nur erfassen in ihrem Erscheinungsbild, genauer gesagt: in den das normale, ideale Menschenbild verändernden Erscheinungsreihen, in denen sich das Wesen der Krankheit offenbart.

54

Natur als Offenbarung, das ist Hahnemanns heilig-öffentlich Geheimnis. Alle Gegebenheiten der Schöpfung teilen sich dem Menschen durch ihren Ausdruckswert mit. Paracelsus und Böhme haben das gewußt, die Aufklärung vergaß es, Hahnemann entdeckte es neu, jetzt aber systematisch, verstandesgeschärft und lehrbar. Ihm folgen Goethe und Novalis, von dem das Wort stammt, daß alles Äußere nur ein in Geheimniszustand erhobenes Innere sei. Aber die Romantik, der Novalis angehört, liebt das Geheimnis mehr als seine Entschleierung, so daß sie schließlich für die Wissenschaft unfruchtbar wird. Mit ihr gerät auch Goethes Wissen um die Natur als Offenbarung in Verruf, die analytische, rationalistische Forschungsdisziplin des Mechanismus siegt, das Mosaikprinzip triumphiert, Paracelsus, Böhme, Goethe und Novalis scheinen umsonst gelebt zu haben. Die Bewußtseinsgeschichte der Menschheit im Abendland schreitet fort, fort auch vom Urquell forschender Schau —, einer aber hat nicht umsonst gelebt, einer hat seine Position gehalten in allen Stürmen des analytischen Wissenschaftstriebs, einer ist mit seiner Einfalt und seiner Einsicht derselbe geblieben bis heute: Hahnemann.

Denn seine Gnade verhindert ihn, beim Erkennen stehenzubleiben. Er weiß nicht bloß um das ideale Bild des Menschen, er liebt es auch. Und an dieser Liebe entzündet sich der Mut zum Brückenbau.

Wie erkenne ich, was Krankheit ist? Indem ich die Erscheinungsreihe auf ihren Ausdruckswert hin studiere, die die Krankheit am normalen Menschenbild hervorruft.

Wie erkenne ich, was die Arznei bewirkt? Indem ich die Erscheinungsreihe auf ihren Ausdruckswert hin studiere, die die Arznei am normalen Menschenbild hervorruft.

Die Sätze sind einander zum Verwechseln ähnlich. Ähnlich sind einander aber auch beide Erscheinungsreihen, die der Krankheit und die der für sie passenden Arznei.

Das zu beachten, hat Cullen versäumt. Er hat spekuliert. Arznei müsse stärken, verbessern, gesünder machen. Er ist abgewichen vom Anschauen der Erscheinung ins Deuten der Kausalität. Die Hundekette der Kausalität hielt ihn fest, ihn und alle vor ihm.

Hahnemann aber bedient sich nicht der Spekulation. In seinen eigenen Worten der Anmerkung zu Cullens Buch verrät er deutlich, was Cullen versäumt hat: Cullen konnte nicht — wittern. „Hätte der Verfasser (gemeint ist Cullen) eine Kraft in der Rinde gewittert, ein künstliches, antagonistisches Fieber zu erregen ..."

Der aufgeklärte Doktor Hahnemann macht dem weltberühmten Cullen den Vorwurf des Nichtwitternkönnens. Das ist wieder das offene Fenster im Hintergrund, der Hauch aus Sais und Samothrake, der „seltene Doppelkopf".

Hier weiß einer, ahnt einer etwas von der Paradoxie des Lebendigen. Der vernünftige Denker muß annehmen, Arznei mache ohne weiteres gesünder, wer aber zu wittern vermag, stellt plötzlich das Umgekehrte fest. Arznei erregt Krankheit. Arznei ruft Erscheinungsreihen hervor, die denen der Krankheit ähnlich sind. Und weil sie ihnen ähnlich sind, wirken sie auf die Erscheinungsreihen der Krankheit antagonistisch ein.

Die Krankheit ruft Symptome hervor, die der Arzt Wechselfieber nennt. Die Chinarinde wirkt auf den gesunden Menschen, indem sie ähnliche Symptome hervorruft. Chinarinde heilt Wechselfieber. Ein ähnliches Leiden — die Erscheinungsreihe, die die Chinarinde erzeugt — wird gegen ein ähnliches Leiden, gegen die Erscheinungsreihe des Wechselfiebers, antagonistisch eingesetzt. Homöopathie, ärztliche Arbeit mit Hilfe des ähnlichen Leidens!

Wie viele dunkle Weisheiten werden mit diesen Gedankengängen gewagt! Die Paradoxie des Lebendigen lebt darin, der Sinn des Leides und seine Heilkraft, aber auch die Anerkenntnis der Krankheitssymptome als eines sinnvollen Geschehens. Wäre Krankheit nur im banalen Sinne eine lästige Abweichung von der Norm, so hätte der Arzt all ihre Erscheinungen arzneilich auf dem geradesten Wege zu unterdrücken. Sinnlos quälende Symptome löscht man durch Gegenmittel aus. Jetzt aber erweist sich, daß die Heilwirkung ganz anders zustande kommt. Die Arznei geht gleichsam mit mit dem, was der kranke Organismus an Erscheinungsreihen hervorbringt. Sie schleicht sich auf Bahnen der Ähnlichkeit ins Symptomenbild ein, sie öffnet das Tor von innen her, sie ist nicht gegensinnig, sondern mitsinnig gerichtet. Der Antagonismus von Krankheit und Arznei besteht nur im Endergebnis, indem die Arznei schließlich zur Hei-

lung führt, nicht aber im Wesen und im Gerichtetsein beider. Im
Gegenteil, sie scheinen zunächst gemeinsam zu marschieren, die Arznei scheint Verständnis zu haben für das, was der kranke Organismus zum Ausdruck bringt. Ähnliches Leiden und Mitleiden sind ver-
schwistert. Das Mitleiden, das sittliche Hauptmotiv des Arzttums,
gilt bis in die Arzneiwahl hinein. Konkordanzen umklingen das
Haupt des armen Gelehrten, der hinter seinem Vorhang sitzt und
schreibt: Verheißungsmusik.
Er hat in seinem fünfunddreißigjährigen Leben viel verlernt. Er
hat verlernt, auf bürgerliche Achtung Wert zu legen, verlernt, die
Sicherheit seiner Familie höher zu schätzen als die Unverletzlichkeit
seines Charakters, verlernt, die nackte Vernunft, die man in wenigen
Jahren auf den Altar einer Pariser Kirche stellen wird, als Führerin
seines Forschens anzuerkennen. Menschen, die es gut mit ihm meinen,
glauben sogar, er habe verlernt, menschenwürdig zu existieren. Zu
diesen Menschen gehört seine Frau.
Doch er selbst weiß es besser. Die Landstraße, die helle, bestaubte,
hat ihn mitten ins Mysterium des Menschentums geführt. Sie hat ihn
gelehrt, das Bild des Menschen als einziges Zentrum der Heilkunst
anzuerkennen, und von den Veränderungen dieses Bildes abzulesen,
wie die Krankheit beschaffen sei und welche Arznei es gegen sie
einzusetzen gälte. Die Landstraße hat ihm manches abgenommen,
aber ohnegleichen ist ihre Gegengabe: das Witternkönnen.
So wittert er sich zurück in das Arzttum, das er aus Gewissensnot
verließ. Nicht mehr der Gelehrte ist es, sondern der Abenteurer, aber
der Abenteurer der Weisheit. Länder im Zwielicht tauchen auf,
Schattenländer, Schlünde des Abgrunds. Aus dem Abyssus ist ihm
seine Intuition gekommen, in den Abyssus muß er selbst hinein —,
er selbst, seine Frau, seine Kinder und sein als Werdeziel vor ihm
aufschimmerndes Lebenswerk. Abyssus abyssum invocat. Ein Abgrund ruft den anderen an [16].

Im Jahre 1790 stirbt, achtzigjährig, der schottische Arzt und Hochschullehrer Cullen. Zur gleichen Zeit erscheint Hahnemanns Übersetzung seiner „Materia medica". Am Werk des berühmten, im Wohlstand lebenden Greises ist der Genius des noch jugendlichen Deutschen aufgeflammt, der aber mit seiner hohen Intuition nicht groß ins Licht tritt, sondern sie als bescheidene Anmerkung vor die Öffentlichkeit bringt.

Die verschiedenen Anmerkungen Hahnemanns zum großen Medizinbuch des Doktor Cullen beleuchten noch einmal die Stötteritzer Elendszeit. Sie ist ihm eine hohe Schule der Diätetik geworden. Der Arzt lernt Diätetik bei Küchenmeister Schmalhans besser als bei Lukull.

Noch etwas anderes kommt hinzu. Ehe Hahnemann die Ähnlichkeitsbeziehung zwischen Krankheitsbild und Arzneisymptomen entdeckte, war er ein freiwilliger Abtrünniger der Heilkunst geworden. Aber er hatte Frau und Kinder, die mannigfaltigen Gesundheitsgefahren ausgesetzt waren und für die es zu sorgen galt. Heilen, das hatte er aufgegeben. Jedoch mehr als alle anderen Ärzte seiner Zeit war er um Vorbeugung bemüht. Sich und die Seinen gesund zu erhalten, ist dem am wichtigsten, der an keine Arzneikunst mehr glaubt.

So wird der Stötteritzer Doktor, der vom Übersetzen lebt, zum Gesundheitslehrer seiner Zeit. Das spiegelt sich besonders in seinen Anmerkungen zu Cullens Buch, durch deren sachlichen Inhalt man mitten in das Privatleben ihres Autors hineinblicken muß.

Er warnt vor Mehlnährschäden der Kleinkinder, wie sie durch öftere übermäßige Anfüllung mit Mehlbrei hervorgerufen werden. Seine eigenen Kinder werden kärglich ernährt, und das bekommt ihnen besser als ehedem. Die Not zwingt ihn zur Einschränkung des Fleischverbrauchs, aber sein Befinden bessert sich dadurch, und er wird auf die Gefahren insbesondere des übermäßigen Schweinefleischverzehrens aufmerksam, auf die er dringlich hinweist. Sein und der Seinen Fasten ist nicht ganz freiwillig, aber er kann feststellen, daß es von Monat zu Monat weniger Beschwerden hervorruft. So heißt es denn: „Leute, welche stets wenig Fleischspeisen genießen, befinden sich während der Fastenzeit sehr wohl." Die Leute, an denen er das zuerst studiert, sind seine Frau, seine Kinder und er selbst. Sie haben sich — im Gegensatz zu früheren Lebensepochen — einen billigen, aber einen armseligen Mittagstisch angewöhnen müssen, aber es ist ihrer Gesundheit nur förderlich gewesen. So kann er denn märkische Rüben als kräftige Kost rühmen und den gröberen Gemüsesorten vor den feineren den Vorzug geben. Alle künstlichen Küchensitten sind ihm fremd geworden, und deshalb protestiert er gegen Cullens Behauptung, Weißkohl verlöre durch längeres Kochen seine „blähende Kraft". Nein, weder Weißkraut noch Kohlrüben, weder Erbsen noch Bohnen brauche man totzukochen, sie blähen in jedem Falle, wenn der Magen-Darm-Kanal nicht funktionstüchtig ist und Gärungen zuläßt. Überhaupt neigt Hahnemann zu unverfälschter Kost. „Trauben verlieren durchs Trocknen gewiß wesentliche Bestandteile, die dem Körper dienlich sein können", sagt er ein Jahrhundert vor der Entdeckung der Vitamine in seinen Anmerkungen. Andererseits entdeckt er, daß Milch und Rahm auch bei Sommerwitterung tagelang frisch erhalten werden, wenn man sie alltäglich abkocht. Jahrzehnte später stellt Pasteur dasselbe fest.

Als hervorragender Chemiker und gründlicher Gelehrter ist Hahnemann trotz seiner erbärmlichen Lebensverhältnisse dennoch weithin bekannt. Ruhm und Wohlstand gehen nicht immer Hand in Hand. Im gleichen Jahre, 1790, wird in Hannover ein Denkmal des großen Leibniz aufgestellt, der wenige Jahrzehnte zuvor wie ein Straßenräuber eingescharrt worden war. Hahnemann erfährt schon jetzt Abglanz des Ruhms, jedoch mit den Stötteritzer Elendskulissen als Hintergrund. Die Universität Wilna beruft ihn mit erhöhtem Gehalt an die Stelle des Professors Forster, des Weltreisenden. Hahnemann lehnt ab. Hofft er, in Deutschland statt im Ausland eine Berufung mit gutem Sold zu erhalten? Fürchtet er, in Wilna von der Spur abgedrängt zu werden, die endlich vor ihm aufgeleuchtet ist? Oder ist er der bloßen Gelehrsamkeit, des Professorentums, ein für allemal überdrüssig, weil Helfen und Heilen größer ist als Denken und Deuten?

Genug, er lehnt ab. An Gönner und Bekannte aber schreibt er, daß ein neuer Winter vor der Tür stehe, den in Stötteritz zu verbringen qualvoll sei. Er sucht um Rat bezüglich einer Wohnungsveränderung nach. Statt dessen ernennt man ihn in Erfurt nach Verlauf eines weiteren Stötteritzer Jahres zum Mitglied der Mainzer Kurfürstlichen Akademie der Wissenschaft. Das benachbarte Leipzig ernennt ihn zum Mitglied der Leipziger Ökonomischen Gesellschaft. Wieder bricht ein Winter herein, und der dreifach Gelehrte knetet Brotteig, während seine Frau Windeln wäscht und die Kinder vor Mehlnährschäden und Überfütterung bewahrt bleiben.

Da bricht Hahnemann auf ins Weglose.

Er zieht rückschauend die Bilanz seines Lebens. Was hat es ihm gebracht? Vom Vater her die stete Sicht auf das wahre Bild des Menschen, von der Schule her eine gute humanistische Bildung, von der Universität her zahllose Enttäuschungen und — in ungetrübtem Licht — das Vorbild des Arztes Quarin. Und dann? Siebenbürgener Erfahrungen, kleinstädtische Praxisjahre voller Gewissensnot, Eheglück und Familienmisere, Flucht aus dem Arzttum, Erarbeitung von Neuland in der Chemie und der Gesundheitslehre, Anpassung an Not und Bedrängnis, ein wenig Ruhm und sehr viel mehr Zigeunertum, schließlich aber das Aufleuchten dessen, was der Heilkunst fehlt — eines Maßstabes, durch den ein sicheres Handeln gewährleistet wird. Noch ist nur geahnt, nur von fern geschaut, was zum Nordstern werden soll.

Aber es gibt für Hahnemann kein höheres Geschenk. Denn jetzt darf er wieder hoffen, Arzt sein zu können. Jetzt kann der verlorene Sohn heimkehren ins Heiligtum des Asklepiaden, nicht als Schweinehirt, sondern als ein Erwählter.

Eine innere Stimme drängt ihn aus Stötteritz fort. Es ist nicht die Stimme der Not. Ihr hätte er nach Wilna folgen können. Es ist die Stimme, die ihn ins Feuer der Bewährung weist. Der Bewährung als Arzt, denn alle andern Bewährungen — die des Charakters, der Lebensmeisterung und der Gelehrsamkeit — hat er hinter sich, und sie wiegen ihm leicht.

Wo das Arzttum auf seinem verlorensten Posten kämpft, da drängt es ihn hin. Andere hätten im Besitz der neuen Einsicht, die sich aus dem Selbstversuch mit Chinarinde ergab, von einer bequemen Stadtpraxis oder gar einer Hochschulberufung her zu experimentieren begonnen, um das Neue vorsichtig zu erproben und zu erhärten. In Hahnemann aber lebt ein dunkles Wissen, daß ungewöhnliche Ziele einen ungewöhnlichen Einsatz fordern. So lenkt er denn seine Bahn nicht aus dem Stötteritzer Schutt ins hellere Licht einer neuen, durch begründeten Optimismus gesegneten Arztpraxis, sondern er geht zu den Ungesegneten.

Jede Stadt im Land hat ihr Gefängnis und ihren Narrenturm. Das Gefängnis ist für Schuldige bestimmt, mit denen man menschlich verfährt, der Narrenturm jedoch nimmt Unschuldige auf, die ohne Menschlichkeit behandelt werden. Kein Arzt kann sie heilen, kein Wärter mit ihnen liebevoll oder auch nur diszipliniert umgehen. Sie sind wie Tiere, ja schlimmer noch, denn Tiere lassen sich abrichten, wenn man mit den Trieben und Strebungen ihrer Seelen umzugehen weiß. Die Narren aber, die Irren, die Wahnsinnigen und Tobsüchtigen, sind der Liebe, der Belehrung, der Disziplin und der Dressur gleichermaßen unzugänglich. Man muß sie anketten, sich gegebenenfalls ihrer Angriffe energisch erwehren und durch handfeste Maßnahmen dafür sorgen, daß sie weder ausbrechen noch Unheil anrichten. Die Narrentürme gleichen deshalb den Folterkammern der Inquisition. Nicht der Arzt hat hier sein Betätigungsfeld, sondern der Wärter. Hochschullehrer der Medizin warnen ihre Studenten vor der Beschäftigung mit den Geisteskrankheiten, da sich eigene geistige Erkrankung daraus ergeben kann. Heilen? Niemand diskutiert diese Möglichkeit. Die Erfahrungen reden seit Jahrhunderten eine allzu deutliche Sprache. Die Kette und die Peitsche besorgen alles, was getan werden kann. Dementsprechend ist die Sterblichkeit in den Narrentürmen ungeheuer groß. Manch Unglücklicher aber ist dort widerstandsfähig genug, um das Höllen- und Marterleben des Narrenturms jahrzehntelang zu ertragen. Mit erloschenen Augen sieht er des Sonntags junge Menschen an seinem Koben vorüberziehen, wo er angekettet auf Stroh liegt, denn das Besichtigen der Narrentürme und Irrenanstalten gehört zum erlaubten Zeitvertreib der Gesunden [17].

Goethe, der aus dem Abgrund Gefährdete, ist der Dämonie des Umgangs mit Geisteskranken zeitlebens sorgsam aus dem Wege gegangen. In zuchtvoller Selbstbewahrung mied er die Berührung des

Maniakalischen, und in der Rittersaalszene des zweiten Teils vom „Faust" heißt es gar:

Da habt ihrs nun! Mit Narren sich beladen,
Das kommt zuletzt dem Teufel selbst zu Schaden.

Hahnemann aber belädt sich mit Narren. Sein Wille zum Arzttum ist stärker als jegliche Selbstbewahrungstendenz. Goethes Wort wird an ihm wahr: Zuletzt kommt auch er zu Schaden. Da er aber nicht der Teufel ist, müssen ihm alle Dinge zum Besten dienen, selbst der Schaden.

Im Frühjahr 1792 sinkt hinter der humpelnden Kutsche, die mit der Familie Hahnemann über die Landstraße fährt, das Dorf Stötteritz in sein nun durch keinen Sonderling mehr beunruhigtes Einerlei zurück. Es geht nach Gotha. Der Doktor kennt dort den Herausgeber des „Anzeigers", einer ihm wohlgesonnenen Zeitung, die späterhin „Reichsanzeiger" und sodann „Allgemeiner Anzeiger der Deutschen" heißt. Sie sollte Hahnemanns wichtigstes Veröffentlichungsorgan in vielen dringenden Anliegen werden. Diesmal läßt er den publizistischen Gönner, R. Z. Becker, einen „Vorschlag einer noch mangelnden Hilfs-Anstalt für wahnsinnige Standes-Personen" einrücken, den Becker selbst unterzeichnet. Es wird darin die Not der Irren geschildert, die Ausweglosigkeit der Lage, in die jeder Geisteskranke unweigerlich gerät. Dann aber heißt es: „Ich brauche, dünkt mich, nichts mehr hinzuzusetzen, um fühlbar zu machen, wie wünschenswerth eine anständige Genesungsanstalt für diese Klasse (gemeint sind Standes-Personen) wäre, und ich freue mich, den in diesem Geiste gefaßten Entschluß eines mir und der Welt von der besten Seite bekannten gelehrten und praktischen Arztes ankündigen zu können, welcher im Begriff ist, eine Genesungsanstalt für etwa 4 irrsinnige Personen aus vermögenden Häusern dergestalt einzurichten, daß er seine ganze Zeit und alle seine Kenntnisse bloß für sie verwendet, daß sie Tag und Nacht unter seiner Aufsicht bleiben, daß sie durch keine Schläge, keine Ketten, oder ähnliche harte Behandlungen zur Vernunft gebracht, und daß überhaupt alles, was reifes Nachdenken, gütliche Zuredungen und äußere und innere, ihm größtenteils eigene, vorzügliche Behandlungen von der ausgesuchtesten Art zu bewirken vermögen, in Bewegung versetzt werden, ihre völlige Gesundheit des

Leibes und der Seele wiederherzustellen." Weiterhin wird bemerkt, daß aus Gründen der Diskretion der Name „dieses menschenfreundlichen Arztes" ebenso ungenannt bleiben soll wie der Ort, wo er seine Genesungsanstalt errichten wird. Die Schriftleitung sei aber bereit, im geeigneten Falle die notwendige Verbindung herzustellen.

Hahnemann hat während der letzten Stötteritzer Zeit neue psychiatrische Wege ersonnen. Sie werden in dem Zeitungsaufsatz angedeutet durch Hinweis auf reifes Nachdenken, gütliche Zuredungen und neuartige körperliche und seelische Behandlungsweisen. Wie aber soll ein armer, abgerissener Zigeuner seinen neuen, ungeheuren und ungeheuerlichen ärztlichen Plan verwirklichen? Kliniken und Assistenten stehen ihm ebensowenig zur Verfügung wie finanzielle Mittel. Also muß er sich zunächst auf wenige „Standes-Personen" beschränken, deren Angehörige in der Lage sind, die erheblichen Kosten des Unternehmens zu tragen. Denn Tag und Nacht sollen die Geisteskranken unter einer Aufsicht bleiben, ausdrücklich verspricht er, ihnen seine ganze Zeit und alle seine Kenntnisse allein zu widmen. Seine Familie ist inzwischen auf sieben Köpfe angewachsen. Die tapfere, aber in ihrer Resolutheit keineswegs bequeme Frau, dazu fünf lärmende, durch das Umherzigeunern und die Armut geprägte Kinder, sie machen ihm genug zu schaffen. Jetzt werden überdies Geisteskranke als Zuwachs erwartet.

Unter den Kindern befindet sich der Sohn Friedrich. Auch er wird als „Standes-Person" im Wahnsinn untergehn, wirr und romantisch, ein Verlorener, dessen sich kein um die Reform der Irrenheilkunde besorgter Arzt annimmt. Noch weiß er nichts davon, er spielt als sechsjähriger Knabe zwischen beschädigten Möbeln und Manuskriptpapier das alte Kinderspiel vom Doktorsein. Doktor ist er wie sein Vater, nur viel herrlicher und machtvoller noch. In dahinbrausendem Wagen sieht er sich, abenteuerlich gekleidet, auf dem Kutscherbock stehen, seine Haare flattern, Funken stieben unter den Hufen der Pferde: Der Doktor Friedrich Hahnemann kommt durch die Berge gesprengt, der Gottgesandte, der Heilbringer, der gewaltige Zauberer mit der Zaubermedizin. Am Wege verneigen sich die Bürger und Bauern, von Schauern überrieselt blicken sie ihm nach. Über das

Meer geht die schnaubende Jagd, in ferne Kontinente, ins sehnsüchtige Abendrot der Savannen, das sich auftut und den Gottesgnadendoktor hinüberholt auf die andere Seite der Welt. So träumt der Knabe Friedrich, so gestaltet er seine Spiele, ein rachitischer Kielkropf mit schwarzen Funkelaugen. Sein Vater sinnt unterdessen neuen Methoden der Psychiatrie nach — und über sie hinweg den Möglichkeiten eines wahren, ewiger Gesetze sicheren Arzttums. Das innere Leben des Sohnes und des Vaters, beide verwirklichen sich wenige Jahrzehnte später. Im graugrünen Gras der nordamerikanischen Prärien, über dem noch die Götterschwermut des sterbenden Manitu atmet, geht die zerfetzte Persönlichkeit Friedrich Hahnemanns spurlos zugrunde. Verkrümmte Gebeine und leere Fläschchen für homöopathische Arznei bleiben als einziger Erdenrest zurück, als einziger legitimer, leiblicher Nachruhm des Namens Hahnemann. Zur gleichen Zeit steigt in Köthen der Vater, Hofrat geworden, ins Licht des Weltruhms empor. Ärzte desselben Blutes und derselben Ideale, Vater und Sohn, Repräsentanten der gleichen Idee, Homöopathen. Beider Weg voller Leid, aber ganz ohne Ähnlichkeit. Oder sind sie einander doch verwandt? Besteht ein Unterschied nur darin, daß des Vaters Dämon gezügelt wurde, während der des Sohnes selbst die Zügel innehatte? Hat der Großvater, der Porzellanmaler, mit seiner Erziehungsstrenge und seiner an der Menschenwürde ausgerichteten Lebenspraxis dem Vater mitgegeben, was dieser dem Sohn weiterzureichen versäumte?

Vielleicht ist der Knabe Friedrich, aufgewachsen im Landstraßenwind und vom Vater ungenügend kontrolliert, das Opfer, das dieser dem Äskulap bringen mußte. Auf Samuel Hahnemann selbst hat die Geradlinigkeit des Elternhauses und der humanistische Geist von St. Afra bestimmend eingewirkt, auf seinen Sohn aber wirken nur die wetterleuchtenden Gewalten ein, die zwischen der Götterhöhe der Genialität und dem Wirrwarr brutaler Erdennot hin- und herzucken. Das Menschenbild der Griechen war es, an dem des Vaters Kinderblick erwachte, der Kinderblick des Sohnes jedoch saugt sich erstaunt an Geisteskranken fest, an gespaltenen Seelen und verkrampften Leibern.

Denn der Aufsatz im „Anzeiger" des Herrn Rat Becker hat bald schon Erfolg. Im August 1792 berichtet das gleiche Blatt, daß „ein wahrer deutscher Landesvater", der Herzog Ernst von Sachsen-Gotha, einen Teil seines Schlosses Georgenthal bei Gotha für den damals angekündigten Zweck einer Privatirrenanstalt zur Verfügung gestellt habe. „Der Unternehmer ist der genug bekannte Arzt Doktor Samuel Hahnemann, an welchen sich die Verwandten und Freunde dieser Hilfsbedürftigen wegen der näheren Bedingungen nunmehr selbst wenden können."

Nach Georgenthal sind also inzwischen die sieben Hahnemanns übergesiedelt. Aus dem baufälligen Gemäuer einer Stötteritzer Armeleutekate in den Flügel eines herzoglichen Schlosses. Aber die Veränderung betrifft nur Äußeres. Jetzt erst beginnt es unheimlich zu werden. Der erste Patient wird gebracht. Es ist der Geheime Kanzleisekretär Klockenbring aus Hannover, ein Schriftsteller von einigem Ruf. Hannover, eine der nüchternsten deutschen Städte, bringt seit je Menschen rechtwinkliger Natur hervor. Ein solcher war auch Klockenbring, ehe ihn sein bizarres Geschick überfiel.

Klockenbrings geistige Erkrankung ist durch eine Ehrabschneidung ausgelöst worden. Elastischere Naturen als er wären damit fertig geworden, ihn aber hat es zum bohrenden Wahnsinn getrieben. Diese Ehrabschneidung ist in die Literatur eingegangen, besser gesagt: in das Kuriositätenkabinett der Literatur. Es handelt sich um August von Kotzebues 1790 erschienene polemische Posse „Doktor Bahrdt mit der eisernen Stirn". Kaum ein zweites Dokument so inferiorer Art dürfte in der deutschen Literatur aufzutreiben sein [18].

Im gleichen Jahre, 1792, in dem Hahnemann den geisteskranken Klockenbring aufnimmt, stirbt, mit Gott und der Welt leidlich heiteren Herzens versöhnt, auf dem Weinberg nahe der Saalestadt Halle ein Schankwirt Bahrdt: derselbe Bahrdt, den Goethe 1774 in seinem „Prolog zu den neuesten Offenbarungen Gottes, verdeutscht durch Dr. Karl Friedrich Bahrdt" verspottet hat. Einst Universitätsprofessor der Theologie an mehreren Hochschulen, sodann Superintendent, in beiden Eigenschaften meist Bordellmüttern verschuldet, ist er schließlich — Ende gut, alles gut — selbst Besitzer eines Schanklokals mit Damenbedienung geworden. Nun schließt er die Augen, die einmal aufklärungsfreudige Pfaffenäuglein gewesen waren und jetzt, getrübt von Tabaksqualm und Suff, ein letztes epikuräisches Lächeln wagen: Bahrdtsche Theologie, die kein Diesseits fürchtete und es mit dem Jenseits ähnlich zu halten vorhat. Eh bien, nicht als Vorbild unbedingt hat er seine Tage vollendet. Jedoch sein Widersacher, der erfolgreiche Vielschreiber Kotzebue, ist nicht nur ein Windbeutel, sondern auch noch ein Schuft. In Pyrmont hat Kotzebue sein Schauspiel, sein Sauspiel „Doctor Bahrdt mit der eisernen Stirn oder Die deutsche Union gegen Zimmermann" geschrieben, das die Gegner Johann Georg Zimmermanns treffen und erledigen soll. Aber der Autor ist zu feige, sich zu dieser Zotenhäufung zu bekennen, und wählt das Pseudonym Freiherr von Knigge. Er erreicht damit, daß man Zimmermann, den Modearzt, Freund Goethes und Populärphilosophen, für den Verfasser hält: so wird das Leben des Mannes, dem Kotzebue auf seine Weise nützlich sein wollte, erst recht verdüstert. Auch sonst wirkt das kleine Schand- und Schundbuch zerstörerisch. Zahlreiche Persönlichkeiten treten darin bei einer Orgie auf, in der Darmentleerungen, syphilitische Selbstbezichtigungen und physische Entblößungen die Handlung ergeben — und alle werden mit vollem Namen genannt, so „der kleine geile Mondcorrespondent Lichtenberg" (der Göttinger Physiker und Aphorist) und „der witzige und artige Klockenbring", der wie folgt auftritt: „Klockenbring stürzt in Bahrdts Arme: Da bin ich zum Besten der Menschheit! in der wichtigsten Angelegenheit meines Lebens. Süßer Bahrdt! Die Natur hat uns zu Brüdern gestempelt! Stoße deine eiserne Stirn nochmals gegen die meinige! ... Der Bund ist geschlossen! Höre mein Begehren! Höre und hilf! Du weißt, daß ich das Polizey-Departement in Hannover verwalte, und so viele Mühe ich mir auch gebe, den wichtigsten Zweig desselben, ich meine die Huren, immer sauber und rein zu erhalten, so bekomme ich doch alle Augenblicke die Franzosen. Da ich nun vernommen, daß man bei dir, mein Seelenbrüderchen, ohne alle Gefahr huren kann, so bin ich ausdrücklich hieher gereist, um mich von dieser großen Wahrheit zu überzeugen, und wo möglich dir das Geheimnis abzulauern, welches dich zum Beneidenswertesten aller Doctoren der Theologie macht." Und so weiter.

Der Geheime Kanzleisekretär Klockenbring aus Hannover wird, seiner Rechtschaffenheit mit mimosenhaftem Stolz bewußt, geisteskrank. Er verwindet den Schlag nicht, mit dem der wesentlich weisere Bahrdt, eine Art Rabelais der Zopfzeit, ohne Schwierigkeit fertig wird. Bahrdt hat Wein, Freundinnen und Freund Hein zur Hand. Klockenbring muß nach Georgenthal, um Heilung zu suchen. Kotzebue, der Urheber des Ganzen, büßt bitterer als sein Opfer: Aus dem Schriftsteller von Geltung wird der Zotenreißer und Lump, der Spitzel schließlich, den der Student Sand niedersticht. Drei Schicksale einer aufgeklärten Zeit, und ein viertes im Hintergrund, über diese Zeit hinauswachsend: Hahnemann.

Hahnemann, der Arzt, will heilen. Das ist seine Größe. Bahrdt wollte erst ein seichtes Pfaffentum und hernach ganz einfach sich selber, Kotzebue wollte hinterrücks Schaden stiften, Klockenbring wollte um jeden Preis der Ehrenmann von Hannover sein, Hahnemann aber will heilen. Was ist von diesen vier Männern geblieben? Von Bahrdt die Kneipe auf dem Weinberg bei Halle. Von Kotzebue der Dolch seines Mörders Sand. Von Klockenbring die Krankengeschichte in Hahnemanns Biographie. Von Hahnemann das, was die Heilkunst vor ihm jahrtausendelang vergeblich suchte.

Dumpf, umdüstert, von Wutausbrüchen geschüttelt, trifft Klockenbring in Georgenthal ein. Frau Hahnemann sieht es mit Seufzen und Grauen. Sie möchte gern Mutter, nichts als Mutter sein, möchte die Zukunft ihrer Kinder gesichert sehen, aber ihr Mann zwingt sie, seinem Genius zu dienen. Wie soll sich der Alltag gestalten, wenn zu der Armut und dem Schaffenskampf nun noch der Umgang mit dem wahnsinnigen Klockenbring kommt, der viele Monate lang bei Tag und Nacht ärztlich behandelt sein will? Hahnemann kann seine Frau trösten: Er hat ein Honorar von tausend Talern vereinbart.

Das ist eine Herausforderung an die Zunft. Tausend Taler! Deshalb also die Privatirrenanstalt! Ärztliches Großverdienertum steckt dahinter, weiter nichts. Andere müssen sich Jahr um Jahr als Landarzt mit mühevoller Tätigkeit plagen, die nur spärliche Honorare einträgt — und hier will einer, landesfürstlich unterstützt, bloß einen einzigen reichen Patienten behandeln, um zu einer unerhört großen Summe blanken Geldes zu gelangen! Literarische Angriffe gegen Hahnemann tauchen auf. Erste Feinde werden sichtbar.

An Klockenbring hatten sich vorher andere Ärzte versucht, aber er war aufgegeben worden. Das übliche Schicksal hatte Hand an ihn gelegt: „So zeigte er mir oft mit Thränen die Reste der Schwielen von Stricken, deren sich seine vorigen Wächter bedient hatten, ihn in Schranken zu halten", berichtet Hahnemann nach der gelungenen Heilung in seiner Arbeit: „Striche zur Schilderung Klockenbrings während seines Trübsinns".

In den ersten Wochen der Verbringung des Geisteskranken nach Georgenthal verhält sich Hahnemann rein beobachtend. Er studiert die Paranoia des Patienten. Der Geheime Kanzleirat kennt keinen regelmäßigen Wechsel von Wachen und Schlafen, läuft die halbe oder ganze Nacht umher, Hahnemann paßt sich alledem an und bleibt ihm auf den Fersen. Bald schallt durch die Räume des Jagdschlosses ein Marienlied, bald zitiert der Wahnsinnige mit Pathos homerische Gesänge, rast deklamierend durch Dantes Hölle und Miltons Verlorenes Paradies, spricht abwechselnd hebräisch und hannöverisch, aber jede seiner Beschäftigungen wird von Ideenflucht zerhackt und von Unberechenbarkeit durchzuckt. Geduldig lebt sich der Arzt in diese Seele ein. Er begnügt sich nicht mit diagnostischen Abstempelungen oder schnellfertigen Theorien über die Wahnbildung, sondern er vertraut sich seiner weisheitsvollen Methode an, zu schauen. Als Schauender wird er allmählich überzeugt, daß nicht Klockenbrings Geist erkrankt ist, sondern sein Leib. Nicht der Hauch Gottes ist krank, sondern die Persona, die Durchtönung. Geist kann seinem Wesen nach immer nur gesund sein, Geist ist das Allergesundeste auf der Welt. Erkranken kann das Instrument des Geistes — und diesem Instrument hat sich die Behandlung zuzuwenden.

Später, im „Organon", spricht Hahnemann lapidar aus, daß alle Geisteskrankheiten primär den Leib und die Lebenskräfte betreffen und daher auch zugänglich sein müssen für die Richtkräfte der Arznei.

Als Beobachter des tobsüchtigen und wahngeplagten Klockenbring drängt sich dem einfühlsamen Hahnemann ein ursprünglich musikalischer Begriff auf: der der Verstimmung. Es soll später in seinem Denken eine Hauptrolle spielen [19].

Was ist Klockenbring anderes denn ein verstimmtes Instrument? Da tauchen wundersame, in lichter Helltönigkeit vorgetragene Melodien aus dem Kinderland auf, das Gedächtnis des Kranken gibt Längst- vergessenes wieder her, aber zugleich zischen und pfeifen Dissonan- zen dazwischen. In der Art, wie sich der Zerstörte beschäftigt, lebt eine erschütternde Realsymbolik. Er macht sich an das ihm zur Ver- fügung gestellte Klavier heran, zerstückelt es in Einzelteile und ist bemüht, diese auf skurrile und dennoch düster planvolle Weise neu zusammenzusetzen. Seinem Arzt erklärt er, was der Sinn seiner Ope- rationen mit dem Instrument sei: Er wolle „Proslambanomenon" fin- den, den Ergänzungston.

Hahnemann blickt sinnend auf diese Szene. Der Kranke, das aus- einandergenommene Klavier, die Arbeit am Neufügen der Teile und, als dunkles Ziel, die Suche nach einem verlorenen Ergänzungston . . . Auch hier wieder das Geheimnis: In ihren Erscheinungsreihen offen- bart die Krankheit ihr Wesen. Im Irrsinn Klockenbrings waltet nicht ohne weiteres ein sinnloser Wirrwarr, sondern eine suchende Sehnsucht. Proslambanomenon, der verlorene Ergänzungston, der die Verstimmung wieder zum Einklang mit den Schöpfungsharmo- nien bringen soll – ein Wahnsinniger spricht davon, und ein Weiser versteht zuzuhören.

Mehr noch: Klockenbring, medizinisch ohne jede Kenntnis, ver- schreibt sich selbst Rezepte, weil er sich für einen Arzt von hohem Ruhm hält. Hahnemann prüft die Zusammenstellung. Es sind seltene Arzneien, nur gelehrten Kennern geläufig, und sie gelten als probat bei krankhaften Erregungszuständen. Die später von Hahnemann ermittelte Ähnlichkeits-Arznei vieler psychotischer Zustände, Stra- monium, findet sich darunter. Auch die Art der Kombination ist richtig. Hahnemann berichtet darüber: „Aber auf welche Art, da er nichts von Büchern in seiner Gewalt hatte, orientierte sich dieser mitten im Orkan der stürmendsten Phantasie umnebelte und maß- und steuerlose Geist für ein, so manchem Arzte unbekanntes, treff- liches Heilmittel des Wahnsinnes; wie kam er auf den Gedanken, es sich zu verordnen in der schicklichsten Form und Gabe?"

Weitere Eigentümlichkeiten des Kranken sind, daß er mitten aus seinen Delirien heraus jederzeit den richtigen Monats- und Wochen- tag, ja sogar auch die genaue Uhrzeit anzugeben vermag, ohne daß ein Kalender oder eine Uhr im Zimmer vorhanden ist. Langsam verliert er, mit zunehmender Besserung, diese Gaben wieder. Statt dessen setzt ein enormer Hunger ein. Klockenbring ißt täglich zehn Pfund Brot, daneben alle anderen erreichbaren Speisen. Er überlädt sich und muß mit Brechweinstein behandelt werden, um die Beklemmungszustände vom Magen her wieder loszuwerden.

Der Brechweinstein, den Hahnemann seinem geisteskranken Patienten reicht, als dieser durch im Übermaß genossene Speisen geplagt und in Erregung versetzt wird, gehört zu den letzten von ihm verordneten Arzneimaßnahmen alter Schule.

Die übrigen Arzneien sind schon nach homöopathischen Gesichtspunkten ausgewählt. Hahnemann will ja nicht bloß Klockenbring heilen, er will vor allem auch dem Gesetz auf der Spur bleiben, das er seit dem Chinaselbstversuch vor sich aufleuchten sieht. Neben dem Wissen um die notwendige Ähnlichkeitsbeziehung zwischen Krankheitsbild und Arzneiwirkung lebt bereits damals in Hahnemann ein tiefes Vertrauen zur unsichtbaren und ungreifbaren Dynamik der Arznei. Nicht der Stoff heilt, sondern die in ihm waltenden Kräfte, Richtkräfte, Wirkpotenzen. Stoff ist dicht gewordenes, irdisch stilisiertes Kräftespiel. Die Quantität des Stoffes bleibt unwesentlich, die Qualität der Richtkräfte, ihr innerstes Stilprinzip gleichsam, entscheidet über die wahre Wirksamkeit der Arznei.

Vorläufig haben solche Gedanken in Hahnemann noch keine feste Lehr- und Anwendungsform gewonnen, aber dennoch ist ihm klar, daß die eigentliche Heilung dort zu suchen ist, wo der Stoff beiseitetritt zugunsten der aus ihm entbundenen Wirk-Wirklichkeiten unsichtbarer Art. Indem der Arzt sich bemüht, seine Ahnungen und Intuitionen langsam in ein System zu bringen, nimmt der Patient an diesen Bemühungen mit immer klarerem Verständnis teil. Klockenbring lauscht Hahnemann, wie dieser wörtlich sagt, allmählich sein „metaphysisches Schulsystem" ab. Das Wort „metaphysisch" meint Hahnemann hier im wörtlichen Sinne: Was über den Stoff hinausliegt, was vom Darüberhinaus her dem Stoff seine Möglichkeit und seinen irdischen Ausdruckswert überhaupt erst verleiht, ist die eigentliche, die „meta-physische" Tugend der Arznei.

Hahnemann kann über die Besserung im Befinden des Patienten

schon recht bald Nachricht nach Hannover geben. Frau Klockenbring ist überglücklich und bietet an, den Winter in Georgenthal verbringen zu wollen. Aber es wird ihr abgeschrieben. Der Patient soll in völliger Einsamkeit bleiben, auf daß sich die ganz zart anhebende Neuordnung und Verfestigung seiner zerrütteten Persönlichkeit störungslos vollende.

Der Winter vergeht, das Frühjahr 1793 kommt heran. Im Februar wird Frau Klockenbring benachrichtigt, sie könne in einigen Wochen ihren vollständig geheilten Mann heim nach Hannover holen. Inzwischen übersetzt dieser, der Umnachtung entronnen, ein gelehrtes Werk über die Staatswirtschaft Englands aus dem Englischen, versieht es mit Anmerkungen und läßt es im deutschen Buchhandel erscheinen. Aufsätze aus seiner Feder über die nationalökonomischen Verhältnisse Englands und Frankreichs erscheinen in der Presse. Er ist wieder der Geheime Kanzleisekretär wie ehedem.

Vom Sommer 1792 bis zum Frühjahr 1793 hat die Kur gedauert. Noch sind die ausbedungenen tausend Taler nicht in Hahnemanns Händen. Dafür ist er seiner Familie fremder geworden als je zuvor. Frau und Kinder sehen ihn nur noch selten, dann aber jagt er seinen Gedanken nach und hat keinen Sinn für die Seinen. Nachts muß er unvermittelt Licht anzünden, in die Kleider schlüpfen und zu dem unrastvollen Kranken eilen, der laut singend durch das Zimmer wandert oder am auseinandergenommenen Klavier hämmert. Durch Katzenschlaf, Unterernährung und Überarbeitung reizbarer denn je, muß Hahnemann schließlich dem genesenden Klockenbring Nahrung in Überfülle zutragen. Was bleibt ihm übrig, als die ohnehin kärgliche Vorratskammer der Frau Henriette zu plündern? Soll die Kur mißraten, soll der Kranke abermals in Erregungszustände verfallen, weil ihn ein pathologischer Hunger plagt, der nicht gestillt werden kann? Also müssen Frau und Kinder zurücktreten, müssen fasten wie in Stötteritz. Wahnsinn, Hunger, Gereiztheit und Mißmut geistern durch das Jagdschloß, die Kinder weinen, die Frau schwankt zwischen Eiskälte und Zornausbrüchen, der Doktor selbst zerspaltet sich, um dem problematischen Kranken ebenso nahe sein zu können wie der Ausarbeitung seines neuen Systems der Heilkunde, Klockenbring aber segnet das Inferno durch laute Rezitationen um Mitternacht oder durch ungestümes Verlangen nach zehn Pfund Brot. Hahnemann hat allen Anlaß, Öl auf die wilden Wogen rings zu gießen. Er tut das Gegenteil. Er heizt seine Hölle auf Weißglut, indem er durch einen Presseangriff von unerhörter Kühnheit nun auch noch den Haß der Zunft heraufbeschwört.

Kaiser Leopold der Zweite von Österreich war gestorben. Sein Leibarzt Hasenöhrl, der die Komik seines Namens unter der Latinisierung Lagusius verbirgt, hat – im Einverständnis mit weiteren hinzugezogenen Ärzten – den Aderlaß bis zum Schluß angewendet. Hahnemann, jeder Schwächung des Patienten durch Aderlässe, Schröpfköpfe, Blutegel, Abführmittel, Schwitzprozeduren, Erregung von Eiterungen und blasenziehende Pflaster abhold, wendet sich entrüstet an Rat Becker, den Schriftleiter des „Anzeigers". Becker nimmt einen Artikel Hahnemanns auf, der das Jahrhundert in die Schranken fordert. Der Aderlaß, seit je benützt und durch alle Autoritäten bestens empfohlen, wird darin zornerfüllt angeklagt, eine lebenabkürzende Maßnahme zu sein. Jedoch nicht nur auf ihn stürzt sich Hahnemanns Polemik, nicht einer bestimmten und allgemein anerkannten Methode gilt sie, sondern die Herren Kollegen selber werden mit äußerster Schärfe kritisiert. Was Lagusius einstecken muß, trifft alle. Hahnemann teilt, im Anschluß an die Krankengeschichte des Kaisers, der Öffentlichkeit mit, Hasenöhrl-Lagusius habe den fiebernden und geschwächten Kranken zunächst mittels eines Aderlasses behandelt, was ohnehin schon zu verwerfen sei; dann jedoch habe er, obwohl die erste Blutentziehung keine Besserung brachte, einen zweiten, einen dritten, ja einen vierten Aderlaß vorgenommen. „Die Kunst fragt, wie man . . . einem abgemagerten, durch Anstrengung des Geistes und langwierigen Durchlauf entkräfteten Manne 4 mal binnen 24 Stunden den Lebenssaft abzapfen dürfe, immer, immer ohne Erleichterung. Die Kunst erblaßt." Des weiteren bezweifelt Hahnemann in seinem Aufsatz die Richtigkeit der Lagusiusschen Diagnose, wirft ihm Unehrlichkeit bei der Abfassung des Krankenberichts vor und Verlassen des ärztlichen Wachtpostens, als der Tod des Monarchen eintrat – kurz, er rechnet an einem einzigen Beispiel mit der Zunft und ihren kanonisierten Methoden so brutal ab, daß die Gegenstöße unmöglich ausbleiben können.

Lagusius selbst antwortet kleinlaut, verspricht eine präzisere Darstellung des Falles und hält dieses Versprechen nicht. Andere aber stürzen sich auf Hahnemann, denn er hat den gesamten Ärztestand beim Publikum diskreditiert. Der Arzt ist zunächst der Mann des Aderlasses, die zeitgenössische Therapie in erster Linie eine Aderlaßtherapie. Selbst ein wohlwollender Eklektiker wie Hufeland macht noch Jahrzehnte später der Homöopathie den Vorwurf, sie dränge durch ihre Betonung des Arzneiprinzips den zentral wichtigen Aderlaß aus dem Blickfeld des Arztes.

Auch hier spielt Signaturen-Schau in Hahnemanns Denken hinein: Wunden heilen soll der Arzt, nicht Wunden schlagen. Das Blutvergießen ist unmenschlich, menschlich hingegen das Bewahren der unverletzten Ganzheit. Mechanistische Spekulationen sind es, die zum Aderlaß verführen: Man vermutet ein Zuviel an Blut, Stockungen, Stauungen, krankhafte Verteilung – also schafft man den Überfluß fort, läßt ihn ab wie aus einem Wasserhahn. In Wirklichkeit aber steuert der Organismus sein Blut selber am weisesten, ja das Blut sogar ist sein eigener Verteiler. Hält es der Arzt für ratsam, in diese Selbststeuerungsvorgänge des Lebenssaftes einzugreifen, so hat das behutsam von innen her zu geschehen, mit Hilfe feinster Arzneireize, die dem Erscheinungsbild des jeweiligen Leidenszustandes angepaßt sind, nicht aber durch ein quantitativ-mechanistisches Denken und Handeln.

Der vom Schicksal umwitterte Doktor hat sich also eine weitere Wetterwand heraufbeschworen. Die laute, mit Pathos vorgetragene Abkehr von den schulgemäßen Heilweisen, die leidenschaftliche Rechenschaftsforderung an das herrschende System des Kurierens bleiben ihm unvergessen. Man wird es ihm büßen lassen. Weit, weit über sein Grab hinaus.

Er ist jetzt der Rebell und Störenfried. Nicht nur seine Verachtung des Herkömmlichen und allgemein Geübten spricht er aus, er hetzt auch die Laienkreise gegen ihre Ärzte auf. Wird er bei einem solchen Kampf bestehen können, der mittellose Familienvater, der schon nach neuen Geisteskranken Ausschau hält? Vorerst darf er seinen Patienten Klockenbring geheilt entlassen und der Frau Doktorin endlich tausend Taler auf den Tisch zählen. Die erste Summe seit

Beginn der Ehe, die nennenswert ist. Klockenbring zahlt sie gern. Er ist dankbar und überdies ein reicher Mann. Ein dreiviertel Jahr hat Hahnemann für die Kur gebraucht, für die Kur eines Geisteskranken, den seine früheren Ärzte aufgaben und der ein verlorener Mann gewesen wäre.

Als Direktor der Hannöverschen Landes-Lotterie lebt Klockenbring noch zwei Jahre lang in besten Verhältnissen. Dann stirbt er, durch Hämorrhoiden und Herzkrämpfe geplagt, als ein dumpf Erlöschender. An Hahnemann kann er sich nicht mehr wenden, denn der zieht wieder irgendwo über die Landstraßen hin.

Der sonderbare Heilungsfall spricht sich herum. Dennoch bleiben weitere Kranke aus, und der Herzog möchte wieder über sein Schloß verfügen. Hahnemann erhält einen Räumungsbefehl, den er mit einem Gesuch um weitere Aufenthaltsgenehmigung beantwortet: „Ich bin daher so frei, Ew. Herzogliche Durlaucht unterthänigst zu bitten, zu den vielen Gnadenbezeugungen noch die hinzuzufügen, mir zu erlauben, noch Einen oder ein Paar Monate in Höchstdero Schlosse zu verweilen, binnen welcher Zeit ich gewiß hoffe, anderswohin ziehen zu können." Bis zum 1. Juli wird ihm das gestattet.

Mitte 1793 knarren aufs neue die Räder der Kutsche, die sämtliche Hahnemanns samt Mobiliar und Barvermögen birgt. Ein Jahrzehnt der Heimatlosigkeit beginnt, gegen das alles Vorangegangene wie ein Idyll anmutet. Aber in den Schicksalen der Unrast reift Hahnemanns Werk und rundet sich sein Charakter. Die Homöopathie wird ihm zum strengen Gefüge von Einsichten und Anweisungen, zum prägnant formulierten System, wie es sonst nur in hellen Versuchsräumen und an säuberlich aufgeräumten Schreibtischen zustande zu kommen pflegt. Frau und Kinder müssen sich für Arzneiversuche zur Verfügung stellen, müssen mit ihren ohnehin zurückgedrängten Lebensansprüchen noch bescheidener werden, noch opferwilliger, denn der Vater braucht Material für seine Symptomenaufzeichnungen – der Vater, der eigentlich kein Vater seiner Kinder mehr ist, sondern nur danach strebt, Vater eines wahrhaftigen Arzttums der Zukunft zu werden. Der neue Gedanke einer Arzneifindung mit Hilfe des Selbstversuchs am Gesunden und der Beachtung des Ähnlichkeitsprinzips läßt Hahnemann während dieser Vagantenjahre wieder ärztlich tätig sein –

nicht nur seinen Hauspatienten gegenüber, sondern vor allem auch brieflich. Bereits in Georgenthal findet er trotz allem Zeit zu ausführlichen Briefbeantwortungen an Ratsuchende. Die erste Station, nachdem dem Georgenthaler Schloß der Rücken gekehrt ist, heißt Molschleben. In diesem Dorf bei Gotha sieht es kaum anders aus als seinerzeit in Stötteritz, aber das Elend ist nicht mehr so groß, denn die tausend Taler der Klockenbringschen Kur können aufgezehrt werden. Zu einer regulären Praxis entschließt er sich nicht. Aber das ärztliche Sinnen und Erproben setzt sich fort. Anläßlich einer Milchkrustenansteckung seiner Kinder bekämpft er das Hautübel durch Bepinselung mit einer Schwefelleberlösung. Den Erfolg gibt er in einem Göttinger medizinischen Sammelwerk bekannt und äußert dort auch seine Vermutungen über das Wesen solcher Ansteckungen. „Kleine Thierchen" könnten es sein, die die Infektion bewirken.

Im Februar 1794 kommt das sechste Kind zur Welt. Schon rüstet man zum Aufbruch nach Pyrmont. Hahnemann will die enge dörfliche Welt verlassen, um mit dem Rest seiner Taler in dem berühmten Bad eine Praxis zu begründen. Der Sommer am Hylligen Born steht in Blüte, die Kur holt Kranke aus allen Gauen herbei, der Arzt braucht weder zu darben noch ohne geistigen Aufschwung zu sein. Es knarrt und rumpelt der Planwagen, die rollende Heimat der Hahnemanns, von Molschleben fort und dem Emmertal entgegen.

Hahnemanns Umzüge gehen ohne Hast vonstatten. Nur vier bis fünf Meilen täglich fährt das Viergespann. Dann wird in einem Dorfgasthof Rast gemacht. Dennoch bleiben es Fahrten voller Plage und Pein. Bei jedem Chausseestein, über den die Räder stolpern, schreit der Säugling auf, und die stillende Mutter seufzt, die übrigen Kinder lärmen. Mit den Fuhrleuten ist das Auskommen schwer, meist sind sie bezecht, stets aber grob und rücksichtslos. Nun, nahe Mühlhausen, ist der Unfall da. Gellendes Geschrei, blutende Wunden, zerfetzte Zukunft. An eine Weiterfahrt nach Pyrmont ist nicht zu denken. Man ist froh, bis Göttingen zu kommen. Frau und Kinder bedürfen der Pflege. Dennoch stirbt der Säugling, bei dessen Taufe Hahnemann selbst erst kurz zuvor Pate stehen mußte, dort im August des gleichen Jahres. Acht Hahnemanns zogen von Molschleben fort, sieben blicken jetzt betrübt ins Ungewisse.

In Göttingen blendet Hahnemann das Licht der Welt ab, er läßt die Fensterläden auch bei Tage verschlossen. Mit allen Mitteln muß er seine Konzentrationsfähigkeit bewahren, die verlorenzugehen droht. Nichts als Jammer und Lärm umgibt ihn. Im Dämmer der abgemieteten Wohnräume sucht er verzweifelt das Licht, das seit vier Jahren vor ihm schimmert wie ein Verheißungsziel.

Im Oktober endlich kann an die Weiterreise gedacht werden. Pyrmont bleibt der Bestimmungsort. Als der schwerbeladene Wagen dort eintrifft, reisen die Badegäste ab. Der Winter kommt. Von den Bäumen der Alleen sinkt das rote Laub, die Quellen plaudern leiser, über die Wiesen des Tals ziehen Krähenschwärme, und in den kahlen Bergwäldern wühlt der Totensonntagswind. Nirgends zeigen Herbst und Winter so viel Trauer und Trostlosigkeit wie an Stätten, deren Lenz und Sommer doppelt festlich sind. Den zugereisten Medikus umfängt Kälte, Einsamkeit, Schweigen. Wenige Monate zuvor hätte man ihn mit offenen Armen aufgenommen. Pyrmont empfängt dann berühmte Gäste, die für Ärzte ungewöhnlicher Art Verständnis haben. Nun jedoch darf er nur nachdenken, wann die Reise weitergehen mag. Kaum steht das Vieh wieder auf den Weiden und entfalten Buchen und Lärchen rings ihr Grün, da zieht der Unverwurzelte mit Frau und Kindern abermals von dannen. Zwillinge werden geboren, eines der Mädchen tot, das lebende – Friederike – ist Hahnemanns fünfte Tochter.

Man schreibt 1795. Es geht nach Braunschweig. Dort verfaßt Hahnemann die kleine Gedenkschrift auf Klockenbring. In einer Anmerkung dazu heißt es: „So äußerst mühsam auch, wenn sie mit glücklichen Erfolge begleitet sein soll, eine unmittelbare und ununterbrochene Beschäftigung mit dieser Art Kranken sein mag, so oft sie auch, wirksamer als alles sonst Erdenkliche, die Freuden des Lebens tötet und die Seele des menschlich denkenden Arztes traurig erschüttert: so viel inneren Beruf fühle ich jedoch, diese Arbeit auch hier (in Braunschweig in meinem Garten) eifrig fortzusetzen."

Wohlverstanden: Wirksamer noch als Armut, Vagantenlos, Familiendisharmonie und Schicksalsmacht hat der Umgang mit Klockenbring Hahnemanns Lebensfreude getötet und seine menschlich denkende Seele traurig erschüttert, aber trotzdem fühlt er „so viel inneren

Beruf", daß er sich weiteren Geisteskranken in gleicher Weise widmen will. Er muß noch vier Jahre warten, dann trifft der wahnsinnige Wezel bei ihm ein und bringt seinen Idealismus zur Strecke.

Auch Braunschweig wird nach kurzer Zeit verlassen und mit Wolfenbüttel vertauscht. Frau Hahnemann erwartet wieder ein Kind. 1796 hat sich auch Wolfenbüttel als ungeeigneter Wohnort erwiesen. Der Planwagen trägt die geplagte Familie nach Königslutter.

Inzwischen sind die arzneilichen Selbstversuche weitergegangen. Eine beachtliche Liste der durch die Arzneien im und am gesunden Organismus hervorgerufenen Erscheinungsreihen hat Hahnemann vorliegen. Seine Frau und seine Kinder müssen mitarbeiten, einnehmen, beobachten, ihm die auftretenden Beschwerden berichten, vor allem aber bleibt er sich selbst die wertvollste Versuchsperson. Daneben kann er seinen zahlreichen brieflichen Fragestellern und den Patienten, die zu ihm in die Wohnung kommen, Arzneien nach dem neuen Findungsprinzip verordnen. Die Erfolge übertreffen seine Erwartungen bei weitem. Gewiß wird ihm zuerst von einer Verschlimmerung aller Krankheitssymptome berichtet, aber nachdem dieses Aufflackern überstanden ist, erfolgt die gründliche Heilung.

Die Gewissensnot von einst ist verschwunden. Kein Spekulieren, Theoretisieren oder vag umhertastendes Erfahrungssuchen sind mehr nötig, sondern nur ein Vergleich zweier Erscheinungsreihen auf ihre Ähnlichkeit hin. Auf der einen Seite steht, was der Gesunde an Symptomen beobachten kann, wenn er bestimmte arzneiliche Stoffe an sich erprobt. Auf der anderen Seite steht die Symptomengesamtheit des Kranken.

Hahnemann stellt einen Tollkirschenextrakt her und setzt sich selbst in vorsichtiger und planvoller Weise dessen Wirkungen aus. Allmählich beginnen seine Halsschlagadern zu klopfen, im Rachen und auf der Zunge herrscht lästige Trockenheit, das Gesicht glüht, ein bellender Husten erschüttert die Brust, immer mehr und mehr Symptome treten auf. Er notiert sie sorgsam, sowohl die objektiv wahrnehmbaren als auch die subjektiven, die das Gemüt betreffen und sich oft in instinktiven Bedürfnissen der Abwehr solcher Symptome äußern. Verlangen nach frischer Luft, nach kleinen Schlucken kalten Wassers, nach Umhergehen oder umgekehrt nach Ruhe, Appetit auf Saures, auf Süßes, Neigung zu Tränen, zu Trotz, zu Heimweh – all das gehört mit zu den Prüfungssymptomen und muß registriert werden. Klagt ein Patient sein Leiden, indem er auf die Trockenheit in Mund und Rachen hinweist, auf das Klopfen der Halsschlagadern, die Hitze im Kopfgebiet, den bellenden Husten, so spricht bereits dies für eine Ähnlichkeitsbeziehung seines Krankheitsbildes zu den Erscheinungen, die der Tollkirschenextrakt beim Gesunden hervorruft. Feinheiten kommen hinzu und geben präzisere Fingerzeige für die Mittelwahl. Eine dumpfe Schlaflosigkeit, Entzündungszustände, die vom allgemeinen Fieber übergehen zur örtlichen Umgrenzung, Wiederholung der Schmerzanfälle in bestimmten Rhythmen und noch vieles andere aus der langen Liste der Prüfungssymptome kann die rechte Mittelwahl sicherer machen. Je ähnlicher sich die Erscheinungsreihen des Krankheitsbildes und des Prüfungsergebnisses sind, desto besser paßt die Arznei. Aus zwei oder drei Einzelzügen läßt sich nur selten die Mittelwahl mit Sicherheit treffen, jedoch wenn die Gesamtheit der Krankheitssymptome deutlich der des Prüfungsergebnisses ähnlich ist, liegt die rechte Arznei ohne Zweifel vor.

Die Zeit des Erhärtens seines Ähnlichkeitssatzes scheint bei Hahnemann vorüber zu sein, er sieht ihn als bewährt genug an, um nunmehr der Öffentlichkeit den damals nur kurz angedeuteten Weg in Form einer selbständigen Veröffentlichung zu weisen. Der in Königslutter angekommene Doktor richtet sich häuslich ein, sorgt für einen Arbeitstisch in einem ruhigen Winkel der Wohnung und legt auf die Tischplatte seinen ersten Aufsatz über Wesen und Wert der Homöopathie. Noch fällt das Wort Homöopathie nicht, die Arbeit trägt den Titel: „Versuch über ein neues Prinzip zur Auffindung der Heilkräfte der Arzneisubstanzen, nebst einigen Blicken auf die bisherigen." Erst 1807 gebraucht Hahnemann den Fachausdruck „homöopathisch" für sein Verfahren, das er damit in Gegensatz zur „Allöopathie" bringt, zur gegensinnigen Heilmethode der Schule.

Der „Versuch über ein neues Prinzip" leitet die eigentliche Geschichte der Homöopathie ein. Niemand sieht der sachlich klaren, mit großer Besonnenheit abgefaßten Arbeit, die in Hufelands „Journal der praktischen Arzneikunde" erscheint, an, daß sie während einer Epoche der Unrast erarbeitet und niedergeschrieben ist. Weit eher könnte man in dem Verfasser einen kühlen klinischen Forscher als einen gelehrten Vagabunden vermuten, der Wahnsinnige kuriert, sich und die Seinen in Selbstversuchen gesundheitlich schädigt, von der Not umhergehetzt wird und in unzweckmäßigen Anwandlungen von Rebellengeist die Vertreter der offiziellen Medizin gegen sich mobil macht.

Bereits in dieser ersten homöopathischen Programmschrift herrscht sprachliche Zucht und strenge Logik. Der Schriftsteller Hahnemann bleibt zeitlebens Schüler von St. Afra. Wo er sich nicht auf die in Paragraphen gegliederte Prägnanz von Lehrsätzen einstellen will, wählt er einen am Ciceronianischen Latein geschulten Stil. Dadurch unterscheidet sich sein literarisches Schaffen gründlich von der teils orphisch-pathetischen, teils aphoristisch-flüchtigen Form der Romantiker, die das ärztliche Weltbild während der kommenden Kampfzeit der Homöopathie vorwiegend repräsentieren. Nur der Tieferblickende entdeckt, daß Hahnemanns Werk nicht minder hintergründig ist als das der romantischen Ärzte, ja, daß es sogar erfüllt, was diese vergeblich suchten [20].

Die homöopathische Erstlingsveröffentlichung aus dem Jahre 1796 lohnt eine nähere Betrachtung. Zunächst wird darin das Unbefriedigende der bislang üblichen Findungsmethoden von Arzneien dargestellt. Insbesondere diejenigen physiologischen Experimente, die von rein chemischem Denken ausgehen und das komplizierte Antworten des lebendigen Organismus auf den Arzneireiz nicht berücksichtigen – Experimente etwa am entnommenen Blut, dessen Verfärbung durch Arzneien beobachtet wird –, verwirft Hahnemann energisch. Ebenso den Tierversuch. Schweine vertragen ohne weiteres größere Brechnußmengen, ein Mensch stirbt schon nach kleinen Gaben davon. Hunde können unbeschadet Sturmhutpflanzen fressen, die gleichfalls dem Menschen Tod brächten. Haustiere werden von Taxusblättern fett, die uns Menschen tödliche Gifte sind. Seziert man einen mittels Akonit ums Leben gebrachten Wolf, so ist seine Magenschleimhaut entzündet. Bei der Sektion von Katzen, die akonitvergiftet sind, bleibt die Magenschleimhaut unverändert.

Der Weg der rohen Empirie kann für die Heilkunde auch kein

wertvolles Findungsprinzip sein, um den Arzneischatz zu verbessern. „Die meisten Tugenden der Arzneikörper sind, ich lege dies demüthigende Geständnis ab, durch ungefähre, empirische Erfahrung entdeckt worden, durch Zufall, oft durch Nichtärzte zuerst bemerkt. Dreiste, oft allzu dreiste Ärzte machten dann nach und nach Proben damit... Traurig der Gedanke", fährt Hahnemann fort, „auf die Diskretion des Ungefährs, die immer eine Menge gefährdeter Menschenleben voraussetzt, die edelste, unentbehrlichste Kunst gebaut zu sehen."

Wie tief Hahnemann damals schon in eine ganzheitliche, dem Wesen der Schöpfung verbundene Betrachtungsweise eingedrungen ist, zeigt sich in den weiteren Sätzen. Er wendet sich scharf gegen die Fabel von einer Weltentstehung durch „Zusammenflug der Atome" und gegen ein Weltbild, in dem der Zufall eine Rolle spielt. Der Atomismus als entwicklungsgeschichtliche Theorie, wobei die Häufung von Einzelteilchen schließlich ein sinnvolles Ganzes ergeben soll, ist ihm so absurd, daß er ihn in Parenthese abtut. Er fügt, mit Hinblick auf die Heilkunde, hinzu: „Es wäre sehr demüthigend für das erhabene Menschengeschlecht, wenn seine Erhaltung bloß vom Zufalle abhängen sollte." Er ahnt noch nicht, daß man ein Jahrhundert später nicht bloß die Erhaltung, sondern auch die Entstehung des Menschengeschlechts dem Zufall zuschreibt, wobei man allerdings auf Erhabenheit keinen Wert mehr legt: eine Theorie, der nach einem weiteren Halbjahrhundert bereits die brutale Praxis zu folgen bevollmächtigt sein wird. Er, der menschliche Mensch, ahnt noch nichts von dem, was geschieht, sobald die Schulmedizin konsequent genug ist, sich als angewandte Zoologie zu fühlen.

Eine Erweiterung des Arzneivorrates hält er für vorerst überflüssig, statt dessen ist es aber wichtig, die vorhandenen Mittel genau zu kennen und um alle Einzelheiten ihrer Wirkungen zu wissen. Dabei soll zuerst ein Hindernis aus dem Wege geräumt werden, der Glaube nämlich, es gäbe umschreibbare, feste pathologische Typen darstellende Krankheiten und dementsprechend auch spezifische Mittel dafür. In Wahrheit weisen sämtliche vorkommenden Erkrankungen von Fall zu Fall individuelle Verschiedenheiten auf und erfordern somit auch Mittel, die diesen Verschiedenheiten angepaßt sind. Es gibt kein Spezifikum für einen aus dem Lehrbuch entnommenen Krankheitsnamen, sondern der lebensnahe Arzt wird sich bald überzeugen, „daß es so viel Specifica giebt, als verschiedene Zustände der einzelnen Krankheiten giebt". Damit ist die Forderung strengen Individualisierens am Krankenbett erhoben und der Patentarznei die Berechtigung genommen. Anders ausgedrückt: Nicht „Krankheiten", präzis umschreibbare Begriffsbilder, hat der Arzt zu heilen, sondern kranke Menschen, von denen kaum zwei jemals einander gleichen.

Drei Wege sieht Hahnemann, Arzneien anzuwenden. Der erste Weg bestünde wohl darin, die Grundursachen des Erkrankens überhaupt zu entfernen. Er dürfte nur für den gangbar sein, der den Stein des Weisen besitzt. Was uns als Ursache erscheint, stellt sich tieferem Forschen als verursacht durch abermals Unbekanntes dar. Ein Herumrätseln an der letzten Ursächlichkeit führt ins Unfruchtbare oder ins Übersinnliche. So erblickt wenige Jahrzehnte später der Münchener Universitätsprofessor Ringseis in der Erbsünde den letzten ursächlichen Faktor des Krankheitsgeschehens und empfiehlt die Sakramente als Universalheilmittel – notabene mit so viel Spürsinn für das intim Sakramentale homöopathischer Esoterik, daß er Hahnemanns Arzneikunst überaus freundlich gesonnen ist. Hahnemann aber ist nicht Priester, sondern Arzt, sucht nicht die Panazee, sondern die Arznei für den konkreten Fall, also lehnt er das Suchen nach der letzten Ursache als ein zu hoch gestecktes Ziel ab. „Ich lasse diese königliche Straße diesmal zur Seite liegen . . . "

Die beiden anderen Wege des Mühens um Arzneifindung sind der gegensinnige und der mitsinnige. Der erste handelt nach dem Satz „Contraria contrariis", Gegensätzliches gegen Gegensätzliches. Ist der Leib verstopft, wird ein Durchfall hervorgerufen. Liegt Entzündung vor, kommt Aderlaß, Kälteanwendung und arzneiliche Herabdrückung der Körpertemperatur in Frage. In den übersäuerten Magen muß ein chemisches Neutralisierungsmittel der Säure hineingeschüttet werden. All das wirkt zwar, jedoch nur kurzfristig. Ist die Krankheit akut und von der Art, daß sie ohnehin in einigen Tagen auf natürlichem Wege das Feld zu räumen beabsichtigt, so haben Anwendungen nach dem gegensinnigen Prinzip die Bedeutung rein zeitlicher, momentaner Erleichterung. Hahnemann nennt sie „temporelle Mittel". Zumeist bleibt jedoch eine solche Therapie bloße Symptomenunterdrückung, Bemäntelung des Zustandes, Verschleierung der Bilanz, ja sie wirkt sich schädigend aus, weil sie den Sinn der Krankheitserscheinungen verneint. Damit „erhält diese Heilmethode (Beschwerden durch Mittel, die das Gegentheil bewirken, zu bestreiten) den Namen der palliativen (d. h. bemäntelnden) und wird verwerflich". Es heißt mit wuchtigen Mahnworten: „Ich bitte meine Mitbrüder, diesen Weg (Contraria contrariis) zu verlassen; er ist der unrichtige . . . Ihn hält der stolze Empiriker für die gebaute Heerstraße, und brüstet sich mit der elenden Macht, etliche Stunden lindern zu können, unbekümmert, ob das Übel unter dieser Tünche tiefere Wurzel faßt."

So wendet sich der Aufsatz endlich zu seinem eigentlichen Thema, zum dritten und segensreichen Weg der Auffindung von Arzneien. Allein der Mensch kommt als Untersuchungsinstrument für den Wert einer Arznei in Betracht, nicht aber der kranke Mensch. Bei ihm wüßte man nie, welchen Anteil der kranke Organismus mit seinen Verstimmungen und seinen abnormen Reaktionen an den Resultaten der Arzneimittelprüfung habe und welchen das verabreichte Mittel selber. Fehlt es der Heilkunde an einer der Natur abgefragten Norm für Wert und Wesen der Arznei, so läßt sich diese Norm einzig aus den Wirkungen herleiten, die die jeweils zu prüfende Arzneisubstanz im gesunden menschlichen Körper hervorbringt. Vergiftungen, Experimente an Schwerverbrechern und der Selbstversuch liefern das Material dazu.

Hahnemann hält sich bei den Beispielen von Vergiftungen und Verbrecherexperimenten nicht auf. Vergiftungen ergeben fast immer ein so stürmisches, so katastrophales Bild, daß feinere Einzelheiten nicht zu beobachten sind: auf diese aber kommt es besonders an. Gegen Experimente an Verbrechern spricht erstens, daß diese nicht jenes reine Menschenbild darstellen, von dem Hahnemanns Schau seit frühester Kindheit ausgeht, zweitens aber die unmögliche Lage, aus solchen Menschen ein liebevolles und verständnisbereites Mitteilen der Symptome herauszulocken. Es bleibt der freiwillige Versuch am Gesunden, der Selbstversuch in erster Linie. Was derartige

Selbstversuche an Erscheinungsreihen ergeben, muß zu einem „Grundkodex der Arzneimittelkunde" führen –, zu demjenigen also, was Hahnemann später als „reine Arzneimittellehre" bezeichnet und aufbaut. Ein solcher Kodex ist dann nicht mehr Menschenwerk, aus Theorie und tastender Erfahrung zusammengeflickt, sondern stellt die unmittelbare Antwort der Natur auf die Frage nach der Arznei dar.

Der Mensch ist das Geschöpf, in dem die Natur sich selber erkennen will. Hahnemanns Prinzip der Arzneifindung bleibt der Bestimmung des Menschen geeint. Es ist kein falsches Pathos, wenn die Arbeit in Hufelands Journal eine solche Arzneimittellehre als heiliges Buch der Offenbarung bezeichnet. In der Tat bedeutet es Offenbarung, unmittelbare Offenbarung des Wesens der wirksamen Stoffe, wenn sie sich im Menschen selbst aussprechen, im Menschen und durch ihn hindurch. Das ideale Menschenbild als Maß aller Arzneien, nicht mehr und nicht weniger wird hier gefordert.

Jetzt aber erfolgt der Schritt zur Therapie hin. „Jedes wirksame Arzneimittel erregt im menschlichen Körper eine Art von eigner Krankheit. Man ahme die Natur nach . . . und man wird, wenn man für die natürliche gegebene Krankheit ein Mittel auswählt, was eine möglichst ähnliche, künstliche Krankheit hervorbringt, oft die schwierigsten Krankheiten heilen können." Zwei Phasen sind in der Regel bei den Wirkungen eines Mittels auf den Menschen zu beobachten, eine direkte anfängliche Phase und eine zweite, die indirekte Nachwirkung, gewöhnlich der Erstwirkung entgegengesetzt. Was zunächst erregt, bewirkt in der zweiten Phase Erschlaffung. Ist umgekehrt die Erstwirkung lähmend, folgt eine Erregungsphase nach. Das gilt besonders von pflanzlichen Stoffen. Nur wenige, zum Beispiel die metallischen Arzneien bilden eine Ausnahme, indem sich ihre Anfangswirkung ununterbrochen und gleichartig fortsetzt, wobei sie allmählich abklingt, bis nichts mehr zu spüren ist. Die drei Hauptlehrsätze lauten jetzt: „Man passe einer Krankheit ein ihr in seiner direkten anfänglichen Hauptwirkung sehr gleichendes Heilmittel an, die indirekte Nachwirkung ist dann zuweilen gerade die Körperstimmung, die man zu erzielen sucht." Sodann: „Die Palliativmittel schaden deshalb so sehr, indem sie nach ihrer ersten, den Symptomen entgegengesetzten Wirkung eine Nachwirkung zurücklassen, die dem Hauptübel ähnlich ist." Schließlich: „Je mehr krankhafte Symptome die Arznei in ihrer direkten Wirkung erregt, welche mit den Symptomen der zu heilenden Krankheit übereinstimmen, desto näher kommt die künstliche Krankheit der zu entfernenden, desto gewisser ist man des guten Erfolgs."

Es folgen nun Beispiele. Hahnemann betont bei ihrer Aufzählung, daß er das meiste, was über reine Arzneimittelwirkungen bekannt sei, selbst erarbeitet habe. Bezüglich der zu verabreichenden Dosen wird zwar für kleine Gaben plädiert, doch ist noch nirgends von „Verdünnung" die Rede oder gar von dem Potenzierungsprozeß durch Verschütteln.

Hat Hahnemann sich bewußt mit seinem ersten homöopathischen Aufsatz dem Denken und Empfinden der Schule angleichen wollen? Man muß es annehmen. Sektierertum lag ihm von vornherein fern. Er wählt die Form der Bitte, um seine „Mitbrüder" zur Einsicht in das Falsche und Oberflächliche des gegensinnigen Kurierens zu bewegen. Nicht als Apostel einer Generalreformation tritt er auf, sondern als Darleger durchdachter und erprobter Verfahrensweisen, die er der Heilkunde zugänglich machen will.

Gegen Ende seines Lebens ist das Bild ganz anders. Da ist er überzeugt, daß Homöopathie und Allopathie auf verschiedenen Ebenen tätig sind und deshalb ein Kampf beider miteinander unmöglich ist. Nur gegeneinander können sie kämpfen, indem sie – jede nach Maßgabe ihres Weltbildes und ihrer Erfolge – Anhänger zu gewinnen suchen. Der jüngere Hahnemann, der Zweiundvierzigjährige als Verfasser des Aufsatzes in Hufelands Journal, bemüht sich ehrlich um eine Erweiterung und Neuordnung des schulmedizinischen Handelns. Er scheitert damit, und zwar am Wesen der Sache. Deshalb gibt es für den alten Hahnemann, den Sechzig-, Siebzig-, Achtzig-, ja fast Neunzigjährigen, kein schlimmeres Schimpfwort als „Halbhomöopath". Man kann nicht zugleich analytisch, mechanisch-kausal und gegensinnig auf der einen, synthetisch, dynamisch-ganzheitlich und mitsinnig auf der anderen Seite denken und handeln. Allopathie oder Homöopathie, das ist ein Entweder – Oder, ein Lebensbekenntnis, eine Verhaltensnorm, nie jedoch ein Sowohl – Als-auch. Der

Mann, der den Aufsatz aus dem Jahre 1796 schreibt, weiß noch nichts vom 19. Jahrhundert, obwohl dies vor der Schwelle steht. Der Greis jedoch, der endlich mehr vom verlorenen Ergänzungston Proslambanomenon kennt als bloß den Namen, lebt in einer Zeit, die für biomusikalisches Gehör kein Organ mehr, oder noch keines hat. Darf aber ein Künstler mit denen streiten, die kein Organ für das Wesen seiner Kunst haben? Darf er sich unter die mischen, denen der Stoff wirklich und die Kraft unwirklich ist, wenn seine Erkenntnis ihm das Gegenteil offenbart? Reine oder keine Homöopathie, das wird sein Wahlspruch und sein Vermächtnis.

Wir kehren zurück nach Königslutter. Hahnemann hält es hier zwei Jahre lang aus. Hoffnung auf neue ärztliche Bewährung wird in ihm wach. Er unternimmt den Versuch, nach dem Tode des herzoglichen Leibarztes in Gotha dessen Stelle zu erlangen. Vergeblich. Aber eine andere Möglichkeit tritt an ihn heran. In Mitau soll eine provisorische Universität gegründet werden. Der Zar Paul I. wünscht eine baltische Landesuniversität. Nach einiger Zeit kommt sie zustande, nicht jedoch – wie anfangs geplant – in Mitau, sondern in Dorpat. Für die medizinische Fakultät sind drei Professoren vorgesehen, an erster Stelle Hahnemann. Dieser aber läßt in die „Gothaischen Gelehrten Nachrichten" eine Notiz rücken: „Das verbreitete Gerücht, als ob der Herr Dr. Hahnemann in Königslutter einem Rufe nach Mitau folgen würde, ist ungegründet." Zum zweitenmal lehnt er einen Ruf als Hochschullehrer ab. Arzt will er sein, nicht Lehrer. Helfer und Heiler, nicht Wissenschaftler.

Wovon lebt er? Von einigen Patienten, einigen brieflichen Beratungen, das ist alles. Seine Arzneien stellt er selbst her. Die Apotheker sind ganz auf große Gaben und auf Vielgemische eingestellt, sie müssen schon aus geschäftlichen Gründen Gegner seines neuen Systems sein, denn an kleinen, winzig kleinen Mengen einfacher Arzneistoffe ist fast nichts zu verdienen. Hahnemann scheint es sicherer, sich nicht auf den Streit mit ihnen einzulassen und erst recht nicht seine Patienten einer Arzneibereitung anzuvertrauen, die in den Händen von Spöttern und Gegnern liegt. Da er diesen Patienten die selbsthergestellte Arznei selbst verabfolgt, kommt er mit dem Gesetz in Konflikt. Der Apotheker in Königslutter reicht eine Klage gegen ihn ein. Das Selbstverfertigen und Selbstausgeben – das „Selbstdispensieren", wie der Fachausdruck heißt – wird ihm verboten. Er sieht sein Wirken bedroht und zieht, als Leibarzt abgelehnt und die angebotene Professur selbst ablehnend, aufs neue ins Ungewisse.

Im Sommer 1799 fährt wiederum der Planwagen über die Landstraßen. Es geht nach Norden. In Hamburg wird Quartier gemacht, aber nur für wenige Monate. Ein neuer Umzug führt nach Altona. Man muß beengt hausen, das Geld wird wieder rar, der völlige Bankrott steht vor der Tür. Nun holt der Mann, der wohlbestallter Professor sein könnte, in sein Inferno abermals einen Geisteskranken herein. Diesmal steht jedoch kein Schloß zur Verfügung, sondern in einer elenden Mietswohnung müssen acht Menschen zusammengepfercht Raum für einen neuen schaffen, für einen randalierenden Wüterich. „Gott Wezel" wird erwartet.

Johann Karl Wezel, acht Jahre älter als Hahnemann, stammt aus Sondershausen. Sohn eines fürstlichen Reisemundkochs, hat er gleich Hahnemann die Leipziger Universität besucht und ist sodann Hofmeister beim Grafen Schönburg geworden. In den Jahren 1773 bis 1776 erscheint sein erster Roman, „Die Lebensgeschichte Tobias Knauts". Das Buch bringt ihm Ruhm und wird viel gelesen, sein Verfasser aber jagt rastlos in der Welt umher, dichtet weitere Romane, Lust- und Trauerspiele, bringt eine großangelegte Entwicklungserzählung „Herrmann und Ulrike" heraus und zieht sich schließlich nach seiner Heimat Sondershausen zurück. Dort bricht sein Wahnsinn aus. Bunt und possenhaft gekleidet, stolziert er durch seine Wohnung, läßt Bart und Haupthaar lang und wirr wachsen, nennt sich „Gott Wezel" und unterzeichnet so auch seine Briefe. Freunde und Verehrer sind um ihn bemüht, die landesfürstliche Schatulle bewilligt seinen Wirtsleuten fünf Groschen tägliches Pflegegeld für den Wahnsinnigen, der Schriftleiter Rat Becker denkt an eine Kur bei Hahnemann und korrespondiert diesbezüglich mit dem in Altona weilenden Freund.

Hahnemann gibt genaue Anweisungen, in welcher Form sich Wezel am besten nach Altona transportieren lasse. Es handelt sich um einen unruhigen und robusten Kranken, dessen Begleitpersonal genau in-

86

struiert werden muß. Man soll während der Reise den gefährlichen Patienten eine „fürchterliche Übermacht" fühlen lassen und ihn durch „fürchterliches Stillschweigen" in die Enge treiben, damit er hernach „mit seinem gütigen Arzte, wenn er anlangt, desto zufriedener sein" möge. „Mit genauer Noth" könne Wezel für eine Summe von monatlich etwa 150 Mark aufgenommen und behandelt werden. „Ich nehme ihn aber um diesen Preis aus höheren Betrachtungen und werde für ihn sorgen hausväterlich und ärztlich, als wenn er mir viel Ausbeute gäbe, ich werde ihn mit einem Worte herzustellen eifrigst bemüht sein." Hahnemann schlägt zunächst vier Monate Probeaufenthalt in Altona vor, um die Heilbarkeit des Kranken zu bestimmen.

Ein weiterer Brief gibt noch genauere Anweisungen, so auch über die Notwendigkeit des Mitbringens von Dokumenten zur Vorgeschichte des Falles und über sonstige mitzubringende Dinge. Bei der Aufzählung letzterer wird „altes leinenes Zeug aller Art zu Reinigungs- und Flickbehufen" nicht vergessen, denn im Hahnemannschen Haushalt existiert nichts Überzähliges, und wenn es bloß alte Lappen wären. Abzuladen ist Wezel „auf der kleinen Freiheit No. 65, in Weinhändler Rinks Hause bei Dr. Hahnemann".

Also geschieht es. Wezel, phantastisch drapiert, stürmt wie ein Rübezahl in die enge Wohnung, um darin zu toben und sein Narrentum auszuleben. Die Beschäftigung mit ihm bringt nur so viel ein, daß sich die Selbstkosten decken lassen. Den eigentlichen Lebensunterhalt muß Hahnemann in freier Praxis erwerben. Hunderte von Anfragebriefen gehen ein, meist unfrankiert und ohne beigefügtes Honorar. Der „Reichsanzeiger" muß eine Mitteilung Hahnemanns veröffentlichen, daß er fortan unfrankierte Sendungen ablehnen und solche ohne Honorarbeifügung unbeantwortet bleiben lassen werde – „das Elend und die Armuth müßte denn so laut sprechen, daß man sich der Beyrathung ohne Verletzung der Menschlichkeit nicht entziehen kann".

Dem Wirt ist die Mieterschaft des kinderreichen Mannes ohne festes Einkommen unlieb; der das Haus unsicher machende „Gott Wezel" macht das Maß voll. Als Hahnemanns samt ihrem Patienten ausziehen und wieder zurück nach Hamburg übersiedeln müssen, wissen die

Altonaer Bürger, die der sonderbaren Karawane nachschauen, nicht, wen sie für den schlimmeren Narren halten sollen, diesen Arzt oder diesen Patienten.

Aus Hamburg schickt Hahnemann alsbald einen Notschrei an Wezels Freunde. Die Summe für Wezels Kur möge ein wenig erhöht werden, denn Hamburg sei 15 Prozent teurer als Altona. Inzwischen stellt sich aber heraus, daß der Kranke unmöglich weiter in der Familie bleiben kann. Er wird gewalttätig, beißt, kratzt, bringt seinen Arzt in Lebensgefahr, man muß sich nach Hilfskräften umsehen – aber die Hamburger Gelegenheitsarbeiter lehnen ab, sich für solche Zwecke anstellen zu lassen. Dafür ist das Tollhaus da. Es ist unehrlich, sich mit dergleichen Angelegenheiten zu befassen. Zudem verdient man bei anderer, ruhiger Arbeit weit mehr.

Hahnemann muß um schleunige Fortholung des sich „mit Löwenkräften" widersetzenden Wezel bitten. Er schlägt vor, Wezel bei ganz schlichten, ihn weitgehend gewährlassenden Menschen in Pflege zu geben, er selbst wolle gern brieflich raten, welche Arzneien Erfolg versprechen. „Er ist ein ganz anderer Mann, als man ihn geschildert hat, von Vielem, was man von ihm geredet und geschrieben hat, ist gerade das Gegentheil", schließt Hahnemanns Bittbrief um Abholung Wezels. Am 1. September 1800 holt ein Wagen aus Sondershausen den Kranken fort, wenige Tage später verlassen auch die acht Hahnemanns Hamburg.

Zweimal ein Fiasko in kurzer Zeit! Der Versuch, Leibmedikus in Gotha zu werden, ist gescheitert; der Versuch, Wezel zu heilen, nicht minder. Damit sind Hahnemanns finanzielle Mittel endgültig erschöpft. Ein Aufenthalt in einer größeren Stadt, unter gepflegten Menschen, ja ein auch nur annähernd standesgemäßes Leben verbieten sich jetzt von selbst. Alles Erreichte ist zerronnen, alles Mühen um Aufschwung war vergeblich. Vergeblich die Proklamation einer neuen Heilkunde, vergeblich der Erfolg als Irrenarzt in Georgenthal, vergeblich der Traum von einer aufblühenden Praxis im Lichte des Similesatzes.

Wohin sich wenden? Auch zu einer weiten Reise langt es nicht mehr. Irgendein trauriges Nest, wo ihn niemand kennt, kann noch des Doktors Zuflucht sein.

Nach Mölln im Lauenburgischen geht die Planwagenreise. Mölln, ein bedeutungsloser Ort von 230 Häusern, bezeichnet den Tiefenpunkt der Unrastjahre. Die Armut seinerzeit in Stötteritz war die eines noch Unbewährten, eines zum Aufstieg Entschlossenen, eines Suchers ohne Furcht und Tadel. Die Armut in Mölln aber ist die eines Schiffbrüchigen. Eines, der in den Kampf gegen Aderlaß und Zeitgeist gezogen ist, der Entdecker neuer Gesetze zu sein glaubte, der freiwillig die Aufgabe der Irrenheilung übernahm – und der nun nichts mehr hat als seine Frau und seine Kinder, die voller ausgesprochener und unausgesprochener Vorwürfe stecken, und seine zerfetzten Ideale. Mit ihnen darf er sich närrisch putzen wie Wezel mit seinen bunten Lumpen.

Mölln bedeutet die letzte Station eines Narren. „Gott Wezel" darf noch weiterleben, fast zwanzig Jahre lang. Muß Hahnemann sterben? Auswege gibt es nicht mehr. Das Grab tut sich auf, das Narrengrab in Mölln.

Aber Mölln hat an einem einzigen Narrengrab genug: Till Eulenspiegels Grabstein steht in Mölln. Es genügt, daß Hahnemann diesem Grabstein gegenübergestellt wird. Im Spiegel Eulenspiegels darf er sein eigenes Bildnis sehen, im Grabe Eulenspiegels seinen eigenen Untergang. „Wage, ein Narr zu sein!", lächelt ihn Eulenspiegel an, der Heimgekehrte. „Wage, weise zu sein!", antwortet Hahnemann und ist entschlossen, bis zum Untergang die höhere Heimat zu suchen.

„Mit Narren sich beladen,
Das kommt zuletzt dem Teufel selbst zu Schaden."

Hahnemann begreift es endlich. Den Narren Wezel ist er losgeworden, den Narren Eulenspiegel schüttelt er ab. Der Blick in sein Grab genügt ihm, dann reißt er das Herz empor zum Bilde des Menschen, zum Dennoch! der ärztlichen Mission.

Am 20. September 1800 schreibt er an Rat Becker: „Hier will ich wieder an das Ruder meines kleinen Schiffleins der Schriftstellerei treten und nur beizu kurieren, was der Himmel beschert. Beinahe hätten mich die unerbittlichen, nur mächtige Fahrzeuge hebenden, niedrige Boote aber stürzenden Wogen des großen Hamburgs verschlungen. Gott sei Dank, der mich noch so eben ans Land warf."

Die Schriftstellerei soll ihn also wieder ganz ernähren, ihn und die Seinen. Auch in den Jahren zuvor ist sie nie versiegt. Von 1793 bis 1799 hat er ein vierteiliges Apothekerlexikon herausgebracht, 1796 kam ein „Handbuch für Mütter" hinzu, beide Bücher brachten einiges Honorar. Das „Handbuch für Mütter oder Grundsätze der ersten Erziehung der Kinder", bearbeitet nach einer französischen Schrift, ist heute noch lesenswert. Hahnemann hat darin ein eigenes Kapitel der besten Methode gewidmet, Kinder lesen und schreiben zu lehren, ein Kapitel, das sich ausdrücklich auf seine eigenen Erfahrungen beruft. Bei den meisten seiner Kinder hat er selbst Pate gestanden, als sie getauft wurden, Lehrer sein aber mußte er bei allen. Dies trifft vornehmlich auf die Zeiten zu, während deren die Zigeunerei von Ort zu Ort stattfand, Klockenbring im Hause psalmodierte oder Wezel durch die enge Wohnung tobte, die Idee der Homöopathie an Arzneiprüfungen erhärtet wurde und nebenher Bücher und Aufsätze entstanden. Sehr gründlich kann der Unterricht nicht gewesen sein, aber er wurde mit gutem Willen gegeben. Pädagogischer Scharfblick mußte die Geduld, Geschicklichkeit der Methode die Ausdauer ersetzen.

Nun jedoch soll es anders werden. Die Schriftstellerei wird aufs neue zum Hauptberuf gemacht, die Narren sind abgeladen, auch der Narr in der eigenen Brust. Das Jahrhundert des Unternehmertums hat begonnen. Hat auch für Hahnemann begonnen.

Aber der Versuch, sich dem heraufziehenden Geist dieses Jahrhunderts anzupassen, schlägt fehl. Es gibt ein drittes Fiasko.

Im November 1800 entdeckt Hahnemann ein neues Laugensalz und benennt es „Alkali pneum". Er schickt einen Aufsatz darüber an Rat Becker, der ihn im „Reichsanzeiger" abdruckt. Weitere Zeitschriften drucken ihn nach. Das Laugensalz wird der gelehrten und medizinischen Welt als Neuheit von hohem Nutzen angeboten. Für einen Friedrichsdor pro Unze ist es durch Vermittlung einer Leipziger Firma zu beziehen.

Die Gesellschaft Naturforschender Freunde in Berlin läßt sich ein Quantum „Alkali pneum" schicken, untersucht es und stellt fest, daß es sich um gewöhnlichen Borax handelt. Hahnemanns Preisforderung ist viel zu hoch. Ein gewaltiger Skandal hebt an.

90

Hahnemann ist wie vor den Kopf geschlagen. Er läßt sich sofort von seinem Irrtum überzeugen und widerruft ihn öffentlich. Die Verdächtigung, er habe sich auf unlautere Weise bereichern wollen, bleibt aber an ihm haften, zumal seine durch den Aderlaßstreit und den Apothekerzwist heraufbeschworenen Feinde sich der Angelegenheit bemächtigen.

In Verteidigungsaufsätzen kann Hahnemann nachweisen, daß auch der Leiter der Berliner Untersuchungskommission, Obermedizinalrat Professor Klaproth, irrtümlich eine „Diamantspat-Erde" als Neuentdeckung ausgegeben hat, – und daß der Apothekenbesitzer Professor Trommsdorff, ein besonders gehässiger Schreier in dieser Affäre, noch weit peinlichere Irrtümer veröffentlichte und vertrat, führen unbeteiligte Dritte als Argument zugunsten Hahnemanns ins Feld. Aber wie dem auch sei, gleich dem Irrenbehandler Hahnemann verliert nun auch der Chemiker Hahnemann seinen Ruf.

Schon wartet ein viertes Fiasko.

In einem weiteren Aufsatz, den der „Reichsanzeiger" aufnahm, hatte Hahnemann ein Mittel gegen Scharlach angekündigt. Er wollte es durch eine Broschüre bekanntgeben, die aber erst erscheinen werde, wenn eine genügende Anzahl vorauszahlender Bestellungen zusammengekommen sei.

Ähnlich wie bei dem „Alkali pneum" war auch hier die Not des Gescheiterten mitbeteiligt an der übereilten und sonderbaren Art des Vorgehens. Jetzt, nach Aufflammen des Alkali-pneum-Skandals, setzt eine Hetze gegen Hahnemann ein, die seinen Weg noch jahrelang erschwert.

Das Geld, das Hahnemann für sein Laugensalz zugeflossen ist, läßt er den Armen der Stadt Leipzig überweisen, wo der Verkauf stattfand. Für das Vorbestellgeld der Scharlachbroschüre, die noch nicht erschienen ist, bietet er – um bei der herrschenden Scharlachepidemie nützen zu können, sein geheimgehaltenes Mittel direkt an. Bekanntgeben will er es nicht, denn nicht dem Zufall, sondern dem Forschen dankt er seine Entdeckung, also möchte er nicht leer ausgehen, wenn die Welt sie erfolgreich benützt.

Den Erfolg des Mittels hat er in Mölln erprobt. Die spärlichen Honorare der Scharlachkranken ermöglichen, zusammen mit den Schriftstellerhonoraren und dem Geld für die Broschürenvorbestellungen, einen neuen Umzug. Zurück nach Sachsen rollt der Planwagen, in die Nähe Leipzigs. In Machern wird, allen Gewalten zum Trotz, ein eigenes Häuschen erworben und eine geregelte Praxis begonnen. Man schreibt 1801. Der Geist des neuen Jahrhunderts macht sich geltend: Verkauf von Chemikalien, Angebot neuer Heilmittel gegen Vorauszahlung, Streben nach Grundbesitz.

1801 erscheint auch endlich die Broschüre. Das Mittel, bereits vorher als Geheimarznei abgegeben, ist Belladonna. Die Lösung, die empfohlen wird, enthält in jedem Tropfen die unvorstellbar geringe Menge von $1/24\,000\,000$ Gran getrockneten Belladonnasaftes. Der Mann, der noch vor kurzem sein Haus freiwillig zum Tollhaus machte, treibt nunmehr seine Tollheiten mittels hochverdünnten Tollkirschenextraktes. Kein Chemiker kann nachweisen, ob die geheimnisvolle Arznei überhaupt wirksame Stoffe enthält. Der Verdünnungsgrad spricht allen vernünftigen Vorstellungen Hohn.

Es ist erreicht: Auch der Arzt hat seinen Ruf verloren.

Als Leibmedikus abgelehnt, als Irrenbehandler gescheitert, als Chemiker und Unternehmer blamiert, erntet Hahnemann schließlich auch im rein Ärztlichen Lächerlichkeit und Achselzucken. Zudem kann er das Häuschen nicht halten und muß mit seiner Familie abermals in den Planwagen steigen, um nach Eilenburg an der Mulde zu ziehen. Ein neues Kind kommt. Die Planwagenfahrt geht weiter: Wittenberg. Dann Dessau. Endlich Torgau. Endlich ein Ende der Höllenfahrt.

„Der Schnee meines Elends ist zum End gegangen. Der im Wachsen ist, ist aus. Die Zeit des Sommers ist hie. Von wannen er kommt, das weiß ich nit; wohin es kommt, das weiß ich nit; – es ist da." Paracelsus schreibt diese Sätze als ein Landfahrer, der endlich zur Rast zu kommen hofft. Aber es liegt schon der Schatten des Todes darüber. Seinen Sommer hat Paracelsus erst „ohn den Leib" errungen.

Für Hahnemann geht der Schnee des Elends in Torgau zu Ende. Dessau, die Heimatstadt seiner Frau, war als letzte Zuflucht ausersehen. Aber auch Dessau gewährt nur ein düsteres Asyl. Das Herz voller Pläne, sind die Jungvermählten einst ausgezogen, damals, als der junge Physikus seine Henriette fortholte aus der Mohrenapotheke nach Gommern, wo er praktizierte. Zweiundzwanzig Jahre später treffen sie aufs neue in Dessau ein. Die Stadt bleibt kalt und ist keine Heimat mehr.

So geht es denn wenige Monate später nach Torgau. Torgau bringt die Reife und den Ruhm. „Der im Wachsen ist, ist aus. Die Zeit des Sommers ist hie." Hahnemann soll seinen Sommer erleben, überleben und durch einen wiederholten, an die Stelle des Winters gerückten Lenz krönen. Anders als Paracelsus wandert er, der andere große Landfahrerarzt, durch die Geschichte. Anders und doch sonderbar verwandt.

Wegen ihres Vagabundierens haben sich beide verteidigen müssen. Paracelsus suchte „Erfahrenheit", und deshalb nahm er es auf sich, Fahrensmann zu sein. Hahnemann suchte das Gesetz, aber nur der ist imstande, Ewiges zu erfassen, der sich empfänglich zu machen versteht. Die lange Wanderzeit Hahnemanns, verschärft durch mannigfache, eigens heraufbeschworene Düsternisse, ist – unbewußt oder halbbewußt – eine Methode, sich selbst zu labilisieren, gewesen. Fast möchte man an den Potenzierungsprozeß der homöopathischen Arzneibereitung denken, der im immer wiederholten Verschütteln besteht. Auf den Landstraßen und in den stets ungeeigneten Raststätten hat sich Hahnemann durchschütteln lassen, hat sich neuen und nochmals neuen Schüttelstößen ausgesetzt, bis zuletzt das Wesentliche frei und mächtig geworden war: die Dynamis, die heilende

Kraft, die zwischen Geist und Stoff vermittelt, aber dem Geiste näher verwandt ist als dem Stoff.

Hahnemann mußte während seiner Landfahrer- und Höllenjahre alle Fehler begehen, die – vom Standpunkt der Lebensklugheit her – irgend begangen werden konnten. Der Sohn des Aufklärungszeitalters mußte förmlich hineingeprügelt werden in die Dunkelheiten und Hintergründe des Seins, um nun, heimkehrend zur kritischen Klarheit, ein universeller Meister zu werden. Aus seinen eigenen Seelentiefen hat er sich diese Kur verordnet, Arzt auch da.

Nach einer weiten und wilden Odyssee findet der Fünfzigjährige in Torgau eine Heimat. Mehr als ein halbes Jahrzehnt hält es der Rastlose – der sogar ein eigenes Haus erwirbt – dort aus. Die Zahl der Kinder ist auf neun gestiegen.

Noch kurz zuvor, in Dessau, hat Frau Henriette oft mit Wehmut an die zerronnenen Jugendträume gedacht. Jetzt gewähren ihr die Torgauer Jahre doch noch ein wenig Glanz und Glück nach so viel Entbehrung. Hahnemanns Praxis blüht auf, die Niederlagen werden vergessen, werden überstrahlt von den ärztlichen Erfolgen im Zeichen des neuen Findungsprinzips, auch das Scharlachmittel läßt sich rechtfertigen. Noch jahrelang geht ein Pressestreit um diese Arznei. Sie scheint Hahnemanns Grundsatz, streng individuell vorzugehen bei der Anwendung seines Ähnlichkeitssatzes, zu widersprechen. Er aber bleibt überzeugt, daß „miasmatische" Krankheiten – solche, die durch einen „Ansteckungszunder" ausgelöst werden und zu denen der Scharlach gehört – alles Individuelle im Krankheitsbild gleichsam vergewaltigen, so daß eine Mittelwahl nach dem einheitlichen Gepräge, wie es die Krankheit allenthalben vorweist, möglich sei. Vor allem aber stoßen sich seine Widersacher an der kleinen, chemisch nicht mehr nachweisbaren Quantität des Arzneistoffs. Diejenigen Ärzte, die das Mittel erproben, finden seine Wirksamkeit bestätigt. Andere bestreiten das, müssen sich aber nachweisen lassen, daß sie Scharlach mit Purpurfriesel verwechselt haben. Kurz, der Streit geht zu Hahnemanns Gunsten aus, wird aber bald unwesentlich, weil neue Arbeiten aus seiner Feder und neue Erfolge seiner Praxis die allgemeine Aufmerksamkeit auf sich ziehen.

Jetzt trägt auch alles in früheren Jahren Veröffentlichte Frucht.

Alles Geplante beginnt sich zu verwirklichen. Äußere Ursachen für den Umschwung sind kaum zu erkennen. Man kann ihn nur feststellen, kann nur mit Paracelsus das Geheimnis der Zeitqualitäten bestaunen.

Durch die Ouvertüre zu Mozarts „Don Juan" klingt, ungeachtet der Helle und Heiterkeit des Ganzen, ein gleichsam unterirdisches Motiv der Düsternis und des Bangens. Man hat es als Ahnung gedeutet, die den Komponisten angesichts der von ferne heraufziehenden Französischen Revolution plagte, als er jenen „Schwanengesang des Rokoko" schrieb[21]. Durch Hahnemanns Lebensouvertüre, durch seine Landfahrerjahre, klingt umgekehrt, ungeachtet ihrer Düsternisse und Depressionen, immerfort ein überirdisches Motiv. Es heißt: Similia similibus. Ähnliches werde durch Ähnliches geheilt! Vordem hieß die allgemein gültige Formel: Contraria contrariis – zu deutsch: man lasse die Gegensätzlichkeiten miteinander kämpfen!

In Torgau wird das Ähnlichkeitsgesetz zum Leitmotiv nicht nur des Suchens und Findens, sondern des Seins.

Blicken wir zurück auf die schlimmsten Höllenjahre, so leuchtet uns überall die lichte Spur entgegen, aber immer eingebettet in Paradoxie. Die große Versuchung, die das Jahr 1800 über Hahnemann brachte – in Mölln, am Grabe Eulenspiegels –, hat nicht bloß das dreifache Fiasko gebracht, das Unheil des unheilbaren Wezel, den Irrtum mit dem Alkali und den Vorausbezahlungsskandal, es ist auch auf wahrhaft eulenspiegelhafte Weise in diesem Jahre dem neuen Heilweg eine Bresche geschaffen worden. In Leipzig erscheint, von Hahnemann übersetzt und mit Anmerkungen versehen, ein zweiteiliger „Arzneischatz" – „Thesaurus medicaminum" –, ein ursprünglich englisches Werk, das als Rezepthandbuch des regen Gebrauchs der deutschen Ärzte sicher sein darf. Ein Werk, in dem die übliche Verwendung großer Arzneigaben in Form von Vielgemischen geradezu Triumphe feiert. Ausgerechnet diesem Buch gibt Hahnemann eine Vorrede auf den Weg, in der er sich mit guten Gründen und kluger Darlegung zu kleinen Arzneigaben und zur Verabreichung nur eines einzigen Mittels bekennt. Wer Vielgemische verordnet, von denen er noch nicht einmal die Wirkung der einzelnen Bestandteile kennt, ganz zu schweigen von der Art und

Weise ihres Zusammenklangs im lebendigen Organismus, gleicht einem Billardspieler, der eine Handvoll verschiedenartig gestalteter Bälle mit verbundenen Augen auf ein Billard mit vieleckigen Wänden wirft und dann im voraus bestimmen will, welch ein Effekt dabei zustande komme, welche Richtung jeder der Bälle nehmen und welchen Stand zum Schluß das Spiel haben werde. „Und doch bleibt die Bestimmbarkeit der Resultate aller mechanischen Potenzen unendlich leichter als die der dynamischen."

„Die Natur wirkt nach ewigen Gesetzen, ohne dich zu fragen, ob sie dürfe", heißt es zum Schluß der Vorrede, „sie liebt die Einfachheit und wirkt mit einem Mittel viel, du mit vielen Mitteln wenig. – Ahme die Natur nach!" Ganz einfache Mittel soll der Arzt verordnen, niemals zusammengesetzte, und nicht eher darf ein anderes Mittel eingesetzt werden, als bis die Wirkung des ersten voll erloschen ist.

Die Vorrede und die Anmerkungen zu dem umfangreichen Buch machen dieses also für seinen Käufer und Benützer wertlos, denn es ist ein Lehrbuch der langen Rezepte und der massiven Gaben; ein Lehrbuch genau dessen, was Hahnemann seitenlang und unter Heranziehung von vielen Beispielen verhöhnt und bekämpft.

Der Begriff der „dynamisch wirkenden Arznei" taucht in dieser Vorrede auf. Er wird bald darauf in einem Aufsatz zum Scharlachmittelstreit, den Hufelands Journal abdruckt, wiederholt. Nicht chemisch wirken die Arzneien, nicht stofflich und direkt, sondern dynamisch, feinstofflich, indirekt. Sie rufen, wenn sie recht gewählt sind, spezifische Reaktionen des lebendigen Organismus hervor. Die Lebenskraft ist es, die sich in ihrer Weise mit den Feinreizen der Arzneien auseinanderzusetzen hat. Krankheit, so konstatiert Hahnemann später, bedeutet Verstimmung der Lebenskraft; die Arznei stimmt die Lebenskraft wieder zur Harmonie. Lebenskraft ist nicht mit den Funktionen des Leibes zu verwechseln, die sich zu ihr verhalten wie Wirkung zur Ursache, sie ist vielmehr „Dynamis", geistartige, über den Stoff herrschende Macht, Urphänomen im Sinne Goethes. So auch soll die Arznei geistartig werden, nicht ihr Stoff und seine chemischen Qualitäten sind das Wesentliche, sondern die aus diesem Stoff entbundene Arzneidynamis. Den groben Leib und seine Funktionen

96

spricht die Homöopathie nicht direkt an, sondern indirekt, von der ihm übergeordneten Instanz her. Ihre Arznei schleicht sich ein in das Kräftewalten eines dynamischen Organismus, dem der sichtbare Leib untertan ist –, und dieses Einschleichen wird ermöglicht durch die Ähnlichkeitsbeziehung der Form- und Richtkräfte in der Arznei zu denen der verstimmten Lebenskraft.

All das dringt vor ins Irrationale. Hahnemann braucht noch Jahrzehnte, um es klar zu erarbeiten und lehrbar zu gestalten. Vorerst, in Torgau, ist er der Schau in den Abgrund müde und befleißigt sich einer möglichst rationalen Betrachtungs- und Ausdrucksweise.

Der junge Hahnemann wächst als Aufgeklärter in eine aufgeklärte Zeit hinein, der reifende Mann ist als dunkel Umhergetriebener den hintergründigen Gewalten nahe, der repräsentierende Meister kehrt wiederum das Rationale stark hervor, der Greis schließlich findet die universelle Weisheit, die wohl noch in, aber nicht mehr von der Welt ist – und die gerade deshalb eine Weisheit des Heilens heißt.

Betrachten wir einige Arbeiten Hahnemanns, die zur Torgauer Zeit hinleiten, so drängt sich das Klassische, Klare und Rationale ihrer Form und ihres Inhalts auf. Nur wo er polemisch wird, poltert es noch wie Planwagengerumpel über Kopfsteinpflaster.

Hufeland, der Vermittelnde und allseitig um Gerechtigkeit Bemühte, nimmt Hahnemanns Veröffentlichungen immer wieder in sein Journal auf. 1801 erscheint eine schlimme Polemik gegen das Brownsche System. Hahnemann zeichnet sie nicht mit seinem Namen, aber Hufeland als Herausgeber fügt der Arbeit eine Fußnote bei: „Diese Bemerkungen rühren von einem der vorzüglichsten Ärzte Deutschlands her, der aber, wie er sich selbst ausdrückt: ‚so lange die literarische Chouanerie die Heerstraßen noch unsicher macht‘, seinen Namen nicht nennen will. Welches auch in Dingen, wo Gründe und nicht Autoritäten entscheiden, nach meiner Meinung sehr gut ist.“

Man sieht, Hahnemann ist vorsichtig geworden. Er wird es nicht lange bleiben. Man sieht ferner, daß sein Ruhm wieder aufzustrahlen beginnt. Hufeland, die große Autorität, anerkennt ihn als einen der vorzüglichsten Ärzte Deutschlands.

Die Auseinandersetzung mit Browns System interessiert heute nicht mehr. Brown beherrschte jahrzehntelang mit seiner Lehre von den sthenischen und asthenischen Leiden die ganze abendländische Medizin. Als Typus war er – Vielfraß, Alkoholiker und gewaltiger Medikamentenvertilger – Hahnemann so wesensfremd wie nur denkbar. Der Hauptvorwurf, den dieser gegen ihn erhebt, besteht in der Feststellung, Brown habe „wie alle kurzsichtigen, unpraktischen Ärzte" stets nur die Erstwirkung der Arzneien beachtet und gewürdigt, während die Nachwirkung und der Endeffekt die Hauptsache seien. Damit betont Hahnemann wiederum sein Prinzip, die Zweiphasenwirkung der Arzneistoffe auszunützen. Was in erster Wirkphase erregt, beruhigt in der nachfolgenden zweiten; was zunächst lähmt, wirkt hernach anregend und belebend. Kaffee macht schlaflos, überwach, einfallsreich, jedoch dieser Erstwirkung folgt eine ihr in allem entgegengesetzte Erschlaffung. Klagt ein Leidender über diejenige Form der Schlaflosigkeit, die der Wirkung des Kaffees auf den Gesunden ähnlich ist, so bedarf er nicht etwa momentan betäubend wirkender Schlafmittel, da deren zweite Wirkphase wiederum Erregung schafft, sondern im Gegenteil einer hochverdünnten Kaffeetinktur, die nach dem Ähnlichkeitsprinzip seine Schlaflosigkeit beseitigen wird.

Im gleichen Jahr bringt Hufelands Journal – im Zusammenhang mit dem Streit um das Scharlachmittel – Hahnemanns Aufsatz „Über die Kraft kleiner Gaben der Arzneien". Noch ist darin nicht von dem erst später entdeckten Geheimnis der Potenzierung die Rede. Der Verfasser beklagt sich vielmehr über die Vorurteile seiner ärztlichen Kollegen, die Versuche mit kleinen Arzneigaben aus „vorgefaßtem Unglauben" und rein theoretischen Einwänden gar nicht erst anstellen. Der kranke Organismus ist aber im Zustand einer besonderen Empfänglichkeit für die Feinreize der passenden Arznei. „Unendlich klein" dürfen, ja sollen die Arzneimittel sein, um den Körper in kranken Tagen stark zu beeindrucken und sein Lebensgeschehen auf rechte Weise zu steuern. Dies hat zudem den Vorteil, daß eine falsch gewählte Arznei, für die der Organismus aus diesem Grunde – denn dann liegt keine Ähnlichkeitsbeziehung zwischen Krankheitsbild und Arzneiwirkung vor! – nicht empfänglich ist, in kleiner Gabe niemals Schaden anrichten kann, wie es der Fall wäre, wenn große Gaben falsch gewählter Arznei auf ihn einwirkten.

Gleichzeitig bringt der „Allgemeine Anzeiger der Deutschen", Freund Beckers Blatt, aus Hahnemanns Feder einen Artikel über „ärztlich kollegialische Humanität am Anfange des neuen Jahrhunderts". Es wird darin an die fast zwanzigjährige Vorbereitung erinnert, die das Angebot eines neuen Weges zur Auffindung der Arzneien gekostet habe. Nichts als Gehässigkeit ist aus diesem Opfer entsprungen. Fast flehentlich wendet sich Hahnemann an seine Berufsgenossen und bittet sie, ihn nicht fortgesetzt verfolgen und beschimpfen zu wollen, weil er tätig sei für die Verbesserung der Kunst, Menschenleben zu erhalten und zu erretten. „Ärzte Deutschlands, seid Brüder, seid billig, seid gerecht!"

Der Ruf verhallt ins Leere. Hahnemann wird ihn nicht wiederholen.

Auch als Gesundheitslehrer bleibt er wach am Werk, obwohl er weiß, daß ihm das niemand danken wird. Immerfort hat er zwischendurch in das Gezänk einzugreifen, das wegen des Scharlachmittels nicht zur Ruhe kommen will. Schließlich läßt er jedem, der sich geschädigt glaubt, das eingegangene Geld zurückzahlen. Unterdessen erscheint 1803 die kleine Schrift „Der Kafee in seinen Wirkungen", ein diätetisches Büchlein, das – in gleicher Weise wie gegen Ende des Jahrhunderts die Schriften von Sebastian Kneipp – vor dem Kaffeegenuß warnt, darüber hinaus aber ein prächtiges Beispiel reiner Arzneiwirkungsstudien darstellt. Stets ist es Hahnemanns Anliegen, das Volk zur lebensgemäßen Diät zu erziehen; dazu gehört der Verzicht auf Genußgifte mit arzneilicher Nebenwirkung.

Alle diese Veröffentlichungen wirken sich erst aus, als er in Torgau wohnt. Besonders die intelligenteren unter seinen Patienten haben vieles von dem, was Hahnemann veröffentlichte, aufmerksam verfolgt. Sie wissen jetzt, daß die Arznei kein Stoff ist, sondern eine Kraft, daß sie aus einem einzigen Mittel bestehen und in überaus kleinen, sorgsam verteilten Gaben verabfolgt werden soll, daß eine gesunde, genußgiftarme Lebensweise empfohlen wird und daß das ärztliche Ethos Hahnemanns sturmerprobt und unantastbar ist.

Getragen vom Vertrauen seiner Kranken und von seinen großen Erfolgen, darf er nun sein kritisches Hauptstück herausbringen und damit endgültig die Scheidung zwischen der alten und der neuen

Medizin vollziehen. 1805 erscheint das Büchlein „Äskulap auf der Wagschale", ein Meisterwerk des fachgerechten Kämpfens um bessere Methoden. Die Polemik ist gewiß scharf, aber so rational begründet, so schonungslos berechtigt, daß sie noch heute überzeugt. „Äskulap auf der Wagschale" gehört, wenige Partien ausgenommen, zu den niemals veraltenden Streitschriften. Sie und Hahnemanns im selben Jahr erschienene „Heilkunde der Erfahrung" leiten die Torgauer Epoche ein und mit ihr den Umschwung der Homöopathie von der Ahnung und Mahnung zur Macht und Gewißheit.

„Man wollte die Krankheiten nicht mehr sehen, wie sie waren, sich nicht begnügen mit dem, was man sah, sondern man wollte immer a priori eine Quelle derselben aufsuchen", heißt es bei der Abrechnung mit anderthalb Jahrtausenden der Medizingeschichte. Was sind die Krankheiten? Erscheinungreihen von Symptomen. Dies allein ist das Offenkundige, und mit dem Offenkundigen hat man zugleich das Wesen. Im Offenkundigen ist das Verborgene faßbar, nicht im Hinterweltlichen [22].

Alle Wege, die sich, um das Wesen der Krankheiten zu ergründen, von den unmittelbar wahrnehmbaren Erscheinungen abwenden, führen ins Nebelland. Wer jedoch die Erscheinungen mit erleuchtetem Blick zu erfassen vermag, wer in ihnen ihr Wesentliches findet, wer ihren Ausdruckswert ergreifen und für die Arzneifindung nutzbar machen kann, der hat das Zeug zum rechten Arzt. Damit wird die Heilkunst – im weitesten Sinne – physiognomisch.

Hahnemann setzt sich alsdann mit zwei Hilfswissenschaften auseinander, die sich in den Mittelpunkt des ärztlichen Weltbildes zu drängen versuchen: mit der Anatomie und der Chemie. Er lehnt es ab, vom Zergliedern der Leiche her Erkenntnisse für die Arbeit am Krankenbett zu beziehen. Die wissenschaftliche Leichenkunde mag für sich ihre Berechtigung haben, den Arzt jedoch vermag sie nicht zu fördern, weil sie das Innere des Leibes stets mit dem Inneren des Lebens zu verwechseln geneigt ist. In Wahrheit bleibt alles, was der Sektionstisch an Einblicken gewährt, Einblick ins Unwesentliche. Selbst wenn man mit Hilfe des Mikroskops noch so emsig die Verborgenheiten der Gewebe zu durchforschen trachtet, man kommt dem Geheimnis der Dynamis damit um keinen Schritt näher. „Anmaßender jedoch als die Chemie hat sich keine Präliminarkenntnis des Arztes aufgeführt", heißt es dann weiterhin – und zwar, wohlgemerkt, aus dem Munde eines der führenden Chemiker der Zeit. Die Chemie wagt es, immer wieder auf Grund rein chemischer und mithin unbiologischer Gedankengänge alle möglichen Heilmittel zu autorisieren, dennoch aber ist – trotz der Höhe und Reife der chemischen Erkenntnisse – für die bessere Heilung der Menschen nichts und abernichts erreicht.

Hier ist es wichtig, einen Begriff zu klären, den Hahnemann gern anwendet und der ebenso gern mißverstanden wird. Wo Hahnemann vom „Inneren" spricht, meint er nie das Leibesinnere. Ist von „inneren Veränderungen" des Organismus die Rede – und Hahnemann behauptet, daß der Einblick in sie für den Arzt unwesentlich sei! –, so bezeichnet er damit stets die „dynamischen Verstimmungen der Lebenskraft" in all ihrer Unerkennbarkeit, nicht jedoch pathologische Veränderungen an inneren Organen. Letztere gehören durchaus zum „Äußeren", zu den Erscheinungsreihen der Krankheit. Nie hat Hahnemann abgelehnt, Erscheinungen, die das Leibesinnere betreffen, mit zu berücksichtigen bei der Arzneimittelwahl, obwohl er den ohne weiteres wahrnehmbaren Symptomen einschließlich der subjektiven den Vorzug gab. Das „Innere" ist also ein philosophischer Begriff und kein anatomischer. Spekulatives Suchen nach dem „Inneren" der Krankheitsvorgänge führt zu Irrtum und Unsicherheit, auch wenn es sich noch so wissenschaftlich gebärdet. Wird hingegen das „Innere" dort angepackt, wo es etwas über sich selbst aussagt – nämlich im Offenkundigen der Symptome –, so kommt man ihm auf unbefangene Weise nahe. „Am farbigen Abglanz haben wir das Leben!"

Hier finden wir einen unmittelbaren Zugang zum biologischen Denken Hahnemanns, der mit seinem Verzicht auf ein Erkennen des „An sich" Kant verwandt zu sein scheint, in Wahrheit aber mit seinem Erkennen des „Inneren" im „Äußeren" ein geistiger Bruder Goethes ist[23]. An wichtiger Stelle heißt es im „Äskulap auf der Wagschale":

„Die Anatomie zeigt uns wohl das Äußere aller der Theile, die das Messer oder die Säge oder die Mazeration trennen kann, aber in das Innere verstattet sie uns nicht zu sehen, auch wenn wir das Eingeweide aufschneiden, so sehen wir bloß das Äußere dieser inneren Fläche. Selbst wenn wir Thiere oder, wie Herophilus, grausamen Andenkens, Menschen noch lebend öffnen, können wir so wenig in die inneren Verrichtungen der vor Augen liegenden Theile einen tiefen Blick thun, daß selbst der Wißbegierigste und Aufmerksamste unbefriedigt davongeht; auch mit den besten Vergrößerungsgläsern kommt er nicht weiter, wenn ihm die Strahlenbrechung nicht optische Täuschungen bereitet. Er sieht bloß das Äußere der Organe, er sieht bloß die gröbere Substanz; ins innere Wesen aber und in den Zusammenhang des Vorganges dringt sein irdisches Auge nie."

Das irdische Auge vermag also bloß „gröbere Substanz" zu sehen, während das wahre Wesen des Lebendigen der gröberen Substanz übergeordnet ist und sich außerdem nicht im Raum, sondern nur im zeitlichen Zusammenhang erfassen läßt. Ein überstoffliches Phänomen, nur in der Dimension der Zeit wahrnehmbar, ist das Leben – und „irdische Augen" dringen nie in diese Wirklichkeit. Der junge Novalis vertrat mit ungeheurem Erkenntnismut die Anschauung, daß wir, wenn kein Sterblicher den Schleier hebt, Unsterbliche zu werden suchen müssen. Nun war er selbst schon seit vier Jahren dort, wohin ihn lebenslang der Tod zur Hochzeit gerufen hatte. Hahnemann hingegen, erdenfest und sinnensicher, verschmäht den Weg ins Jenseits der Dinge. Er läßt sich nicht hinauslocken aus den Erdengegebenheiten, die keiner so stark zu bejahen hat wie gerade der Arzt. Aber ebensowenig läßt er sich ans Grobstoffliche verraten und verkaufen. Nicht der Stoff ist das Wesen, sondern das Wesen schafft sich mit Hilfe des Stoffs seine Offenbarung.

Dies ist das Herzstück der erkenntniskritischen Schrift „Äskulap auf der Wagschale". Sie fordert höchsten sittlichen Ernst bis in die letzten Details der Arzneierkenntnis und sogar der Arzneibereitung hinein. Es muß deshalb zu einer Abrechnung mit den Apothekern kommen, die den Arzneiverkauf zum Gewerbe haben und denen mithin andere Ziele vorschweben als dem nur auf Heilung und Heil sinnenden Arzt. Kaum eine andere Stelle seiner Veröffentlichungen kennzeichnet den Torgauer Hahnemann so eindringlich wie das kleine Apothekerkapitel des Äskulapbüchleins. Es lautet:

„Um das Maß der Täuschungen und Mißgriffe bei Anwendung der Hilfsmittel gegen Krankheiten vollends zu machen, ward das neuere Apothekerwesen eingeführt, eine Gilde, deren Existenz auf vielfach gemischte Arzneien berechnet ist.

Wie sollte man den Arzt für den Erfolg verantwortlich machen können, da er ja die Arznei nicht selbst verfertigt! Die Verfertigung wird vom Staate erst wieder einem anderen (dem Apotheker) übertragen.

Daß es aber dem Arzte sogar verboten werden sollte, seine Werkzeuge zur Lebensrettung selbst zu verfertigen, auf diesen Gedanken konnte kein Mensch a priori kommen.

Sonst hätte man es weit eher einem Titian, Guido Reni, Michel Angelo, Raphael, Correggio, Mengs obrigkeitlich verbieten können, ihre Werkzeuge (ihre ausdrucksvollen und so schönen als haltbaren Farben) selbst zu verfertigen, und ihnen befehlen müssen, sie in einer ihnen angewiesenen Boutique zu kaufen! So wären dann ihre Gemälde durch die gekauften, nicht selbst bereiteten Farben nicht zu jenen unnachahmlichen Meisterstücken, sondern zu gewöhnlichen Schildereien und zu Marktwaare geworden. Und wären sie auch insgesammt Marktwaare geworden, so war doch der Schaden nicht so groß, als wenn durch erkaufte, von fremden Leuten verfertigte, unzuverlässige Gesundheitswerkzeuge (Arzneien) das Leben auch nur des geringsten Sklaven (er ist ein Mensch!) in Gefahr geräth. –

Sollte es unter jenen gesetzlichen Einrichtungen auch einen Arzt geben, der jener zweckwidrigen Art, Vielgemische von Arzneien zu verordnen, weislich entsagen und zum Heile des Kranken und zum Wachsthume der Kunst, leicht in ihrer Echtheit erkennbare Simplizien, d. i. Einzelmittel, verschreiben wollte, so würde er so lange in der Apotheke verspottet werden, bis er eine dem Beutel des Apothekers so wenig erträgliche Methode wieder verließe; er müßte wählen, entweder todt geärgert zu werden, oder sie zu verlassen und wieder zusammengesetzte Rezepte zu verschreiben. Was werden neun und neunzig Ärzte von hundert in diesem Falle wählen? Weißt du es? Ich weiß es!"

Die Erfahrungen mit dem Apothekerwesen, von denen Hahnemann hier spricht, sind im Jahre 1805 noch ganz jung. Aber sie werden

sich bald mehren, werden anwachsen zu Mächten von schicksalsauslösender Bedeutsamkeit. Keiner hat mit den Apothekern so hart in
Fehde gelegen wie Hahnemann, obwohl fast jeder Reformator der
Medizin, von Paracelsus bis Erwin Liek, auf den Widerstand derer
stieß, die das jeweils herkömmliche Arzneiwesen zum Gewerbe ausgebaut hatten.

Die „Heilkunde der Erfahrung", die im selben Jahr wie das Äskulapbüchlein erscheint, bereitet in weiten Kreisen das Verständnis für
das „Organon" vor, für die „Bibel der Homöopathie", deren Veröffentlichung den Torgauer Aufenthalt krönen soll. Erfahrung, bezogen
am idealen Bild des Menschen – das ist Hahnemanns medizingeschichtliche Idee und Tat. Im Mittelpunkt der Heilkunst steht deren
Objekt, der Mensch. Alles Heilen zielt auf den gesunden Menschen
hin, nun soll es auch ausgehen von ihm, von seinem Bilde. Der
gesunde Mensch gibt – modern ausgedrückt – das biologische Testobjekt für die Arzneiprüfung ab; die Ähnlichkeit schlägt dann die
Brücke zum Kranken. Pontifex ist der Arzt, Brückenschläger, Priester
im Zeichen des Simile. Hierzu ein Wort des modernen Hahnemanndeuters H. E. Sieckmann: „Das Simile ist ein Letztes, nicht weiter
Zerlegbares, es ist da, nicht als die Folge von etwas Vorhergehendem,
es war immer da und wird immer da sein, es ist etwas Unbegreifliches, hinter dem wir nur noch Gott suchen können. Da nur das
Genie die Urphänomene als solche erkennen kann, so ist es auch das
Vorrecht des Genies, die Urphänomene zuerst zu finden und anzuschauen."

Mit anthropologischen Darlegungen hebt die „Heilkunde der Erfahrung" an. Der Mensch wird betrachtet als dasjenige Wesen, dem
die Natur im Gegensatz zu ihren anderen Geschöpfen keine spezialangepaßten Schutz- und Wehrorgane mitgegeben hat. „Hilflos und
entblößt von Allem" steht er vor der Aufgabe, seine Stellung im All
aus dem Geiste heraus zu erringen und zu behaupten, aus – wie Hahnemann wörtlich sagt – „einem Geiste, welcher, selbst unvernichtbar,
auch seiner Hülle, der zerbrechlichen Thierheit, stärkere Mittel zur
Erhaltung, zum Schutze, zur Vertheidigung, zum Wohlbehagen zu
erschaffen befähigt ist, als irgendeine der begünstigtsten Kreaturen
unmittelbar von der Natur erhalten zu haben sich rühmen kann."

Im Anschluß an die kurze anthropologische Skizze kritisiert Hahnemann nunmehr scharf das Bestreben der Medizin, Selbstheilungsmaßnahmen des Organismus einfach nachzuahmen. Wo bleibt da der eigenschöpferische, zur Naturbeherrschung geschaffene Menschengeist! Folgender Gedankengang liegt den Ausführungen zugrunde: So wenig der Mensch sich zur Erhaltung und Förderung seines Lebens ohne weiteres auf das ihm von der Natur her Mitgegebene verlassen darf – denn er ist ja ein Geistgeschöpf und muß vom Geist her seinen Weg und seine Waffen finden! –, so wenig sollte der Arzt den Kranken einfach den Naturvorgängen ausliefern und diese bloß nachahmen. Gemeint sind dabei vor allem die üblichen Vorgänge durch Medikamente, also schweißtreibende, abführende, Erbrechen oder Harnflut erregende Mittel, ferner Aderlässe, Blasenpflaster, Fontanellen usw. Hahnemann lehnt diese zwar „biologischen", jedoch nicht „anthropologischen" Methoden als primitiv und als im Grunde nicht menschenwürdig ab. Er bekennt sich zur Kunstheilung.

Das muß klar erkannt werden. Die Homöopathie ist kein „biologisches", d. h. bloße Naturvorgänge nachahmendes Verfahren, sie ist vielmehr anthropologische Medizin, denn sie gründet sich auf ein vom Menschengeist erkanntes Gesetz und bemüht sich allenthalben um das „Geistartige" im Kosmos der Arzneien. Wenn Hahnemann dennoch hin und wieder auf „Nachahmung der Natur" hinweist, so meint er damit stets eine Nachahmung der schaffenden Natur, eine innere Verbündung mit den Gesetzen, die das Weltall und den Menschen werden ließen, nie jedoch ein Nachahmen von Körperkrisen durch direkte Unterstützung ihrer Tendenzen. Von dem, was heute als „biologische Medizin" gilt, hat er lediglich die Diät – als menschenwürdige Lebensordnung – und die kalten und warmen Bäder anerkannt, alles übrige, vor allem die „ableitenden Verfahren", bekämpfte er scharf. Die Grundlage der Gesundheit ist die rechte Lebensordnung, der Weg zur Heilung aber ist die kunstgerecht gehandhabte Arznei. Daneben weiß er ausdrücklich – auch im „Organon" – den Mesmerismus zu schätzen, bei dem der Mensch das Heilmittel des Menschen ist und dessen Methode die Forderung des „Geistartigen" ebenfalls erfüllt.

So wundert es uns nicht, wenn Hahnemann gleich zu Beginn seiner

medizinischen Darlegungen in der „Heilkunde der Erfahrung" einen
Lobgesang auf die Chirurgie anstimmt. Der Chirurg ist entschlossen
und fähig, den erkennenden Geist walten zu lassen. Er wartet nicht
auf die schmerzvollen und oft mit Lebensgefahr verbundenen Selbstheilungsmaßnahmen der Natur, sondern greift nach Maßgabe seiner
Einsicht rasch zu. Gewiß, man kann einen Knochensplitter im Schen-
kel unter viel Fieber, Schmerzen und Gefahren allmählich herauseitern lassen, aber „der Schnitt der erfahrenen Hand befreit den Leidenden hiervon oft in einer Viertelstunde und erspart ihm die viel-
jährigen Qualen".

Besser ein gut ausgebildeter Chirurg, als ein bloße Naturprozesse
arzneilich unterstützender Stümper! Die Chirurgie hat Hahnemann
hundertundzwanzig Jahre später für seine Anerkennung ihres Wesens und ihrer Leistungen wirkungsvoll gedankt: August Biers Vortrag „Wie sollen wir uns zu der Homöopathie stellen?" führte mehr
als jede andere ärztliche Stimme vordem zu einer Ehrenrettung
Hahnemanns und zu einem Umschwung der gesamten Medizin.

Trotz seines Bekenntnisses zur Kunstheilung als der einzig menschen-
gemäßen und vom Geiste her dirigierten hat Hahnemann die Naturheilkraft keineswegs geleugnet. Die Dynamis, die Lebenskraft, ist
zeitlebens der Ausgangspunkt seines Denkens und Handelns gewesen, er war als Forscher und als Heiler gleichermaßen Vitalist. Nur
sind dem Menschen Mittel und Wege aufgegeben, das dumpfe Walten der Naturheilkraft zu steuern. Zur Not kann der Mensch sich mit
seinen Händen Höhlen graben, aber hätte die Natur ihn zum handwerklichen Graben erziehen wollen, so hätte sie ihm Maulwurfs-
pfoten verliehen. Zur Not kann er sich auf Angreifer stürzen und sie
mit den Zähnen und den Fingernägeln abwehren. Aber als Mensch
setzt er seinen Geist ein, erfindet Spaten und Pflug, Speer, Pfeil und
Bogen, Schwert und Gewehr. Zur Not schließlich kann der Kranke
sich selbst überlassen bleiben und wird in vielen Fällen dann auch
langsam genesen. Gott aber wollte den Arzt.

Hahnemann kennt also den „inneren Arzt", die Naturheilkraft, sehr
wohl. Er weiß aber auch, daß der innere Arzt auf den äußeren wartet. Ist der äußere Arzt ein Stümper, so leistet auch der innere wenig.
Ist der äußere hingegen ein Begnadeter, so führt der innere die

Heilung schnell, sicher und angenehm zu Ende. Auch das ist eine –
Ähnlichkeitsbeziehung.

„Es bleibt zwar immer der tiefsten Bewunderung werth", heißt es
im Text der „Heilkunde der Erfahrung", „wie die Natur, ohne eine
chirurgische Handanlegung, ohne ein passendes Heilmittel von
außen her zu erlangen, oft sich ganz allein überlassen, aus sich selbst
unsichtbare Veranstaltungen entwickelt, Krankheiten und Übel mancherlei Art, freilich oft sehr mühsam, schmerzvoll und mit Lebensgefahr – aber doch wirklich – zu heben." Höher als dies steht zweifellos
die Kunstheilung. Von ihr stellt Hahnemann die beiden lapidaren
Grundsätze auf:
„Die Heilkunde ist eine Wissenschaft der Erfahrung; sie beschäftigt
sich mit Tilgung der Krankheiten durch Hilfsmittel.
Die Kenntnis der Krankheiten, die Kenntnis der Hilfsmittel, und
die Kenntnis ihrer Anwendung bilden die Heilkunde."

Das klingt sehr einfach, aber wenige Jahre später wird es noch
wesentlich einfacher formuliert werden. Kenntnis ist das entscheidende Wort in diesen Sätzen. Kenntnis, die, wie es weiterhin heißt,
weder durch Spekulationen noch durch Vermutungen herbeigeholt
werden kann; „sie muß uns nahe, ganz nahe liegen, innerhalb des
Gesichtskreises unseres äußeren und inneren Wahrnehmungsver-
mögens". Da kommen wir zu den Erscheinungsreihen, deren äußere
Wahrnehmung – sei es im Falle des Arzneiversuchs am Gesunden,
sei es in dem der Krankheit – vollkommen hinreicht, wenn der rechte
Arzt vorhanden ist. Um dieses Geheimnis der Berufung anzudeuten,
weist Hahnemann – denn nie kann er seine Doppelköpfigkeit ganz
verleugnen – verstohlen auf die „innere Wahrnehmung" hin. Der
Versuch, sich von Kopf bis Fuß als Rationalist zu gebärden, glückt
nicht ganz.
Im weiteren Verlauf des Buches werden zunächst die „miasmatischen"
Krankheiten geschildert, deren „Ansteckungszunder" von so großer
Gewalt ist, daß sie bei jedem Kranken „immer denselben Charakter
und Verlauf behalten". Von ihnen abgesehen, gibt es jedoch sonst
kaum zwei Kranke mit dem gleichen Bild der Symptomengesamtheit.
Strenges Individualisieren ist notwendig.

Vier Lehrsätze heben sich sodann aus dem weiteren Text heraus. Sie lauten:

„Zur Begründung der Heilung gehört ein treues Bild der Krankheit in ihren Zeichen, und nächstdem, wo sie aufzufinden ist, die Kenntnis ihrer Veranlassung und Entstehungsursache, um, nächst der Heilung durch Arzneien, auch diese hinwegräumen zu können – durch verbesserte Einrichtung der Lebensordnung – zur Verhütung eines Rückfalles."

„Um . . . heilen zu können, werden wir in gegebenen Fällen bloß nöthig haben, dem vorhandenen Reize der Krankheit eine passende Arznei, das ist, eine andere Potenz von sehr ähnlicher Wirkung, als die Krankheit äußert, entgegenzusetzen." (Mit „Potenz" ist hier einfach „Macht", „Kraft" gemeint, nicht etwa dasjenige, was Hahnemann später als „Potenzierung der Arzneien" entdeckte.)

„Bloß jene Eigenschaft der Arzneien, eine Reihe spezifischer Krankheitssymptome im gesunden Körper zu erzeugen, ist es, wodurch sie Krankheiten heilen, das ist, den Krankheitsreiz durch einen angemessenen Gegenreiz aufheben und verlöschen können."

„Nie ist es daher nötig, mehr als eine einzige einfache Arzneisubstanz auf einmal zu reichen, wenn sie auf den Krankheitsfall passend ausgewählt worden war."

Noch hat Hahnemann seine eigentliche Form der Lehrveröffentlichung nicht gefunden, die darin besteht, eine Einleitung allgemeiner Unterweisung zu verfassen und sodann den weiteren Stoff in Paragraphen prägnantester Klarheit und Schärfe aufzuteilen; es ist die gleiche Form, die Goethe für seine Farbenlehre wählt und in der Hahnemanns „Organon" unsterblich werden soll.

Hier, in der dem „Organon" vorausgeschickten „Heilkunde der Erfahrung", gehen die wesentlichen Sätze noch im Allgemeinen der Darlegung unter; nicht einmal der Sperrdruck hebt sie hervor. Der Verfasser hofft, mit gutwilligen und sich den Stoff redlich erarbeitenden Lesern rechnen zu dürfen. Einige Jahre später ist er entschlossen, nur noch Gesetzgeber zu sein, nicht mehr Werber in eigener Sache.

Außer den angeführten vier Hauptsätzen bietet das kleine Buch Hahnemanns erste ausführliche Stellungnahme zum Wesen der

Arznei. Arzneien sind nie für sich und unbedingt heilsam, sondern nur relativ, davon geht er aus. Im Gegensatz zu den Speisen und Getränken, welche unsere Kräfte erhalten und Verlorenes ersetzen, sind die Arzneien immer „widernatürliche Reize, bloß geeignet, unseren gesunden Körper umzuändern, das Leben und die Verrichtungen der Organe zu stören und widrige Gefühle zu erregen, mit einem Worte, den Gesunden krank zu machen". Ein Mittel, dem diese Tendenz fehlt, ist als Arznei nicht zu gebrauchen. Das ist eine ganz neuartige Sicht. Die Arznei ist also des Menschen Feind, so wie auch die Krankheit es ist. Wenigstens trifft dies für eine vordergründige Betrachtung zu. Schaut man tiefer, so steckt in den Erscheinungsreihen, die die Krankheit hervorruft, ein Sinn, und nicht minder hinter denen der Arznei. Der rechte Arzt schlägt die Krankheitssymptome nicht durch Gegenmittel tot. Er wendet sich auch nicht etwa gegen die dem gesunden Menschen feindlichen Stoffe der Natur. Vielmehr treibt er gleichsam – praktische Feindesliebe. Das Gift bleibt nicht Gegner, sondern wird Freund. Die Krankheit wird nicht gegensinnig vernichtet, sondern mitsinnig aufgelöst. Beides auf eine zarte, verständnisvolle, einfühlsame Weise. „Eine Arznei, welche allein und unvermischt, in gehörig großer Gabe, einem gesunden Menschen eingegeben, eine bestimmte Wirkung, eine bestimmte Reihe eigener Symptome zuwege bringt, behält die Tendenz, dergleichen zu erregen, auch in der kleinsten Gabe."
Es ist fernerhin von der Erstverschlimmerung die Rede. Sie, wenn unvermeidlich, in Kauf zu nehmen, wiegt nicht schwer. Schlimm steht es aber bei den bloß bemäntelnden, „palliativen" Kuren, die während der Dauer ihrer ersten Wirkungsphase zwar den Eindruck des Krankheitsreizes auf den Organismus übertönen, dann jedoch in ihrer Nachwirkung das Gesamtbild verschlimmern. Alle Fälle, in denen die alte Medizin tatsächlich heilen konnte, erweisen sich – meint Hahnemann kühn – als unwissentliche Anwendungen der Ähnlichkeit zwischen Krankheitssymptomen und Arzneiwirkungen.
Zur Gabenlehre wird, schon ganz im Sinne der späteren Entwicklung, betont, daß das recht gewählte Mittel bloß das lebendige, empfindungsfähige Gewebe des kranken Organismus zu berühren brauche, „aber wenig, fast nichts kommt darauf an, wie klein die Gabe sei,

welche auf die empfindlichen Theile des lebenden Körpers zu dieser Absicht wirke". Das ist einfach eine Tatsache, herleitbar aus der Empfänglichkeit des kranken Körpers für den ihm angemessenen Feinreiz der Arznei: „hievon hat nur der genaue Beobachter einen Begriff". Ob die Arznei in den Magen gelange oder bloß im Munde bleibe, ob sie auf eine Wunde oder hautlose Stelle gelegt werde, sei gleichgültig.

Hahnemann kommt des weiteren auf die Bedingung zurück, nur ein einziges Mittel zu verabreichen. Bloß in einem solchen Falle kann wirklich von Ähnlichkeit gesprochen werden. Mischt man mehrere Mittel, so weiß man nie, wie die Kraftlinien, die von ihnen ausgehen, sich im Organismus überschneiden. Viele feine Wirkungen mögen einander aufheben, andere sich zu ganz Neuartigem und Unvorhergesehenem kombinieren – kurz, mit der Sicherheit der Verordnung ist es dahin. Ein Arzt, der auf Grund genauer Mittelkenntnis ein einziges Mittel zielgerecht verabfolgt, zeigt, daß er seiner Sache gewiß ist. Ein Verordner von Vielgemischen beweist hingegen seine Unfähigkeit schon dadurch.

Ein Jahr nach der „Heilkunde der Erfahrung" beendet Hahnemann mit seiner Verdeutschung der „Arzneimittellehre der vaterländischen Pflanzen nebst ihrem ökonomischen und technischen Nutzen" von Albrecht von Haller seine jahrzehntelange Tätigkeit als Übersetzer. Er hat jetzt nicht mehr nötig, im Dienste anderer zu stehen.

1808 läßt er in Rat Beckers Blatt einen Aufsatz „über den jetzigen Mangel außereuropäischer Arzneien" drucken, der die gewichtigen Sätze enhält: „Es muß doch einmal laut und öffentlich gesagt werden, und so sei es denn vor aller Welt laut und unverholen gesagt: unsere Arzneikunst braucht vom Haupte bis zum Fuße eine völlige Reformation . . . Das Übel ist so schlimm geworden, daß nicht die gutgemeinte Gelindigkeit eines Johann Huß mehr hilft, sondern daß der Feuereifer eines felsenfesten Martin Luther den ungeheuren Sauerteig ausfegen muß." Stolz hat sich Paracelsus seinerzeit als „Lutherus medicorum" bezeichnet, gleich ihm nimmt jetzt Hahnemann diesen Titel an. Mit der „gutgemeinten Gelindigkeit eines Johann Huß" spielt er auf Hufeland an, das Haupt der Schule. Hufeland erkennt Hahnemann gern an, aber ebenso gern zeigt er Verständnis für alle übrigen Formen der ärztlichen Existenz. Kein Reformator ist er, sondern ein Liberalist ohne grundsätzliche Reformfeindschaft. Gleichfalls im Jahre 1808 erscheint im „Allgemeinen Anzeiger der Deutschen" ein Brief Hahnemanns an Hufeland „über die höchst nöthige Wiedergeburt der Heilkunde". Dieser Brief ist eins der allerpersönlichsten Lebensdokumente Hahnemanns aus jenen Jahren.

Schon die Anrede „Liebster Freund!" zeigt, wie herzlich der Kontakt zwischen beiden Männern war. Die Freundschaft besteht aber nur in einer ethischen Zielgemeinsamkeit, im Privaten hat sie sich nie realisiert.

„Ich bin seit 18 Jahren von dem gewöhnlichen Wege in der Heilkunde abgegangen", bekennt Hahnemann gleich zu Anfang. Damit weist er auf das Stötteritzer Jahr 1790 hin, in dem er Cullens „Materia medica" übersetzte und den Chinarinden-Selbstversuch wagte. 1790 ist für Hahnemann selbst das Geburtsjahr der Homöopathie gewesen und zugleich der medizingeschichtliche Wendepunkt überhaupt. Der Brief schildert nun kurz die verzweifelte Situation der Medizin vor dieser Zeit und Hahnemanns Konflikte. Noch einmal erfahren wir – aus seinem eigenen Munde –, wie tapfer er sich seinen Genius verdienen mußte: „Ich machte mir ein empfindliches Gewissen daraus, unbekannte Krankheitszustände bei meinen leidenden Brüdern mit diesen unbekannten Arzneien zu behandeln, die als kräftige Substanzen, wenn sie nicht genau passen (und wie konnte sie der Arzt anpassen, da ihre eigentlichen speziellen Wirkungen noch nicht erörtert waren?), leicht das Leben in Tod verwandeln, oder neue Beschwerden und chronische Übel herbeiführen können. Auf diese Art Verschlimmerer des Lebens meiner Menschenbrüder zu werden, war mir der fürchterlichste Gedanke, so fürchterlich und ruhestörend für mich, daß ich in den ersten Jahren meines Ehestandes die Praxis ganz aufgab und fast keinen Menschen mehr ärztlich behandelte, um ihm nicht noch mehr zu schaden und bloß – wie Sie wissen – mich mit Chemie und Schriftstellerei beschäftigte." Er erzählt weiter, wie seine Kinder nacheinander erkrankten und ihn an die ärztliche Pflicht gemahnten, zu helfen und zu heilen. „Wo nun Hilfe, sichere Hilfe hernehmen? seufzte der trostlose Vater bei dem Gewimmer seiner, über alles theuren, kranken Kinder. Nacht und

Öde um mich her, – keine Aussicht zur Lüftung meines beklemmten Vaterherzens!"

Der Brief klagt darüber, daß der neue, nunmehr gefundene und erprobte Weg bloß mit literarischen Mitteln für weitere Kreise demonstrierbar sei; es fehle das Hospital, das homöopathische Krankenhaus, um die gesamte Ärzteschaft zu überzeugen. Noch einmal wird der Chinarindenversuch erzählt und sodann auf die erste gesammelte Darstellung der Arzneiversuche am Gesunden hingewiesen, die 1805 erschienen ist. Sie trägt den Titel: „Fragmenta de viribus medicamentorum positivis sive in sano corpore humano observatis" und ist ein Vorläufer der dreibändigen „Reinen Arzneimittellehre", deren erster Band 1811 veröffentlicht wird. „So machte ich es mir zum eifrigen Geschäfte, mehrere Arzneistoffe am gesunden Körper zu probieren", heißt es bescheiden. Man darf, wenn man das liest, nicht vergessen, welche pionierhaften Leistungen dahinter stehen. Um eine ganz neue Art des arzneilichen Kurierens nicht bloß darlegen, sondern auch erproben und bewähren zu können, hat Hahnemann sich sein gesamtes Wissen und Rüstzeug selbst beschaffen müssen. Sein eigener Organismus mußte herhalten, um drei dicke Bände der Arzneimittellehre mit vielen Tausenden von Symptomen zu füllen. Gewiß halfen ihm zunächst die eigenen Familienmitglieder und später auch seine Schüler, indem sie ebenfalls Prüfungen anstellten, aber dennoch blieben Hahnemanns Selbstversuche stets der Grundstock, während alle anderen nur Bestätigungen und Ergänzungen hinzufügten.

Nach einem Hinweis auf die Zweiphasenwirkung der Arzneistoffe und einer Darstellung des Ähnlichkeitsgesetzes heißt es: „Kuratives Verfahren nach obiger Darstellung kennt die bisherige Arzneikunst nicht." Eine neue Epoche wird eingeleitet, die erste Epoche der Medizin, die ein Gesetz des Handelns hat und damit unabhängig ist vom Spekulieren, Theoretisieren und dumpf umhertastender Empirie. Der Schluß des Briefes klingt in seiner Siegesgewißheit paracelsisch: „Endlich einmal mußte doch einer die Bahn brechen, und ich brach sie."

Das Folgende hat nichts mehr an sich von der Stimme eines demütigen Hausierers mit Beiträgen zum Heilproblem, es ist Prophetenstimme für die einen, Sektiererstimme für die andern – und die Scheidung der Geister läßt sich nicht mehr aufhalten:

„Der Weg liegt nun offen da. Jeder aufmerksame, eifrige und gewissenhafte Arzt kann ihn frei betreten.

Wenn aber dieser von mir, unter Niederdrückung aller gangbaren Vorurtheile, in stiller Betrachtung der Natur gefundene Weg allen Dogmen unserer Arzneischulen gerade ins Angesicht widerspricht, wie einst Luthers an der Schloßkirche zu Wittenberg muthig angeschlagene Sätze der den Geist verkrüppelnden Hierarchie widersprachen – so können doch weder meine noch Luthers Wahrheiten etwas dafür. Weder er verdiente den Geifer der Vorurtheiligen, noch ich.

Widerlegt, rufe ich meinen Zeitgenossen zu, widerlegt diese Wahrheiten, wenn ihr könnt, durch ein noch wirksameres, sicherer und angenehmer heilendes Verfahren, als das meinige ist – und streitet nicht durch bloße Worte, deren wir schon zu viel haben.

Sie aber, Theuerster! mit dem alle Gegenparteien so gern vereinigen wollenden milden Geiste Melanchthons beseelt, dulden Sie, da nun einmal Wahn mit Wahrheit sich nicht amalgamieren läßt, dulden Sie wenigstens den reinherzigen, bei Überzeugungen unbiegsam geraden, zu Unwahrheiten und Systemtäuschungen unbestechlichen Wahrheitssucher, wenn Sie auch nicht würdigen sollten, einen herzhaften Blick in die andämmernde Morgenröthe zu thun, die uns unaufhaltbar den ersehnten Tag bringen wird."

Hufeland hat viel für Hahnemann und die Homöopathie getan. Er hat ihr zur allerersten Publikation in seinem gewichtigen Fachblatt verholfen – damals im Jahre 1796 –, hat auch weiterhin sein Journal den Aufsätzen Hahnemanns zur Verfügung gestellt und ist nie ein Gegner der neuen Richtung geworden. Aber ebensowenig hat er sich zu ihr bekennen können. Zwischen Klassik und Romantik schwankend, hat er bloß mit seinem vielgelesenen Werk „Makrobiotik" seine Zeit zu überdauern vermocht – mit einer Anweisung, das menschliche Leben zu verlängern. So gilt er denn bis heute als der Apostel des Altwerdens. Hahnemann hingegen konnte seinem Werk eine höhere Gnade verleihen, die der ewigen Jugend. Während die offizielle, dem jeweiligen Stand der naturwissenschaftlichen Erkennt-

nis und Empirie angepaßte Medizin von Jahrzehnt zu Jahrzehnt
ihr Gesicht und ihre Methoden zu ändern pflegt und ihre Lehrbücher innerhalb kurzer Zeitspannen veralten, ist die Homöopathie
der Form, die ihr von Hahnemann gegeben wurde, im wesentlichen
treu geblieben. Der Schulmediziner kann heute mit der von Hufeland gelehrten Therapie nicht mehr viel anfangen, selbst auf Fachliteratur aus den ersten zwei Jahrzehnten unseres Jahrhunderts darf er
sein Handeln kaum noch aufbauen, alles verändert sich, man kommt
von alten Auffassungen ab, setzt neue durch, die abermals veralten,
Heilmittel von großem Ruf werden fallengelassen, andere versprechen
mehr und halten hernach oft nicht, „was man anfangs erwartet hatte" –,
der homöopathische Arzt aber ist heute wie je imstande, wenn es sein
muß, mit Hahnemanns Schriften allein seine Praxis zu bestreiten.
Gewiß sind im Lauf der rund anderthalb Jahrhunderte, die zwischen
der Entdeckung des Ähnlichkeitsgesetzes und der Gegenwart liegen,
zahlreiche neue Beiträge zur reinen Arzneimittellehre – auf dem
Wege über den Selbstversuch am Gesunden – hinzugebracht worden.
Umfangreiche klinische Erfahrungen haben sich beigesellt. Aber
am Prinzip des ärztlichen Schauens, Denkens und Handelns der
Homöopathie ist die Zeit spurlos vorübergegangen. (Wenn man von
denjenigen Richtungen absieht, die den Arzneischatz der Homöopathie und einige ihrer Methoden ins Weltbild der Schule zwängen
wollen – von den Halb- oder Bastardhomöopathen, wie Hahnemann
sie nannte.)
Immer wieder muß das gleichsam Konstitutionelle, typologisch Ver-
ankerte der verschiedenen ärztlichen Richtungen im Auge behalten
werden. Einer der führenden Denker der Gegenwartsmedizin, Viktor
von Weizsäcker, spricht von zwei überzeitlichen Typen der ärztlichen
Existenz, dem Arzt des Wissens und dem Arzt der Macht[24]. In Hippokrates sieht er den erstgenannten, in Paracelsus den zweiten Typus
vollendet dargestellt. Wir müssen in Hahnemann einen dritten
Typus aufstellen: den Arzt des Gesetzes.
Der Arzt des Wissens – ein solcher war Hufeland! – wird immer
in der Naturwissenschaft, im kausalen Ergründen der Krankheitsursache und ihrer direkten Beseitigung durch wohlüberlegte Methoden, das Ideal sehen. Auch wo er es ablehnt, Symptome arzneilich

114

totzuschlagen, auch wo er die biologischen Reaktionen des Organismus in sein Handeln einkalkuliert, bleibt er der Wissenschaft verpflichtet. Das Zusammentragen von Forschungsmosaik und das Ringen um physiologische Einsichten geben den Hintergrund ab für all sein Wirken am Krankenbett. Eine akademische Medizin mit großen Kliniken und Forschungsstätten zur Rechten und zur Linken bleibt sein Ideal.

Anders steht es um den Arzt der Macht. Er tritt als der Ergriffene auf. Mit Schule und Klinik gerät er meist ins Handgemenge, wenn er nicht vorzieht, ein betont Abseitiger zu bleiben. Er ist entweder von Natur aus ein Begnadeter – „aus Gott geht der Arzt", sagte Paracelsus in diesem Sinne –, oder seine Macht erfließt aus titanischen Bemühungen um Anschluß an das Hintergründige, wie es etwa bei Franz Anton Mesmer der Fall war. Der kühnste Arzt der Macht ist in neuerer Zeit Ernst Schweninger gewesen, der überall laut die Anschauung vertrat, Heilkunst habe mit Wissenschaft nichts zu tun. Er, der Professor – auf deutsch: Bekenner –, bekannte sich nicht zur Akademie und Klinik, sondern zur Ausübung ärztlicher Macht über den Patienten. Als Objekt dieser Machtausübung wurde ihm vom Schicksal der Machtmensch Bismarck zugewiesen, der von seinem Arzt späterhin sagte, er sei der einzige Medikus gewesen, der es verstanden habe, ihn zu behandeln; seine früheren Ärzte habe er behandelt.

Der Arzt des Wissens und der Arzt der Macht werden einander kaum je verstehen und billigen. Mit der Lehrbarkeit seines Könnens ist der eine, mit den meist überwältigenden Erfolgen der andere überlegen. Der Kranke, der Sicherheit wünscht, geht zum Arzt des Wissens; dort wird für ihn getan, was nach bestem Wissen und Gewissen getan werden kann. Der Kranke, der mit Gesundheit angesteckt werden will, wählt den Arzt der Macht. In der schulgerechten Klinik tritt man – der Gesinnung nach – mit besten Ingenieurskenntnissen an den defekten Apparat Mensch heran und repariert ihn auf fachmännische Weise. Der Arzt vom Paracelsus-, Mesmer- und Schweninger-Typus aber tritt dem Dämon Krankheit wie ein Dompteur gegenüber. Ein Dompteur, der jedoch genau weiß, daß nicht Peitsche und Geschrei, sondern Einfühlsamkeit, Virtuosität und persönliche Überlegenheit zum Erfolg führen.

115

Es ist müßig, über den Wert beider Typen vergleichende Betrachtungen anzustellen. Sie sind da und erweisen ihre Berechtigung, jeder auf seine Art, durch ihre Erfolge. Geraten sie in Streit miteinander, so fährt der Arzt des Wissens vor der Welt besser, denn er hat das jeweils herrschende Weltbild auf seiner Seite und außerdem die gesicherte Diagnose. Der Arzt der Macht kann nur einwenden, daß noch nie ein Leidender von einer Diagnose gesund geworden sei und daß er deshalb die Diagnose verachte. Als Bismarck schwerkrank darniederlag, stellte Frerichs, die klinische Autorität des damaligen Deutschland, die Diagnose: Leberkrebs. Schweninger übernahm dennoch die Behandlung des Kanzlers, weil er das Stellen von Diagnosen für ein zwar allgemein übliches, ihm persönlich aber recht wertloses Bemühen ansah. Er rettete Bismarck, den wissenschaftlich zum Tode Verurteilten, auf eine unwissenschaftliche Weise.

Hier ist die Brücke zum dritten Typus, zu Hahnemann. Hahnemann legt weder Wert auf naturwissenschaftlich-kausales Wissen noch auf persönlich-dämonische Machtentfaltung am Krankenbett. Mit den Mühen um ein kausales, naturwissenschaftlich angelegtes Handeln hat er sich redlich herumgeplagt; es sei nur an seine Versuche einer Herstellung von Gallenpräparaten durch chemische Operationen an der Leiche und an seine Hundeexperimente erinnert. Nicht etwa hängen Hahnemann die Trauben des klinisch-exakten Denkens und Handelns zu hoch. Im Gegenteil, er ist als fachgerechter Experimentor und einer der wenigen führenden Chemiker seiner Zeit lange genug rastlos am Werk gewesen. Seine Erkenntnis zeigt ihm vielmehr, daß alles chemische, physiologische und anatomische Forschen nicht zur eigentlichen Ursache der Krankheit hinfinden läßt, denn diese ist „innerlich", unsichtbar, dynamisch. Infolgedessen kommt es auch nicht so sehr auf die Diagnose an, die stets beim bloßen Namen der Krankheit hängenbleibt. Glaubt der „Arzt des Wissens", durch seine Diagnose im Besitz der Erkenntnis von der Ursache und dem Wesen der Krankheit zu sein, so kann er selbstverständlich nicht ohne eine vorher sichergestellte Diagnose arbeiten. Hahnemann ist der Überzeugung, daß alles, was eine Diagnose ermitteln kann, wiederum nur Beiträge zu den Erscheinungsreihen der Krankheit liefert.

Er strebt auf eine ganz andere Art der Diagnose hin als auf die naturwissenschaftlich-kausale. Es geht ihm um eine – Arzneimitteldiagnose. Die Befragung und Untersuchung des Kranken hat nicht zum Ziel, Sitz und Wesen der Krankheit ausfindig zu machen, sondern sogleich die passende Arznei zu finden. Ein Beispiel: Tritt als Patient ein magerer, mißmutig aussehender Mensch ins Zimmer, der über krampfige Magen-Darm-Beschwerden, Hämorrhoidalblutungen, Empfindlichkeit gegen Zugluft klagt, morgens und den Vormittag über sehr matt und müde ist, abends aber nicht zu Bett finden kann, von Appetit auf scharfe, marinierte Speisen geplagt ist, zu Kaffeemißbrauch neigt und ein unliebenswürdiges, gereiztes Wesen an den Tag legt, so weisen alle diese Erscheinungsreihen auf die Brechnuß, Nux vomica, als dasjenige Arzneimittel hin, das mit dem geschilderten Bild die größte Ähnlichkeit hat. Lassen sich nun durch genaue körperliche Untersuchung noch weitere Symptome ermitteln, die die Ähnlichkeit mit dem am Gesunden geprüften Nux-vomica-Bild ergänzen und vertiefen, so ist es relativ gleichgültig, welche organspezifische klinische Diagnose gestellt werden könnte, nicht gleichgültig aber ist das sofortige Verordnen von Nux vomica in der passenden Gabengröße.

Auf diese Weise gewinnt Hahnemann der kausal forschenden Medizin gegenüber einen erheblichen therapeutischen Vorsprung. Deren Vertreter kann mit gutem Gewissen erst behandeln, wenn er die klinische Diagnose genau kennt. Er muß oft seinen Patienten tage-, ja selbst wochenlang durch das Kreuzfeuer der Untersuchungsmethoden schicken. Heute denken wir etwa an das Röntgenbild, das Elektrokardiogramm, die Magenausheberung, die Blutsenkung, die mikroskopischen Blutuntersuchungen, die Bestimmung des Grundumsatzes, die interferometrische Bestimmung der Hormone, die Funktionsprüfungen von Niere und Leber und viele andere diagnostische Verfahrensweisen. Es ist keineswegs übertrieben, wenn gesagt wird, daß auf einen mehr oder minder komplizierten Krankheitsfall oft die Gesamtheit dieser Methoden losgelassen wird, um das diagnostische Bild exakt zu sichern – eine Arbeit von beträchtlicher Dauer, die aber erst geleistet sein muß, wenn eine wirklich wissenschaftliche, ursächlich und fachgerecht einhergehende Behandlung einsetzen soll. Nicht selten kommen Diagnosen zustande, deren düstere Bedeutung das ärztliche Handeln lähmt. So hätte es leicht im Falle Bismarcks sein können.

Hahnemann – zu dessen Zeit freilich nur ein Bruchteil der heute üblichen diagnostischen Methoden im Schwange war – weiß, daß man mit all diesen Bemühungen zwar die Anzahl der Erscheinungen in einem Krankheitsfall vermehren kann, daß man seinem innersten, dynamischen Wesen damit aber um keinen Schritt näher kommt und der Genesung des Patienten ebensowenig. Also begnügt er sich damit, nach denjenigen Erscheinungen zu fragen und sie durch Untersuchung festzustellen, die für eine Arzneimittelwahl ausreichen. Sofortige Therapie statt langen Suchens, Grübelns und Zeitverpassens, das ist seine Devise. Aus ihr ergibt sich, grundsätzlich nicht mehr nach Krankheitsnamen zu fahnden oder gar zu behandeln, sondern nach Arzneimitteln. Er kuriert nicht mehr „den" Schnupfen, „die" Lungenentzündung, „das" Herzasthma, sondern – je nach dem Bild der Symptomengesamtheit des Kranken – einen Cepa-, einen Arsenik-, einen Phosphor-, einen Arnikafall. Die Arznei kommt immer dann in Frage, wenn die Erscheinungen an Leib und Seele des Leidenden genau nach ihr verlangen, mag die Klinik das Leiden nun Angina oder Pneumonie, Gallenblasenreizung oder Blasenkatarrh nennen. Diese Namen sind kalte Abstrakta, Angelegenheiten der Systematik; als techniche Ausdrücke sollten sie lediglich der kurzen Verständigung der Ärzte untereinander dienen, denen dabei bewußt bleiben muß, daß es sich um eine konventionelle Konversation, um ein Volapük von bestenfalls asymptotischem Wert handelt. Lebendig konkret ist immer nur der jeweils zu behandelnde Kranke mit seinem individuellen Komplex von bestimmten Erscheinungen, an denen er selbst sich als krank erkennt und von denen allein her der Arzt auf geradestem Wege zum passenden Mittel kommt.

Hahnemann steht also mit seiner Bewertung der Diagnose weder dem „Arzt des Wissens" noch dem „Arzt der Macht" nahe. Er sucht nicht diagnostisch nach „Ursachen" und nach „physiologischem Verständnis", er lehnt aber ein Erforschen der Krankheitserscheinungen ebensowenig ab. Diagnose und Arzneimittelfindung fallen ihm zusammen.

Die Methode der Wissenschaft ist die des Verstehenwollens, Hahnemanns Methode die des unmittelbaren Helfenwollens. Der klinische Diagnostiker arbeitet analytisch, zerlegt das Krankheitsbild in Einzelbefunde, um von dort her der Ursache näher und näher zu kommen. Die Homöopathie arbeitet synthetisch, ihr Schlüsselwort sowohl für die Betrachtung des Kranken als auch für die der Arznei lautet: Gesamtheit der Symptome. Ein Bild wird gesucht und gefunden. Von der Arzneimittelprüfung am Gesunden her kennt der homöopathische Arzt das Gesamtbild der Belladonna-, Sulfur-, Mercursymptome, um einige Beispiele zu nennen; er kennt das Ganze, das ein geprüfter Arzneistoff, im gesunden Organismus sich auswirkend, offenbart. Mit dem gleichen, eine Ganzheit umfassenden Blick wird der Kranke untersucht, und ähnelt die Gesamtheit der in seinem Fall wahrnehmbaren Erscheinungen denen einer Arznei, so tritt das Gesetz in Kraft und mit ihm der Heilungsprozeß.

Beide Methoden, die der klinischen, ursächlich forschenden Exaktheit und die der Arzneifindung durch vergleichendes Anschauen von Krankheitsbild und Arzneiwirkungsbild, sind einander in ihren Voraussetzungen und Konsequenzen so völlig entgegengesetzt, daß sie sich nie vermischen, ja nicht einmal auf ein und derselben Ebene miteinander kämpfen können. Das ist Hahnemann bald zur Gewißheit geworden. Und darin liegt auch der Grund, daß die Homöopathie weitgehend „Sekte" bleiben muß. Sie setzt einen bestimmten, immer wiederkehrenden Menschentypus – den des Schauenden – voraus, so wie die Klinik den Typus des kausal Forschenden verlangt und das „Arzttum der Macht" im Typus des dämonisch Handelnden gegründet ist. Ein Kampf der Richtungen kann immer nur um das Ziel der Gleichberechtigung geführt werden und mit den Waffen des Vorweisens von Heilerfolgen. So – und so allein – ist eine fruchtbare Zusammenarbeit möglich. Die Homöopathie unter klinisch-kausalen Gesichtspunkten betreiben, heißt ihr Wesen mißverstehen, denn sie wurzelt weder in kleinen Arzneigaben noch in einer spezifischen Reiztherapie, sondern im Ähnlichkeitsgesetz und seiner Handhabung durch schauende Erfassung von Ganzheiten. Das Gesetz gibt ihr ihre Lehrbarkeit, während ihr die gleichfalls nötige Kunst des Schauens ihren Adel gibt. Das alte Problem, ob Arzttum rational oder künstlerisch betätigt werden will, kommt hier zur Synthese: Rational in der Methode, künstlerisch in der Anwendung.

Der Hahnemann der Torgauer Jahre ist damit in die Mitte gerückt zwischen seine beiden großen Zeit- und Fachgenossen, zwischen Hufeland und Mesmer. Nach beiden blickt sein „seltener Doppelkopf" noch eine Weile hin. Hufeland, der „liebste Freund", ist aller menschlichen Verehrung würdig, aber seine Geisteshaltung macht es unmöglich, in ihm auf weite Sicht einen Bundesgenossen zu sehen. Als „Arzt des Wissens" geht er in die Geschichte der Medizin ein, eine Gestalt von Rang, auf die sich – als fortschrittsgläubiger Eklektizismus – eine Tradition wesentlich geringeren Ranges beruft. Der mächtige Mesmer, der Magier von Paris und Eremit vom Bodensee, müßte Hahnemanns Versessensein auf Prägnanz, Logik und Gesetzestreue eigentlich fremd bleiben. Als miserabler, verworrener Schriftsteller, und zwar erfolgreicher, jedoch weitgehend unkontrollierbarer „Arzt der Macht" hat er in Hahnemanns Kosmos, auf den ersten Blick hin geurteilt, nichts zu suchen. Und dennoch, die Unsterblichen grüßen einander. Sie sind sich im wesentlichen so verwandt, daß sie es über alles Vordergründige hinweg sogar ahnen. Beide verschwören sich mehr und mehr in ihrem Denken und Handeln dem Feinstofflichen, dem „geistartigen" Einwirken auf die Lebenskraft, die Dynamis. Hahnemann verhält sich zu Mesmer wie der ein strenges Ritual Zelebrierende im Äskulaptempel zum umherschweifenden Wunderheiler. In verschiedenem Stil ehren sie denselben Gott, ja sie dienen sogar demselben Gesetz. Denn Mesmer weiß, daß des Menschen beste Arznei der Mensch ist: Similia similibus. Hahnemann erkennt das an und widmet in den Schlußparagraphen seines „Organon" den mesmerischen Heilungen herzliche und verständnisvolle Worte der Empfehlung, was um so höher zu bewerten ist, als er nunmehr seine Unduldsamkeit bis zum äußersten gesteigert hat und auf Verständigung mit anderen Richtungen keinen Wert mehr legt.

Dem „Organon" ist eine lange Selbstbesinnung vorangegangen. Schon gegen Ende der Landstraßenzeit hat Hahnemann versucht, sich nicht nur zu kühlstem kritischem Denken und Beobachten seinem Gesetz gegenüber zu erziehen, sondern auch zu einer denkbar rationalen, klassisch klaren Ausdrucksweise in seinen Veröffentlichungen. Er kommt mit allen seinen Darlegungen tiefer und tiefer in deren Konsequenzen hinein. So bleibt ihm nichts übrig, als schließlich zum Richter und darüber hinaus zum Ankläger zu werden. Der Weg des Vermittelns erweist sich als ungangbar: Entweder muß er zu einem Luther werden, oder er muß abtreten. Jenes hat er lange zu vermeiden gesucht, dieses aber wäre der schlimmste Verrat. Es bleibt ihm nicht erspart, seine eigene Scheidung vom Denken der Zunft zu vollziehen und zugleich laut zur Scheidung der Geister aufzurufen. Der polemische Ton seiner Torgauer Schriften ist nicht mehr der eines Enttäuschten oder Verkannten, sondern der eines Apostels neuer Gewißheiten.

„Aude sapere!", einst über dem Portal von St. Afra gelesen, soll zum Motto des „Organon" bestimmt sein, aber erst von der zweiten Auflage an. Vorerst taucht dieser Wahlspruch nur in einer Arbeit auf, die wiederum Hufelands Journal herausbringt. Sie trägt den Titel: „Was sind Gifte? Was sind Arzneien?" Ihr Inhalt wendet sich gegen den Giftmythos im Sinne einer absoluten Bewertung bestimmter Naturstoffe als „schädlich", „giftig", „unheilvoll". Auch Arzneien schädigen ja den Gesunden. Darauf beruht ihre Wirkung beim Kranken. Schon Paracelsus hat den relativen Charakter des Begriffs Gift gekannt, aber das weiß der sonst so belesene Hahnemann nicht: „Alle Dinge sind Gift, und nichts ohne Gift. Allein die Dosis macht, daß ein Ding kein Gift ist." Hahnemann kommt zum selben Ergebnis, kann es aber noch dahin ergänzen, daß außer der Dosis vor allem die passende, von der Ähnlichkeitsbeziehung geleitete Wahl des Mittels dafür sorgt, daß ein Gift kein Gift mehr ist, sondern eine Arznei. Zum Schluß des Aufsatzes heißt es dann, daß der Weise die Gifte nütze, da sie ihm „Gegenstände der tiefsten Verehrung" seien, „unter Anbetung des ewigen Quells der Liebe". Und nun schließt sich, bedeutungsvoll genug, das durch Sperrdruck hervorgehobene Wort an: „Aude sapere!", das man auch mit „Wage zu schmecken!" übersetzen kann: Wage den innersten Geschmack dessen zu schmecken, was als bitter und böse gilt, pecca fortiter, dann schließt du die Gnade auf! Wir blicken wiederum ins Innere des großen Arztes, das sich hier unerwartet auftut. Ganz gewiß ist sein Ähnlichkeitsgesetz aus dem

Experiment – dem Selbstversuch im Jahre 1790 – und aus dem Blitz der Intuition geboren worden; ebenso gewiß hat er alles getan, um diesem Gesetz sachliche Fundamente zu schaffen. Das rationale, sich selbst in immer neuen Arzneiprüfungen und deren Erprobung am Krankenbett kontrollierende Vorgehen Hahnemanns bestimmt viele Jahre lang sein Denken und sein Tagewerk. Dennoch bleibt im tieferen Wesen das Arzttum für ihn eine religiöse Mission. In dem oben zitierten Brief an Hufeland aus dem Jahre 1808 heißt es bei der Schilderung des Ringens um Sicherheit in der Heilkunde:

„,Doch vielleicht ist die ganze Natur dieser Kunst, wie große Männer schon sagten, von der Art, daß *an sich* keine größere Gewißheit hineingebracht werden kann, daß sie keiner größeren Gewißheit fähig ist.'

,Schändlicher, gotteslästerlicher Gedanke', schlug ich mich vor die Stirn. – ,Wie? die Allweisheit des unendlichen Geistes, der das Universum beseelt, sollte nicht Mittel hervorbringen können, die Leiden der Krankheiten zu stillen, die er doch entstehen ließ? . . . Er, der Allvater, sollte die Krankheitsmartern seiner liebsten Geschöpfe mit Kälte ansehen und dem doch sonst alles möglich machenden Genie der Menschen keinen Weg, *keinen leichten, sichern und zuverlässigen Weg* möglich gemacht haben, wie sie die Krankheiten aus dem rechten Gesichtspuncte anzusehen hätten, und wie sie die Arzneien befragen könnten, wozu jede nütze, wozu sie *wirklich* und *sicher* und *zuverlässig* hülfreich sey?'"

Dieser Gedanke, fährt Hahnemann fort, wäre ihm eine Gotteslästerung gewesen. Arzttum bleibt ihm immerdar ein religiöser Auftrag. Gott will Heilung, weil er verleiblichte Schöpfung, weil er inkarnierte Geister will, also will er auch den Arzt.

Es liegt eine große Demut darin, daß der also Ergriffene sich nun daranmacht, „die Arzneien zu befragen". Er setzt sich am eigenen Leibe mit ihnen auseinander, er hält sie sich nicht fern, weil sie „Gifte" sind, sondern er sucht nach dem Geheimnis des Giftes, um es in Heil zu verwandeln. So werden ihm die „schädlichen", „feindlichen" Stoffe zu Gegenständen tiefster Verehrung, wie er ausdrücklich betont – und sie führen ihn zur „Anbetung des ewigen Quells der Liebe".

Ist das noch die Stimme des Aufgeklärten, des Rationellen, des nur Gelehrten? Er glaubt es selbst nicht und schließt deshalb sein Bekenntnis mit dem Aufruf zum Wagnis der Weisheit ab.

In solcher Geisteshaltung geht er ans Werk, um sein „Organon" zu schreiben.

Im Jahre 1810 erscheint es, zunächst unter dem Titel „Organon der rationellen Heilkunde". Noch klingt damit das Bestreben an, nichts als ein der nackten Vernunft zugeschworener Fachmann der medizinischen Wissenschaft sein zu wollen. Auch das Motto „Aude sapere!" fehlt zunächst. Von der zweiten Auflage ab ist keine Rücksicht auf Zeitgeist und Zunft mehr nötig. Aber selbst bei der ersten läßt die dem Werk mitgegebene „Vorerinnerung" unschwer Hahnemanns wahren Geist durchblicken. Es ist vom „Dienst am Altare der Wahrheit" die Rede und heißt dann, ausklingend ins Wesentliche: „Der Heilkünstler in diesem Geiste aber schließt sich unmittelbar an die Gottheit, an den Weltenschöpfer an, dessen Menschen er erhalten hilft, und dessen Beifall sein Herz dreimal beseligt." Hier geht es also gleich zu Anfang ganz und gar nicht „rationell" zu, und statt der auf dem Buchtitel genannten Heilkunde – der wissenschaftlichen Fachdisziplin – wird der Heilkünstler, der begnadete Könner, eingeführt. Außerdem beleuchtet das Wort vom unmittelbaren Anschluß an den Weltenschöpfer die Theologie Hahnemanns, der übrigens seit seiner Siebenbürgener Zeit ein begeisterter Freimaurer war. Hahnemann ist stets das gewesen, was der christliche Denker Gerhard Nebel – in abwertendem Sinne – einen „Erstartikler" nennt: und das muß der rechte Arzt wohl auch sein, denn die Heilkunst hat es mit Anliegen „von dieser Welt" zu tun – von ebendieser Welt, die der Schöpfer schuf und in deren Vorhandensein sich sein Wille konkreter bekundet als in den hundert Erlösungslehren und in ihren hunderttausend theologischen Interpretationen.

Es liegt ganz im Zuge der Entwicklung Hahnemanns und auch seiner Homöopathie, wenn die weiteren Auflagen des „Organon" den Begriff „rationell" streichen und aus der Kunde auch schon im Titel entschlossen eine Kunst machen – eine Kunst, zu deren Beherrschung und Ausübung nunmehr im hinzukommenden Motto das Wagnis der Weisheit als Voraussetzung gefordert wird.

Das Wort „Organon" schillert in seinen Bedeutungen, es läßt eine Fülle von Assoziationen zu. Zunächst denkt man unwillkürlich an das Organische, das Lebensgemäße, im Gegensatz zum Mechanischen einer bloß ingenieurhaft eingestellten Medizin. Sodann bedeutet das Wort so viel wie „Instrument". Zum Instrument des Arztes ist dieses Buch berufen, aber auch der Instrumentencharakter des Leiblichen klingt an, das Biomusikalische, die ärztliche Bemühung, eine „verstimmte Lebenskraft" zurückzustimmen zur Harmonie; Klockenbrings „Proslambanomenon", der verlorene und wiederzufindende Ergänzungston, hat ganz von fern an diesem Buchtitel mitgearbeitet. Übersetzt man das Wort, was ebenfalls möglich ist, mit „Grundlegung", so bekommt es den gesetzgeberischen Klang, der auch in der Absicht Hahnemanns liegt. Aus allen vier Deutungen ergibt sich ein Ganzes: Das „Organon" ist die gesetzgeberische, der organisch-lebensgemäßen und das Instrument des kranken Leibes zur Harmonie stimmenwollenden Heilkunst gewidmete Programm- und Lehrschrift, die den Arzt in Stand setzen will, wirksam, sicher, schnell und angenehm zu kurieren.

Das Kurieren allein macht den Arzt, das Kurieren des Menschen, des einzelnen, konkreten Kranken, der stets ein einmaliger Sonderfall ist. Schon im ersten Paragraphen sagt sich Hahnemann los von jeglicher systematischen, theoretischen und kausal forschenden Pathologie. „Der Arztes höchster und *einziger* Beruf ist, kranke Menschen gesund zu machen, was man Heilen nennt." Eine Fußnote zu diesem lapidaren Beginn legt dar, daß „Hypothesen über das innere Wesen des Lebensvorgangs" und über „Krankheitsentstehungen im unsichtbaren Innern" – worunter aber nie das Leibesinnere, das ja sichtbar ist und zum „Äußeren" gehört, verstanden werden darf! – ebensowenig zur Aufgabe des Arztes gehören wie die „unzähligen Erklärungsversuche über die Erscheinungen in Krankheiten". Die kranke Welt seufzt nach Hilfe, nicht nach theoretischer Medizin.

Was in den weiteren Paragraphen folgt, ist Punkt um Punkt eine streng logisch aufgebaute, mit juristischer Prägnanz formulierte Verkündigung der uns bereits bekanntgewordenen Gesetze, Erfahrungen und Einsichten. Ein System ohne Theorie liegt vor. Denn Hahnemann bleibt – um es wieder zu betonen – überall bei den Erscheinungen selber, sowohl denen der Arzneiwirkung als auch denen der Krankheit. Ihre Deutung, Begründung und ursächliche Verknüpfung miteinander interessiert ihn nicht – das alles ist „theoretische Medizin" und führt ins Spekulieren. Wahr ist, was sich bei der Arzneiprüfung am Gesunden und bei der Krankheit am Patienten offenbart. Hier und nur hier gilt es anzusetzen. Außer diesen beiden Wahrheiten – den arznei- und den krankheitsbedingten Erscheinungsreihen – gibt es noch die übergeordnete Wahrheit des Ähnlichkeitsgesetzes, um derentwillen das „Organon" in alle Welt geschickt wird. Das Ähnlichkeitsgesetz – „Similia similibus curentur", „Ähnliches werde durch Ähnliches geheilt" – heißt auch kurzweg „das Simile", ein Name, den zugleich die jeweils passende Arznei erhält. Dieses Simile gehört zu den Grundtatsachen der Welt, ist in Goethes Sinne ein Urphänomen und läßt sich nicht analysieren, sondern bloß dankbar erkennen und segenbringend anwenden. Der ärztliche Imperativ, in den Hahnemann es bringt, lautet: „Wähle, um sanft, schnell, gewiß und dauernd zu heilen, in jedem Krankheitsfalle eine Arznei, welche ein ähnliches Leiden für sich erregen kann, als sie heilen soll."

Das ist das Herzstück des „Organon". Sämtliche übrigen Ausführungen verhalten sich dazu wie ein für die Praxis des Suchens, Findens und Handelns bestimmter Kommentar.

Eine ungeheure Erfahrungsfülle, in langer kritischer Arbeit an dem neugefundenen Gesetz gewonnen, wird in den 271 Paragraphen der ersten „Organon"-Auflage ausgebreitet. Hahnemann weiß auch vor allem die Grenzen seines arzneilichen Heilweges abzustecken. So versteht es sich für ihn von selbst, daß Fehler in der Lebensordnung des Kranken getilgt werden müssen. Um zu zeigen, wie ein recht geordnetes Leben aussieht, wimmelt es im „Organon" von diätetischen Hinweisen. Die Diätetik ist seit den frühesten Arztjahren Hahnemanns Steckenpferd. Er denkt gar nicht daran, ein einseitiger Arzneiverordner zu sein. Der Mensch lebt für ihn mitten in einem Kosmos der Ordnungen, also hat er als Gesunder und erst recht als Kranker dafür zu sorgen, daß sein Leben sich diesen Ordnungen einordne. Was hundert Jahre später der Schweizer Bircher-Benner in Gesetzesform gebracht hat: die universale Ordnungstherapie [25], das ist Hahnemann der Idee nach schon geläufig, nur daß er nicht, wie

Bircher-Benner, die diätetische Idee mit der kunstheilerischen, die biologische Vorsorge und Sorgfalt mit dem therapeutischen Gesetz und Imperativ identifiziert. Die Ausgestaltung dieser diätetischen Idee für die Praxis bleibt dem Späteren überlassen, er, Hahnemann, kann nur Grundzüge davon geben, muß sich aber im übrigen seinem Lebensthema zuwenden: Der Similearznei[26]. Die weitere Grenze, die er für deren Wirken zieht, liegt im Organismus selber. Jede Arzneigabe kann sich nur auswirken, wenn dieser Organismus imstande ist, auf sie zu reagieren. Es muß eine Lebenskraft, eine Dynamis da sein, die auf den Reiz der arzneilichen Dynamis antwortet. Liegen ganz schwere, verzweifelte, mit unmittelbar lebensbedrohlicher Schwäche einhergehende Krankheitsfälle in ihrem Endstadium vor, so ist fast nie genug Reaktionsvermögen vorhanden, um auf einen homöopathischen Arzneireiz noch anzusprechen. Wo nichts mehr reagieren kann, sind Reaktionen unmöglich. In solchen, aber nur in solchen Grenzfällen erlaubt Hahnemann ein palliatives Eingreifen, ein mehr oder minder gewaltsames Aufpulvern der erlöschenden Kräfte durch grobe chemische Stöße. Er erlaubt es aber auch nur, um dann sogleich die Anfachung des dynamischen Waltens auszunützen und nun mit der wohlgezielten Similearznei einzugreifen.

Innerhalb beider Grenzen, der gleichsam vorderen, daß Heilung unmöglich ist, wenn der Patient ein gröblich entordnetes Leben lebt und sich nicht zu Korrekturen seiner Gewohnheiten aufraffen will, und der hinteren Grenze, wenn erlöschende Lebenskraft zu reaktionsschwach für eine sinnvolle Auseinandersetzung mit der Arznei ist, dehnt sich das weite Anwendungsgebiet des Simile.

Aus dem steten Rechnen mit der Lebenskraft ist ersichtlich, daß Hahnemann mit seiner Abkehr von den „inneren, unsichtbaren Prozessen" beim Krankheitsgeschehen diese nicht etwa leugnet. Nein, er bleibt überzeugt, daß in ihnen das Geheimnis liegt. Aber er läßt es ein Geheimnis bleiben. Den Fehler des Materialismus und Biologismus, die Erscheinungen der Dinge für das einzig Vorhandene zu halten, begeht er keinen Augenblick. Genau so fern steht er aber auch dem entgegengesetzten Fehler, sich um eine rationale Zerfaserung des Geheimnisses mittels kausal-analytischer Methoden zu bemühen. Statt dessen bleibt er bei dem Wahrnehmbaren als der Offenbarung des Nicht-Wahrnehmbaren, bei der erscheinungsweltlichen Aussage der Dinge über ihr Wesen, und pflegt „die reine Erfahrung der Erscheinungsmedizin" (Rudolf Tischner).

Sehr bezeichnend heißt es im § 12 des „Organon", daß die unsichtbare krankhafte Veränderung im Innern und der Komplex der äußerlich wahrnehmbaren Symptome beide wechselseitig und notwendig durcheinander bedingt seien. Sie zusammen bilden, als Einheit, die Krankheit. Mit den äußeren Symptomen stehen und fallen die inneren (dynamischen, in der Verstimmung der Lebenskraft begründeten) Veränderungen. Beide sind zugleich miteinander da und müssen auch zugleich verschwinden, so daß, wer die wahrnehmbaren Symptome hervorzubringen imstande ist, zugleich die innere krankhafte Veränderung des Lebenskräftewaltens erzeugt haben muß; andernfalls wäre die Erscheinung der Symptome unmöglich. Umgekehrt gilt, daß, wer die wahrnehmbaren Symptome in ihrer Gesamtheit fortzubringen versteht, auch zugleich die krankhafte Veränderung im Bereich der Lebenskräfte beseitigt hat.

Dieser Paragraph will genau durchdacht sein. Er redet nicht – nur böswilliges Mißverstehen könnte es so deuten – einem symptomatischen Kurieren das Wort. Daß zum Beispiel ein betäubter Kopfschmerz keine Heilung eines Stirnhöhlenkatarrhs ist, wußte niemand besser als Hahnemann. Gegen eine solche Bemäntelung von Symptomen zieht er ja seit seinen ersten Arztjahren wütend zu Felde. Wenn aber der Arzt die Gesamtheit der Symptome erlöschen lassen kann, ist damit auch die Krankheit erloschen. Betäubung, arzneilicher Gegendruck, bringt kein Symptom zum Erlöschen, sondern nur zum kurzfristigen Verstummen. Bei Hahnemann aber geht es um ein mitsinniges Auflösen der Symptome von innen her.

Für den Patienten ist – selbstverständlich – die Krankheit identisch mit den anomalen und leidbetonten Erscheinungen, die sie an seinem Leib und in seiner Seele hervorruft. Auch der Arzt, will er sich nicht ins Spekulieren verirren, kann den Krankheitsfall nur bei seinen Erscheinungen fassen. Um bei dem Beispiel des Stirnhöhlenkatarrhs zu bleiben: Der Kranke klagt über heftige Kopfschmerzen, Brillendruck über der Nasenwurzel, Ausschnauben eitrigen Sekrets, Frösteln und Mattigkeit. Näheres Befragen ergibt noch weitere Erscheinungen, etwa Verlangen nach frischer Luft, Umhergehen oder im Gegenteil Wärme- und Ruhebedürfnis, Verschlimmerung zum Abend oder am Morgen, Appetitlosigkeit oder Heißhunger auf Pikantes, auf Eier usw. usw. Keins dieser Symptome ist unwichtig, jedes dient der passenden Arzneifindung. Der Arzt kann, wenn er mag, zu diesen offenkundigen Erscheinungen noch exakte Untersuchungsbefunde hinzufügen, kann die Stirnhöhlen durchleuchten, das Fieber messen, die weißen Blutkörperchen des Kranken unterm Mikroskop betrachten – was er immer tun mag, er wird stets nur Erscheinungen konstatieren. Daß dabei diejenigen Erscheinungen, die den Patienten zum Arzt hintrieben, die im Vordergrund stehenden sind, ist klar. Nicht weil er vielleicht ein anomales Blutbild haben könnte, kommt er in die Sprechstunde, sondern weil ihn Kopfschmerz, Frösteln und Mattigkeit plagen.

Alle diese Erscheinungen, die wesentlichen und die beiläufigen, die subjektiv vom Kranken wahrgenommenen und die objektiv vom Arzt ermittelten, ergeben das; was von der Krankheit faßbar ist. Kann der Arzt sie in ihrer Gesamtheit schnell, sicher, angenehm und dauerhaft auflösen, so ist weder für ihn noch für den Leidenden mehr etwas von der Krankheit vorhanden. Das innerste unsichtbare Wesen des ganzen Vorgangs bleibt dabei völlig gleichgültig. Mit Erscheinungen und mit dem Verschwinden von Erscheinungen hat der Arzt zu tun, nicht mit naturphilosophischen Ergründungsversuchen. Auch der Patient, den Symptome zum Arzt treiben, will nicht eine pathologische Belehrung erhalten, womöglich in ärztlicher Fachsprache, ebensowenig ist er darauf aus, Zeuge spekulativer Leistungen seines Doktors zu sein, sondern er will befreit werden vom Schmerz und Leid seiner ihn plagenden Symptomengesamtheit. Dennoch ist es seine eigene verstimmte, „unsichtbare" Lebenskraft, die sich in den Symptomen der Krankheit Ausdruck verschafft – und nur über arzneiliche Einwirkung auf diese Lebenskraft kann der Arzt die krankhaften Symptome auflösen.

Ein – freilich grober und der physikalischen Welt entnommener – Vergleich drängt sich auf. Was Elektrizität ihrem Wesen nach ist, bildet seit Jahrzehnten ein ungelöstes und immer wieder diskutiertes Problem der theoretischen Physik. Den Ingenieur in einem Großkraftwerk geht dieser Streit wenig an, denn seine Aufgabe ist es, mit den ihm bekannten Gesetzen der ihrem Wesen nach unbekannten Elektrizität praktisch zu arbeiten. Zum Einschalten elektrischen Lichts oder zum Reparieren eines Telephons ist kein Einblick in die Hintergründe der Physik nötig. Eine Mutter, die auf Grund von sich kundtuenden Akonitsymptomen ihr Kind aus der homöopathischen Hausapotheke mit Akonit heilt, braucht von theoretischer Biologie genau so wenig zu wissen.

Das Einschalten des elektrischen Lichts und das Heilen erster Erkältungsfieberschauer durch Akonit sind allerprimitivste Beispiele, die das Prinzip der unbefangenen Praxis illustrieren sollen. Der meisterlich ausgeübte Beruf des homöopathischen Arztes ist weit schwieriger, komplizierter, stellt weit höhere Anforderungen an Wissen, Gedächtnis, Einfühlungsfähigkeit, synthetisches Schauvermögen und feinste Beobachtungsgabe als der eines Ingenieurs im Großkraftwerk, denn das Lebendige reagiert wesentlich differenzierter als die physikalischen Größen. (Der Chirurg Edwin Blos bekennt in seinem Buch „Hahnemann, der Begründer der Kolloidalchemie", Karlsruhe 1931: „Homöopathisch kunstgerecht behandeln im reinen Sinne Hahnemanns stellt eine ärztliche Höchstleistung dar, die nur aus einem langen, mühevollen und tiefschürfenden Studium der Sache hervorgehen kann. Chirurgie zum Beispiel zu erlernen und zu verstehen, ist dagegen ein Kinderspiel; das sage ich Ihnen aus meiner Erfahrung als praktischer Arzt und Chirurg.") Trotzdem hat der Ingenieur noch eher ein Einbeziehen theoretischer Gedankengänge in seine Arbeit nötig als der homöopathische Arzt, dessen sämtliche Qualitäten der Erscheinungswelt und abermals der Erscheinungswelt zugewandt bleiben. Paradox wie das Ähnlichkeitsgesetz selber klingt auch die aus ihm geborene Grundwahrheit, daß homöopathisches Handeln ins Innere dringt, indem es am Äußeren haften bleibt. Dies und nichts anderes sagt der bedeutsame § 12 des „Organon" aus.

Hahnemann hat mit solchen Anschauungen Vorgänger gehabt, die er laut verleugnet hätte, wären sie ihm überhaupt bekannt gewesen. Paracelsus und die Paracelsisten, späterhin auch Jakob Böhme, waren von der Überzeugung durchdrungen, daß alle Dinge der Welt in ihrem Äußeren Hinweise über ihr Inneres enthalten. Die „Signatura rerum", die verborgene Kennzeichnung der Dinge, gibt Aufschluß über die diesen Dingen innewohnende „Tugend". Man muß bloß die Signatur zu lesen verstehen – und auf einmal ist das Weltall nicht mehr stumm. So heißt es bei Böhme: „Du wirst kein Buch finden, wo du der göttlichen Weisheit mehr inne werden könntest, als wenn du auf eine grünende und blühende Wiese gehst, da wirst du die wunderbare Kraft Gottes sehen, riechen, schmecken." Andere – wie der Renaissancephilosoph Porta – haben sogar ein genaues System aufgestellt, auf welche Weise man dem Äußeren der geschaffenen Dinge ihr inneres Wesen ablesen soll. Es ist sinnwidrig, diese Menschen als „Mystiker" zu bezeichnen, denn sie mühen sich um das genaue Gegenteil der Mystik – der augenschließenden Weltabkehr –, indem sie ihre Augen öffnen und fest auf die Dinge der Welt richten, um auf diese Weise das Wesentliche zu erfahren. Hahnemann gleicht den Verfechtern der Signaturenlehre in seiner Erkenntnishaltung ganz: Wie sie will auch er bei der Erscheinung, beim Äußeren bleiben, um als Wirkender auf das unsichtbare Innere hin handeln zu können. Während aber jene Alten nur ihrer privaten Erleuchtung, ihren persönlichen Intuitionen ausgeliefert waren und deshalb leicht ins Phantastische gerieten, macht Hahnemann – darin wirklich ein Erbe des Aufklärungszeitalters – die Enträtselung der „Signaturen" lehr- und lernbar. Er projiziert die Erscheinungen, die ein Stoff zu offenbaren vermag, mit Hilfe des Selbstversuchs in den eigenen Leib und erst von dorther in den eigenen Geist hinein und schafft so seine reine Arzneimittellehre als die am gesunden Menschenleibe erfahrene Aussage der Arzneistoffe über sich selber. Jetzt hat er seine „Signatur" des jeweiligen Stoffes beisammen – in Form von Symptomen, von einem aus Erscheinungen gefügten Gesamtbild der Wirkung. Wahrnehmbares Äußeres und unsichtbares Inneres sind nun zur Einheit geworden. Dasselbe gilt von der Erscheinungsgesamtheit, die ihm mit jedem Kranken gegenübertritt.

Innewerdung durch Anschauen des Äußeren ist gleichermaßen die Parole der renaissancezeitlichen Signaturenkundler und Hahnemanns, bloß daß dieser schon rationale Methoden kennt, die jenen noch unentdeckt waren. Hahnemanns Zeit- und Geistesgenosse Goethe bewegt sich auf denselben Spuren. Auch er geht als Natur-

forscher „physiognomisch" zuwege, auch er „sieht Ideen mit den
Augen", wie er in Abwehr der Schillerschen Einwände gereizt be-
tont. Dasselbe gilt von Alexander von Humboldt, Goethes großem
Schüler im Naturbetrachten. Alle drei, Hahnemannn, Goethe und
Humboldt, lehnen die Metaphysik nicht ab, sie lehnen lediglich ab,
ihr hinter der Welt begegnen zu wollen.

Vom Ausdruckswert her erkennt Hahnemann die Arznei, vom Ausdruckswert her erfaßt er das Krankheitsbild. Die verstimmte unsichtbare Dynamis drückt sich in den Symptomen des Kranken aus, wie
sich das Wesen der Arznei in den Symptomen ihrer Einwirkung auf
den Gesunden ausdrückt. So weit zu kommen, ist nicht schwer. Zu
wissen aber, daß beide Bilder, das der Krankheits- und das der
Arzneiwirkung, einander auslöschen und das reine Bild des gesunden
Menschen wiederherstellen, wenn sie bei vorliegender Ähnlichkeit
gegeneinander eingesetzt werden, das ist Hahnemanns Eigengut.

Hahnemanns „Organon" ist also nicht bloß in ärztlicher, sondern
auch in bewußtseinsgeschichtlicher Hinsicht ein Neubeginn. Der
Glaube und die Begnadung der alten Signaturendeuter wird darin –
auf eine besondere und geläuterte, lehr- und begründbare Weise –
zur Gewißheit und darüber hinaus zum Archimedespunkt der Heilkunst. Goethe sagt einmal: „Man suche nicht hinter den Phänomenen,
sie selbst sind die Lehre." Derselbe Satz könnte auch von Hahnemann
stammen. Er als Arzt bezieht in den Kreis der Phänomene auch all
dasjenige ein, was sich im Seelischen Ausdruck verschafft, sei es beim
Arzneiprüfer, sei es beim Kranken. Aber auch da „sucht er nicht
hinter den Phänomenen", verliert sich nicht ins kausale Forschen,
wie es die offizielle Wissenschaft gewöhnt ist. Nicht warum, sondern
daß ein Patient Angst, Heimweh oder Depression an den Tag legt,
ergibt den wertvollen Hinweis. Die Antwort auf alles Warum wurzelt in letzter Instanz dort, wohin kein sterbliches Auge zu blicken
vermag. Gott hat den Menschen nicht in die Erscheinungswelt gepflanzt, damit dieser sie von innen, vom durchdringenden Bewußtsein Gottes her betrachte, sondern damit er ihre Phänomene, ihr
Außen, erkenne und von daher Zugang zum Innen gewinne; damit
ihm, mit Goethes Worten ausgedrückt, die Phänomene selbst die
Lehre seien.

Signaturenlehre und homöopathisches Findungsprinzip sind eng verwandt. Die Menschheit wuchs jenseits des Mittelalters aus einer um gnadenhafte Erleuchtung bittenden Bewußtseinshaltung heraus, sie nahm ihr Erkennen selbst in die Hand, schärfte ihren Verstand und klärte ihre Methoden der Empirie. Das gipfelt in Kant, der als Theoretiker scharfe Erkenntnisgrenzen zieht. Hahnemann bleibt Praktiker, seine Beschränkung auf das Phänomenale der lebendigen Wirklichkeit, auf die Erscheinungsreihen von Arzneiprüfung und Krankheitsbild, hält dennoch unaufhörlichen Kontakt mit dem „unsichtbaren Innen". Rückt bei Kant das „Ding an sich" in eine dem kühlen Denker unzugängliche, ja verbotene Ferne, so bleibt bei Hahnemann die „Dynamis" in lebenspendender und alles gestaltender Nähe. Das ist der Unterschied zwischen dem philosophischen Kritizismus des Königsbergers und der „reinen Erfahrung der Erscheinungsmedizin", wie sie der Porzellanmalersohn aus Meißen vertritt. Dort starre Grenzen, hier flutende Lebensfülle; dort Beschränken des Erkennens, hier Erweitern des Handelns. Will man beide Männer vom Ausdruckswert ihres Lebens, von den Erscheinungsreihen ihrer Biographie her anschauen, so könnte man Bestätigungen für das Gesagte finden: Kant, zeitlebens nie aus den engen Gassen seiner Vaterstadt Königsberg herausgekommen, erstarrt in seinen letzten Lebensjahren gehirnsklerotisch und stirbt im Altersschwachsinn. Hahnemann, grenzenlos umhergetrieben, blüht im neunten Lebensjahrzehnt in seinen Frühling hinein und stirbt im Vollbesitz seiner geistigen Elastizität. Heute, mehr als ein Jahrhundert nach dem Erscheinen des „Organon", haben einige Homöopathen die Anknüpfung der alten Signaturenkunde an Hahnemanns „reine Erscheinungsmedizin" neu vollzogen, so vor allem der als Arzt und Forscher gleich bewundernswerte Emil Schlegel[27]. Das Bestreben, dem Wesen der lebendigen Organismen vom Ausdrucksgehalt ihrer Leibes- und Lebenserscheinungen nahezukommen, kennzeichnet ganze Strömungen der modernen Biologie, etwa die Polaritätsforschungen des Botanikers Hans André und des Neurologen Armin Müller, die idealistische Morphologie des Botanikers Wilhelm Troll und den klug und siegreich geführten Kampf des ärztlichen Denkers Will Rink um die Gestaltung und Bewährung einer universellen Physiognomik. Meist wird bei Goethe angeknüpft, von Hahnemanns Werk weiß man wenig. Dennoch ist Hahnemann auf diesem Gebiet der Bedeutendere, denn seine Ideen ließen sich bis zur Gegenwart immer wieder an den Krankenbetten erproben und bestätigen, waren und blieben alo für eine systematische und positive Verwandlung des Irdischen wirksam. Erkenntnisleistung und konkrete Verwirklichung fallen hier so zusammen, wie man es sonst nur bei technischen Unternehmungen zu beobachten gewöhnt ist.

Mit dem Erscheinen des „Organon" wird weiten Kreisen – denn Hahnemanns frühere Veröffentlichungen sind nicht wuchtig genug gewesen und auch nur kleineren Gruppen von Ärzten zum Gegenstand des Nachdenkens und Erprobens geworden – etwas unerhört Neues, Revolutionäres groß vor Augen gestellt. Im Vorwort weist Hahnemann darauf hin, daß es schon seit den Zeiten des Hippokrates immer wieder Ärzte gegeben habe, bei denen sich dumpfe Ahnungen eines homöopathischen Findungs- und Anwendungsprinzips fänden, aber keiner unter ihnen sei je zur Erkenntnis vom Gesetzes-Charakter des Simile vorgedrungen oder habe auch nur klar und zielbewußt danach zu handeln gewußt. Mehrere dieser Autoren zitiert er, aber ausdrücklich nur, um nicht in den Ruf zu kommen, er habe Vorläufer verschwiegen. Das Neue, das er enthüllt, ist im Grunde ein Uraltes, ist als eine Grundwahrheit „gleich ewigen Ursprungs mit der allweisen, gütigen Gottheit". Damit fordert er die Anerkennung des Simile als eines nicht weiter zurückführbaren Urphänomens.

Wie wird das Buch aufgenommen werden? Dankbar? Skeptisch? Haßerfüllt?

Für alle drei Reaktionsweisen finden sich alsbald Repräsentanten. Ein harter Kampf der Geister beginnt. Bis heute ist er noch nicht beendet. Es melden sich Schüler und werden zu Jüngern. Es melden sich Feinde und werden allzuoft Verleumder. Zwischen den Jüngern und den mehr oder minder sachlichen Gegnern dehnt sich, unübersehbar, das Meer der Reservierten, Kritischen und Bequemen. Ihnen gehört die Majorität heute und in Ewigkeit. Sie scheuen den Entschluß zum Für oder Wider, gelten in ihrem Umkreis bestenfalls für kühle Köpfe und fallen alsdann der ebenso kühlen Vergessenheit anheim. So wird das „Organon" zum Prüfstein, an dem sich die leidenschaftlichen Ärzte des kausalen Forschens von den ebenso leidenschaftlichen Ärzten der dem Simile zugeschworenen reinen Erscheinungsmedizin voneinander scheiden und hinter sich die Masse derer zurücklassen, denen Leidenschaft fremd und damit ein tiefer gegründetes Arzttum verschlossen ist.

Zu den Feinden gehören aber nicht bloß die Bekenner des wissenschaftlich-exakten Weges der Kausalforschung, sondern auch viele, die sich persönlich herabgesetzt oder geschädigt glauben. Zu ihnen zählt schon bald nach dem Erscheinen des „Organon" der Berliner Professor A. F. Hecker. Er ist erbost über eine Stelle aus Hahnemanns Vorwort, in der dieser sich gegen die Vielgemische wendet und zugleich auf das Vorkommen unbeabsichtigter Heilungen nach homöopathischem Prinzip hinweist. Es heißt wörtlich: „*Mehrerer Gemische* von Arzneien bediente sich *Hecker* in der caries von Knochen (Knochenfraß) mit sichtbarem Erfolge; zum Glücke, daß in allen diesen Mischungen Quecksilber mit befindlich war, von welchem nur allein dies Übel besiegt werden konnte, homöopathisch, da Quecksilber unter allen je bekannt gewordenen Arzneien die einzige Potenz ist, welche Knochenfraß spezifisch selbst erzeugen kann, wie so viele übertriebene Mercurialkuren bezeugen." In diesem einen Satz ist gleich dreifach Kritik am Vorgehen der Schule geübt: Einmal werden die Gemische verurteilt, sodann wird der tatsächliche Erfolg auf unwissentliches Operieren mit dem Simileprinzip zurückgeführt, drittens folgt ein Hinweis auf die vielen übertriebenen Quecksilberkuren, die Mode sind und deren einziger Erfolg im unbeabsichtigten Hervorrufen von Knochenfraß besteht. Es liegt nahe, daß man sich mit einer so schonungslosen Schreibweise nicht gerade beliebt macht.

Hecker aber verliert den Verstand. Er polemisiert wenige Wochen nach Veröffentlichung des „Organon" in den „Annalen der gesammten Medizin" wild gegen Hahnemann los und nennt diesen einen Lügner, weil er behaupte, seine, Heckers, Behandlung habe sich mehrerer Arzneigemische bedient. Er sagt wörtlich – und diese Aussage ist bezeichnend für die damalige Arzneibehandlung der Schule! – : „Ich gebrauchte weiter nichts als:

1. eine einfache Auflösung von ätzendem Sublimat in destilliertem Wasser mit Liqu. Myrrh.;

2. Innerlich Pulver aus Calomel, Goldschwefel und Zucker.
3. Einige Purgiermittel aus Calomel mit Jalappe wegen vieler Spul-
würmer. *Einfacher kann man nicht verfahren* ...
Wer die angewandten Mittel ,mehrere Gemische von Arzneien'
nennt – *lügt* – !"

Das Wort „lügt" steht in Sperrdruck, hervorgehoben durch zwei
Gedankenstriche und ein Ausrufungszeichen. Hahnemann wird der
Lüge bezichtigt, weil drei Arzneigemische, deren einzelne, grob
dosierte und zum Teil stark giftige Ingredienzen in ihrer Wirkung
noch völlig ungeprüft sind, von ihm als „mehrere Gemische von
Arzneien" angesprochen werden. Der tiefgekränkte Hecker sagt über
sein unüberblickbares, mit einem Vielerlei von Stoffen arbeitendes
Vorgehen: „Einfacher kann man nicht verfahren ... "
Das ruft er dem zu, dem ein Arbeiten mit einem einzigen Stoff in
minimaler Dosis zu ärztlichen Erfolgen verholfen hat, von denen
alle Welt spricht. In Hahnemanns Torgauer Praxis drängen sich die
Leidenden, um sie als Geheilte zu verlassen. Ihr von Monat zu
Monat größer werdender Kreis stellt gleichsam ein zweites, nicht
mehr in gedruckten Worten, sondern in Fleisch und Blut bestehendes
„Organon" dar. So kann der Doktor es sich leisten, Heckers Schmäh-
schrift zunächst unerwidert zu lassen. Sogar allopathische Ärzte ver-
bitten sich schließlich Tendenz und Ton der Heckerschen Ausführungen als mit der Würde der Wissenschaft unvereinbar.
Allopathische Ärzte ... Zum erstenmal fällt dieses Wort. Heute ist
es jedem Kind bekannt. Alle Apotheken tragen ja auf ihren Glas-
fenstern oder ihren metallenen Firmenschildern die beiden Worte
„Allopathie" und „Homöopathie", um damit zu verkünden, daß sie
als Arzneimittelhandlungen mit beiden Richtungen der Medizin
Geschäfte machen wollen. Seit 1807 – also drei Jahre vor dem „Organon" – bezeichnet Hahnemann sein System als das homöopathische.
Homöopathie bedeutet Heilung mittels Hervorrufung ähnlicher Leiden. Nichts liegt näher, als die genau umgekehrt vorgehende Heilmethode der Schule mit dem Namen „Allöopathie" zu belegen,
späterhin ersetzt durch die allgemein übliche Schreibweise „Allopathie". Heilung durch entgegengesetztes Leiden, das wird damit
ausgedrückt. Ist der Patient hartleibig, so verschafft ihm sein allopa-

thischer Arzt mittels einer abführenden Arznei das entgegengesetzte Leiden des Durchfalls; ist er schlaflos, so wird durch arzneiliche Erzeugung einer narkoseähnlichen Schlafsucht auf ihn eingewirkt. Der Begriff Allopathie hat nur einen Sinn als Gegensatz zur Homöopathie, er hängt von ihrer Existenz ab wie der Begriff Protestantismus von der Existenz der katholischen Kirche. Wer sich als Allopath bezeichnet, weist damit auf das Vorhandensein des Simile hin und zugleich auf seine Protesthaltung ihm gegenüber.

Mit den beiden neuen Worten sind zugleich zwei Geisteshaltungen voneinander grundsätzlich geschieden, eine, die vom Sinn, eine andere, die von der Sinnlosigkeit der Krankheit durchdrungen ist. Damit, daß die Homöopathie in ihrem Vorgehen sich den Krankheitssymptomen mitsinnig angleicht, daß sie sie gleichsam in ihrer Tendenz bestärkt, sagt sie Ja zu ihnen. Sie sieht in den Erscheinungsreihen, die der kranke Organismus hervorbringt, etwas, was nicht ohne weiteres unterdrückt werden darf. Die Arznei ist dazu da, Steuerungen in der gleichen Richtung zu schaffen, die der Organismus selber sucht. Mit den Symptomen soll sie gehen, nicht dagegen.

Ganz anders das allopathische Denken und Handeln: Krankheitssymptome sind sinnlose Abweichungen von der Norm; man schlage sie rasch tot, und die Norm ist wieder da. Hat der Patient Fieber, so drücke man es durch antipyretische Mittel herab, bis die normale Temperatur wieder erreicht ist. Hat er einen Ausschlag, so entferne man ihn direkt durch Salben, Ätzmittel oder Bestrahlung. Krankhafte Symptome stellen Fehlleistungen der Natur dar, denen gegenüber Respekt unangebracht ist.

Aus der Gegensätzlichkeit beider Haltungen ergibt sich fast zwangsläufig außer der Verschiedenheit der Mittelwahl auch eine solche der Anwendungsweise. Wer gegensinnig auftreten will, muß stark sein, sonst unterliegt er. Der Allopath bedarf vor allem einer heroischen Medizin, bedarf wirksamer Dosen im Kampf gegen die Symptome, denn er will das, was der Organismus hervorbringt, niederringen. Umgekehrt muß, wer mitsinnig handelt, sanft und leise ins Innere dringen, muß sich ins feine Spiel der Dynamis und ihrer physiologischen Auswirkungen einzuschleichen wissen. Das kann er nur auf feinstoffliche Weise.

136

Eine Arznei ist nicht homöopathisch, weil sie in winziger Dosis gegeben wird, sondern sie wird in winziger Dosis gegeben, weil sie homöopathisch ist. Hahnemann erfährt das in Torgau aufs eindringlichste. Ist das Mittel richtig gewählt, ist es dem Krankheitsbild nicht nur ähnlich, sondern sogar zum Verwechseln ähnlich – kein bloßes Simile mehr, sondern schon ein Simillimum –, so genügt ein bloßer Hauch davon, um heilsam zu sein. Es muß freilich ein therapeutisch potenter Hauch sein, weshalb sich die „winzige Dosis" alsbald zur kunstgerecht hergestellten „Potenz" wandelt und steigert. Nicht der Stoff scheint mehr zu wirken, seine Richtkräfte, seine innewohnenden Tendenzen, seine „Tugend" genügen offenbar. Ein kranker Organismus befindet sich im Zustand der Überempfindlichkeit dem recht gewählten Arzneistoff gegenüber.

Hinzu kommt ein zweites Moment: das rhythmische. Wer etwas totschlagen will, wie der Allopath die Symptome, bedarf am besten nur eines einzigen wuchtigen Schlages. Ein Sodbrennen, hervorgerufen durch Überschuß von Magensäure, verschwindet im Nu, wenn eine ausreichend große Gabe doppelkohlensaures Natron geschluckt wird, um die Magensäure zu neutralisieren. Kopfschmerz, der auf Verengung der Blutgefäße im Gehirn beruht, bedarf einer kräftigen Dosis gefäßerweiternder Arznei, um aufzuhören. Ist die Dosis zu klein bemessen, wirkt sie nicht. Allopathie verlangt eine Gabengröße, die deutlich wahrnehmbare physiologische Wirkungen zur Folge hat. Wenn man prüfen will, von welcher Menge an ein Arzneistoff etwa die Hirngefäße erweitert, muß man das am Lebewesen, am Versuchstier, beobachten. Das Meerschweinchen, die weiße Ratte und Maus, der Hund und das sprichwörtliche Versuchskaninchen gehören zur Forschungsstätte der Allopathie ebenso wie das tabellarisch festgelegte Wissen um Minimal- und Maximaldosis der Arzneien.

Die Homöopathie kann mit Versuchstieren nichts anfangen. Auch Minimal- und Maximaldosen interessieren sie nicht. Ihre geringen Arzneigaben würden bei Prüfungsversuchen auf Kaninchen und Hunde nicht wirken, aber auch nicht auf Krankheitsbilder, zu denen sie nicht in Ähnlichkeitsbeziehung stehen. Da die passende Arznei kein Totschläger von Symptomen, sondern ein mitsinnig steuernder Feinreiz sein soll, wird sie nicht überrumpelnd eingesetzt, sondern anklopfend, rhythmisch. Lebensgemäßes Denken weiß seit je davon. „Was wird, wird still", sagt Wilhelm Raabe, und das Sprichwort stellt fest, daß steter Tropfen den Stein höhlt, nicht die einmalige Flut. Alles im Organismus ist auf Rhythmen eingestellt, das pulsende Blut und der Atem, die Zyklen von Wachen und Schlaf, die regelmäßigen Umschaltungen im Säuren- und Basenhaushalt und die das Seelenleben befeuernden Impulse. Hahnemann läßt seine Arzneien ebenfalls in vorgeschriebenen Wiederholungen wirken, in feiner Anpassung an das Zutagetreten und Zurückfluten der durch sie ausgelösten Veränderungen des Befindens. Später, als es ihm gelingt, das Rhythmische bis zur Entstofflichung des Mittels in dieses selbst hineinzubringen, ja nur noch mit den „stehenden Wellen" zu arbeiten, die der durch Alkohol hindurchgeschüttelte Arzneistoff darin zurückläßt, genügt oft eine einzige Gabe zur Heilung – immer unter der Voraussetzung genau passender Mittelwahl.

Die Lehre von den kleinen Gaben gehört nicht, wie Laien oft meinen, zum innersten Wesen der Homöopathie. Im Anfang hat Hahnemann durchaus mit massiven Gaben behandelt. Homöopathie ist im Kern Anwendung des Ähnlichkeitsprinzips. Alles übrige gehört zu ihren Konsequenzen. Nie kann sich die Allopathie der Homöopathie dadurch nähern, daß sie die Dosierung ihrer Mittel verringert, was einige Ärzte nach wie vor glauben, darunter auch solche, die sich von ihrem Firmenschild her als „homöopathische" mißverstehen. Mit großen Arzneigaben läßt sich homöopathisch, mit kleinen allopathisch handeln: Das kräftige Einreiben eines Erfrorenen mit Schnee gehört ebenso ins homöopathische Weltbild wie die Einspritzung winziger Mengen von Sexualhormon bei Mannesschwäche ins allopathische.

Dennoch konnte die Homöopathie ihre großen Erfolge erst erringen, als sie sich mehr und mehr dem Geheimnis der kleinen Gaben widmete. Constantin Hering, unter Hahnemanns Schülern der bedeutendste – er machte als Deutscher in Nordamerika die Homöopathie zu einer gewaltigen Bewegung und führte die heute unentbehrlichen Schlangengifte in den Arzneischatz ein –, wählte sich zum Wahlspruch das schlichte Wort: „Die milde Macht ist groß." Hahnemann und er erkannten von Jahr zu Jahr deutlicher, daß nur die milde Macht wirkliche Macht ist, im Gegensatz zur Gewalt. Damit wurde eine weltenalte Weisheit wiederentdeckt, die von der Überordnung des Feinen über das Grobe, des Leisen über das Laute, des Geistes über den Stoff. Der chinesische Weise Lao-Tse sagt in diesem Sinne: „Das Zarte wird das Starke besiegen. Dies ist die geheime Erleuchtung", und bei Gottfried Keller steht das sinnverwandte Wort: „Gott verhält sich mäuschenstill, darum regiert er die Welt"[28].

Denkt der Allopath als Kausalanalytiker logisch, so der Homöopath als Schauender analogisch. Geht der eine direkt, massiv und stoßartig gegen die Symptome an, so wählt der andere den indirekten, behutsam-leisen, rhythmisch sich einschleichenden Weg. Homo faber ist der eine, Homo divinans der andre.

Hahnemann ist als Arzt von seinem mitsinnigen Prinzip nie abgewichen, als Polemiker aber immer wieder. Der – beim besten Willen: allopathische – Kampf mit seinen Gegnern hat ihn viel Kraft gekostet und leider auch viel Ruf. Vorerst, in Torgau, will er aufgeregte Auseinandersetzungen mit Gegnern nach Möglichkeit noch vermeiden. Professor Heckers Angriffe gegen ihn und die Homöopathie läßt er einige Zeit lang unerwidert. Dann aber quält ihn der Gedanke, es könnten einige Ärzte durch Hecker vorurteilsvoll gestimmt werden, gar zu sehr.

Wir wissen, daß Hahnemann während der Landstraßen- und Höllenjahre seinen Sohn Friedrich – nolens volens – gefährdete, indem er dem Kind nicht die streng geordnete Erziehung und Seelenpflege angedeihen ließ, die ihm selbst als Knaben zuteil geworden war. Friedrich Hahnemann hat sich von frühester Kindheit her in das Vagabundische, in die Donquichotterie einer rastlosen Ideenjagd einräumen und einleben müssen und wuchs zwischen dem Feuer auf, das um den genialen Vater flammte, und den düsteren Flackerflammen, die von dessen geisteskranken Patienten ausgingen. Jetzt ist Friedrich Medizinstudent in Leipzig und steht kurz vor seinem Doktorexamen. Da gefährdet ihn der Vater abermals, diesmal jedoch bewußt. Er mutet ihm zu, für eine von Samuel Hahnemann verfaßte Schrift gegen Heckers Angriffe den Namen Friedrich Hahnemann herzugeben.

Weshalb? Ist der kühne Entdecker plötzlich ängstlich geworden? Keineswegs. Sein weiterer Weg beweist bis zum späten Grabe hin die

Ungebrochenheit seines Mutes zum Kämpfen und zum Exponiertsein. Dem ersten wilden Feind des „Organon" gegenüber will er aber, nach außen hin, die Würde des über der Sache Stehenden wahren. Der Herr Professor Hecker ist keinen Samuel Hahnemann wert, ein Friedrich Hahnemann genügt, um mit ihm fertig zu werden. Das soll zum Ausdruck gebracht werden. Andererseits ist sich aber Hahnemann nicht sicher, ob sein Sohn die Aufgabe der Widerlegung eines Gegners wirklich in seinem, des Vaters, Sinne lösen wird – und deshalb schreibt er sie lieber selber, während der Sohn bloß den Namen beizusteuern braucht. Unter dem Titel: „Friedrich Hahnemanns, des Sohnes, Widerlegung der Anfälle Heckers auf das Organon der rationellen Heilkunde" erscheint das Büchlein im Jahre 1811.

Es ist ein ermüdend langes, mit entrüstetem Gepolter überladenes Plädoyer und tut Hecker viel zu viel Ehre an mit seinem Bestreben, ihn Zug um Zug ad absurdum zu führen. Unter allen polemischen Veröffentlichungen Hahnemanns die unglücklichste, wirbt sie weder überzeugend noch trägt sie zur Scheidung der Geister bei, sondern erschwert bloß des jungen Friedrich Hahnemanns Laufbahn und Lebensform.

Die Torgauer Jahre wurden eingeleitet durch ein wenig glückliches Unterfangen, das des versuchten Brückenschlagens zum Rationalismus und zur Schulmedizin der Zeit hinüber. Auch ausgeleitet werden sie auf wenig glückliche Weise: Friedrich Hahnemann blamiert sich und die junge Homöopathie durch Anstimmen eines polemischen Geschreis, das nicht einmal aus der eigenen Kehle kommt. Zwischen diesen beiden Fehlleistungen erhebt sich aber bedeutsam ein Mittelpunktsereignis der Medizingeschichte: Im „Organon" wird der ärztlichen Kunst die Grundlage für ein sicheres Handeln verliehen.

Sechs Jahre lang hat Hahnemann einen ruhigen Hafen gehabt nach langer, wirrer Vagabundenzeit. Das Familienleben ist wieder lichter geworden, Frau Henriette weint und zetert nicht mehr, endlich findet sie etwas wie Glück. Man musiziert abends, während das Tagewerk dem Arzttum gehört. Die zahlreichen Heilungen geben Hahnemann eine religiöse Befriedigung, zu der er sich offen bekennt. Gott ist der Schöpfer der Arzneien und hat deren Geheimnis ihm, dem Sucher und Finder, in die Hand gelegt.

Diese Idylle wird dem Sechsundfünfzigjährigen überschattet durch eine Riesengestalt: Napoleon läßt Torgau befestigen und militarisieren. Gewalt, ein allopathisches Prinzip, umstellt den der Homöopathie geweihten Lebensraum. Hahnemann kann nicht ahnen, daß der Mann, dessen Zwingburgenbau aus dem friedlichen Torgau eine Wohnfelsenwüste voll lärmender Sodateska macht, in wenigen Jahren ein einsamer Gefangener sein wird, ein armer Mensch, der tiefer als alle andern den Bankrott des Gewalthabertums durchleidet und reuevoll vor dem Bild des Gekreuzigten steht. Schon fast losgelöst von der Welt, hat der auf St. Helena verbannte Napoleon später in der Homöopathie eine der segensreichsten Gaben erkannt und anerkannt.

Ein Brief vom 30. Januar 1811 schildert Hahnemanns Torgauer Leben so lebendig, daß er wörtlich wiedergegeben zu werden verdient:

„Ich lebe (fast 56 Jahre alt) im Zirkel einer mir theuern Familie – einer Frau von seltener Güte und sieben fast erwachsener, froher, unterrichteter, folgsamer, unschuldvoller Töchter, die mich auf Händen tragen und mir mein Leben (auch schon durch Musik) versüßen – zudem kann ich, was sich mir an Kranken anvertraut, fast ohne Ausnahme schnell, leicht und auf die Dauer heilen und so eine Menge Menschen glücklich machen – durch den, der die wunderbaren Mittel schuf und in meine Hand legte. Bin ich nicht fast zu beneiden? Aber, siehe, schon macht man alle Anstalten, um Torgau zu einer großen, fürchterlichen Festung umzugestalten, in welcher die Meinigen sich nicht getrauen, in Ruhe zu leben. Ich muß mein liebes bequemes Freihaus verkaufen – und von dannen ziehen – unentschlossen – wohin? Sehen Sie, lieber Freund! So legt die allweise Vorsehung Kummer in die andre Wagschale, wenn die eine ein so großes Übergewicht erhalten will."

Noch einmal tut sich, weiß wie ein unbeschriebenes Blatt, die Landstraße auf.

Von Torgau nach Leipzig. „Nichts ohne Gottes Fügung!" berichtet der umsiedelnde Hahnemann seinem Freunde Rat Becker. Der Einzug in Leipzig ist Hahnemanns dritte Bemühung um diese Stadt. Als zwanzigjähriger Medizinstudent will er etwas lernen – und scheitert. Als vierunddreißigjähriger Arzt will er sein Gelerntes dort erproben – und scheitert wiederum. Jetzt kommt er, sechsundfünfzig Jahre alt, um etwas zu bringen: das Gesetz der Heilkunde. Wird er auch damit scheitern?

Leipzig und die Homöopathie sind eng verknüpft. In Leipzig ist der junge Hahnemann Student, der gereifte Hahnemann Lehrer an der Universität gewesen. Zwischendurch hat er aber auch in Leipzig zuerst den Entschluß gefaßt, der Medizin den Rücken zu kehren, damals, im Jahre 1789, ehe das Stötteritzer Elend diesen Entschluß mit bitterer Not und zugleich mit dem Geschenk des Simile quittierte. Leipzig kennzeichnet Hahnemanns drei große Entschlußzeiten: Zum ersten den Entschluß, ein wissenschaftlicher Arzt zu werden: 1775. Zum zweiten den Entschluß, keiner mehr sein zu wollen: 1789. Jetzt endlich den Entschluß, mit gesetzgeberischer Vollmacht auf das Katheder der Universität zu steigen.

Was ist aus den drei Entschlüssen geworden, wenn wir ihre Auswirkung von der Gegenwart her betrachten? Der erste hat Hahnemann zwar ein akademisch abgestempeltes und staatlich zugelassenes Arzttum gesichert, aber für das tiefere Wesen des großen Mannes blieb er unfruchtbar. Der zweite war nur von kurzer Dauer, denn indem Hahnemann nicht mehr Arzt zu sein wünschte, wurde er es erst recht. Der dritte endlich, die Eroberung des akademischen Lehrstuhls für die Homöopathie, ist ihm selbst nur episodisch geglückt, aber er hat viele Früchte getragen. Eine Homöopathie im Rahmen des normalen akademischen Betriebs bleibt problematisch, eine homöopathische Akademie hingegen bleibt für alle Zukunft die rechte Stätte zum Studium des Simile.

In Leipzig sind, etwa zwei Jahrzehnte nach Hahnemanns drittem Einzug in diese Stadt, die ärgsten seiner Feinde aufgetreten; diejenigen, mit denen er in heißerer Fehde lag als mit der gesamten

Allopathie und deren Existenz ihn fast vorzeitig ins Grab gebracht hätte: die „Halbhomöopathen". Leipzig galt dem Fünfundsiebzig-, Achtzig- und beinahe Neunzigjährigen als Brutstätte seiner ärgsten Widersacher, als Zentrale der eigentlichen Gefährdung seines Lebenswerks.

So ist es auch bis zur Gegenwart geblieben. Zwar steht heute in Leipzig ein Hahnemann-Denkmal, zwar ist durch eine Leipziger homöopathische Großapotheke Hahnemanns Bild auf dem Etikett von unzähligen Arzneiflaschen in alle Welt gewandert (und damit das verbreitetste Ärzte-Porträt überhaupt geworden), zwar erschien, neben anderer wichtiger Literatur, die 6., allein maßgebliche „Organon"-Auflage – erst 1921! – in Leipzig, gewiß. Jedoch auch die „bastardhomöopathische" Richtung, die sich selbst die „naturwissenschaftlich-kritische" nennt, hat in Leipzig ihr Hauptquartier bis zu der Stunde gehabt, die mit dem Einmarsch der noch naturwissenschaftlicheren und noch kritischeren Sowjets aller Homöopathie – als einer für jeglichen Kollektivismus unbrauchbaren Individualmedizin – ein Verbot auferlegte und ein Katakombenschicksal bereitete. Rudolf Tischner hat das Anliegen der sogenannten naturwissenschaftlich-kritischen Richtung, deren Wortführer er um so besseren Gewissens werden konnte, als er gar nicht erst homöopathischer Arzt geworden ist, in den Programmsatz gefaßt: „Man muß die Homöopathie überflüssig machen und vernichten, indem man sie in die Schulmedizin einverleibt." [28a]) Wirksamer kann man sie in der Tat kaum vernichten, nicht einmal durch Verbote. Obwohl der Augenarzt Tischner in München tätig war, ist seine Optik hinsichtlich der Homöopathie durchaus Leipziger Optik gewesen – und von Leipzig gingen auch, aus der Schule des von der Klinik hypnotisierten Homöopathie-Verstümmlers Hans Wapler, all die Apostel des Tischnerschen Vernichtungs-Evangeliums querfeldein (wenn nicht im unmittelbar geographischen Sinne, so zumindest als von dort her intellektuell Besamte), die heute noch meinen und propagieren, das Prokrustesbett sei für den Homöopathen wichtiger als das Krankenbett.

Leipzig ist die Dulcamara in Hahnemanns Leben, die bittersüße Stadt der Verheißungen und Enttäuschungen, des Ruhmes und seiner Unterhöhlung zugleich.

Im Herbst 1811 treffen Hahnemanns dort ein, im Dezember bringt der „Reichsanzeiger" einen Aufruf zur Gründung eines Medizinischen Instituts, in dem der Meister selbst sein neues System der Gesetzesmedizin vor promovierten Ärzten erläutern, „vorzüglich aber practisch vor ihren Augen bey Kranken anwenden" und die Zuhörer instand setzen will, diese Heilart in allen Fällen selbst ausüben zu können. Anfang April ist die Eröffnung geplant. „Auf frankirte Briefe erfährt man die näheren Bedingungen."

Das geistige Rüstzeug für ein solches Institut hat sich vervollständigt, denn im gleichen Jahre ist auch der erste Band der „Reinen Arzneimittellehre" erschienen, eines umfangreichen Werkes, das sämtliche Symptome der einzelnen geprüften Stoffe veröffentlicht, die die Prüfer am eigenen Leibe wahrgenommen und sorgfältig aufgezeichnet haben. Es finden sich darin bereits die meisten der auch heute noch gebräuchlichen homöopathischen Hauptmittel. Ihre Symptomenfülle ist fast unüberblickbar, sie geht bei der Mehrzahl der Fälle hoch in die Hunderte, bei einigen sogar über tausend hinaus.

Die Herren promovierten Ärzte, die das Buch zur Hand nehmen, schlagen es erschrocken wieder zu. Das alles soll man sich merken, im Gedächtnis behalten, ja sogar virtuos meistern? Hunderte und aber Hunderte von Einzelsymptomen bei einem einzigen Arzneistoff soll man kennen, überschauen, zum Wirkbilde fügen, um mit diesem Stoff dann nach Similegesichtspunkten handeln zu können? Verrückt würde man werden, ja man müßte es schon sein, wenn man sich mit dergleichen Belastungen überhaupt ernstlich einlassen wollte. Wie einfach ist dagegen doch die alte, herkömmliche Arzneimittellehre, die jeden ihrer Stoffe kurz und prägnant charakterisiert: abführend, stopfend, magenstärkend, zusammenziehend, belebend, harntreibend oder einschläfernd. Das sind klare Indikationen, geheiligt durch die offizielle Lehrmeinung – und wenn jener sonderbare Rebell aus Meißen behauptet, es stünde nichts dahinter als Spekulation, rohe Empirie oder eine gegensinnige und vergängliche Erstwirkung, so möge er gefälligst seine eigene Methode übersichtlich und einfach gestalten, um sie konkurrenzfähig mit der Schule zu machen. Auf keinen Fall kann er von vielbeschäftigten Praktikern verlangen, daß sie sich durch die Tausendfalt seiner Symptomenkataloge durchbüffeln.

Also bleibt das geplante Institut für promovierte Ärzte uneröffnet. Hahnemann kann das begreifen. In ihr kausalanalytisches Denken hineinspezialisiert und hineinverhärtet, eingeschliffen auf Berufsroutine, können fix und fertige Ärzte nicht mehr die Elastizität für ein totales Umsinnen aufbringen. Pharisäer und Schriftgelehrte sind die stets ungeeigneten Objekte, wenn sich Impulse neuen Heils auswirken sollen.

Anders steht es mit der bildsamen Jugend, deren Inneres sich im rechten Zustand schöpferischer Indifferenz befindet. Gelingt es, die Jugend zu erwecken und zu begeistern, dann wird auch die Mühe gefordert werden dürfen, die das Beherrschen der reinen Arzneimittellehre mit sich bringt.

Hahnemann wendet sich an die medizinische Fakultät der Leipziger Universität und erfragt die Bedingungen einer Dozentur. Man verlangt zu diesem Zweck von ihm fünfzig Taler und die Verteidigung einer Dissertation „von dem oberen Katheder mit einem Respondenten".

In seinem ganzen Leben hat Hahnemann nur ein einziges Mal dasjenige besessen, was man gemeinhin „Weltklugheit" nennt. Er war ein Dickkopf, ein Idealist durch Dick und Dünn, ein Michael Kohlhaas, ein Don Quichotte, ein Fanatiker seiner Träume und seiner Einsichten, seiner Sendung und seiner Wahrhaftigkeit. Wollte er gelegentlich – wie im Falle der den Namen seines Sohnes mißbrauchenden Verteidigungsschrift gegen Hecker – vorsichtig und klug sein, so beging er einen doppelten Fehler. Die Technik der Diplomatie gedeiht nur kümmerlich unter der Sonne von Meißen.

Hier jedoch, bei der Bewerbung um den Leipziger Lehrstuhl, ringt er sich wahrhaftig zu einer weltklugen Haltung durch. Wir dürfen annehmen, unter Ach und Weh. Die Dissertation, deren Abfassung und öffentliche Verteidigung von der Fakultät verlangt wird, widmet er der Frage, ob die antike Heilpflanze Helleborus identisch mit der weißen Nießwurz Veratrum album sei, und führt zugleich Buch über den Helleborusgebrauch bei den Ärzten des Altertums. Ein Dokument von langweiligster Gründlichkeit kommt zustande, ein ebenso gelehrtes wie überflüssiges Beweismittel für die profunden Tatsachenkenntnisse seines Verfassers. Diese „Dissertatio historicomedica de Helleborismo Veterum" zieht Hippokrates, Aretaeus, Galen, Mesue, Avicenna, Herodot, Ktesias, Plinius, Pausanias, aber auch Neuere wie Paracelsus und Haller heran, um das Nießwurz-problem zu klären, für das sich Hahnemann ebensowenig interessiert wie die medizinische Fakultät in Leipzig. Kein Wort vom Simile, keine Andeutung kritischen Unmuts fällt in dieser Arbeit, statt des-sen erzwingt sie Bewunderung der klassischen Gelehrsamkeit dessen, der sie sich abgequält hat. Es liegt etwas wie Eulenspiegelei in Hah-nemanns Art, hier die Zunft mit ihren eigenen Mitteln zu schlagen: Durch die offizielle, ledern-zähe und mit saurem Arbeitsschweiß im-prägnierte Pforte des akademischen Dozententums wandelt, die Spielregel ohne ein Zucken der Mundwinkel innehaltend, der radi-kalste Rebell, mit dem die wissenschaftliche Medizin je zu rechnen hatte. Paracelsus ist seinerzeit „als Waldesel von Einsiedeln" mit lautem Gebölk in die Baseler Universität eingebrochen, Hahnemann naht in der Tarnkappe einer rite erworbenen Venia legendi. Am 26. Juni 1812 verteidigt der Doktor Samuel Hahnemann vorschrifts-gemäß den Inhalt seiner Habilitationsschrift „von dem oberen Kathe-der". Der „Respondent" heißt – Friedrich Hahnemann, Baccalaureus der Medizin. Beide lächeln.

Als Hahnemann am 29. September 1812 seine ersten Vorlesungen beginnt, die regelmäßig mittwochs und samstags von zwei bis drei Uhr stattfinden, wimmelt es im Auditorium von ehrlich lernbegie-rigen Studenten, von fortbildungshungrigen Ärzten und von solchen, die schnüffeln kommen. Die Professoren der Fakultät haben selbst-verständlich Berichterstatter entsandt; selbst anwesend zu sein, ver-bietet ihnen ihre Würde. Man darf annehmen, daß die Fakultät alles getan hat, um für Hahnemanns Kollegs die wenigst empfehlens-werte Tageszeit festzusetzen. Von zwei bis drei Uhr am Nachmittag ist jeder Student müde. Die natürliche Reaktion auf die intensive Arbeit am Vormittag verbindet sich dann mit der nicht minder natürlichen Verdauungsmüdigkeit. Zu keiner anderen Stunde ist der Hörer in so hohem Maße für den Kollegschlaf disponiert.

Aber bald stellt sich etwas Unerwartetes heraus: Hahnemanns Vor-lesungen erweisen sich als Attraktion besonderer Art, und die Hörer strömen mehr und mehr herbei. Nicht etwa um der Homöopathie willen – das trifft nur auf wenige Ernsthafte zu –, sondern weil es Sensationen und Anlaß zum Gelächter gibt.

Der Versuch, die Homöopathie vom geheiligten Katheder der Alma mater her zu verkünden, ist für Hahnemann mit einem priesterlichen Auftrag wesenseins. Als Schelling, der Philosoph der Romantik, im Alter den Lehrstuhl der Berliner Universität verliehen bekommt, zieht er dort zu seiner Antrittsvorlesung in wallendem Priestergewand und von weihrauchfaßschwingenden Knaben begleitet ein: Das Amt des Lehrers der Weisheit ist ein heiliges Amt. In Berlin lacht man darüber nicht. Hahnemann, der gleichfalls mit Pathos und Würde auftritt, geht längst nicht so weit wie Schelling, aber in Sachsen ist der Schritt vom Erhabenen zum Lächerlichen gar nicht notwendig, beides erscheint den Hörern identisch, und sie benützen den Vortrag des Genius als Anlaß zum Gewieher.

Schüler Hahnemanns haben genaue Schilderungen seines Auftretens bei den Vorlesungen hinterlassen: Alles sitzt auf den Bänken und wartet gespannt. Auf einmal hört man jenseits der für den Dozenten bestimmten Eingangstür ein Räuspern, dann fährt laut und energisch der Schlüssel zweimal im Schloß herum, die Tür öffnet sich, und Hahnemann tritt, gemessenen Schrittes, ein, um sich feierlich zum Rednerpult zu begeben. Die wenigen Haare seines kahlen Scheitels sind sorgsam frisiert und leuchten schneeweiß. Über der schwarzen Weste kräuselt sich, ebenfalls weiß wie Schnee, feine Wäsche. Kurze, eng anliegende Hosen, von deren letztem Knopf eine Schnur zu den blitzblanken Stulpenstiefeln führt, aus denen das Weiß der Strümpfe hervorleuchtet, vervollständigen die betont elegante Garderobe. Von dem in grobem Wams umhervagabundierenden armen Ritter, der sein Brot selber kneten und seinen Kindern im Gerümpel der elenden Häuslichkeit das Abc beibringen muß, ist nichts mehr übriggeblieben.

Nach drei wohlabgemessenen Schritten hat Hahnemann das Katheder erreicht, begrüßt seine Hörer mit unmerklichem Kopfnicken und setzt sich dann voller Pathos auf seinen Stuhl, nachdem die Schöße seines Fracks sorgsam auseinandergeschlagen worden sind. Jetzt öffnet er sein „Organon", legt die Uhr daneben und beginnt, den gerade an der Reihe befindlichen Paragraphen getragen vorzulesen.

Bei der anschließenden Besprechung gerät er mehr und mehr in Ekstase, „bei funkelnden blitzenden Augen und hoher Röthe der Stirn und des Gesichts". Er verdammt die alten Heilmethoden donnernd in den Orkus und legt die Wahrheit des Simile mit der Glut eines Beschwörers dar. Die Studenten grinsen, brüllen und toben. Einige wenige machen sich eifrig Notizen.

Es ist das überzeitliche Symbolgeschehen der menschlichen Kultur- und Geistesgeschichte: Der Bahnbrecher und Genius fiebert vor Ergriffenheit, das kleine Häuflein Wachsamer eifert ihm nach, die Majorität der im gerade herrschenden Weltbild problemlos Beheimateten aber schlägt sich vor Lachen über diesen Vorgang auf die Bäuche. Bald jedoch reguliert sich wieder alles von selber: Aus dem Ergriffenen wird ein Unsterblicher, aus den mit ihm Strebenden gebiert sich der Fortgang der Zeiten, nach den Gräbern der Grinser jedoch fragt alsbald schon keine Krähe mehr.

Dem Häuflein der wahren und gutwilligen akademischen Hörer Hahnemanns wird sehr bald schon klar, daß es eigentlich nur drei Möglichkeiten des Behandelns kranker Menschen gibt. Entweder man überläßt sie der Naturheilkraft. Diese reicht in vielen Fällen aus, eine Erkrankung zu überwinden, ist aber in ihren Maßnahmen meist grob, langwierig und schmerzhaft – etwa beim Herauseitern von Knochensplittern oder bei ihrer inneren Arbeit mittels hoher und anhaltender Fieber, Durchfälle usw. Oder man tritt unterdrückend gegen die von der Naturheikraft dem Organismus verordneten Symptome auf, wie es die Allopathie tut; dann schafft man zwar momentane Erleichterung, aber zerstört das, was aus dem Körperinnern zur Rettung der Lage geschieht, vollends. Drittens bleibt der homöopathische Weg. Die Naturheilkraft heilt schlecht und recht, die gegensinnige Methode verschleiert die Bilanz und schadet, die mitsinnige aber heilt kunstgerecht.

So stellt Hahnemann es seinen Hörern dar. Es ist wichtig, das Bild von der Gegenwart her zu überprüfen. Wie steht es heute?

Die der Naturheilkraft verschworene Richtung der Medizin hat sich zerspalten in eine nihilistische und eine positivistische Sekte. Die Nihilisten glauben, man dürfe am besten überhaupt nicht in die biologischen Vorgänge des kranken Organismus eingreifen; sie überlassen diesen sich selber, treiben „exspektative Therapie", d. h. warten ab, verordnen eventuell Scheinarznei und sorgen lediglich für gute Unterbringung, Sauberkeit und Diät des Kranken. Die Erfolge sind nicht schlecht. Aber man braucht nicht Arzt zu sein, um sie zu erzielen. Deshalb geben nihilistische Ärzte ihre Methode fast niemals zu, sie veröffentlichen auch nichts, eben weil es das Nichts ist, was sie bestenfalls veröffentlichen könnten. Das erweckt den Anschein, als seien solche Ärzte selten, in Wirklichkeit findet man sie jedoch recht häufig und stößt dann keineswegs etwa auf Faulpelze und Nichtskönner, sondern auf Persönlichkeiten eines geradlinigen Vertrauens und einer guten Beobachtungsgabe. Anders geht man im positivistischen Flügel der Naturärzte vor, wo man von der Sinnhaftigkeit der aus dem Organismus selbst kommenden Heilungsbestrebungen so überzeugt ist, daß man diese auf alle erdenkliche Weise unterstützt und nachahmt. Kaltes und heißes Wasser, Ableitungsverfahren auf den Darm und die Haut, Massagen, Besonnungen, Blutegel und künstliche Erregung von Ausschlägen, all das gehört dieser Richtung zu. Die Arznei hat darin eigentlich fast nichts zu suchen. Wendet man sie dennoch an, so vorwiegend in Form von Hausmitteln, Kräutertees usw., die aber meist nicht so „biologisch" wirken, wie man es ihnen zuschreibt, sondern entweder eine unwillentliche Homöopathie oder eine noch viel weniger gewollte Allopathie darstellen. Die positivistische Naturheilkunde erfordert wirkliche Ärzte, handelnde Könner. Sie ist zu einer starken Bewegung mit schönen Erfolgen angewachsen. Sie nur verdient den Namen „biologische Medizin", weil sie allein methodisch im Rahmen dessen bleibt, was unmittelbar von den lebendigen Vorgängen her erlernt worden ist.

Die Allopathie als orthodoxes System existiert nicht mehr, wohl aber als Praxis. Was heute als klinische Medizin die Hochschulen beherrscht, ist eine Synthese aus biologischen Erfahrungen und theoretischen sowie experimentellen Forschungsmethoden. Der chemische Krieg gegen Erreger im Innern des Organismus, seit Koch ein nie verlassenes Ziel, steht neben Behrings Bestrebungen, die Abwehrlage durch Immunbehandlung zu bessern; wo Hormone fehlen, werden sie hinzugefügt, entweder in großen Ersatz- oder in geringen

Anregungsdosen; die Vitamine liefert nicht so sehr Garten, Feld und Wiese, sondern die Apotheke; bei den Arzneien kommt es auf Reindarstellung des wesentlichen Wirkstoffs und auf dessen kläre Dosierbarkeit an. Alle Gedankengänge der Verordnung unterstellen sich dem Forschertum. „Pathologische Physiologie", „experimentelle Therapie", „klinische Pharmakologie" beherrschen das Feld. Man treibt angewandte Naturwissenschaft – und diese darf, ja soll bis ins winzigste Detail des Organismus und seiner Bestandteile führen, bis zum Zellkern, zu den Ionen und, wenn möglich, noch weiter. Tiefer, immer tiefer zur „Ursache der Krankheit" hin geht die Forscherfahrt. Führende Köpfe verstehen außerdem die große Zusammenfügung des Gefundenen zu theoretischen Gesamtbildern. Eines aber ist und bleibt verboten: das Wesen des Lebens und seiner krankhaften Abirrungen dort zu vermuten, wo Hahnemann es weiß, nämlich im Unsichtbaren und durch naturwissenschaftliche Methoden niemals Erfaßbaren.

Moderne klinische Medizin ist Frucht des Forschens. Die allopathische Methode, medikamentös auf Symptome bis zu deren Verstummen loszuschlagen, wird kaum noch diskutiert. Und dennoch, in der Alltagspraxis bleibt es wie ehedem: Der Verstopfte erhält sein Abführ-, der an Durchfall Leidende sein Stopfmittel; Kopfschmerzen werden durch entsprechende Tabletten betäubt, Schlaflosigkeit durch brom-, barbitursäurehaltige oder ähnliche Arzneien, Schwächezustände pulvert man mit Arsen, Chinin oder Cola auf, niedrigen Blutdruck erhöht man, hohen senkt man mittels gegensinnig wirkender Präparate. Hahnemanns Kampf gegen die Allopathie als Verordnungsprinzip könnte der allgemeinen Praxis gegenüber noch mit dem gleichen Recht wie damals geführt werden. Nur wer nicht wach zu beobachten vermag, kann das bestreiten. Der Klinik hingegen könnte Hahnemann heute nur denjenigen Vorwurf machen, der für alle Zeiten Homöopathie und Schule trennen wird: Ihr sucht kausalanalytisch die „Ursachen", bildet Theorien darüber und veraltet mit ihnen in relativ kurzer Zeit, ich aber halte mich an die „Tatsachen", die Erscheinungsreihen, und belasse das Ursächliche dort, wo es wirklich ist: im unsichtbaren Walten der Dynamis.

Die Homöopathie ist mit ihrem Zentralmotiv, dem Simile, praktisch unverändert geblieben seit Hahnemanns Zeiten, die Klinik mit ihrem Interesse an der Vielheit der Naturgesetze verändert ihr Weltbild und ihre Methoden immerfort. Hahnemanns Gesetz ist zudem ein Gesetz unmittelbar für das Handeln, während die „Naturgesetze" den biologischen Denker zunächst nur zum Erkennen rüsten.

Im wesentlichen kann also heute noch gelten, was Hahnemann damals seinen Leipziger Hörern vor Augen stellte: Die Naturheilung, die schulgemäße Heilung und die mitsinnige Heilung stehen einander gegenüber. Sie fordern den werdenden Arzt zur Entscheidung heraus. Eine vierte Möglichkeit bietet die Chirurgie, in wörtlicher deutscher Übersetzung: das Handwerk. Ihr gilt Hahnemanns grundsätzliche Anerkennung, schon weil sie ganz auf Kunstheilung eingestellt ist. Er weiß auch, daß sie sich harmonisch mit einer homöopathischen Therapie vereinen läßt, vorausgesetzt, daß der Chirurg nicht um jeden Preis schneiden will. Die Chirurgie der Gegenwart ist aus dieser Anfangsgefahr – pathologisch Verändertes im Körper schneide man weg! – längst herausgewachsen. Bezeichnenderweise bahnte sich die Wiedergeburt lebensgemäßen Denkens und Handelns in der Gegenwartsmedizin vorwiegend von chirurgischer Seite her an: August Bier, Erwin Liek und Ferdinand Sauerbruch sind die drei Namen, die sofort aufleuchten, wenn vom Wandel im medizinischen Weltbild die Rede ist. „Chirurgie", Handwerk, übt fünftens endlich auch der Urarzt aus, der Handauflegende, der Be-Handelnde. Seine Kunst kann keiner lernen, man hat sie oder hat sie nicht. Das aus ihr geborene Arzttum bleibt stets ein „Arzttum der Macht", handle es sich nun um Mesmer oder Schweninger, um den Abenteurer des romantischen oder um den Universitätsprofessor des wilhelminischen Zeitalters.

Hahnemann, der seinen Studenten die Dreiheit der möglichen Heilwege – von denen ihm der mittlere ein Unheilweg ist – darstellt und erläutert, erkennt bald im Schwarm der Albernen die wenigen Ernsten und Gutwilligen. Um ihretwillen bleibt er dem Katheder treu. Er zieht sie bald in sein privates Schaffen hinein, legt ihnen die Beteiligung an den Arzneiprüfungen nahe und wird somit einem kleinen Kreis von Jüngern der Meister und der väterliche Freund.

Abends nach acht Uhr findet man sich zusammen, um den Tag würdig ausklingen zu lassen. Hahnemann, ein schwarzes Samtkäppchen auf dem Kopf, sitzt in Schlafrock und Pantoffeln in seinem Lehnstuhl, die lange Pfeife im Mund – und der Kreis der Getreuen gruppiert sich um ihn. Oft sind auch Freunde aus anderen Fakultäten zugegen, denn Hahnemann hält am alten Ideal des Homo universalis treu fest und schätzt Gespräche mit Philologen, Kunsthistorikern und selbst Insektenforschern über alles. Von Zeit zu Zeit kommt er beim Gespräch auf sein Lieblingsthema, auf die Unsinnigkeit der nichthomöopathischen Heilwege. Dann donnert er los wie am Vormittag vom Katheder herunter. Die Pfeife geht aus. Diensteifrig eilt eine der Töchter mit einem Fidibus herbei und setzt sie wieder in Brand. Ergibt sich aus der Unterhaltung ein tiefergehendes Heilproblem, so verweist er auf den anderen Tag als auf die rechte Erörterungszeit dafür, denn zum Abend ist er nicht mehr aufgelegt, Verantwortungsvolles zu behandeln. Vom Vater her bleibt ihm die Hochachtung vor Wert und Würde eines wirklichen Gesprächs verbindlich. Geschwätz über Ernstes und Tiefes duldet er nicht. Aber seine Schüler können sich darauf verlassen, daß er am nächsten Tage das angeschnittene Thema aufgreift, um es nun frisch und zielklar zu Ende zu führen. Dabei ist ihm Widerspruch nicht unwillkommen. Wo ein anderer mehr sieht als er, besser beobachtet, folgerichtiger denkt, unterordnet er sich gern der fremden Meinung.

Der alternde Hahnemann gilt als unduldsam. Er ist es auch, aber immer nur da, wo er seiner Sache sicher zu sein glaubt. Nichts liegt ihm so am Herzen wie Wahrheitsfindung und erarbeitete Legitimität in Dingen des Heilens. Wer sich ihm gegenüber als ein von der gleichen Leidenschaft Entflammter ausweisen kann, ist ihm auch dann willkommen, wenn er ihm widerspricht. Nicht Meinungs-, sondern Zielgemeinsamkeit verlangt er. Wo jedoch fester Grund des Handelns bereits geschaffen worden ist, duldet er nicht, daß aus Laune, Experimentier- oder Neuerungssucht und anderen Motiven dieser feste Grund wieder verlassen wird.

Wer will ihm das verargen? Jahrzehnte hat er gebraucht, um endlich, endlich Sicherheit des Arzttums zu erstreiten, Verzicht-, Landstraßen-, Höllen- und Kampfjahrzehnte. Mit dem heiligen Gut, das er sich erwarb, seine Schüler spielerisch und unverbindlich umhertändeln zu sehen, ist ihm ein Greuel. Der wohlwollende Patriarch verwandelt sich dann in einen Jupiter tonans und schleudert Blitze, wobei der Schritt zum Grotesken zuweilen nicht ausbleibt.

Das familiäre Leben, in dessen Rahmen sich die eigentliche Pflege der Homöopathie abspielt – denn die öffentlichen Kollegs dienen mehr und mehr dem Werben wahrhaft ergriffener Schüler und nehmen die Majorität der Respektlosen in Kauf –, bleibt schlicht. Frau Henriette hat lange genug das sparsame Wirtschaften geübt, hat mit dem Pfennig rechnen müssen und weiß den Wert einer einfachen Kost und Küche zu schätzen. Hinzu kommt, daß ihr Mann als Diätetiker ohnehin keine Extravaganzen der Lebensführung dulden würde. Der Reichtum, den die Praxis einbringt, verändert den Lebensstil nicht.

Hahnemanns Honorarforderungen halten sich an der oberen Grenze des Üblichen. Er macht sich nicht billig. Wo er Not erkennt, verzichtet er gern auf Bezahlung, in allen anderen Fällen aber setzt er Honorare fest, die für den Patienten meist ein merkliches Opfer bedeuten. Außerdem verlangt er sofortige Barzahlung. Rechnungen verschickt er nicht, ebensowenig wie er Hausbesuche macht, wenn es sich nicht um ernsthaft bettlägerige Kranke handelt. Auch seinen Schülern rät er ein gleiches Verhalten an. Wenn er nach der Beratung dem Patienten selbst die selbstbereitete Arznei reicht, hält er die Hand noch so lange offen, bis der vorher vereinbarte Obolus hineingezählt worden ist, und schiebt sodann den Gewinn in die Rocktasche. „Nimm, so lange es wehtut", formuliert er nicht ohne Sarkasmus.

Er ist sich bewußt, der Heilkunde nicht nur Sicherheit, sondern damit zugleich auch Würde gegeben zu haben. Der Begriff der Würde spielt in Hahnemanns Geistesleben eine bedeutende Rolle, angefangen von der hohen Wertung der Menschenwürde als des ärztlichen Grundmotivs bis zum Anspruch auf die Standeswürde. Der Arzt darf seinen Kranken nicht nachlaufen, sei es als Versender von Rechnungen, auf deren Bezahlung er würdelos zu warten und sie schließlich durch Mahnungen einzutreiben hat, sei es als Hausbesucher bei reichen und verwöhnten Patienten, die es sich bequem machen wollen, weil sie es sich leisten können. Auch ist das Kranksein ein ernstes

Schicksal und keine kleine, peinliche Arabeske im Lebenslauf, deshalb soll das Kuriertwerden mit Kosten verbunden sein. Gesundheit will erworben und sodann gehütet sein. Das ist eine Aufgabe der Volkserziehung. Ein Arzt, der den Kranken eilfertig aufsucht, ihn schnell, sicher und angenehm wiederherstellt und das dann durch ein paar elende Groschen entgelten läßt, handelt nicht nur würdelos, sondern – in tieferem Sinne – auch lieblos. Er betrügt seinen Patienten um das, was die Krankheit ihn lehren will. Krankheit ist Ruf und verlangt Umkehr, Opfergesinnung, Demütigung, Neubeginn. Auch der stolzeste Souverän muß herunter von seinem hohen Pferd und um Hilfe nachsuchen kommen, wenn er krank ist – und den, der ihm dann hilft, muß er auch entlohnen, wie es der Größe einer solchen Helfertat entspricht. Es liegt nichts Unsoziales in Hahnemanns Einstellung, im Gegenteil. Bis in sein neunzigstes Lebensjahr ist er zugleich für Gotteslohn ein tätiger Arzt der Armen gewesen – und alle, die ihn kannten, haben bestätigt, daß keiner dieser Armen von ihm weniger sorgsam und liebevoll behandelt worden wäre als ein Wohlhabender. Doch da, wo Armut nicht zwingend im Hintergrund stand, ist er stets Hüter des Schicksals gewesen, ernst, fordernd und feierlich.

Das pathetische Auftreten als Dozent, die strenge Gesprächsdisziplin im Hause und der selbstbewußte Ernst im Umgang mit den Kranken zeigen deutlich, daß von der Leipziger Zeit an in Hahnemanns Leben Ernst gemacht wird mit dem Bemühen, die Dämonie der eigenen Existenz zu zügeln. Mit jedem Jahr, das er älter wird, schreitet diese Disziplinierung aller Lebensäußerungen fort und greift über auf die Menschen des Umkreises. Nach einem Jahrzehnt, in Köthen, lebt er gar fast wie ein Spießbürger, pedantisch pünktlich, gegen eine zudringliche Umwelt in deutlicher Abwehrhaltung, die Familienangehörigen müssen sich exerzierplatzgemäß benehmen – kurz, er zwingt sich und die Seinen zu einer bewußt ungenialen Haltung.

Auch darin erinnert er an den alternden Goethe. Aber wie dem Staatsminister aus Weimar, trotz seines Ringens um Würde und Zucht, das italienische Abenteuer den Plan verdarb, wie er ungeachtet eines allgemeinen Hofskandals die kleine Fabrikarbeiterin

Christiane aufnahm, wie ihm der Sohn aus dieser zunächst illegitimen Verbindung entglitt in Alkoholismus und luetischen Zerfall hinein, so ist auch Hahnemann mit seinem Versuch der Selbstverspießerung gescheitert. Man muß diese Geschehnisse stets mit den Augen der Zeitgenossen, mit dem illusionslosen Blick der Nähe sehen und nicht im bengalischen Licht der nachträglichen Verklärung – dann erst begreift man ihre schicksalhafte Dämonie. Was ist es bei Goethe, was bei Hahnemann anderes als Angst vor dem Abyssus und seinen Konsequenzen, wenn sie gegen ihre innerste Natur das Korsett der Konvention und Pedanterie anlegen? Beide wären wie der unglückliche Johann Christian Günther meteoritenhaft verbrannt im kurzen Aufleuchten, hätten sie diesen Versuch der Zähmung unterlassen oder weniger energisch betrieben. Dennoch ist er beiden nur für eine bestimmte Zeit gelungen und hat nicht mehr bedeutet als eine Formung der hintergründigen Gewalt, die sich zwar zügeln, aber nie töten läßt.

Bei Goethe kam erst der Weg in die Fremde – Italien –, dann die Verbindung mit einer in den Augen der Mitwelt skandalösen Frau, drittens die Tragödie des Sohnes. In Hahnemanns Leben gibt es ganz dieselben drei Motive, nur ist die Reihenfolge genau umgekehrt: Erst bricht sein Sohn Friedrich wild und wirr in die weite Welt aus, wo er als genialischer Paranoiker spurlos untergeht, dann holt den achtzigjährigen Hahnemann die jugendliche Französin Melanie d'Hervilly fort ins Abenteuer und in die Ehe, schließlich bringt das fremde Land – Frankreich – den Traum des Winterfrühlings und die Kulmination des Lebens im Ungewöhnlichen, Unglaubhaften, im Zusammenklang der Glücks- und der Grabesschauer.

Davon aber ahnt der Leipziger Hochschullehrer noch nichts. Die um sein sechzigstes Lebensjahr herum gelegenen Jahre gestaltet er sich zu einer Zeit voller Patriarchenideale. Aus Briefen klingt die Ahnung eines nicht allzu fernen Endes. Fehldiagnose des großen Arztes? Heimliche Furcht vor dem Tode? Unheimliche Furcht vor dem Leben? –

Die patriarchalische Idyllik soll nicht lange währen. Ohnehin ist der zeitgeschichtliche Hintergrund von Kanonendonner erfüllt. Außerdem lebt in Hahnemanns Herzen ein Instinkt, daß jede ihm vom

Leben verliehene Atempause genützt werden müsse für einen zielbewußt tätigen Ausbau der Lehre. Die Getreuen unter den Schülern werden zu einer Prüfungsgesellschaft der Arzneien zusammengeschlossen. Das kommt den beiden späteren Bänden der „Reinen Arzneimittellehre" zugute, aber auch der 1811 erschienene erste Band, der sich nicht auf die Unterstützung einer solchen Prüfungsgesellschaft berufen kann, bleibt ein Meisterstück. Über 63 genau durchgeprüfte Arzneien berichtet die erste, über 66 die zweite Auflage des Werkes. Die Zahl der haarscharf charakterisierten Symptome ist bei der Mehrzahl der Mittel außerordentlich groß, so kann Hahnemann von der Brechnuß Nux vomica in der ersten Auflage allein 908 Symptome der Prüfung am eigenen Leibe aufzeichnen, 53 weitere Symptome kommen aus Beobachtungen anderer hinzu. In der zweiten Auflage hat er die selbstbeobachteten Prüfungssymptome auf 1198 erweitert, die Fremdbeobachtungen auf 69. Einige andere Mittel sollen nachfolgend mit ihren Symptomenzahlen (nach der zweiten, erweiterten Auflage) angeführt sein, um den Umfang eines homöopathischen Prüfungsbildes zu zeigen:

Pulsatilla, Küchenschelle: 1046 Symptome von Hahnemann, 117 von anderen;

Sulfur, Schwefel: 755 Symptome von Hahnemann, 62 von anderen;

Belladonna, Tollkirsche: 380 Symptome von Hahnemann, 1042 von anderen;

Opium: 119 Symptome von Hahnemann, 519 Symptome von anderen.

Es liegt nahe, daß eine Arzneimittellehre solchen Umfangs an das Gedächtnis Anforderungen stellt, die kaum zu bewältigen sind. Das ist der überzeitliche Grund für die Unpopularität der Homöopathie. Wirkliche Meister der Arznei müssen ihr Leben lang mit der reinen Arzneimittellehre umgehen wie ein Priester mit seinem Brevier. Die zahlreichen Versuche, Hintertüren zum Tempel der Arznei anzulegen, haben stets nur Teilerfolge gezeigt. Ein einziger Weg der Gedächtnishilfe ist brauchbar: das Anlegen von Symptomenregistern, sogenannten Repertorien. Während eine Arzneimittellehre die Gesamtheit der Symptome eines Mittels bringt, enthält ein Repertorium in alphabetischer Anordnung eine Aufzählung der einzelnen Symptome und dahinter die Namhaftmachung derjenigen Mittel, bei denen das jeweilige Symptom im Prüfungsbild vorkommt. Schlägt man in einem Repertorium zum Beispiel das Symptom „Geschmacksverlust" nach, so findet man die Mittel genannt, deren Prüfung am Gesunden die Erscheinung des Geschmacksverlustes hervorruft: Anacardium, Belladonna, Calcarea carbonica, Natrium muriaticum, Rhododendron, Secale cornutum, Lycopodium, Mercurius, Sepia, Silicea, Sulfur und Veratrum. Absichtlich wurde ein Symptom gewählt, das bei verhältnismäßig wenigen Mitteln vorkommt. Andere Symptome, etwa Frösteln, Schwindel oder Schlaflosigkeit, sind charakteristisch für eine bedeutend größere Anzahl von Mitteln.

Der Gebrauch eines solchen Repertoriums bedeutet nur eine Gedächtnishilfe. Nicht nach Einzelsymptomen wird die Arznei gewählt, sondern nach der Symptomengesamtheit des Patienten. Aus dem Umgang mit Arzneimittellehre und Repertorium ergibt sich, daß man mehr und mehr diejenigen Symptome als führend für die Mittelwahl bewertet, die das jeweilige Mittel einzigartig und scharf charakterisieren, nicht aber diejenigen, die es mit zahlreichen anderen Mitteln gemeinsam hat. Man spricht von „Leitsymptomen" der einzelnen Mittel. Das Einprägen der Leitsymptome steht am Anfang des homöopathischen Studiums. Aber auch nach Leitsymptomen darf nicht kuriert werden, sondern sie weisen nur den Weg zum wirklich passenden Similemittel auf prägnante Weise. Der seine Kunst virtuos beherrschende homöopathische Arzt hat die Hauptarbeit zu leisten, indem er vom Bild der Leitsymptome her eine feine, genaues Beobachten voraussetzende Abtastung aller – auch der unscheinbarsten – Symptome folgen läßt, bis die Symptomengesamtheit des vorliegenden Krankheitsfalles in Ähnlichkeitsbeziehung zu einem Mittel gesetzt worden ist, das sämtlichen der Patientensymptome entspricht. Man hat für dieses Allerähnlichste den Ausdruck „Simillimum" geprägt. Wo wirklich das Simillimum ausfindig gemacht wird, feiert die Homöopathie ihre Triumphe – und nur da ist sie mit sich selbst identisch.

Neben einer feinen Tast- und Suchfähigkeit im objektiven und subjektiven Symptomenbereich seiner Patienten bedarf der klassische homöopathische Arzt auch der Fähigkeit des Bilderschauens. Ein

Mittelbild besteht ebensowenig wie ein Krankheitsbild aus einer bloßen Summierung seiner Einzelzüge, es ist darüber hinaus ein Ganzes. Die Kunst, Ganzheiten zu schauen – „Ideen mit Augen zu sehen", wie Goethe es nennt –, ist angeboren. Wer ihrer nicht teilhaftig geworden ist, scheidet bei der Diskussion über Ganzheitsfragen in gleicher Weise aus wie der Unmusikalische bei der Diskussion über Symphonien [29]. Auch hier liegt eine Kluft, die die Homöopathie von der Schule trennt. Dem naturwissenschaftlichen Kliniker geht es gegen sein intellektuelles Gewissen, so irrationale Faktoren vorauszusetzen.

Vor allem aber unterscheidet sich homöopathisches und klinisches Denken in Dingen der Untersuchung dort, wo von subjektiven Symptomen die Rede ist. Der Kliniker untersucht mit dem Ziel, das Objektive des Falles zu klären. Redet ihm der Patient zu viel hinein von seinen subjektiven Stimmungen und Empfindungen, wird er meist unwillig.

Gewiß betont heute auch die Schulmedizin, man dürfe nicht, wie zu Virchows Zeiten, nur ein Organ oder einen Zellbezirk, man müsse vielmehr den ganzen Menschen behandeln. Aber praktisch wird das – um bei unserem Beispiel zu bleiben – meist so gehandhabt, daß das Ekzem nicht nur geätzt oder medikamentös angegangen wird, sondern daß der Patient außerdem Vorschriften für seine Diät, seine Hautpflege und vielleicht auch für sein Seelenleben erhält. Das ist ein großer Fortschritt, verglichen mit der gegen Ende des 19. Jahrhunderts üblichen Methode, vier oder acht Quadratzentimeter Haut zu behandeln und den Kranken als ein gleichgültiges Anhängsel zu betrachten, das jenseits dieses Stückes pathologisch veränderter Haut sein „normales" Leben lebt. Dennoch wird für die Arzneimittelwahl von allein klinischen Gesichtspunkten her nie und nimmer die individuelle Ganzheit eines Menschen zu erfassen sein, weil die Klinik immer ursächlich denkt, also das Ekzem – ob sie will oder nicht – im Auge behalten muß. Diät, Hautpflege und Seelenleben werden nur deshalb berücksichtigt, weil ihre Verbesserung kausal dem Ekzem zugute kommen soll.

Die Homöopathie denkt aber nicht ursächlich, sondern anschaulich. Ihr ist die blonde Haarfarbe, die idealistische Weltanschauung, die

Gewitterangst, die schlaffe Muskulatur, das gelegentliche Nasenbluten, die Abneigung gegen Sonnenbestrahlung bei dem Ekzempatienten ebenso wichtig wie das Ekzem selber, denn das alles sind Einzelzüge in einem Gesamtbild. In einem Gesamtbild, das große Ähnlichkeit mit dem Prüfungsbild des Phosphors aufweist. Kommen noch weitere, das Bild ergänzende Symptome bei näherem Untersuchen und Befragen hinzu, so darf der Arzt schließlich sicher sein, im Phosphor das Simillimum dieses Falles gefunden zu haben. Er wird es in der passenden Gabenform und Gabenwiederholung verordnen und damit auf seine Weise den Kranken heilen.

Nichts liegt so klar auf der Hand, als daß sich ein derartiges ärztliches Vorgehen niemals „klinisch prüfen" läßt. Um es prüfen zu können, muß man es beherrschen – und beherrschen kann es nur, wer jahrelang liebe- und kunstvoll darum ringt. Ihn weisen dann seine Praxiserfolge aus, für deren Zustandekommen aber so viele statistisch nicht faßbare Faktoren bemüht werden müssen, daß die fachlich forschend vorgehende Klinik dies alles nie nachmachen kann. Der klassische Homöopath im Sinne Hahnemanns muß seinem Wesen, Denken und Handeln nach ein Abseitiger sein, ein in seine Welt tief versponnener Hausarzt. In der Tat sind alle erfolgreichen Nachfolger Hahnemanns – also alle Homöopathen im engeren und strengeren Sinne – Vertreter dieses ärztlichen Typus gewesen. Volkstümlich in ihren Erfolgen, konnten sie niemals volkstümlich in der Welt ihrer Fachgenossen werden. Für Kenner der Geschichte der Homöopathie seien vor allem Stapf, Hering, Bönninghausen, Arthur Lutze, Dahlke, Stauffer, Emil Schlegel und Friedrich Gisevius genannt, um nur Verstorbene aufzuzählen [30].

Sich diese Lage klarzumachen, ist notwendig, um Wesen und Weg des alternden Hahnemann zu verstehen. Wo er dogmatisch wirkt, war er nur seiner Sache sicher; wo er sektiererisch zu sein scheint, hatte er die Sinnlosigkeit einer Diskussion mit andersartig veranlagten Arzttypen erkannt; wo er in Zorn über „Bastardhomöopathen" gerät, geschieht es aus der Erkenntnis der Unvermischlichkeit zweier wesensverschiedener Weltbilder heraus.

Es hat im weiteren Verlauf der Geschichte der Homöopathie nie an Versuchen gefehlt, sie mit den Methoden der Schule zu verschmelzen.

In Wahrheit darf die Homöopathie aber nur Gleichberechtigung fordern, nicht Amalgamierung. Die „naturwissenschaftlich-kritische Richtung" in der Homöopathie geht von mannigfachen Forderungen aus, die zunächst bestechen, wenngleich nur in dem plausiblen Sinne, der den Unerleuchteten – also der akademischen Majorität – sofort und alsdann bis zum cerebralsklerotischen Finale einleuchtet. Man will vor allem die objektiven Symptome in den Vordergrund stellen, will die Arzneigaben in einem Konzentrationsgrad verordnen, der ihre direkte chemische Wirksamkeit gewährleistet, will statt des Suchens nach Symptomengesamtheiten lieber auf die Reizwirkungen achten, die ein Mittel in bestimmten Organen und Geweben des Körpers auslöst, will er vor allem an Exaktheit des Diagnostizierens, der Statistik, des Tierexperiments und des ursächlichen Denkens hinter der Klinik nicht zurückstehen. Ganz fraglos gibt es auch dabei Erfolge, wie ja auch Hahnemann selbst bereits zu einer Zeit große ärztliche Erfolge aufzuweisen hatte, als er noch mit recht kräftigen Arzneigaben und bloß auf Grund einiger weniger Symptome seine Similearznei einsetzte. Andernfalls verfällt die genannte Richtung deutlich dem Schicksal naturwissenschaftlicher Medizin überhaupt: Mit Meerschweinchen und Injektionsspritze, gelehrter Fachliteratur und dem immer wieder wirksam zelebrierten Schamanismus der Statistik, einer noch nicht einmal als vorkabbalistisch zu bezeichnenden Zahlenzauberkunst, mit der der neuzeitliche Medizinmann sein Kollegen- und Laienpublikum in den up-to-date-Trance versetzt, ändert sich ihr Handeln und ihr Erkennen von Jahr zu Jahr. Die Arzneimittellehre wird immer stärker „gereinigt", ein Großteil der geprüften Symptome fällt als „unkritisch" fort, die Frage, *warum* ein Mittel wirke, führt zu langen und hernach wieder bestrittenen Ermittlungen, an die Stelle des stillen, unbeirrbar von einem Grundgesetz her praktisch handelnden Arztes tritt der forschende Kliniker. Dessen Amt als Homöopath besteht vornehmlich darin, daß er zahlreiche Arzneien, die bislang nur die Homöopathie kannte und verwandte, dem Gebrauch und dem Denken der Schule zugänglich macht. Wenn heute der Weißdorn Crataegus, der Sonnentau Drosera, die verschiedenen Schlangengifte, die Roßkastanie Aesculus, das Gold als Herzarznei und vieles andere in den Arzneischatz der

Schule aufgenommen worden sind, so vergißt man mit Überzeugung, daß diese Mittel und viele andere auf dem Wege über ihre homöopathische Prüfung und Anwendung den Eingang in ein Denken gefunden haben, das ausdrücklich zur Homöopathie im Gegensatz steht, dennoch aber „Homöopathia involuntaria", ungewollte Ähnlichkeitsbehandlung reichlich genug betreibt und vielleicht überhaupt immer da, wo sie (von der Chirurgie abgesehen) mehr erzielt als symptomatische Bemäntelungseffekte. Nicht um einen Besitzstreit zweier Richtungen geht es dabei, sondern um die Gesichtspunkte der größeren Sicherheit beim Verordnen: Wenn schon homöopathische Arznei, dann auch legitim, denn so erst reicht der Erfolg über das Ungefähr hinaus bis zum Treffen mitten ins Ziel. Hahnemanns Ruf „Macht's nach, aber macht's *genau* nach!" ist nicht die Anmaßung eines sich für unfehlbar Haltenden, sondern das Vermächtnis dessen, der endlich eine Möglichkeit sicheren Handelns sieht und gelernt hat, sie auch praktisch zu meistern.

Neben der naturwissenschaftlich-kritischen Richtung, die um eine Einverleibung der Homöopathie in die Methoden der Klinik buhlt, gibt es noch zwei weitere Gruppen homöopathischer Ärzte, die ganz zu Unrecht für dieses Ziel als Kronzeugen herausgestellt werden. Das eine sind die reinen Krankenbettempiriker, denen der weltanschauliche Gegensatz zwischen Homöopathie und Klinik gleichgültig ist und die lediglich aus der Beobachtung heraus eine hohe Sicherheit im Umgang mit einer Anzahl homöopathischer Arzneien erworben haben, sich dabei aber weder um das Ganze des Hahnemannschen Systems noch um Vermittlungsversuche zur Naturwissenschaft bekümmern. Ihre Domäne ist meist das Krankenhaus, ihre Erfolge sind Erfolge der Erfahrung und vom Gesichtspunkt der Auswahl her zu verstehen. Je nach den persönlichen Qualitäten bringen sie es von einer ins allopathische Verordnen hineingeschobenen Gelegenheitshomöopathie bis zur großen Meisterschaft der Erfahrung am Krankenbett. In letzterem Falle stellen sie oft sogar die berühmtesten Vertreter der Homöopathie, die den Außenstehenden am leichtesten überzeugen – und wenn sie Lehrbücher schreiben, kommen Sammlungen von Krankenbetterfahrungen zustande, denen wegen ihrer Beschränkung auf das Sachliche und Erfolgsgemäße auch die Schule nicht die Hochachtung versagen kann. Nicht „Bastardhomöopathen" sind es, sondern Empiriker mit homöopathischen Arzneien. Ihr Großmeister ist Alfons Stiegele.

Sodann ereignet es sich immer wieder, daß aus dem Lager der Schulmedizin selbst bedeutende Forscher homöopathischen Gedankengängen nahekommen, sich schließlich mit der Homöopathie beschäftigen und dann viel oder gar sehr viel Gutes an ihr finden. Der Greifswalder Pharmakologe Hugo Schulz und der Chirurg August Bier sind die bekanntesten Beispiele dafür. Daß solche Männer, die in der Regel zuvor Berühmtheiten ihres Fachs gewesen sind, fast nie klassische Homöopathen im Sinne Hahnemanns werden können, liegt nahe. Sie bleiben Vertreter der Schule, aber weitherzige, weise und gerechte.

Vier Formen der ärztlichen Existenz gibt es also in der Homöopathie: den Klassiker, dessen Urbild Hahnemann ist und bleibt; den kritischen Naturwissenschaftler, den Hahnemann als „Bastardhomöopathen" scharf bekämpfte, weil er Unvereinbares vereinen will und die Homöopathie von innen her erweicht; den empirischen Könner am Krankenbett, der weniger auf das Gesetz als vielmehr auf Erfolge mit homöopathischen Mitteln Wert legt; schließlich denjenigen Schulmediziner, der durch sein Forschen und Denken zur Anerkennung der Homöopathie geführt wird.

Alle vier Formen lernt Hahnemann in Leipzig kennen. Hufeland, der für das Simile verständnisvolle, immer wieder zu Hilfeleistungen bereite, aber dennoch der letzten Entscheidung gar nicht erst nahetretende Universalarzt, bleibt einer der großen Wegbereiter des Lebenswerks von Hahnemann. Gelegentlich wird er zum gemäßigten Gegner, zum milden Kritiker. Sein Standpunkt, niedergelegt in zwei Schriften aus den Jahren 1826 und 1831[31], dürfte noch heute dem wohlwollender Vertreter der Schule entsprechen.

Außer den weitherzigen Vertretern der Schule – von den vielen Gegnern ganz zu schweigen – treten Hahnemann auch ältere Ärzte gegenüber, die bereit sind, ihr bisheriges Weltbild ganz zu verlassen und bei ihm umzulernen. Vor allem jedoch schließen sich aus dem Kreis der Studenten echte Jünger an ihn an, so der bis ans Ende getreue Ernst Stapf, Gustav Wilhelm Groß, Franz Hartmann und andere.

In Moritz Müller taucht bald der erste Vermittler auf, der homöopathisches Handeln und klinisches Denken zusammenschweißen will. Daneben eilen Neutrale herbei, die das Verschiedenartige beider Richtungen entweder überhaupt nicht begreifen oder als gleichgültig werten und bloß auf eine Erweiterung ihrer arzneilichen Kunstgriffe eingestellt sind.

Die letztgenannte Gruppe mag, von fern betrachtet, menschlich am verständlichsten sein; betont ja Hahnemann selber deutlich genug, daß des Arztes einzige Aufgabe sei, kranke Menschen gesund zu machen. Nur darf nicht vergessen werden, daß Hahnemann – ausgehend vom und hinzielend zum idealen Bild des Menschen – eine so hohe Aufgabe nur dann als erreichbar ansah, wenn sie aus einer erarbeiteten Sicherheit heraus angepackt wird. Und dazu reicht seiner Überzeugung nach das Erfahrungsammeln am Krankenbett nicht aus. Homöopathie ist ein Kosmos, in dessen Mitte der gesunde Mensch steht, nicht aber eine technische Fertigkeit allein.

Außerdem muß Hahnemann verlangen können, daß für sein Schaffen, für seine Arzneimittellehre vor allem, der Einsatz von Leib und Seele dargebracht werde. Sie soll ja erst werden und wachsen, diese Arzneimittellehre, als die einzig sichere Grundlage jeglichen Handelns am Krankenbett. Die Prüfungsgemeinschaft wird für ihn zugleich eine Möglichkeit, seine Schüler auf ihren Wert zu prüfen. Etwas Mönchisches liegt über dem zusammentretenden Arbeitskreis. Wer Arzneistoffe an seinem gesunden Leibe prüfen will, muß in der Lebensweise streng alles vermeiden, was selbst Symptome auslösen und so das Bild fälschen könnte, vor allem Kaffee, Tee, Wein, Schnaps und andere Spirituosen, ferner Gewürze, Säuren und Gesalzenes. Auch die übrige Lebensweise soll indifferent sein, weder anhaltende Geistesanstrengung noch aufregende Unterhaltung ist erlaubt, aber das Nichtstun als des Menschen unwürdiger Zustand wird gleichfalls verboten. Bei leichtem Tagewerk, leichter Unterhaltung und geregeltem Aufenthalt in frischer Luft, mäßiger, reizloser Kost und nicht zu langem Schlaf unter einem leichten Deckbett erproben die Schüler gemeinsam mit ihrem Meister die einzelnen Arzneistoffe. Hahnemanns Methoden, Irrtümer, Erwartungen, Suggestionen und Zufälle bei den Prüfungen und Aufzeichnungen der am Gesunden beobachteten Erscheinungen auszuschalten, verbessern sich mehr und mehr. Die Verzeichnisse der festgestellten Wirkungen gehen bis ins feinste subjektive Detail und muten den Fernstehenden oft sonderbar an. So lesen wir in der zweiten Auflage der „Reinen Arzneimittellehre" etwa Prüfungssymptome wie: „Sehr deutliches Sehen, deutlicher, als im gewöhnlichen Zustande" (Stechapfel), „Er gibt vor, taub und blind zu seyn und den Krebs zu haben" (weiße Nießwurz), „Er stach beim Nähen die Nadel am unrechten Orte ein" (Bilsenkraut), „Traum voll Beschämung" (Schierling) usw. usw.

Selbstverständlich taugen solche subjektiven Einzelzüge nur für die feinere Überprüfung der Arzneimittelwahl und ergeben niemals die Leitlinie, jedoch gerade in schwierig gelagerten Fällen verdankt ihnen der Praktiker oft viel. Eine „gesichtete" Arzneimittellehre, die dergleichen fortstreicht, gewinnt an Übersichtlichkeit, verliert aber zugleich ihre universelle Verwendbarkeit. Der zur Erfassung von Ganzheiten, von Wirkungsbildern befähigte Arzt wird nicht bei derartigen Sonderbarkeiten des Prüfungsergebnisses kleben bleiben, wird sie aber ebensowenig mißachten. Es gilt hier ein Wort des großen Humanisten Wilhelm von Humboldt: „Nur durch den Gesichtspunkt aufs Ganze, nicht aber durch flüchtiges Vorübergehen vor dem scheinbar Geringfügigen, unterscheidet sich die geistvolle Behandlung von der pedantischen."

Pedantische Homöopathie wäre ein Zusammenrechnen von Einzelsymptomen und ein statistischer Vergleich, bei welchem Mittel die größte Anzahl der Symptome des Krankheitsbildes vorkommt. Dergleichen blüht in Amerika, wo mit dem Rechenstift und sogar der gelochten Karteikarte die zahlenmäßige Übereinstimmung von Krankheits- und Arzneisymptomen ermittelt und danach die Wahl getroffen wird. An die Stelle einer schauenden, dem flutenden Leben verschworenen Kunst ist eine zählende, statisch-statistische Additionstechnik getreten, die keiner so scharf verurteilt hätte wie Hahnemann, die jedoch, wenngleich ohne Tiefe, sicher immer noch Besseres leistet als das häßliche, aber in einen Klinikmantel nach letztem Saisonmodell gesteckte Kind, das der widernatürlichen Unzucht zwischen Hahnemannismus und „wissenschaftlichem Fortschritt", dieser als Düsenflugzeug maskierten Eintagsfliege, sein Dasein dankt.

164

Die an der Prüfungsgesellschaft beteiligten Schüler sind zwar dem Namen nach Studenten der Medizin, in Wirklichkeit aber fast ausschließlich Studenten der Homöopathie. Sie lernen nicht nach dem Warum der Arzneiwirkungen fragen, sondern nach deren Wo, Wie und Wann. Das Warum liegt im unerkennbaren „Innen", in der Dynamis, während das Wo, Wie und Wann ein Sichselbstaussprechen dieser Dynamis im erkennbaren „Außen" bedeutet. „Nichts ist drinnen, nichts ist draußen, / Denn was innen, das ist außen", sagt Goethe. In die Sprache Hahnemanns übersetzt, heißt das: „Der jeden einzelnen Arzneistoff zur Heilung besondrer Krankheitszustände beseelende individuelle Geist ... läßt sich nicht mit Händen betasten, sondern ist bloß aus seinen Wirkungen im lebenden Körper erkennbar." So im Vorwort der „Reinen Arzneimittellehre" von 1811. Wohlgemerkt: Der „individuelle Geist", der die Arznei zur Heilung „beseelt", ist nur als Geist unerkennbar, in seiner auf den Organismus gerichteten Wirktätigkeit offenbart er sich aber.

Mit dieser Einstellung steigt Hahnemann in Leipzig zum Ruhm empor. Er ist Dynamiker und beschränkt sein Können ausdrücklich auf „dynamische Krankheiten", d. h. auf solche, die in Vorgängen der unsichtbaren Lebenskraft urständen. Verletzungen, eingedrungene Fremdkörper, Vergiftungen u. dgl. will er behandelt wissen, wie es die unmittelbare Lage ergibt: Operativ oder durch Brechmittel, Magenauspumpung usw. In den übrigen Fällen jedoch erweist sich sein Vertrauen zur Similearznei als nur dort begrenzt, wo das natürliche Lebensende oder eine totale Reaktionsunfähigkeit oder eine Organzerstörung (zum Beispiel eine Kaverne in einer tuberkulösen Lunge) vorliegt. Er braucht noch ein gutes Jahrzehnt, um den chronischen Krankheiten gegenüber sein Vorgehen zu erweitern, entfernt sich aber damit noch mehr von den Ideen der Schule.

Ein Jahr nach der Habilitation in Leipzig strömen die zersprengten Heerhaufen Napoleons von Rußland her zurück in die europäische Heimat. Hunger, Kälte und Typhus haben den Korsen besiegt und gedemütigt. Mit den Vorfrühlingswinden des Jahres 1813 weht das „Nerven- und Spitalfieber" durch Deutschland. Im Herbst bellen die Kanonen vor Leipzigs Toren, die große Schlacht vernichtet Bonaparte, füllt aber die Spitäler zugleich mit Schwerkranken. Fürst

Schwarzenberg zieht als gefeierter Sieger in Leipzig ein, alles jubelt ihm zu – aber Hahnemann nimmt nicht teil an den Ovationen, denn ihm ist selbst ein Sieg aufgetragen: der über den Typhus.

Der Typhus zeigt in seiner epidemischen Ausprägung ein so typisches Gesicht, daß er bei jedem Kranken fast dieselbe Symptomengesamtheit hervorbringt. Starke und bösartige Epidemien überrennen gleichsam alles Individuelle der Befallenen und vergewaltigen es zu einem recht gleichförmigen Krankheitsbild. Das erste Stadium der Typhusepidemie von 1813 entspricht in seinen Symptomen denen der geprüften Arzneien Bryonia (Zaunrübe) und Rhus toxicodendron (Giftsumach), das zweite Stadium dem Hyoscyamus (Bilsenkraut). Hahnemann richtet seine Behandlungsweise dementsprechend ein und legt sie in einer kleinen Schrift nieder, die 1814 erscheint. Von 180 Typhuskranken stirbt ihm nur ein einziger, sehr alter. Ein Erfolg, der sich sehen lassen kann und den Glanz des Ruhms mehrt.

Auch seine übrigen Heilungen „grenzen ans Unglaubliche", wie ein im selben Jahr ihn aufsuchender und beobachtender Mediziner berichtet. Denn Hahnemann widmet sich Tag und Nacht nur noch seinem höchsten und einzigen Beruf. Polemiken reizen ihn nicht mehr, die einst so geschäftige Feder ruht, die Vorlesungen unterbrechen nur noch kurz und unwesentlich den auf nichts als Heilen ausgerichteten Tageslauf. Das laute Weltgeschehen, das mit den Tagen vom 16. bis 19. Oktober 1813 dicht vor seine Haustür flutet, ist ihm in erster Linie lästig. Wie Archimedes wünscht er nur, daß man ihm seine Kreise nicht störe. Gott will, daß dieser sein Wunsch – im Gegensatz zu dem des antiken Zirkelziehers – erfüllt wird.

Als die Schlacht von Leipzig geschlagen ist und der Typhus dazu, wird ihm nachträglich die Wichtigkeit dieses Ereignisses bewußt. Endlich hat der Krieg ein Ende, endlich darf der freie Mann wieder aufrecht gehen und der Mensch seiner im Geistigen gegründeten Würde gemäß leben. Er schreibt darüber an seinen Schüler Stapf mit dem Datum des 24. Januar 1814 den für ihn und sein Weltbild überaus kennzeichnenden Brief:

„Ich bin ganz Ihrer Hoffnung, daß es nun besser werden wird. Bei unserer bisherigen Unterjochung schwieg alles um uns her, was gut war; die Besseren waren so zurückgescheucht und verzagt geworden,

daß sie sich nicht laut zu werden getrauten. Bloß die Stimme des
Sklavenpöbels hörte man, der sich freute, bei der allgemeinen Ver-
schlechterung der Sitten seine bösen Neigungen geltend zu machen
und das Gute und Bessere in Rede und Schrift unterdrücken zu
können, da ihm durch den Allunterdrücker das Beispiel dazu gegeben
war –. Bloß dieses literarische Geschmeiß hob im letzten Jahrzehnt
sein Haupt empor und suchte alles, was eine edlere und freimüthigere
Tendenz hatte, niederzustürzen und zu vernichten. Nun aber, da der
Geist unserer ehrwürdigen Ahnherren – Heldenmuth, Standhaftig-
keit, Treue, Freundschaft, Rechtschaffenheit, Humanität und Wärme
für Wahrheit und Menschenbeglückung – bei den Hirten der Völker
wieder aufzuleben scheint und jeder Bessere ihrem Beispiel zu folgen
strebt, nun werden jene Kinder der Finsterniß wohl verstummen,
da der anbrechende Tag sie blendet; Wahrheit wird wieder auf den
Thron kommen, und das Gute wird nicht mehr so schmählich ver-
kannt werden. Amen!"

In Leipzig nach der Völkerschlacht blüht Hahnemanns Praxis immer
stärker auf. Der Ruhm macht ihn nicht träge, im Gegenteil. Eines
Tages liest er im „Allgemeinen Anzeiger der Deutschen" einen Aufsatz des Hallenser Professors Dr. Dzondi über das „einzig sichere
Mittel, Verbrennungen in jedem Grade schnell und schmerzlos zu
heilen". Über den gleichen Gegenstand hat Dzondi ein Büchlein verfaßt, das er in dem Aufsatz anpreist. Er verrät auch, worin sein
Wundermittel besteht: in kaltem Wasser. Hahnemann ist empört.
1816, genau zwanzig Jahre nach Erscheinen seiner grundlegenden
Veröffentlichung über das Simileprinzip in Hufelands Journal,
glaubt er fordern zu dürfen, daß niemand auf eine so plump gegen-
sinnige und nur Schaden anrichtende Methode verfallen kann. Jeder
Koch, der sich verbrennt, hält die Hand mit der Brandstelle nahe ans
Feuer, was zwar im Augenblick den Schmerz vermehrt, aber die
Blasenbildung verhindert und den Heilungsprozeß beschleunigt.
Dzondis Methode hingegen lindert für Sekunden, um für Tage, ja
Wochen das größte Unheil zu bewirken.

Hahnemanns wütender Protestaufsatz erscheint zwei Monate später
im selben Blatt. Jetzt ist die Empörung an Dzondi. Er wettet um 500
Taler in Gold, daß kaltes Wasser der von Hahnemann vorgeschla-

genen Behandlung durch einwirkende Wärme weit überlegen sei, und schlägt vor, beide, Hahnemann und er, sollen sich in Leipzig an einem zu vereinbarenden Tage die rechte Hand mit einem rotglühenden Eisen verbrennen lassen und dann jeder sein eigenes Mittel gebrauchen. Der Erfolg werde zeigen, wer im Recht sei. Drei Zeugen sollen anwesend und die Vorführung öffentlich sein.

Hahnemann lehnt glatt ab. Nicht er bedürfe der Überzeugung vom Richtigen, sondern Dzondi, der ja getrost in aller Stille einen Selbstversuch an sich ausüben könne. Aus der Ablehnung spricht kein Zurückziehen der eigenen Überzeugung, sondern im Gegenteil deren Festigkeit. Der Arzt ist nicht da, sich oder anderen Verletzungen beizubringen – noch dazu in Form öffentlicher Schaustellung –, sondern solche vorkommendenfalls zu heilen. Wie das bei Brandwunden geschieht, weiß Hahnemann und erprobt es in seiner Praxis mit bestem Erfolg. Daß er recht hat, ist heute unbestritten. Der Irrtum waltet einwandfrei auf Dzondis Seite.

Damals aber fühlt sich Dzondi als Triumphator. Hahnemann habe, schreibt er, „durch unwahre Behauptungen das Publicum absichtlich hintergangen". In den Augen der Welt sieht es tatsächlich aus, als sei Dzondi der Überlegene bei diesem Streit. Aber das nach seinem Vorschlag behandelte gebrannte Kind hat in jedem Falle Grund, ihn und seine Weisheit zu scheuen.

Je mehr, unbeeinflußt durch derartige Fehden, Hahnemanns Erfolge von sich reden machen, und je größer seine und seiner Schüler Praxis wird, desto fühlbarer wird den Apothekern die veränderte Lage. Leipzigs erfolgreichster Arzt stellt seine Arzneien selbst her und gibt sie auch selbst an die Kranken aus, man kann an ihm nicht nur nichts verdienen, er tut überdies sogar dem allopathischen, ehedem so einträglichen Arzneiwesen der Vielgemische Abbruch. Man muß gegen ihn vorgehen.

Im Dezember 1819 reichen die Apotheker eine Klage gegen Hahnemann beim Rat der Stadt Leipzig ein. Im Februar 1820 steht er, der erste wirklich systematische Erforscher der Arzneiwirkungen, vor dem Gericht. Er ist angeklagt, die privilegierten Rechte der Apotheker durch Selbstherstellung und Selbstausgeben seiner Mittel verletzt zu haben. In mehreren mündlichen und schriftlichen Rechtfertigungen legt er dar, daß ein besonderes Herstellungs- und Verdünnungsverfahren so viel Sorgfalt erfordere und zugleich, wenn andere es angewendet zu haben behaupten, so unkontrollierbar sei, daß es aus Gründen der Sicherheit vom Arzt selbst gehandhabt werden müsse. Nur dann könne er mit gutem Gewissen diese Arzneien verwenden.

Damit kennzeichnet er die Lage in bis heute zutreffender Weise. Viele Apotheker haben – in der Überzeugung, homöopathische Arzneien seien „Nichtse", deren Wirkung lediglich auf Einbildung der Patienten beruhe – ihren Kunden reinen Alkohol oder Milchzucker auf das Rezept hin abgegeben. Immer wieder ließ sich das nachweisen. Ein Diener, der von seiner Herrschaft mit einem Notizzettel in die Apotheke geschickt wird, um einige homöopathische Mittel zu holen, bringt ein Fläschchen mit heim, auf dessen Etikett „Estremadura 5" zu lesen steht, also die fünfte Centesimalpotenz von Estremadura, einem Mittel, das es gar nicht gibt. Auf seinem Zettel hatte nämlich noch – für eine weitere Besorgung in einem Wollgeschäft – Estremadura-Wolle der Qualität Nr. 5 gestanden. Die übrigen aus der Apotheke geholten Arzneien haben zweifellos die gleiche Menge des verlangten Wirkstoffs enthalten wie dieses Fläschchen seine sorgsam hergestellte „Estremadura"-Arznei. Auch kann man zuweilen Potenzen verkauft bekommen, die sich überhaupt in dieser Form nicht herstellen lassen, so etwa die flüssige Verordnungsform von Kieselsäure oder Kupfer in der dritten Potenz. Es sind Kranke mit Rezepten, auf denen Phantasienamen wie „Gusselia" standen oder gar lateinische Schimpfworte wie „Madaroma fraudulosus" (deutsch: betrügerischer Glatzkopf), zur Probe in Apotheken geschickt worden und haben die verlangte Zubereitung ohne weiteres erhalten [32]. Noch 1952 verteidigte übrigens ein die Homöopathie nicht kennender, sie dafür aber um so gehässiger ablehnender Deutscher Ordinarius für Pharmakologie solchen Apotheker-Betrug von seinem Katheder herunter: nach der Melodie, man könne von einem kritischen Akademiker nicht verlangen, daß er der Herstellung eines Nonsens Zeit und Kraft widme. Als der homöopathische Arzt Karl von Petzinger jenen Betrugs-Sanktionierer daraufhin stellte, spielte der Mann eine so läppische Rolle, daß wir ihn hier nicht nennen, wohl aber sein Verhalten als Symptom der Lage berichten wollen. Auf diese Weise mußten die um ihr Recht der Selbstherstellung und Selbstabgabe der Arzneien kämpfenden homöopathischen Ärzte immer wieder demonstrieren, wie groß der Widerstand der Apotheker sei. Ärzte, die ihre Arzneien lieber selbst mit der Hand verschütteln wollen, an Stelle der industriell üblichen Zubereitung mittels der Potenziermaschine, wählen zuweilen den Weg, daß sie ihre so geschaffenen Mittel einer Apotheke zum Verkauf geben und vermeiden damit eine Verletzung der nach wie vor die Apotheker schützenden Gesetze.

Auch Leipzigs Apothekerschaft muß, wie sich erweisen wird, dem von ihr gehaßten Hahnemann zum Besten dienen: Sie vertreibt ihn binnen Jahresfrist nach Köthen und hilft ihm dadurch ungewollt vorwärts zu höherer Reife. Zunächst verbietet das Leipziger Gericht dem Angeklagten die „Selbstdispensierung" seiner Mittel und droht ihm im Übertretungsfalle neben zwanzig Talern Strafe noch „schärfere Maßregeln" an. Ein unerwarteter Widerhall der erfolgreichen Typhuskuren. Aber es soll noch schlimmer kommen.

Der Widerstand ist nicht nur bei den Apothekern groß, vor allem auch bei den Ärzten selber. Darf ein Reformator ohnehin mit einer erdrückenden Majorität von Feinden rechnen, so erst recht und dreifach, wenn er zudem ein Mann des Erfolges ist. Hahnemanns ärztlicher Ruf hat sich in Leipzig viel zu sehr als berechtigt erwiesen, als daß er unter den Kollegen Gegner mit offenem Visier auf den Plan gerufen hätte. Man schießt lieber aus dem Hintergrund auf ihn. Anders steht es außerhalb Leipzigs. Dort ist man besorgt, daß die neue Lehre in ihren zwar erst wenigen, aber doch bereits durch das Vertrauen vieler Kranker geehrten Aposteln Fuß fassen könne. Der sicherste Weg, das zu verhindern, führt über die Verbotstechnik der Machthaber. In Österreich kann der Medizinalreferent des Kaisers Franz I., Exzellenz von Stifft, erwirken, daß die Ausübung der Homöopathie sogleich durch einen allerhöchsten Erlaß verboten wird. Das geschieht im Jahre 1819. Ein Jahr später wendet sich der Mann, dem Franz I. fast alles zu verdanken hat, sein oberster Armeeführer Fürst Schwarzenberg, an den Kaiser und teilt ihm mit, er wolle wegen seines schweren Leidens den einzigen Arzt aufsuchen, der ihm wohl noch helfen könne: Hahnemann, den Urheber der Homöopathie.

Das Verbot der Homöopathie in Österreich wird dennoch beibehalten und von Metternich weiterhin durchgeführt. Mit dem Erfolg allerdings, daß mehr und mehr Menschen der Umgebung Metternichs ihr gesundheitliches Heil bei der Homöopathie suchen und finden, zuletzt seine eigene Gattin.

Fürst Schwarzenberg, der schon seit 1817 an den Folgen eines Schlaganfalls leidet, ist mit seiner Schlaflosigkeit, seinen immerwiederkehrenden Lähmungserscheinungen und Zuständen von Bewußtseinstrübung das Sorgenkind der beiden ihn behandelnden Militärärzte. Einer davon, Doktor Marenzeller, steht selbst der Homöopathie nahe und rät ihm schließlich, Hahnemann zu Hilfe zu holen.

Hahnemann sitzt in Leipzig, Fürst Schwarzenberg in Wien. Der hohe Patient ruft den Arzt, aber dieser Arzt läßt sich nicht rufen, weder von verwöhnten Wohlhabenden noch von berühmten Kriegsgöttern. Wolle der Fürst behandelt sein, so möge er sich auf den Weg nach Leipzig machen. Bedingung sei außerdem, daß Behandlung und Lebensweise nur einer zu bestimmen habe: Hahnemann.

Mit großem Gefolge muß der Fürst sich in Bewegung setzen, um seinen in schlichtem Lebensstil die Heilkunst ausübenden Doktor aufzusuchen. Im April 1820 trifft der stolze und dennoch als Kranker durch den Meißener Porzellanmalerssohn vom hohen Roß geholte Mann in Leipzig ein, wo auf der Milchinsel außerhalb der Stadt residiert wird. Hahnemann läßt sich einen fürstlichen Wagen schicken, wenn der Kranke aufgesucht werden muß. Schon bald nach der Ankunft geht es dem Fürsten, dem sogleich Arzneien und strenge Verhaltensvorschriften gegeben werden, deutlich besser. Aber sein mit ihm nach Leipzig gereister Leibarzt, Doktor von Sax, hält nichts von der Homöopathie. Er redet dem hohen Patienten zu, doch lieber nach dem Rezept „Doppelt hält besser!" zu verfahren und zugleich die Allopathie zu gebrauchen. Hahnemann ahnt zunächst nichts davon, wird aber deutlich abweisend, als es ihm zugetragen wird. Der Leibarzt ist fortan für ihn erledigt, so daß dieser, wenn er sich über den weiteren Verlauf der Kur informieren will, heimlich mit Hahnemanns Schüler Hornburg verhandeln muß. Der Fürst selber, ein Mann des intensiven und landsknechthaften Lebens, hält außerdem die von Hahnemann vorgeschriebene Diät nicht inne. Trotz strengen

Verbots spricht er Wein und Schnaps reichlich zu. Doktor Joseph Edler von Sax findet das sogar empfehlenswert, denn „starke Getränke" „stärken", und mit „kräftigen Maßregeln", wie er sich ausdrückt, kuriert man Schwerkranke am besten. Ein Rückfall des bereits gebesserten Befindens tritt ein. Hahnemann weiß, daß jetzt seine Gegner ihm die Schuld zuschieben und frohlocken werden.

Eines Tages sucht er den Fürsten auf und kommt hinzu, als ihm gerade ein Aderlaß gemacht wird. Er bricht sofort die Behandlung ab und ist durch nichts zu bewegen, sie wieder aufzunehmen. Ja, er bereut es bereits, sie übernommen zu haben, denn gegen die Beeinflussungskünste des Leibarztes ist er ebenso wehrlos wie gegen den fest eingewurzelten Lebensstil des Fürsten. Da der hohe Patient nicht ganz in seiner Behandlung gewesen und geblieben ist, möge er es fortan gar nicht sein!

Fünf Wochen später hat der Fürst weder homöopathische Arzneien noch Aderlässe mehr nötig, er ist da angelangt, wo wir alle eines Tages anlangen und welchem Ziel er gern noch eine Weile ausgewichen wäre.

Wo die Krankheit des Fürsten Schwarzenberg gebessert wurde, ist es Hahnemanns Verdienst. Die Kur schlug vielversprechend an. Wo es bergab ging, war Hahnemanns Rat und Hilfe sabotiert worden. Dennoch ist der verstorbene Fürst so populär, daß die rasch ausgestreuten Gerüchte, Hahnemann sei der Schuldige an seinem Tode, ihr Ziel einer Stimmungsmache gegen die Homöopathie erreichen. Beim Leichenbegängnis des Fürsten, dem pompös und laut aus der Stadt seines Sieges und seiner Niederlage dahingleitenden Trauerzug, sieht man einen stillen Mann mitteninne. Es ist der Arzt, der um die Frucht seiner Mühen betrogen wurde und jetzt gelernt hat, noch radikaler, noch fanatischer auf der Reinerhaltung seiner Methode zu bestehen. Sächsischer Pöbel, aufgehetzt und dumm, bricht in Zischen und Schimpfrufe aus, als er Hahnemanns im Trauerzuge ansichtig wird.

Die Sektion des Fürsten hat eine Herzvergrößerung von mehr als doppeltem Normalumfang und eine weitgehende Verkalkung der Aorta und der Kranzarterien ergeben. Unterzeichnet ist das Sektionsprotokoll von Doktor von Sax, Doktor Samuel Hahnemann,

172

dem Prosektor Doktor August Carl Bock und dem zu diesem Zweck hinzugezogenen Hauptgegner der Homöopathie in Leipzig, dem mit Hahnemann verfeindeten Professor Clarus. Clarus kann jetzt, als beauftragter Begutachter der Leiche, den Fachmann spielen. In Hufelands Journal veröffentlicht er den Sektionsbericht mit eingestreuten Bemerkungen über die Homöopathie, die, wie er im Relativsatz betont, „durch Versäumniß kräftiger Maßregeln großen Schaden stiftet". Im vorliegenden Falle sind diese kräftigen Maßregeln, dank dem Leibarzte von Sax, keineswegs versäumt worden; in Form von Branntwein, großen Arzneidosen und Aderlässen haben sie dem Professor Clarus sogar die Möglichkeit zu einem Sektionsbericht eröffnet. Aber das verschweigt er. Statt dessen bekennt er sich auch der Homöopathie gegenüber zur schönen Freiheit des Geistes und der Forschung, fügt aber im Sperrdruck hinzu: „so lange und so weit ein solches Streben, die Wahrheit auf einem ändern, als dem gewöhnlichen Wege zu finden, mit den bestehenden Gesetzen und Einrichtungen nicht in Widerspruch steht".

Dieses Dokument sollte als ein Schulbeispiel in den Oberklassen der Lehranstalten durchgesprochen werden, weil es besonders geeignet ist, junge Menschen für die Beurteilung so mancher Zeitgrößen und ihres – ist man nicht feinhörig – bestechlich klingenden Jargons zu rüsten. Der Vertreter der offiziellen Lehrmeinung rühmt sich zuerst seiner Geistesfreiheit und Duldsamkeit. Nie dürfe man amtlich gegen Lehr-, Forschungs- und Findungsrichtungen einschreiten, selbst wenn – horrible dictu! – diese die Wahrheit auf anderem als dem gewöhnlichen Wege zu finden beabsichtigen. Allerdings müsse man um so energischer zupacken, sobald eine solche Neuerung mit den bestehenden Gesetzen und Einrichtungen in Widerspruch steht. Das zielt in Clarus' Falle auf das Selbstdispensieren der Homöopathen, kann aber auf jeden Fortschritt in der Welt- und Geistesgeschichte erfolgreich angewandt werden, da er seinem Wesen nach „mit den bestehenden Einrichtungen in Widerspruch steht". Nicht immer wird die Selbstenthüllung derer, die unter dem Vorwand der Duldsamkeit gegen ihre unbequemen Fachgenossen den Büttel mobil machen, so schamlos und deutlich vollzogen wie im Falle Clarus. Dafür verdient er ein dankbares Gedenken.

Zur selben Zeit flammt nochmals der alte Scharlachstreit auf, der sich auf die von Hahnemann empfohlene Belladonnaarznei bezieht. Eine Purpurfrieselepidemie herrscht. Hahnemann weiß, wie gern man Purpurfriesel und Scharlach miteinander verwechselt. Anfang 1821 entschließt er sich, im Leipziger Tageblatt einen Artikel zu veröffentlichen, daß Belladonna nur bei wirklichem Scharlach nütze, diesmal habe man es jedoch mit Purpurfriesel zu tun, gegen den andere homöopathische Arzneien eingesetzt werden müßten. Am Tage darauf bringt das gleiche Blatt von dem Privatdozenten der Medizin an der Universität Leipzig, Dr. Moritz Müller, der sich völlig unerwartet zu Hahnemanns Methode bekennt, eine Empfehlung des Akonits bei der herrschenden Epidemie. „Alles prüfen, das Gute behalten", heißt die Überschrift. Das ist ein empfindlicher Schlag für Hahnemanns Gegner, denn Dr. Moritz Müller gehört zu den Hoffnungen der allopathischen Schule.

Was kann man tun, um den Schlag abzufangen? Die homöopathischen Arzneien wollen und werden sich durchsetzen, also dürfte es am bequemsten sein, sie Hahnemann aus der Hand zu nehmen. Vier Tage nach dem Erscheinen des Artikels von Müller bringt die „Leipziger Zeitung" einen Bericht von dreizehn Leipziger Ärzten, die die Belladonna als Scharlachheilmittel preisen. Sie geben als Urheber dieses Verfahrens den Kreisphysikus Berndt in Küstrin und als weitere Kronzeugen Hufeland, Hedenus, Jördens und Schenk an. Das ist auch zutreffend, nur wird unterschlagen, daß die genannten fünf Ärzte die Belladonna als Scharlachheilmittel von Hahnemann übernommen haben. Man will hier offenkundig seine Arzneien – da sie sich nun einmal durchsetzen – als weit und breit übliche Bestandteile der Schulmedizin hinstellen, um auf diese Weise der gefährlichen Homöopathie den Wind aus den Segeln zu nehmen.

Hahnemann protestiert öffentlich. Damit gibt er das letzte Signal für den Großangriff gegen ihn. Man greift auf die Apotheker zurück und setzt alle Hebel in Bewegung, den Gesetzesbrecher und Ruhestörer durch Polizeigewalt aus Leipzig entfernen lassen zu können. Seine Freunde gewinnen einen Stadtrichter, der beim Appellationsgericht in Dresden erwirken kann, daß Hahnemann noch so lange in Leipzig verweilen darf, bis er seine Sachen gepackt und seinen neuen

Aufenthaltsort gewählt hat. Im Juni 1821 geht ein Vertriebener zum Tor hinaus, jetzt aber kein Landfahrer mehr, sondern ein Mann hohen Rufs und Ruhms.

Für zweimal sieben Jahre wird Köthen in Anhalt Wohnort und Wirkensstätte Hahnemanns. Auch Köthen hat seine bestimmte Bedeutung für die Geschichte der Homöopathie, aber nicht, wie Leipzig, eine bittersüße, sondern eine strenge. In Köthen arbeitet Hahnemann sein Lebenswerk bis zu den letzten Konsequenzen durch und gelangt dabei zu denjenigen beiden Entdeckungen, die sein großes Geheimnis bleiben werden und die berufen sind, die klassische Homöopathie für alle Zeiten von der Bastardhomöopathie zu scheiden: die Potenzierung der Arzneien und die Psoralehre. Von Köthen aus kommt es denn auch zum scharfen Kampf mit denen, die allopathisches Denken und homöopathisches Handeln vermengen wollen. Köthen wird schließlich, wenige Jahre nach Hahnemanns Tode, die Stadt, in der der volkstümlichste und erfolgreichste aller homöopathischen Ärzte, der ehemalige Postsekretär Sanitätsrat Dr. Arthur Lutze, seine berühmte Klinik eröffnet. Lutzes Streitschriften und Lehrbücher, Hausapotheken und Kurerfolge schwirren zu Hunderttausenden durch die Lande und sind in ihrer allerstrengsten Zugespitztheit auf den reinen Hahnemannismus nicht nur das große Ärgernis der Schule, sondern das mindestens ebenso große der Halbhomöopathen.

Bis Leipzig bleibt die Homöopathie – mit Ach und Krach – hochschulfähig. Von Köthen an wird sie zur Sekte. Das Leipziger Hahnemanndenkmal steht auf einem öffentlichen Platz und ist eine öffentliche Ehrung. Auch in Köthen gibt es ein Denkmal Hahnemanns. Aus privaten Mitteln Arthur Lutzes gestiftet, befindet es sich im Gewächshaus seiner Klinik. Zum Leipziger Hahnemann findet jeder, wenn er will. Zum Köthener Hahnemann muß man eingeladen sein. Wer den Hahnemann von Leipzig verstehen will, bedarf der Logik, der Beobachtungsfähigkeit, des guten Willens und des planmäßigen Studiums. Wer mit dem Hahnemann von Köthen zu handeln und zu heilen beabsichtigt, bedarf außerdem der Kongenialität. Den Hahnemann von Leipzig kann man verstehen, mißverstehen oder bekämpfen, den von Köthen kann man nur wahrnehmen oder nicht wahrnehmen. Wer ihn wahrnimmt, wird sein Nachfolger. Wer ihn nicht wahrzunehmen vermag, gerät ins Leugnen und bestreitet die Existenz der hochpotenzierten Arznei ebenso standhaft wie die Existenz der Psora. Den Leugner legitimiert das naturwissenschaftliche Weltbild, den Nachfolger die Evidenz gelungener Kuren. Verständigung ist nicht möglich, braucht es auch nicht zu sein. Der weise Eremit von Köthen legt nicht auf die Vorsicht der Wissenschaft, sondern auf das Wagnis der Weisheit Wert, denn nur dieses führt zum Wasser des Lebens, während sich die kausalanalytische Forschung mit der Formel H_2O begnügen muß.

Schon im Februar 1821 hat Hahnemann einen Bittbrief an einen Freund und Kollegen gesandt, ob er nicht durch dessen Vermittlung irgendwo schützende Aufnahme finden könne, „die ich (als 66jähriger Greis) für meine noch übrigen, wenigen Lebenstage bedarf". Die Zusicherung des Rechts zum Selbstdispensieren sei Bedingung.

Aus dem Kreise der Patienten ergibt sich plötzlich die rechte Verbindung. Der Oberhofmeister am herzoglichen Hof zu Köthen wird von Hahnemann geheilt. Daraufhin wendet sich der Herzog Ferdinand von Anhalt-Köthen selbst an den Leipziger Arzt, um kuriert zu werden. Die Behandlung fördert ihn, und so gibt er einem Gesuch Hahnemanns statt, in Köthen sich niederzulassen, die Arzneien selbst herstellen und auch selbst ausgeben zu dürfen. Ein Vierteljahrhundert später tritt Arthur Lutze, damals noch Heilpraktiker in Potsdam, mit einem Gesuch des genau gleichen Inhalts an den Herzog Heinrich von Anhalt-Köthen und wird ebenfalls bereitwillig erhört.

Im Juni 1821 schüttelt Hahnemann den Staub Leipzigs von seinen Füßen. Seine Schüler geleiten ihn und die große Familie ein Stück des Weges, dann kehren sie um. Nur zwei folgen, von denen der eine später sein Schwiegersohn wird. Ein Weg von symbolischer Bedeutsamkeit: Nicht weit über Leipzig hinaus gehen die Schüler mit. Nur ein winziger Bruchteil derer, die ihm nahestehen, dringt bis Köthen vor.

In einem Gasthof Köthens nimmt Hahnemann fürs erste Quartier, dann erst erwirbt er ein eigenes Haus. Auch das soll sich im Falle Lutze genau wiederholen, der ebenfalls erst im abgemieteten Stockwerk eines Hotels wohnte und praktizierte, um hernach seine eigene Klinik zu bauen.

Der Übersiedlung ist ein kleines Mißverständnis vorausgegangen:

Herzog Ferdinand hat vergessen, in seiner Berufungsurkunde für Hahnemann die Verbriefung des Selbstdispensierrechts ausdrücklich niederzulegen. Der berühmte Adam Müller, österreichischer General-konsul, weilt als katholischer Proselytenmacher am Köthener Hof, wo es ihm, dem einstigen evangelischen Theologen, schließlich ge-lingt, den Herzog und die Herzogin zum Übertritt in die römische Kirche zu bewegen. An ihn, einen begeisterten Anhänger der Ho-möopathie, muß sich Hahnemann wenden, worauf Müller die nach-trägliche schriftliche Zusicherung des Selbstdispensierens erwirken kann. Adam Müllers in dieser Angelegenheit verfaßter Brief ent-hält die aufschlußreiche Stelle:

„In meiner, Freygangs und meines Sohnes Gegenwart traten dem alten, vielgereizten und vielgekränkten Manne die Thränen in die Augen; er erklärte verwirrt, er könne nicht sprechen wie gewöhnlich, seyn Gemüth sey affiziert. Ich gestehe, daß uns der Kummer des Mannes tief ergriff; mich zumal, bey meiner Überzeugung, daß einer der größten Ärzte des Jahrhunderts, dessen Entdeckung erst die Nachwelt in ihrem ganzen Umfange zu würdigen wissen wird, vor uns saß."

Wie ein Stein fällt es Hahnemann vom Herzen, als er nun endlich mit Frau und Töchtern im eigenen Köthener Heim sitzt, bereits belagert von zahlreichen Patienten – wohltuend ferngerückt dem mit Neid- und Haßmanövern, Gericht und Polizeigewalt auf ihn eindringen-den Leipzig. Jetzt will er nicht mehr um das Verständnis der Akade-mien werben, nicht mehr sein System in eine für jeden Gutwilligen faßbare Form bringen und trotzdem an den Böswilligen scheitern, nein, es kommt ihm einzig noch darauf an, die Heilkunst im Zeichen des Simile zur letzten Vollendung zu steigern. „Ob mir die hohen Schulen folgen wollen oder nicht, was kümmert's mich", hat weiland Paracelsus ausgerufen. Hahnemann, noch vor einem Jahr selbst ein akademischer Lehrer, stimmt diesem Ausruf jetzt aus tiefstem Her-zen zu. Er ist nicht Paracelsist, sieht im Vergleich mit Paracelsus so-gar eine Kränkung, denn das aufgeklärte Jahrhundert, dem er ent-stammt, vermag in Hohenheim bloß einen Gaukler zu erblicken; aber Hahnemanns Zeitgenosse Goethe, der, auch ein in Leipzig Ge-scheiterter, mit Fräulein von Klettenberg Paracelsus im Original studiert hat, blickt tiefer und nennt Hahnemann „den neuen Theophrastus Paracelsus". Er nennt ihn weiterhin „den Wunderarzt" und gibt damit die Richtung an, auf die Hahnemann zustrebt.

Einst beseelt von dem Wunsch, „rationelle Heilkunde" zu lehren, ist der Köthener Doktor nunmehr über alle Vorurteile seiner Zeit hinausgewachsen und endgültig durchgedrungen ins zentrale Existenzielle, der Heilkunst. Auch das Simile steigt wie ein Gestirn zum Himmel empor, während auf Erden allein der Kranke im Blickfeld bleibt – er, um dessen Wiederherstellung es einzig geht.

Köthen bringt die Wendung von der Lehre zum Leben, von der Kunde zur Kunst, von dem Ringen um einen großen geistigen Aktionsradius zur einsamen Meisterschaft. Die Geschichte der Homöopathie als einer lehrbaren Angelegenheit für Rationalisten bleibt mit der Mehrzahl der Schüler an Leipzig haften, während in Köthen das System verwirrt zu werden scheint, in Wahrheit aber hier erst weit genug wird, um auch dem Abgrund gewachsen zu sein. Es ist der Abgrund, aus dem die Natura naturans quillt und in dem zugleich das innerste Geheimnis aller Krankheit wurzelt. Der Theologe spricht von der Kraft Gottes und von der Erbsünde, wenn er dort hinabblickt. Hahnemann, der Arzt, hält sich auch hier an die Phänomene, nicht an ihren Hintergrund: Den Hochpotenzen seiner Arzneien glaubt er ihre mit physischen Mitteln unfaßliche Kraftgestalt, weil sie sich im Leibe sichtbarlich offenbart, und die glimmende Verderbnis des Leibeslebens durch den „uralten Ansteckungszunder" der chronischen Siechtümer verdeutlicht er sich am Bilde der „Psora". Er wagt, das Unaussprechliche auszusprechen, er setzt Worte und Bilder ein, wo das Wesenhafte waltet, das sich selbst verschweigt. Damit schränkt er den Kreis derer, die ihm folgen können, bewußt ein. Ganz deutlich sieht er sich im Auftrag des „höchsten Wesens", ganz deutlich ist aus der einst „rationellen Heilkunde" ein Geschenk der Offenbarung geworden, und nicht mehr um eine „rationelle", sondern statt dessen um eine „würdige" Weise ringt er, der Welt sein Wissen und Können zu unterbreiten. Das Katheder in Leipzig steht leer. Ein Eremit in Köthen wartet auf Schüler der Weisheit.

In einem Brief aus den Köthener Jahren schreibt er, er „habe keinen anderen Wunsch mehr, als noch das Gute, was das höchste Wesen mich noch zur Linderung der Leiden der Menschen finden ließ und, ich kann wohl sagen, offenbarte, auch der Welt auf eine würdige Weise vorlegen zu können. Dann will ich gerne sterben."

Das höchste Wesen steht im Hintergrund und schweigt. Vor seinem Schöpfung, Geschichte und Untergang ruhevoll umfassenden Wissen liegt Hahnemanns Vergangenheit, Gegenwart und Zukunft. „Dann will ich gerne sterben", schreibt er. Aber es geht nicht nach seinem, geht nie nach unserem geschöpflichen Willen. Hahnemann, der immer wieder sein Geführtsein erkennt und bekennt, will jetzt sich selbst ein Ziel setzen, um nach dessen Erreichung „gerne zu sterben?"

Aber es ist erst Herbst, da sterben manche; dann kommt der Winter, da sterben alle; nach dem Winter kommt der Frühling, und dann erst, dann erst . . . Mag sein, daß solche Stimme leise, unglaubhaft leise in ihm klang. Hellhörig gelauscht hat er ihr wohl kaum, der weithin berühmte Kleinstadtarzt. Er wird Hofrat, „so geschehen Köthen am 14. Mai 1822", wie es in der herzoglichen Patenturkunde heißt. Das gleiche Jahr 1822 bringt außer dieser Ernennung auch noch die Erlaubnis des Selbstdispensierens für Hahnemanns Schüler Dr. Moßdorf. Moßdorf wird Hahnemanns Schwiegersohn, doch geht die Ehe mit seiner Tochter Luise bald auseinander, und der einst so hoffnungsvolle Arzt verschwindet im Dunkel. Ebenfalls 1822 läßt Hahnemanns treuer Schüler Dr. Ernst Stapf, der in Naumburg praktiziert, die erste homöopathische Zeitschrift, das „Archiv für die homöopathische Heilkunst", erscheinen.

Hahnemann wird von Herzog und Herzogin nicht nur als Arzt, sondern bald auch als Freund betrachtet. Dennoch ist er weder hier noch sonst einer wirklich herzlichen Freundschaft fähig. Nur wenn er mit dem Freimaurer-Philosophen C. F. K. Krause zusammentrifft, in streng esoterischen und streng männerbündlerischen Anliegen – und das beides gab es damals in dem heute weitgehend zu einem Protektionsverein entarteten Maurertum noch –, dann bedingt er sich aus, daß der Freund und Br.·. zu ihm ins Haus kommt, aus dem er, um die Gespräche zu sichern, so lange die gesamte Familie verbannt. Mehr noch als in Leipzig ordnet er das familiäre und private Leben so streng, ja spießbürgerlich und pedantisch nach seinen Arbeits- und

Erholungsgesichtspunkten an, daß für alles nicht Programmgemäße kein Raum bleibt. Alle kleinen und großen Dinge des Lebens werden nach der Uhr und nach der ein für allemal festgesetzten Sitte geregelt – ein Klima, in dem Freundschaft nicht gedeihen kann. Frau Hofrat, im tieferen Wesen opferwillig und treu zu ihrem Manne stehend, hat sich in eine zeternde Furie verwandelt, seit die Lebensverhältnisse geordnet sind. Sie kennt die Dämonen ihres Mannes, kennt die Höllenjahre, die private Irrenpflege, den randalierenden „Gott Wezel" mit seinem Papierhelm, kennt die nackte Not und die knarrenden Planwagenräder, das Bedrohtsein durch Angriffe und zuletzt gar die lauernde Polizeigewalt viel zu gut –, jetzt endlich will sie festhalten, was erreicht worden ist. Wo Geniales, Beunruhigendes, ja überhaupt bloß Außerplanmäßiges in den Haushalt einzubrechen droht, beugt sie vor, indem sie sich hart, unliebenswürdig und tyrannisch erweist. Besonders die Schüler, die gern im Umkreis des Meisters weilen wollen und von seiner Frau schon deshalb fortgeekelt werden, weil sie jugendlichen Schwung und schicksalsträchtiges Feuer ins Haus bringen, bekommen das zu spüren. Einer, Ernst von Brunnow, schreibt in seinen Erinnerungen: „So streng Hahnemann auf kindlichen Gehorsam hielt, so wenig hatte er das Regiment als Ehemann in den Händen. Seine große, wohlbeleibte Gattin, die ihm, wie einst Agnes Frei dem edlen Maler Albrecht Dürer, manche bittre Stunde machte, übte den nachteiligsten Einfluß auf ihn aus . . . Sie war es, die ihn selbst oft mit seinen treuesten Schülern in Zwiespalt setzte, sobald diese der Frau Doktorin nicht mit dem tiefsten Respect begegneten. Demungeachtet pflegte Hahnemann diese keifende Xanthippe, die ihre Freude daran fand, wenn sie plötzlich ein rechtes Donnerwetter im Hause erregen konnte, die edle Gefährtin seines Künstlerlebens zu nennen." Offenbar ist hier der Schüler der bessere homöopathische Methodiker gewesen, indem er sich bloß an die wahrnehmbaren Erscheinungen hielt, während Hahnemann, seiner Lehre untreu, auf das Wesen blickte. Im Wesen bleibt Frau Henriette ein Beispiel seltener ehelicher Treue und Kameradschaftlichkeit, sie, die mit ihren zahlreichen Kindern einen der schwierigsten Menschen durchs Leben zu begleiten hatte, die es jemals gab. Aber, wie wir sehen, auch sie ist schwierig geworden in den vielen Jahren der Bewährung. Sie gehört zu jenem Frauentyp, der seine Liebe schließlich nur noch durch Schelten und Tyrannei ausdrücken kann. Hinter beidem steht mütterliche Besorgnis um den Gefährten. Hahnemann, weise geworden, erkennt das an. Die Schüler, noch jung und schnell fertig mit der Diagnose, bemerken bloß die „keifende Xanthippe".

Außerdem vergißt Hahnemann seiner Frau nie, daß sie ihm elf Kinder geboren hat. Eins davon, die Zwillingsschwester der unterwegs auf der Wanderschaft geborenen Friederike, kam tot zur Welt, ein anderes, der Knabe Ernst, ging an den Folgen des Wagenunfalls bei Mühlhausen als Säugling zugrunde. Bei einer jeden Geburt seiner Frau hat Hahnemann tiefergriffen das Mysterium erlebt, um das all sein Denken kreist: die Menschwerdung. Mensch, Menschenwürde, Menschenbestimmung, immer und immer kehren diese Worte in seinem Werk wieder. Vom Menschen als der Idee, der heiligen Norm, geht seine Homöopathie aus, zum Menschen als der Mitte der Welt führt all seine Weisheit hin. So erlebt er denn in den Stunden der Geburt eines Kindes die höchsten Erhebungen seiner Seele. Ein Brief gibt darüber Auskunft, der aus dem Jahre 1816 stammt:

„Ich wenigstens habe jede Niederkunft meiner Frau, jedes dieser fast überirdischen Ereignisse in mein inneres Leben tief eingreifen lassen, jedes für einen Läuterungsprozeß meiner Sittlichkeit vom großen Principe des Guten, vom Vater der vollendeten Geister angenommen –, und habe mich bestrebt, diese schauerlichen, offenbar für die Ewigkeit berechneten Momente zur Säuberung und Reinigung meines Charakters anzuwenden – und wo ich noch Flecken an mir, Neid gegen meine Mitbrüder, irgend eine verdächtige, heuchlerische Falte in meinem Herzen, irgend eine Spur von Lüge oder Falschheit, irgend eine Neigung anders zu scheinen und zu reden, als mit meiner wahren Überzeugung übereinstimmte, entdeckte – habe ich es ausgefegt ... So habe ich mir in jenen herzerschütternden Stunden ein inneres Leben geschaffen, wie wir zu unserer ewigen Fortdauer nöthig haben und zu unserm dereinstigen Übertritte in das Land der Vollendung. Vergeblich verbergen wir es uns in jüngeren Jahren, daß wir bloß zu diesem Zwecke existieren; unaufhaltbar werden wir diesem erhabenen Ziele entgegen getragen ..."

Wer diese Worte liest, die ausdrücklich das Erdenleben – übereinstimmend mit Goethe – als „irdische Vorbereitungs-Schule" werten, muß wohl unwillkürlich an einen anderen großen Arzt der Zeit denken, an Heinrich Jung-Stilling. Hahnemann wird als Vertreter der Aufklärung durch die Medizingeschichte geschleppt, Jung-Stilling als verworrener Schwärmer. Aber Hahnemanns Weltanschauung ist oft der des frommen Köhlerenkels und späteren Professors der Kameralwissenschaften zu Heidelberg geradezu kongruent, und Jung-Stilling dürfte seinen Weltruf und seine außerordentlichen Erfolge als Starchirurg auch nicht bloß auf schöne Worte hin erworben haben. Es ist nichts bekannt, daß beide Männer je einander begegnet sind, obwohl sie beide beheimatet waren auf den Chausseen des ganzen deutschen Landes. Vielleicht ist der Wagen mit der Vagantenfamilie einmal am Pferd des Augenarztes vorbeigerollt, auf dem dieser – stets ohne Honorar anzunehmen – zu armen und reichen Patienten ritt. Sie haben einander nicht erkannt, die beiden Umhergetriebenen, obwohl sie Nachbarn im Geiste waren. Und doch hätten sich beide über Jung-Stillings Lebensmotto einig werden können: „Selig sind, die das Heimweh haben, denn sie sollen nach Hause kommen." Hahnemanns Brief über die Geburt eines Kindes beweist das. Er schließt mit den Worten: „Schon steht die letzte Stunde, die letzte Minute des Überganges zum Vater der reinsten Sittlichkeit und Tugend lebhaft vor meinen Augen, wo ich kaum merkbar noch mit kalter Hand nach oben hin werde zeigen können – und eben jetzt auch der letzte Augenblick –. Leicht, freudig und willkommen ist dieser Augenblick dem, der sich seiner würdig zu machen strebte."

So hat sich der das Wagnis der Weisheit Wagende vom Mysterium der Geburt zum Mysterium des Todes führen lassen, und dankt das seiner Frau Henriette, der Mutter seiner Kinder. Die Kinder selbst schlagen mehr oder minder fehl. Soweit die Töchter heiraten, scheitern die Ehen. Zwei Töchter werden – unabhängig voneinander – ermordet. Die übrigen fallen neurotischer Angst anheim. Der Sohn Friedrich übernahm vom Vater die zigeunerhafte Unrast. Ihm fehlte das rationale Fundament. Als Geistesverwandter der Günther, Lenz, Büchner und Grabbe wußte er sich – nach Goethes Wort über Johann Christian Günther – nicht zu zähmen, und so zerrann ihm sein Leben

und sein Dichten. Bereits 1813 brachte es der Siebenundzwanzig-
jährige zum Hochschullehrer in Leipzig. Bezeichnenderweise las er
nicht nur über Arzneimittellehre, sondern auch über gerichtliche Medizin und Pastoralmedizin. Das Kriminelle und das Jenseitige zogen
ihn ebenso an wie das rein Heilkünstlerische. Bald siedelte er nach
Wolkenstein im Erzgebirge über, kaufte die dortige Apotheke, or-
dinierte zugleich wöchentlich mehrmals in Orten der Umgebung und
liebte es, zu diesem Zweck vierspännig, mit wirrem Haar im offenen
Wagen stehend, die Berge heruntergebraust zu kommen. Seine Tracht
war burlesk, sein Auftreten bewußt romantisch und herausfordernd.
Mit sprühendem Geist und gewaltigem ärztlichem Erfolg rief er
Freunde und Feinde zugleich auf den Plan, war aber dem Kesseltreiben der letzteren nicht gewachsen, entzog sich ihnen durch Übersiedlung nach Halle, Berlin, Hamburg und wanderte schließlich nach
England aus. 1820, ein Jahr vor der Übersiedlung nach Köthen, erhielt der Vater einen hoffnungsvollen Brief aus England, nachdem
er auf Grund früherer Briefe überzeugt wurde, daß Friedrich Hahnemann in eine Geisteskrankheit hineintrieb. Aber noch 1827 gelangten Nachrichten nach Köthen, daß Friedrich bald dort eintreffen
werde. Dann rissen die Spuren ab.

1828 tauchte im Staate New York ein homöopathischer Arzt auf, der
gleichermaßen durch sein aufgeregtes Wesen, seine groteske Kleidung, sein herausforderndes Auftreten und seine erstaunlichen Heilerfolge auffiel. Er war Deutscher, gab an, ein Sohn des Entdeckers
der Homöopathie zu sein, und scharte einen großen Kreis dankbarer
Patienten um sich. Aber viele fürchteten sich vor ihm, der wie ein
Jettatore aussah und aus einer Erzählung von E. T. A. Hoffmann in
die Wirklichkeit gestiegen zu sein schien. Eines Tages war er verschwunden.

1832 tobte die Cholera über Nordamerika hin. In St. Louis trat ein
unbekannter Arzt auf, der mit homöopathischen Mitteln der Epidemie gewachsen war. Ein Flüchtling, ein Zerrissener, der daheim in
Deutschland eine Frau und eine kleine Tochter sitzen hatte, die seit
vielen Jahren nichts mehr von ihm gehört haben. Die Arzneien des
sonderbaren Doktors wirkten Wunder, aber wenn die Geretteten
ihm danken und ihn bezahlen wollten, winkte er ab. Er nahm kein

Honorar an, keinen Ehrensold, wie die wörtliche Übersetzung dieses Wortes lautet. Ihm war es Ehre genug, mit solchen Arzneien arbeiten zu dürfen und der Sohn dessen zu sein, dem die Welt sie verdankt. Ekstatisch und zermürbt, sah man den Fremden von St. Louis fortgleiten in die Weite der Savannen, die ihn hinnahm zu den tanzenden Geistern der toten Indianer, während daheim in Köthen der Vater im Kreise der Schüler saß und ruhevoll an der langen Tabakspfeife sog.

Der Sohn ist als Brandopfer dahingegeben, und kein Engel hat es verhindert. Friedrich Hahnemann mußte zu Ende leben, was sein Vater ihm an Dämonie mitgab. Der freiwillig Heimat- und freiwillig Besitzlose, der die Cholerakranken heilt, indem er seine einzige Erbschaft verschenkt: die Similearznei – welch seltsames Bild im großen Schauspiel der Homöopathie! Amerika ist kein Land für erste Entdecker. Nicht nach Kolumbus ist es benannt, sondern nach Amerigo. Nicht Friedrich Hahnemann kann ihm die Homöopathie bringen, sondern erst Constantin Hering.

Von diesem Hintergrund her wird Frau Henriette, die Köthener Hofrätin, zu einer Frau von ehrfurchtgebietender Größe. Alles Leid und alle Not hat sie auf sich nehmen müssen, aber was ist ihr als Ernte verblieben? Der Sohn namenlos verschollen, die Töchter gescheitert, das Herz des Gatten nach ihrem Tode einer anderen, jüngeren Frau verfallen und mit dieser sogar im Grabe vereint . . . Nichts bleibt ihr, nicht einmal der Glanz der Ruhmes- und der Ruhejahre, denn zu dieser Zeit offenbart sie sich der Mitwelt bloß als Xanthippe und erntet allerseits Abneigung oder Spott. So einsam, so um ihr Leben und ihres Lebens Sinn betrogen ist sie, daß nur ein respektables menschliches Format die Treue verständlich macht, mit der sie dem Weg und Werk ihres Mannes nahebleibt. Die Schüler finden es komisch, wenn er sie „die edle Gefährtin seines Künstlerlebens" nennt, in Wahrheit aber ist es tragisch, wie recht er damit hat. –

Das Familienleben in Köthen bietet Bilder von behäbiger Idyllik. In den wohlbemessenen Feierabendstunden liest Hahnemann den Seinen aus Büchern aller Wissensgebiete vor; nur Romane schätzt er nicht. Er bleibt auch dabei ganz ein Mann der Wirklichkeit. Die Poeten haben es leicht, sie wohnen in einer Welt, die ihrem Willen gehorcht, sie können als Meister des Wortes mit Zerrissenheiten und Erlösungen, Untergängen und Wiedergeburten operieren, ohne von alledem irgend etwas in leiblich-konkretem Schicksal, gestellt und unentrinnbar, unbedingt realisieren zu brauchen. Hahnemann interessiert sich nicht für das, was einer denkt und was einer dichtet, er will ein Meister des Eingreifens in die dunkle, leidbeschwerte Erdenwirklichkeit sein, nicht aber ein Flüchtling in irgendeinen ästhetischen Himmel hinein. So gilt denn der Ausklang eines jeden Tages der Literatur und dem Gespräch, beides jedoch stets mit dem Ziel der Wahrheitsfindung. Um die alte Pilatusfrage, was Wahrheit sei, beunruhigt er sich nicht auf erkenntnistheoretische Weise. Er weiß, daß es ein Innerstes der Welt gibt, einen Anblick der Welt vom Bewußtsein Gottes her. Die Geschöpfe finden in dieses Bewußtsein von sich aus nicht hinein. Ihnen ist die Wirklichkeit zugewiesen, wie sie sich erscheinungsbildlich offenbart – und Wahrheit ist, was sich vor dieser erscheinungsbildlichen Wirklichkeit bewährt. Derjenige Arzt lebt im Licht der Wahrheit, der gesetzmäßig, sicher, schnell, angenehm nachhaltig heilen kann. Darum allein geht es.

Darum allein geht es schon am frühen Morgen. Um neun Uhr beginnt die Sprechstunde, sie dauert bis zwölf Uhr mittags und setzt sich am Nachmittag von zwei bis vier Uhr fort. Der Kranke läutet an der Haustür, eine der Töchter hat Empfangsdienst, schaut durch ein winziges Klappfenster in der Tür den Ankömmling an und führt ihn ins stets überfüllte Wartezimmer. Tritt der Patient vor den Doktor, so wird er an dessen Schreibtisch genau examiniert. Jede, auch die anscheinend nebensächlichste Erscheinung an Leib und Seele wird aufgeschrieben. Das große Buch, in das all diese Eintragungen kommen, schlägt Hahnemann zu, wenn er ins Nebenzimmer geht, um die Arznei zu holen. Er bedient sich eines von seinen Schülern angefertigten Symptomenregisters, eines riesigen Repertoriums mit alphabetischer Anordnung, sobald Gedächtnis und Schauvermögen nicht ausreichen, um die Zuordnung der Symptomengesamtheit des Kranken zu der einer bestimmten Arznei sofort zustandezubringen. Auf umgehende Honorierung legt er Wert, ebenso auf pünktliche Beendigung der Sprechstunden.

Zwölf Kranke behandelt er jährlich umsonst, Arme, die gleich den zahlenden Patienten dieselben Rechte haben und dieselbe ärztliche Sorgfalt genießen. Hausbesuche macht er nur in dringenden Fällen. „Alles Nachlaufen auf Allopathenart erniedrigt", heißt es in einem Brief an einen Kollegen. Von den gebildeten Patienten verlangt er, daß sie das „Organon" lesen, „sonst gebe ich mich mit ihrer Kur nicht ab". Er kennt die Beeinflußbarkeit der menschlichen Gesinnung und wünscht, daß seine Kranken geistig gewappnet werden, damit sie sich nicht von Ignoranten und Widersachern an der Methode irremachen lassen.

Keiner, der Hahnemanns Wesen und Weg kennt, kann ihn des Mangels an Opferwillen und Menschenliebe zeihen. Dennoch stoßen sich manche Schüler an seiner Entschiedenheit in der Honorarfrage. Ein auswärtiger Syphilitiker soll beim nächsten Besuch zehn Louisdor zahlen, will das aber nicht, sondern bietet statt dessen zwanzig Louisdor nach beendigter Kur an. Hahnemann schlägt sofort sein Krankenjournal zu und verlangt statt zehn beim nächsten Mal zwölf Louisdor, andernfalls setze er die Behandlung nicht fort. „Keiner betritt meine Schwelle, er habe denn so viel Geld bei sich, um mich jedesmal stehenden Fußes zu bezahlen, oder monatlich praenumerando", heißt es in einem Brief von 1833. Es geht ihm dabei nicht um den Besitz, er ist kein Numismatiker, lebt spartanisch und hat immer eine offene Hand für wohltätige Zwecke – es geht ihm vielmehr um die Würde des Arzttums. Die Kranken werden fast alle krank infolge kostspieliger Lebensfehler. Was gesund erhält, ist billig, ja meist sogar umsonst zu haben: frische Luft, kühles Wasser, einfache Kost, Enthaltsamkeit, Zucht des Innenlebens, sinnvolle und geregelte Tätigkeit, ehrliches Schaffen und wohlbemessenes Ruhen. Was aber krank macht, kostet viel Geld: luxuriöses Schwelgen, Schlemmerei und Küchenunsitten, Alkohol und andere Genußgifte, sinnlose, auf Sensation zielende Vergnügungen, verspielte Tage und verlotterte Nächte. Dieses Geld wird geopfert, also soll es auch geopfert werden, wenn der Arzt den freiwillig angerichteten Schaden wiedergutzumachen hat.

Hahnemann ist von seinen ersten jungen Arztjahren an stets zugleich ein großer, machtvoll mahnender Gesundheitslehrer gewesen. Dieser opferbereite, unermüdlich betriebene Teil seiner Tätigkeit

blieb unhonoriert. Wer will ihm verdenken, daß er – nach Zigeuner-
und Elendsjahren – die Anwendung seiner endlich erlangten Sicherheit der Heilkunst von Fall zu Fall angemessen honorieren läßt?
Die Regeln seiner Gesundheitslehre befolgt keiner so streng wie er
selber. In Köthen steht der fast Siebzig- und zuletzt fast Achtzigjährige täglich im Sommer früh um sechs, im Winter im sieben Uhr
auf. Den Tag beginnt er mit einem Glase warmer Milch und einem
Gartenspaziergang. Dann schreibt er seine Briefe. Kranke aus allen
Ländern wenden sich brieflich an ihn, Schüler bitten um Rat, ein
Turnverein möchte ein Gutachten des berühmten Arztes haben, ein
Kakaofabrikant wünscht eine Empfehlung seiner mit Sorgfalt zubereiteten Schokolade und erhält sie, ein Konditor stellt einen Likör
her und wendet sich an Hahnemann, ob er dafür nicht Zusätze
zwecks Vorbeugung gegen Cholera empfehlen und das Getränk sodann unter seinem Namen, aber zugunsten des Konditors, vertreiben
lassen möchte. Auf diesen Brief schreibt er: „Nicht zu beantworten."
Die anderen Briefe jedoch verlangen eine ausführliche Beantwor-
tung, vor allem die der Kranken. Bis neun Uhr muß das erledigt sein,
weil dann die Sprechstunde beginnt. Um zehn Uhr ißt er zwischendurch ein wenig Obst. Um zwölf Uhr gibt es Mittagessen, danach ein
Stündchen Schlaf auf dem Sofa, dann abermals Sprechstunde. Das
Abendbrot um sieben Uhr zeichnet sich durch besondere Einfachheit
aus: Gosenkaltschale im Sommer, warme Milch im Winter. Neben
dem Hofrat hockt sein Hündchen am Tisch, das ihn auch auf Spazier-
gängen begleitet. Dann hängt die Gattin am rechten Arm, und die
sechs Töchter müssen in Gruppen von je drei mit genau abgemes-
sener Respektsdistanz hinter dem Ehepaar hergehen. Diese Gruppe,
ein lebendes Bild sächsisch-spießbürgerlicher Wohlanständigkeit, hat
noch ungefähr zwei Jahrzehnte zuvor im Planwagen gehaust, lär-
mend, elend und heimatlos – und der geisteskranke Wezel mitteninne.
Die Enge und Wohlbemessenheit des äußeren Lebens verordnet
Hahnemann sich selbst, weil er nur so seine Himmelsleiter zu bauen
vermag. Ein tief symbolisches Wort fällt, als ein Freund in Hahnemanns Gärtchen hinter dem Köthener Haus spazierengeht und zu
dem Meister bemerkt, es sei dieses Gärtchen doch recht klein: „Sie

haben recht; klein ist mein Garten; aber sehen Sie, wie hoch er ist!" Bis in den Himmel reicht er, der Garten des Köthener Doktors. Wer nur auf die Erde blickt, kann diese Größe nicht verstehen, wer aber den Blick zu erheben versteht, erkennt ihre Unermeßlichkeit.

Das gilt im gleichen Sinne auch von Hahnemanns Arznei, die jetzt erst den Himmel erobert. Aus dem Jahre 1823, nach zweijährigem Aufenthalt in Köthen, stammt ein Brief an einen Schüler, in dem die Halbhomöopathen samt ihrem Streben, Allopathie und Homöopathie vereinigen zu wollen, gekennzeichnet werden als „Amphibien, die meistens noch im Schlamme des allopathischen Sumpfes kriechen und nur selten das Haupt frei nach der ätherischen Wahrheit zu erheben wagen." Es ist ein verwandtes Bild wie das von der Höhe des Gartens. Aber darüber hinaus enthält es das Köthener Hauptmotiv: die ätherische Wahrheit.

Dem Hahnemann der Leipziger Zeit ist seine Homöopathie noch immer eine Angelegenheit der Chemie, obwohl er weiß, daß die Arzneien nicht chemisch, sondern dynamisch wirken, und obwohl er die Verdünnungen bis zu einem Grade treibt, der den Chemiker zu Spott und Leugnung nötigt. Aber allein der Begriff des Verdünnens zeigt, daß Hahnemann die dynamische Auswirkung trotz allem an einen Stoff geknüpft meint, der sich verdünnen läßt. Seine Belladonna ist zwar höchstgradig verdünnte Belladonna, aber nichtsdestoweniger noch immer eine stoffliche Existenzform von Belladonna. Er bemüht sich auch, zu erklären, inwiefern Arzneistoffe bei so hochgradiger Verdünnung noch zu wirken vermögen, und Hufeland kommt ihm dabei zu Hilfe. Je höher der Verdünnungsgrad eines Arzneistoffs, desto mehr „Punkte" kann er im lebendigen Organismus berühren, während die massive Gabe gleichsam in wuchtiger und gerader Bahn ihren Weg durch den Organismus geht und die Mehrzahl der ansprechbaren „Punkte" gar nicht erreicht.

An dieser Theorie, so primitiv sie für unser heutiges Verständnis auch ausgedrückt sein mag, ist zweifellos etwas Richtiges. Hinzu kommt, daß der Lebensprozeß insbesondere auf kleine und feine Reize eingestellt ist, während starke ihm feindlich sind. Der Greifswalder Psychiater Rudolf Arndt hat im Jahre 1892 sein „Biologisches Grundgesetz" ausgesprochen: „Kleine Reize fachen die Lebenstätigkeit an, mittelstarke fördern sie, starke hemmen sie und stärkste heben sie auf; aber durchaus individuell ist, was sich als einen schwachen, einen mittelstarken, einen starken oder sog. stärksten Reiz wirksam zeigt." Arndts Freund Hugo Schulz, Professor der Pharmakologie in Greifswald, konnte von seiner Wissenschaft her das biologische Grundgesetz voll bestätigen, was ihm, dem reinen Schulmediziner, schließlich eine deutliche Hinwendung zur Homöopathie und die Verachtung der Zunft brachte. Heute wird allgemein vom Arndt-Schulzschen Gesetz gesprochen, bei einigen Übervorsichtigen, die das Wort Gesetz nur bei starrer Ausnahmslosigkeit gelten lassen – so daß nicht einmal die Physik Gesetze haben dürfte –, auch von der „Biologischen Reizregel nach Arndt-Schulz". Die Wissenschaft schätzt es oft, Lapidares zu erweichen und in eine weniger verbindliche Form zu bringen, so daß heute dieses Gesetz (nach Tischer unter Heranziehung einer Moritz Müllerschen Formulierung) besagt: Ein Mittel *wirkt* immer gleichartig, der *Erfolg* ist jedoch infolge der *Gegen*wirkung des Lebendigen je nach Umständen (Größe der Gabe, Dauer der Einwirkung, „Stimmung" des Organismus) verschieden, ja entgegengesetzt.

Dies ist der Weg, auf dem die Naturwissenschaft zum Leipziger Hahnemann vordringt. Die naturwissenschaftlich-kritische Richtung der Homöopathie wird auch nicht müde, mit dem Arndt-Schulzschen Gesetz und seinen Ableitungen zu operieren. Sie läßt die Arznei als solche chemisch wirken, dynamisch hingegen den auf den chemischen Arzneireiz antwortenden Organismus, und die Verdünnungsfrage ist nur insofern wichtig, als kleine Reize den Vorzug haben, dem Lebensprozeß angenehm zu sein. Die Ähnlichkeitsregel – von einem Gesetz spricht man dort nicht – führt den Arzt zur Kenntnis, in welchen Organen, Geweben oder Systemen des Organismus ein Mittel imstande sei, Reize auszuüben. Ergibt die klinische Diagnose eine Erkrankung bestimmter Organe, Gewebe oder Systeme, so wird dasjenige Mittel eingesetzt, das ebendort imstande ist, in verdünntem Zustand förderliche Reize auszuüben. Damit aber steht die Homöopahie wiederum auf dem Boden der Kausalitätsforschung und muß nach der „Ursache" der Krankheit fragen. Die große Tat Hahnemanns, bei den Erscheinungsreihen von Arznei und Krankheitsfall zu bleiben und das Simile als Urphänomen nicht zu diskutieren, sondern tätig einzusetzen, geht in solcher Betrachtung zugrunde. Es ergibt sich ein Spezialzweig der forschenden Pharmakologie, der Hand in Hand mit der forschenden Pathologie arbeiten muß, während Hahnemann nichts braucht als eine genaue Kenntnis der Arzneimittellehre und eine möglichst lückenlose Kenntnis der Erscheinungsreihen des zu behandelnden Krankheitsfalles.

Der Einsame von Köthen hält am Simile als an einem nicht weiter zurückführbaren Urphänomen fest, bleibt aber Denker und Beobachter, wo es sich um Einzelheiten der Arzneibereitung und Arzneiwirkungsweise handelt. Es kann ihm nicht entgehen, daß er mit seinen höheren und höchsten Verdünnungsgraden, wenn das Mittel richtig gewählt ist, auch die höchsten Heilerfolge erzielt. Die bloße Verdünnung, die chemische Verringerung des stofflichen Anteils in der Arznei, kann allein nicht für diesen Zuwachs an Heilkraft verantwortlich sein.

Hahnemann bereitet seine Tinkturen in der Weise, daß er den ausgepreßten Saft der Frischpflanze mit Alkohol mischt. Ein Drittel Alkohol zu zwei Drittel Preßsaft verhindert Gärung und Zersetzung. Dieses Gemisch ergibt die Urtinktur. Davon ein Teil auf 100 Teile Weingeist ergibt bei starkem Verschütteln mit der Hand die C 1, d. h. die erste Centesimalpotenz der Arznei, von der wiederum ein Teil mit 100 Teilen Weingeist verschüttelt die C 2 liefert, davon ein Teil auf weitere 100 Teile Weingeist die C 3, usw. usw.

Hahnemann erfährt, daß die C 30 die stärksten Heilwirkungen ausübt. Es handelt sich dabei um eine „Verdünnung" von 1 zu einer Dezillion, von der man eine vage Vorstellung erst erlangen kann, wenn man sie einmal in Zahlen ausschreibt: von 1 zu 1 000 000 000 000 000 000 000 000 000 000 000 000 000 000 000 000 000 000.

Damals gab es noch keine Atomtheorie. Heute wissen wir, daß eine Arznei im Verdünnungsgrad der C 30 kein einziges Atom bzw. Molekül der Ausgangssubstanz mehr enthält. Man ist in der neueren Homöopathie dazu übergegangen, nicht mehr in Centesimal-, sondern in Dezimalstufen zu „verdünnen", also statt der 100 Teile Weingeist nur 10 Teile zu verwenden, was eine D 1, D 2, D 3 usw. ergibt. Eine Centesimale ergibt einen Verdünnungsgrad von doppelt soviel

Nullen, wie die Ziffer hinter dem C anzeigt; also ist eine C 4 eine Verdünnung des Urstoffs von 1 zu 100 000 000. Bei der Dezimalen handelt es sich um eine Verdünnung mit ebensoviel Nullen, wie die Ziffer hinter dem D bekanntgibt; die D 4 ist ein Verdünnungsgrad von 1 zu 10 000. Demnach entspricht der C 30 Hahnemanns die D 60 der heute üblichen Dezimalskala.

Auf Grund der modernen Atomlehre ist bekannt, daß das letzte Atom bzw. Molekül einer Arznei noch in der D 23 vorhanden sein kann, also in einer „Verdünnung" von 1 zu einer 1 mit 23 Nullen: 100 000 000 000 000 000 000 000. Jeder Verschüttlungsprozeß über die D 23 hinaus liefert vom Materiellen der Arznei nichts mehr. Handelt es sich um feste Ausgangsstoffe, um Mineralien etwa, so werden diese zunächst in Milchzucker verrieben und erst von der D 6 an in Alkohol gelöst.

Schon seit Jahren ist sich Hahnemann klar, daß sein Verschüttlungsprozeß mehr bedeutet als ein bloßes Verdünnen. Offenkundig wird die Kraft der Arznei dadurch auf direkte Weise erhöht. Im Jahre 1827 findet er auch den passenden Ausdruck für diese Operationen: Nicht mehr von „Verdünnen" spricht er, denn das bezieht sich bloß auf physikalische Stoffverringerung des chemischen Anteils der Arznei, sondern von Potenzieren. Durch sein Verschütteln wird etwas Dynamisches frei, „Virtus", die „Tugend" des Stoffes. Zugleich schwindet mehr und mehr das Stoffliche. Man muß an das Wort von Shakespeare denken: „Den Leib vermindre, mehre deine Gnade!" Das Leibliche der Arznei wird vermindert, das Gnadenhafte, Heilende gemehrt. Auch ein Wort Johannes des Täufers klingt an, als dieser den Heiland erblickt: „Jener muß wachsen, ich aber schwinden." Das Heilende wächst, das Irdisch-Stoffliche schwindet.

In Hahnemanns C 30 ist nur noch die „Gnade", nur noch das Heilende der Arznei vorhanden, der „Leib", das Physikalisch-Chemische, ist ganz und gar verschwunden.

Hahnemann hat für diese seine Gewißheit kein anderes Argument als den Heilerfolg dieser seiner hochpotenzierten Arzneien. Daß es sich nicht um Suggestiverfolge handeln kann, die von bloßen „Nichtsen" ausgehen, weiß er genau, denn wenn er seine Arzneien – was auch ihm, dem Meister, zuweilen geschieht – falsch wählt, wenn die angewandte Arznei nicht das rechte Simile ist, so bleibt jede Wirkung aus. Wäre Suggestion im Spiel, müßte der Patient auch in einem solchen Fall gesunden. Und weiter: Ohnmächtige, Bewußtlose, kleine Kinder und selbst Tiere reagieren auf seine richtig gewählten Potenzen ebenso deutlich wie wachbewußte Erwachsene. Auch das schließt die Suggestion aus.

Mit der Kraftentwicklung durch Potenzieren, die sich unabhängig vom, ja sogar paradox zum chemischen Anteil der Arznei verhält, richtet Hahnemann sein erstes ganz großes Ärgernis auf. Seit Urzeiten leugnet die Wissenschaft, was sie nicht messen, wägen und erklären kann. Ein Arbeiten mit Arzneien, „in denen nichts mehr drin ist", widerspricht jeder Vernunft. Der Mann, der durch Schütteln von Fläschchen unbekannte Kräfte erschließen will, gilt als Narr.

1841 tritt in Tübingen ein anderer Arzt auf, der ebenfalls mit Schütteln einer Flasche zu neuen Einsichten über die Wirklichkeit der unsichtbaren Kräfte gelangen und die Welt damit bewegen will. Auch er wird als Narr verschrien und zuletzt ins Narrenhaus gehetzt. Sein Name ist Robert Mayer, und sein Flaschenschütteln hat ihn zur Entdeckung des Gesetzes von der Erhaltung der Kraft geführt, ohne das heute keine Physik mehr denkbar ist[33].

Wir entsinnen uns, daß der zwanzigjährige Hahnemann, als er die Schule von St. Afra verließ, eine lateinische Abschiedsrede über die Menschenhand als Schlüsselorgan für das Verständnis des Menschenwesens hielt. In seiner Hand, seiner schüttelnden Hand, bereitet er jetzt seine Menschenarznei. Was der dunkle Mesmer direkt tut, bewirkt Hahnemann indirekt: Auf dem Wege über die lebendige Menschenhand wird er zum Be-Handler der Kranken.

Stoffe, die bislang für arzneilich gleichgültig galten und dementsprechend auch unbenützt geblieben waren – die Kieselsäure oder die Lindenholzkohle oder die Sporen des Bärlapps –, entwickeln, wenn er sie durch systematisches Verschütteln potenziert, höchste arzneiliche Wirksamkeit, die der Gesunde am eigenen Leibe als symptomenschaffend prüfen und der Kranke als heilungbringend erfahren darf. Stoffe sind es, die ehedem für den Arzt ein „Nichts" waren und die jetzt, indem Hahnemann sie – für das Verständnis der bloßen Theoretiker – tatsächlich in ein „Nichts" hineinpotenziert, ein Etwas werden. Der mephistophelische Intellekt redet immerfort vom Nichts, aber der Arzt antwortet mit seinem Kollegen Faust: „In deinem Nichts hoff ich das All zu finden!" Und er findet es.

Bei diesen Bemühungen um Erschließung feinerer Arzneikräfte entdeckt Hahnemann beiläufig die Tatsache, daß man unlösliche Stoffe durch feinstes und immer wiederholtes Verreiben in einen Zustand der Löslichkeit bringen kann. Er entdeckt damit die Kolloidalchemie, die aber die Welt nicht an seinen Namen, sondern an den des Engländers Graham knüpft, der erst später zu denselben Einsichten kam. Hahnemann veröffentlicht diese seine Entdeckung, ist aber viel zu intensiv mit rein Ärztlichem beschäftigt, als daß er ihren Konsequenzen für Physik und Chemie nachgehen könnte. Ihn befriedigt es hinlänglich, von der Steigerung der Kräfte auf Kosten des Stoffes durch den Verschüttlungsprozeß zu wissen und damit am Krankenbett helfen zu können.

Die Philosophie Schellings kommt ihm zu Hilfe. Schelling, der romantische Philosoph, verlangt von der Arznei, sie müsse geistartig sein. Hahnemann nimmt das Wort auf und verwirklicht es durch seine Kuren bis in Fleisch und Blut hinein. Ob man die potenzierte Arznei in den Magen hineinschluckt, ob man sie bloß auf die Zungenschleimhaut bringt oder gar nur an ihr riecht, ist fast gleichgültig. Offenbar – meint er – wirkt sie durch das Nervensystem hindurch, durch das empfindlichste Instrument der Dynamis im Organismus, dessen selbst dynamischer, proteushaft Leitwerke schaffender und wieder hinwegschaffender Charakter heute erst – durch Walter Scheidt und seine Schule – klar erkannt und damit der plausiblen Vorstellung von Klingelleitungsdrähten zum Mißvergnügen mechanistischer Plausibelmacher, dieser hartnäckigen Innehalter sinnloser Widerstandsnester beim Kampf gegen die Schul- und Hochschuljugend, entzogen worden ist.

Wenn wir auf die Gegenwart blicken, so läßt sich vieles von dem, was Hahnemann in den Köthener Jahren fand und erprobte, bestätigen. Die Physik hat in gewaltigem Salto mortale sich selbst mitten im Abgrund der Metaphysik aufgefangen, die Welle regiert die Stunde, unterhalb der Quanten beginnt das Eigentliche – und dieses Eigentliche ist wie immer das Unbekannte. Ein Großteil der modernen

Therapie ist Sympathikustherapie geworden; im autonomen Nervensystem rühren die leibliche und die seelische Wirklichkeit so dicht an-
einander, daß diejenigen, die von der Seele her auf den Leib, und die
andern, die vom Leib her auf die Seele wirken wollen, beide mehr
und mehr ins Feine, Zarte, „Geistartige" gelangen. Auch die Anatomie des Nervensystems schreitet vom Stoff zur Kraft vor: Die feinen Faserelemente des lebenden Nervs entstehen und vergehen immerfort nach Maßgabe des sie bildenden und wieder auslöschenden
Lebensprozesses; sie sind keine leiblichen „Strukturen", sondern
Funktionen, deren flutende Macht sich die Strukturen von Fall zu
Fall erst schafft [34]. Einem theoretischen Verständnis der potenzierten
Arzneien Hahnemanns steht nur eins im Wege: die Loschmidtsche
Zahl.

Es ist das eben jene Ermittlung, die nachweist, daß bei der D 23 das
letzte Atom oder Molekül in der Arznei vorhanden ist, daß darüber
hinaus das „Nichts" beginnt. Von Zeit zu Zeit versuchen Biologen,
Chemiker oder Physiker die Wirklichkeit der Hochpotenzen zu beweisen. Auch Hahnemann hat sie bewiesen, aber am Krankenbett –
und das läßt man nicht gelten. Exakte Versuche, den arzneilichen
Kräftezuwachs durch Potenzierung nachzuweisen, kann es kaum geben, weil die Voraussetzung der Hochpotenzwirkung immer die rechte
Arzneiwahl im bestimmten Krankheitsfall bleibt. Nur derjenige
Kranke bringt wirklich die entscheidende Empfänglichkeit für die
jeweilige Hochpotenz mit, dessen Symptomengesamtheit der geprüften Symptomengesamtheit des Mittels weitgehend entspricht.

So haben es denn in der Gegenwart die klassischen homöopathischen
Ärzte – also die, denen Hahnemanns Methode verbindlich ist – aufgegeben, um theoretische Rechtfertigung und exakt wissenschaftliche
Prüfung zu buhlen. Sie wissen, daß nur ein einziges Mittel entscheiden kann, ob Hahnemanns hochpotenzierte Arzneien wirken oder
nicht: die Erfahrung am Krankenbett. Um sie einholen zu können,
bedarf es aber einer genauen, liebevoll erworbenen und zu voller Meisterschaft gerundeten Kenntnis der Arzneimittellehre und des homöopathischen Denkens und Handelns. Das bedeutet nicht mehr und nicht
weniger, als daß man selbst ein klassischer homöopathischer Arzt
geworden sein muß, um erfahrungsgemäß prüfen zu können.

Es ergibt sich dann das Bild, daß die Meisterärzte der klassischen Homöopathie über den theoretischen Streit längst hinausgewachsen sind und – wie etwa Hahnemann selber, Constantin Hering, Arthur Lutze, Paul Dahlke und Emil Schlegel – sich eines gewaltigen Patientenzulaufs erfreuen, daß sie aber bei der offiziellen Medizin als bloße Suggestivtherapeuten oder Schlimmeres gelten. In der Tat kann sich die Klinik – ihrem auf kausal-analytische Forschung eingestellten Denken entsprechend – nur mit Vermittlern, mit „Halbhomöopathen" unterhalten, diese aber stoßen sich wiederum – denn sonst wären sie keine „Halbhomöopathen" – an der theoretisch unerklärbaren Hochpotenzarznei.

Der klassische homöopathische Arzt beschränkt sich nicht auf die Hochpotenzen, sondern verwendet jeden Grad der Potenzierskala nach Maßgabe seiner Erfahrung und seines Könnens. Er geht bei bestimmten Arzneien gelegentlich tief bis zur Tinktur herunter, bei anderen hingegen überschreitet er gegebenenfalls sogar die D 30. Verordnungen von Coffea D 200 sind nicht ungewöhnlich, die sogenannten „Fünfzigtausender-Potenzen", wie sie die 6. „Organon"-Auflage lehrt, stellen das Erfolgsgeheimnis manches homöopathischen Klassikers auch unserer Tage dar, über die er spötteln und kritteln läßt und – weil ihm eine große Praxis die Zeit und die Lust dazu nimmt – in gar keine Diskussion eintritt. Es muß also beachtet werden, daß gerade dem klassischen homöopathischen Arzt eine Universalausbildung zu Gebote steht. Zunächst hat er von der Universität her genau die gleiche Ausbildung erfahren wie jeder andere Arzt. Dann lernt er zusätzlich die reine Arzneimittellehre und den gesamten klinischen Erfahrungsschatz der Homöopathie kennen, reicht damit an Arzneiwirkungskenntnissen weit über den ärztlichen Durchschnitt hinaus – und schließlich erobert er die Welt der Hochpotenzen und die fein durchgebildete Kunst des Ausfindigmachens und Bewertens subjektiver Symptome beim Kranken. Der Homöopath der naturwissenschaftlich-kritischen Richtung beschränkt sich auf die noch chemisch wirkenden Tiefpotenzen und sieht möglichst weitgehend von den subjektiven Symptomen ab, bleibt also im Weltbild und im Handeln der Engere. Es gibt auch – seltene – Fälle, in denen, wie es bei den Ärzten von Petzinger senior und junior zutrifft, ein Sichbeschränken auf Tiefpotenzen mit einer ansonsten klassischen, ja geradezu herausfordernd konsequenten Homöopathie des Denkens und Handelns verbunden sein kann. Freilich gehört solcher reiner Hahnemannismus unter Verzicht auf hohe Potenzen zu den ganz seltenen Ausnahmen. Da der klassische Nachfolger Hahnemanns seinen Blick auf die Totalität der Erscheinungen beim Kranken gerichtet hält, darf und soll er sich auch aller Methoden bedienen, die solche Erscheinungen sichtbar machen können, vom Ohrenspiegel bis zum Röntgengerät, von der interferometrischen Ermittlung der individuellen Drüsenformel bis zur Bestimmung des Grundumsatzes. Aber wenn er das tut, geschieht es nie mit spekulativer Absicht, Ursächliches zu ermitteln, sondern stets lediglich zur Auffüllung des Symptomenbildes. Das ist ein gewaltiger Unterschied. Je erfahrener der Arzt wird, desto weniger braucht er solche Hilfen. Hahnemann hat keine davon gehabt und dennoch seine Kranken sicher, schnell und nachhaltig geheilt. Ähnlichkeiten mit Arzneiwirkungsbildern drängen sich oft so überzeugend auf, daß sich ein weiteres Nachspüren nach bestätigenden Symptomen erübrigt. Alte homöopathische Ärzte können häufig durch bloße Besichtigung des Kranken und einige Fragen an ihn die passende Arznei ermitteln, was für den modernen Kliniker selbstverständlich wie Kurpfuscherei wirkt. Hier wie dort entscheidet aber allein der Erfolg – und was Hahnemann oder Lutze an Erfolgen buchen konnten, war und bleibt so überwältigend, daß kein Widersacher dagegen ankann.

Der Hofrat in Köthen ist, wenn er mit seinem Patriarchenkäppchen im Lehnstuhl sitzt und den Kranken ausforscht, alles andere als ein „Arzt der Macht". Weder die magische Gloriole des Paracelsus umflammt ihn, noch die waldteufelhafte Dämonie Schweningers. Ein akademischer Spießbürger von erheblicher Pedanterie im Umgang mit den Kranken und ihren Obolussen, macht er sich weder beliebt noch zum Gegenstand scheuer Verehrung. Auch das familiär wohlgesittete Auftreten in der Kleinstadt schafft keinen Nimbus. Die Erfolge, die ihm allein seine Flut der Patienten herbeischaffen, sind Erfolge des Simile. Suggestion, Magie, Vergewaltigung der Patientenseele durch die widerstandbrechende Macht des Arztes – nichts von alledem ist da. Aber die „ätherische Wahrheit" der Arznei und das

Gesetz, dem sie dient – diese beiden Imponderabilien gründen den Ruhm des Arztes und die Genesung seiner Kranken. Imponderabilien, „Unwägbarkeiten", sind es, denn nichts mehr vom Stoff der Arznei ist wägbar, und ein unsichtbares Gesetz entzieht sich erst recht dem Gemessen- und Gewogenwerden. Auf der „Waagschale des Aeskulap" jedoch wiegen die Imponderabilien am schwersten.

So hat der Köthener Hahnemann für sich, seine Schüler und seine Kranken die Welt des Kleinsten entdeckt, das das Größte ist. „Klein ist mein Garten; aber sehen Sie, wie hoch er ist." Nicht vom Garten hinter dem Hause bloß gilt dies Wort, sondern vom Hortus sanitatis, vom alten mythischen Garten des Heils, der die wahre Schule der Arznei ist. Und wiederum klingt aus der Ferne die Stimme des „Waldesels vom Einsiedeln", der großen Paracelsus, herüber: „Die Schule der Arznei ist nicht mit Ziegeln decket, sondern mit dem ganzen Himmel!"

Ist die „Arznei der ätherischen Wahrheit", die am Leibe verminderte und in der Gnade gemehrte, die geistartige, die von höchsten Potenzen belebte, eine so große Macht, dann darf man erwarten, daß sie vor allem den chronischen Krankheiten gewachsen ist. Hahnemanns Praxis in Köthen wird hauptsächlich von chronisch kranken Menschen aufgesucht. Für die heftig aufflammende akute Erkrankung reicht die Tiefpotenz aus, die noch chemisch wirkende Gabe. Der chronisch Kranke jedoch, dessen Reaktionskraft schwach ist und dessen Symptome sich alle paar Tage ändern, bedarf der verfeinerten Arznei. Hahnemann belauert das Symptomentheater seiner chronisch Kranken mit wachester Beobachtungsschärfe. Heute hat ein Patient kleine Bläschen am Mund und leichten Stirnschweiß, übermorgen teilt er Nasenbluten mit, nach weiteren zwei Tagen gibt er an, zu frösteln, gelegentliche Depressionen wechseln mit Kälte der Hände und der Füße, kurzfristige Durchfälle treten auf und kleine, unwichtige Ekzeme – alles Symptome, die in ihrer Harmlosigkeit sämtlich kaum der Beachtung wert wären, würden sie nicht immer wieder das ganzheitliche Erscheinungsbild verändern und damit eine neue Mittelwahl herausfordern. Hahnemann, der es gelernt hat, Kleinigkeiten nachzugehen, bemerkt bei fast allen seinen chronisch Kranken dieses Umherziehende der Symptome, dieses bald hier, bald dort

Aufglimmende kleiner Abweichungen vom Normalen. Irgend etwas im Organismus des chronisch kranken Menschen verhindert das Zustandekommen eines klaren Bildes. Der akut Kranke mit seinem Fieber, seiner Angst, seinen Schmerzen und seinen dadurch freiwerdenden Instinkten, die sich im Wunsch nach frischer Luft oder in Scheu vor ihr, im Umherwandelnwollen oder im Bedürfnis nach Bettruhe, im Durst oder in der Wasserscheu äußern, gibt ein deutliches Bild für die Mittelwahl. Durch den chronisch Kranken aber wabert und spukt ein unsichtbarer Proteus, ein schwer faßbares Fluktuieren von Symptomen. Mit seinem biomusikalischen Gehör lauscht Hahnemann sich in die Dissonanzen der chronisch verstimmten Lebenskraft hinein: Überall klingen sie auf, nur selten schrill und nachhaltig, meist leise, aber desto störender in ihrem Allzeitbereit. Sie können den Arzt zur Verzweiflung bringen, nachdem sie den Kranken in der Regel bereits zur Verzweiflung gebracht haben. Gewiß, man kann diese allenthalben umherhuschenden Symptomengespenster als Individualitäten betrachten und ein jedes mit dem für die jeweilige Lage passenden Simile begrüßen, doch es sind Gespenster, unfaßbare Kreaturen einer anderen Dimension.

Hahnemann hat seine Homöopathie mit dem „Organon" in Paragraphen gefaßt, hat sie als Kind des Vernunftzeitalters der Vernunft so schmackhaft wie möglich zu machen versucht, hat das Ähnlichkeitsgesetz durchklärt bis in alle Ausführungsbestimmungen der täglichen Praxis hinein – aber als gerade alles so schön griffbereit war, als das Universitätskatheder den Weltruhm brachte, wehte der Wind, der da weht, wann er will, und die Flucht in die Kleinstadt war notwendig; dort hob die ätherische Wahrheit der Hochpotenzen den Suchenden in so wunderliche Weltbezirke, daß er mit um so festerem Willen zum Lebensstil des Spießertums den Anschluß ans Irdische ertrotzen mußte, um nicht verlorenzugehen. Das ist lebensklug, wenn auch nicht mehr universitätsklug wie zur Leipziger Zeit. Ach, wir sind so klug, und dennoch spukt's in – Köthen.

Wer spukt? Was spukt? Ist die Homöopathie nicht ein festgefügtes System geworden? Und jetzt zieht, zur späten Stunde, Ungreifbares, Unbegreifliches durch die Korridore?

Den chronischen Krankheiten gegenüber reicht die einfache, die simple Ähnlichkeit nicht aus. Das Simile heilt nur, wenn eine Symptomengesamtheit vorliegt, die man überschauen kann. Hier aber, beim chronisch Kranken, läuft so vieles gleichsam unter der Schau davon, schminkt sich um, grinst den soeben noch seines Gesetzes frohen Doktor in neuer Maskierung an – und während er zum Arzneischrank tritt, um für das Gesicht, das ihn anblickt, sein Simile zu suchen, kichert ein neues koboldhaftes Fratzenschneiden aus anderen Winkeln des kranken Organismus. Bald juckender Ausschlag, bald Entartung der Fingernägel; bald Beschleunigung des Pulses, bald entzündete Augen; bald brennende Fußsohlen, bald leichter Wadenkrampf; bald Fließschnupfen, bald Haarausfall; bald Widerwillen gegen Milch, bald schwere Träume . . . alles, alles ist wichtig, aber es wandelt sich, es spukt, es spottet.

Es liegt nicht bloß des Therapeuten Hahnemann ganz fern, sondern auch seiner erkenntniskritischen Grundhaltung, fragen zu wollen, was hinter den Symptomen steckt. Jetzt aber muß er es doch tun. Jetzt muß der anschauungsfreudige Europäer, der wache, gänzlich unokkulte Signaturenleser, dem gleich Goethe die Phänomene selbst die Lehre sind, auf ein fernes Rauschen lauschen, das von Osten kommt. Es ist das Rauschen des Götterstromes Ganga, und der Sinn, den es verkündet, heißt: Die Welt ist yakscha, ist Rätselspuk, Bilderwandel ohne Grenze, Erscheinungstaumel, der keine Ufer kennt. Machtlos ist der Mensch dem bunten, abgründigen, schreckenerregenden, Lust gebärenden und Lust in Leid erlöschenden Spiel preisgegeben, inmitten der Gespenster seines Lebens wird er sich selbst zum Gespenst – es sei denn, daß ihm die Erkenntnis dessen gelingt, der das Rätsel aufgibt.

Während durch die mit Familienbildern und Meißener Porzellan bepflasterten Wände des Köthener Arbeitszimmers von weit, weit her der Strom Ganga rauscht, die heilige Flut aus dem Gebirge der Götter, sitzt der Arzt Hahnemann und dichtet seine Ballade von der Psora.

Er schreibt sie nieder. Allerlei Schatten bedrängen sein Pult. Sie kommen nicht aus der hellen, olympischen Welt von St. Afra, nicht aus dem aufklärerischen Jahrhundert mit seinem Traum einer wohlgeordneten Erde, über der ein himmelsmechanisches Theater seine Zirkel zieht. Heraklit ist da, der in denselben und dennoch nicht denselben Strom zum zweitenmal nicht steigen zu können meint. Auch Mesmer, der noch in seinem Fleische wohnt, schreitet als Phantom durchs Zimmer. Der von Hahnemann verachtete Paracelsus stützt sich auf sein Schwert mit dem Knauf, der das dunkle Wort Azoth trägt. Und der Gekreuzigte, den Hahnemann den „Erzschwärmer" zu nennen kühn genug ist, ragt karfreitagsdüster durch den Raum.

Sie dichten mit an der Psoraballade. An der Ballade, die dort beginnt, wo Hahnemanns Denken immer wieder beginnen muß: beim Bild des Menschen. Im Urbeginn war der Mensch er selbst, war wahrer Mensch des Ur und Gottes Ebenbild. Adam, Puruscha, Homo coelestis, der Anthropos als Idee. Gesunden Lebens voll, unsterblich, rein und licht. Heute aber ist das alte Urbild längst verzerrt. Nur als Andeutung, als Ahnung leuchtet es in unseren besten und unseren gesündesten Augenblicken aus dem Zentrum unseres Wesens, dann aber, nur dann sind wir dem Menschentum nah. „Nur die Höhe des Menschen ist der Mensch", lehrt der Arzt Paracelsus. Auf diese Höhe als das letzte Heilungsziel muß hinblicken, wer des Hippokratischen Eides würdig sein will.

Warum sind die Menschen krank? Warum, Samuel Hahnemann? Du lehnst es ab, nach der Ursache zu forschen, denn du weißt, daß die Ursache im innersten, unsichtbaren Bereich der Lebenskraft, der Dynamis west. Du bist der Frage nach dem tieferen Warum ausgewichen, denn „des Arztes höchster und *einziger* Beruf ist, kranke Menschen gesund zu machen, was man Heilen nennt". Um eines solchen Heilens willen war dir die Spekulation, die Grübelei, das Philosophieren und Spintisieren ebenso unerwünscht wie das vergebliche Durchschnüffeln des Leibeslebens nach der in ihm ohnehin nie faßbaren Causa morbi. So hast du deine reine Erscheinungsheilkunde gefunden, gelehrt und meistern gelernt, bist ein Arzt höchsten Könnens geworden, ein Nichts-als-Heiler, ein Zauberer im Zeichen des Simile. Aber jetzt, im Glanz der Meisterschaft, taucht die verdrängte empor, die nie verstummende, die Frage des Menschen nach sich selber und nach dem Hintergrund seines Leidens und seines Gefallenseins.

Was soll er tun, der „seltene Doppelkopf aus Philosophie und Gelehrsamkeit", wie Jean Paul ihn nennt? Soll er bei der Gelehrsamkeit suchen, was er da nie finden wird? Soll er, der geschworene Feind des Spekulierens, ein Philosoph der Pathologie werden? Soll er zu Kreuze kriechen und von Erbsünde reden? Zu Füßen des „Erzschwärmers" im Sakrament die universale Arznei finden, wie es sein Kollege Ringseis in München tut?

Er bleibt zunächst bei der nüchternen Beobachtung. Sie vermittelt ihm zwei Grundwahrheiten. Erstens ist der Mensch – zumindest in der Mehrzahl seiner Vertreter – dem Urbild denkbar fern. Selbst die Arzneiprüfer, die gesund sein sollen, weisen ihre individuellen Schwächen auf: Der eine zeigt eine nervöse Fahrigkeit, der zweite neigt zu Erkältungen, im dritten wohnt eine leise Melancholie, ein vierter schätzt Essen und Trinken über Gebühr, ein fünfter ist muskelschwach und blaß – auch sie also, die der Norm Nächsten, sind bereits im weiteren Sinne Entartete. Der ganz und gar Gesunde, Ideale, nach dem goldenen Schnitt Gottes Gefügte findet sich nirgends oder nur in der Schau. Und dennoch muß er, der niemals Wirkliche, einzig der Maßstab bleiben. Würde der Durchschnitt als Maß der Norm eingeführt werden, so hätte der „normale" Mensch schlaffe Bauchdecken, kariöse Zähne, ein flatterndes Herz und ein verblasenes Innenleben. Der Mensch in seiner Urgestalt ist – muß Hahnemann erkennen – gar nicht vorhanden, aber als Idee und Werdeziel bleibt er dennoch die zentrale Größe der Welt.

Und zweitens: Nur auf dem Erbweg kann das, was den Menschen ins Zerrbildliche und Leidbelastete niederzwingt, von Generation zu Generation weitergetragen werden. Irgendwann muß einmal der Anfang mit allem Übel gemacht worden sein, irgendwann muß einmal der „uralte Ansteckungszunder" aufzuglimmen begonnen haben, irgendwann vollzog der Mensch als Urbild den Abfall von den hohen Ordnungen. „Erbsünde", eine Sonderung vom Urquell und ihr verhängnisvoller Fortgang durch die Generationen – das ist ein Theologenbegriff, den Hahnemann nicht schätzt. Zu viel schlimmes Pfaffentum hat er kennengelernt, etwa jenen Dr. Bahrdt, gegen den Kotzebues Pamphlet gerichtet war, das Klockenbring um den Verstand brachte.

Was aber, wenn Gottes Geheimnisse im Unerkennbaren belassen werden sollen, kann von der sinnenfälligen Erscheinung her wahrgenommen werden, um das Geheimnis der chronischen Krankheiten zu entschleiern?

Hahneman gerät bei seiner Antwort ins Stammeln wie ein Entrückter. Er wählt ein Wort und ein Bild, weiß aber, daß er nun in Symbolen redet.

Psora . . .

Die Psora ist der Generalnenner in Hahnemanns Gleichung vom chronischen Siechtum. Sie ist – mehr als alles, was er schuf – das große Ärgernis aller, die ihre Geschichte nicht kennen. Ein Mythus ist sie, ein Bild für eine verborgene Wirklichkeit. Damit, daß man dieses mythische Bild mit Hebeln und Schrauben nicht packen kann, schafft man die Tatsache der dadurch bezeichneten Wirklichkeit keineswegs aus der Welt. Eine rationelle Kritik der Psoralehre Hahnemanns ist leicht, ein ärztliches Handeln von ihren Grundsätzen her aber schwierig. Bleibt die Kritik unfruchtbar, so trägt das Handeln um so schönere Früchte – keine geringeren als die Heilbarkeit der chronischen Siechtümer [35].

Die Psora ist die Krätze.

Richtiger gesagt: Um das Wesen der Psora klarzumachen, bedient sich Hahnemann des Bildes der Krätze. Um den Rätselspuk der chronischen Krankheiten durchschaubar und erratbar werden zu lassen, bietet er das Wort und Bild „Psora" an.

Man kann dieses Wort und Bild leicht mißverstehen und sagen, Hahnemann habe behauptet, eine irgendwann einmal erfolgte arzneiliche Unterdrückung von Krätze sei schuld an einem über Generationen fortwirkenden chronischen Siechtum von vielfältigen und wechselvollen Erscheinungsformen. Man kann sogar behaupten, Hahnemann habe den rein parasitären Charakter der Krätze nicht gekannt, habe nicht gewußt, daß dieses Leiden bloß auf die in der Haut umherbohrende Krätzmilbe zurückzuführen sei, und wäre deshalb auf die Idee gekommen, daß sich in der Krätze ein Urübel offenbare, während in Wirklichkeit die Tötung der Milben zur Heilung dieses rein oberflächlichen Leidens genüge. In der Tat sind beide Mißdeutungen auch bis heute allenthalben in der Literatur zu finden.

Jedoch schon im Stötteritzer Elend, ganz kurz nach der Geburt der Idee vom Simile, schreibt Hahnemann 1791 in einer Anmerkung zu der von ihm übersetzten Arzneimittellehre von Monro:
„Läßt man einen kürzlich angesteckten Krätzigen mit wohlgesättigtem, schwefelleberlufthaltigem Wasser täglich etliche Male waschen, auch wohl das leinene Zeug hineintauchen, so ist das Übel binnen etlichen Tagen verschwunden, und kommt ohne eine neue Ansteckung nicht wieder. Müßte sie aber nicht wieder kommen, wenn eine Schärfe der Säfte zum Grunde läge? Diese Erfahrung habe ich sehr oft gemacht und vermute nebst Andern einen lebendigen Stoff als Krankheitsursache. Alle Insecten und Würmer werden durch Schwefelleberluft getödtet."
Ein Jahr später verkündet er im „Anzeiger" des Rates Becker ganz lapidar: „Die Krätze . . . kömmt von kleinen lebenden Insecten oder Milben her, welche sich in unserm Körper zwischen der Oberhaut einnisten, daselbst anwachsen, und sich häufig vermehren, und durch ihren Reiz, oder ihr Kriechen ein Jucken verursachen, und vermittelst des darauf folgenden Zuflusses der Feuchtigkeiten, eine Menge Blätterchen erzeugen, welche, wenn sie gerieben werden, oder nachdem ihr dünnes Wasser ausgedünstet hat, einen Schurf bekommen. Dieses ist nicht eine aus Kurzweil angenommene Meynung, sondern gründet sich auf Erfahrung." Ausdrücklich ist Hahnemann mit dieser seiner realistischen Ergründung des Wesens der Krätze sogar der Mehrzahl seiner ärztlichen Zeitgenossen weit voraus, wie seine Polemik gegen die Krätzetheorie durch „innere Schärfen" zeigt. Nie läßt sich bei ihm ein direkter Beobachtungsfehler nachweisen. Es ist deshalb offensichtlich, daß seine „Psora", sein „Ansteckungszunder", nicht identisch ist mit der gleichsam oberflächlichen Krätze, die der Milbenparasit erregt.
Die parasitäre Krankheitslehre ist seit je ein Lieblingskind der Schulmedizin, weil sie am saubersten das ursächliche, d. h. exakt wissenschaftliche Handeln ermöglicht. Krankheit gleich Parasitenbefall, Gesundheit gleich Parasitenvernichtung. In der Ära Kochs wurde damit die Krankheitslehre sogar an die botanische Systematik ausgeliefert: Der Bakteriologe (also ein Mikrobotaniker) „bestimmt" die Spezies des Erregers, wie man eine Blütenpflanze bestimmt. Der Che-

miker liefert das geeignete Vertilgungsmittel. Am alleridealsten wäre ein Mittel gegen die Gesamtheit der im Menschenleib parasitierenden Kleinlebewesen, das diesen Leib bis in die letzten Winkel hinein durch- und durchsterilisiert. Dann ist er frei von Krankheitserregern, damit frei von Krankheit, also gesund [36]. „Therapia magna sterilisans", die große sterilisierende Heilkunde, so hieß dieser wissenschaftliche Traum, dem das Heil von der Linken aus dem Mikroskop und von der Rechten aus der chemischen Industrie kam, der aber den Menchen außer acht ließ. Heute ist diese Anschauung längst durch biologische Erkenntnisse von Konstitution, Vererbung, aktiver und passiver Immunisierung, Vorbeugung und Ordnungstherapie überwunden trotz aller Sulfonamide und Antibiotika.

Der Stötteritzer Hahnemann kann auch im Sinne der sterilisierenden Methode denken und handeln. Mit seinem schwefelleberluftgesättigten Wasser tötet er die Krätzmilben.

Der Köthener Hahnemann blickt tiefer. Für ihn sind Parasiten etwas Zweitrangiges. Wo ein Sumpf ist, sammelt sich Sumpfgetier, aber nicht weil Sumpfgetier zugegen ist, entsteht ein Sumpf. Gewiß, man wird das Sumpfgetier vernichten, wenn man den Sumpf trockenlegt, aber nie legt man ihn dadurch trocken, daß man es vernichtet. Eine von Krätze befallene Haut ist krank. Gesunde Haut wehrt sich der Parasiten. Dennoch kann fast jeder Mensch mit Krätze angesteckt werden, also hat fast keiner mehr eine gesunde Haut.

Dies wird sein Leitmotiv für die Psoralehre. Der Parasit interessiert ihn nicht mehr. Genug, daß er von seiner Existenz weiß. Was ihn interessiert, ist der Mensch. Der Mensch, dessen Gestalt gegen das Weltall abgegrenzt ist durch ein großes, empfindliches, edles Organ: durch die Haut. Anders als durch die Haut kann die Urschädigung des Menschen nicht in ihn eingedrungen sein. Die Ernährung konnte erst entarten und damit zur Krankheitsquelle werden, als bereits die Instinkte verdorben waren und der Geschmack zerstört. Nicht die Ernährungssünde steht am Beginn der Krankheitsgeschichte der Menschheit, sondern eine Dekadenz, die Ernährungssünden erst möglich machte.

Aus der Haut, aus der Oberfläche bildet sich der Mensch. Alles Werden ist ein Werden von außen nach innen. Der im Mutterschoß heranwachsende Keim entwickelt sich durch Einstülpungen, Faltungsprozesse, Taschenbildungen. Von der Oberfläche her prägt sich eine Rinne und nimmt gleichsam Hauthaftes nach innen. Aus dieser Rinne entsteht das Zentralnervensystem, sie ist Ursprung des Rückgrats und des Hirns. Wo später das Leben ganz tief von innen her am Werk zu sein scheint, da ist es ein eingefaltetes Außen gewesen, das am Anfang war. Zu Hahnemanns Zeiten klären sich diese Einblicke in das embryonale Werden erst. Er nimmt nicht als Forscher an ihnen teil, nähert sich ihnen aber als Denker. Damit nähert er sich in doppeltem Sinne den Grenzen des Menschen.

Die Frage nach dem schleichenden Urübel ist eine Grenzfrage. Ihr Lösungsversuch über die Haut hinweg blickt auch auf die Grenze. Auf die Grenze des Menschen gegen das All, denn diese Grenze ist die Haut. Sie scheint das eigentlich Formende zu sein, das Gestaltbringende – oder zumindest die Oberfläche, von der her Gestaltendes angreift. Weiter sind wir auch heute noch nicht. Das Menschenwerden im Mutterleib, mag es so durchforscht sein wie immer möglich, kann nur beobachtet werden als Einstülpungs- und Einfaltungsgeschehen von einer Oberfläche her. Was sich nach innen hin zu Organen differenziert, war zunächst ein Außen. Ist der Mensch fertig, so kann er nicht mehr aus seiner Haut, wohl aber kann durch die Haut noch etwas in ihn hinein. Fremdreizen aller Art ist die Haut ausgesetzt, Strahlenreizen und solchen der chemischen und der physikalischen Stoffeswelt. Auch Parasiten wollen hinein, die Krätzmilbe etwa. Die Haut hat zu antworten auf alle diese Reize. Ihre Antworten sind Rötung – Blutzufuhr –, Schwellung, Jucken, Schmerz und Quaddel-, Pustel- oder Ekzembildung. Damit „wehrt sich der Mensch seiner Haut".

Wehe aber, wenn er den Einsatz dieses Kampfes scheut, wenn er die Antworten seines Organismus unterdrückt, weil sie ihn stören! Dann nämlich entsteht: *Psora.*

„Unterdrücktes Krätzsiechtum", das ist die Faulheit des Organismus im Kampf mit den aus der Außenwelt auf seine Haut treffenden Reizen pathologischer Art. In der lebendigen Haut soll eine Auseinandersetzung mit den Schädigungen stattfinden. Aber da diese Auseinandersetzung juckt, schmerzt und Ausschläge hervorruft, schmiert

206

der Mensch Mittel über die Haut, die all die lästigen Begleiterscheinungen verhindern. Ein schlimmer Pazifismus, ein unkluges Lahmlegen notwendigen Kampfes, ereignet sich – und jetzt, wo der Mensch sich *nicht* mehr seiner Haut wehrt, hat die Schädigung den Weg frei ins Innere. Das Psoramiasma, wie Hahnemann sagt, das „Krätzgift", wird zum Urstoff chronischen Siechtums. Wer das wirklich verstehen will, muß die Bild-, die Symbolbedeutung dieses Prozesses schauen. Rein pathogenetisch darf man dabei nicht denken.

In einem ganz weiten Sinne heißt der Kehrreim der Psoraballade: Außenkräfte gestalten von der Oberfläche her das rechte Menschenbild, Gott schafft den Menschen sich zum Bilde. Das Geschöpf lebt sodann abgegrenzt gegen den Kosmos und dennoch mit ihm im Einklang, es „fühlt sich wohl in seiner Haut". Aber andere Außenkräfte, Widersacherkräfte, wollen das wohlgeschaffene Wesen entarten lassen und „treten ihm nahe", prallen auf seine Oberfläche, auf seine Grenze gegen das Universum. Hier findet ein Kampf statt, für den der Mensch gerüstet ist. Eines Tages gelingt es ihm, sich um diesen Kampf zu drücken, er ruft die Grenzwächter fort, er unterdrückt die Hauttätigkeit, er „verschmiert die Krätze" – und nun wird die Attacke nicht mehr abgewehrt, sondern das „chronische Miasma" hat den Weg ins Leibesinnere frei.

Gewiß, ein Mythus! Und um so mythischer, als Hahnemann ihn sogar ins Unsichtbare, in die Dynamis verlegt. Die „Krätze" ist gar keine wirkliche Krätze, die „Haut" nicht bloß eine echte Epidermis, sondern zugleich das gestaltgebende und unsichtbare Prinzip des Leibes, das Innen nicht ein Leibesinnen, sondern ein Innen der Lebenskraft. Wer kann da noch mitgehen?

Das ist ja dunkler als die Erzählung vom Sündenfall, wo auch ein Erbübel von außen her Einlaß ins Menschenwesen begehrte, aber nicht in Gestalt einer metaphysischen Krätzmilbe oder eines chronischen Urmiasmas, sondern in der einer Schlange, und wo ebenfalls die Abwehr unterblieb und ein chronischer Krankheitsprozeß die Folge war, bis das Simile sich anbot in Gestalt eines Gottes, der sich dem Kranken ähnlich machte durch Annehmen von Menschengestalt, um dann „homöopathisch" „ähnlich zu leiden" wie der Mensch, der durch diese Kur sein göttliches Heil erfährt.

Der klassisch geschulte Hahnemann, soeben noch Verfasser einer „rationellen Heilkunde" und Lehrer auf dem Hochschulkatheder, ist unversehens zum Nachbarn des Romantikers Ringseis geworden, ohne es je zu ahnen. Ein Unterschied zwischen beiden bleibt bestehen: Ringseis schwärmt, Hahnemann heilt. Er heilt, der Köthener Psoramythiker – aber zugleich engt er den Kreis derer, die ihm noch zu folgen vermögen, auf eine winzige Gruppe ein. Wo bleibt die schöne Klarheit und Wahrheit des Simile, wenn nun doch nach der Ursache chronischer Krankheit gefragt wird, um ihr wechselvolles Gesicht zu deuten und um einen neuen Weg ihrer sicheren Heilung zu finden?

Die so fragen, vergessen ganz, daß dem Simile von Anfang an eine tiefe Paradoxie innewohnt und daß es als Urphänomen sich der Vernunft nur zeigt, aber nicht öffnet. Das Simile ist das Urphänomen des Heils, die Psora das Urphänomen des Unheils. Fasse es, wer kann! Nur muß das Krankenbett die Stätte dafür sein.

Am Krankenbett stößt Hahnemann auf die Zeichen des schleichenden Miasmas, das er Psora nennt; am Krankenbett zwingt er das wechselvolle Antlitz der chronischen Siechtümer in seine mythische Schau; am Krankenbett prüft er, ob er damit ein Phantast ist oder ein Erleuchteter.

Sein Heilenkönnen vollendet sich. Nicht mehr tappt er jeder Symptomengesamtheit wie einem Irrwisch mit der Arznei hinterdrein, die schon während des Einnehmens nicht das rechte Simile ist, weil sich die Lage inzwischen verändert hat, sondern er sucht und findet jetzt „antipsorische Mittel".

Die chronischen Krankheiten führt er auf insgesamt drei Ursachen zurück, auf Syphilis, die Lustseuche, Sykosis, den von ihm als „Feigwarzenkrankheit" bezeichneten Tripper, und schließlich auf Psora. Gegen Syphilis bewährt sich vor allem das Quecksilber, der Merkur; gegen Sykosis der Lebensbaum Thuja; gegen Psora der Schwefel, Sulfur. Syphilis und Sykosis liegen klar, sowohl was ihre Verursachung als auch was ihre Symptomenbilder betrifft. Aber mit der Psora steht es ganz anders. Um sie zu begreifen, bedarf es der dunklen Geschichte ihres Ursprungs und ihres Wesens, um sie zu erkennen, der geschärften Schau, um sie zu heilen, einer erweiterten, eigens auf sie zugeschnittenen Arzneimittellehre.

Heimlich zielt diese Arzneimittellehre nicht mehr auf das bloße Verschwinden der Symptomengesamtheit des Kranken, sondern auf die neue Verlebendigung seiner Haut. „'s ist ein Gesetz der Teufel und Gespenster: / Wo sie hereingeschlüpft, da müssen sie hinaus", sagt Mephisto im „Faust".

Wenn der Kampf der Haut mobil wird, steht die Prognose bei chronischen Krankheiten günstig. Aber das ist nicht die uralte „Ableitung auf die Haut" durch Imitation von natürlichen Reizzuständen, wie sie von Hahnemann so scharf bekämpft wird. Kein Pflaster, kein Haarseil, kein künstliches Geschwür, keine rötende oder blasenziehende Einreibung wird von ihm angewandt, er bleibt in der Sicht und in der Methode der Tiefere, was zugleich der Feinere bedeutet.

Früh läßt er den Kranken sein antipsorisches Mittel nüchtern einnehmen. Schwefel kommt fast immer in Frage, bleibt aber fast nie die einzige Arznei der Kur. „Eine gemeinsame Heilmethode mit den therapeutischen Rücksichten auf jeden individuellen Fall" ergibt sich, Sulfur wird gleichsam das Generalsimile für die Gesamtheit der Psorasymptome als solcher – und diese Gesamtheit lauert im Hintergrund jeden Falles von Psorasiechtum, auch wenn sie nicht zu jeder Stunde das Erscheinungsbild prägt. Dies ist die zentrale behandlerische Erkenntnis der Psoralehre. Eine Art „Genius epidemicus" wird anerkannt, der das individuelle Bild riesengroß überschattet, ohne es zu vergewaltigen, wie es der „Genius epidemicus" akuter Krankheitsfälle häufig tut. In seiner lauernden Verborgenheit entzieht sich der Genius der Psora meist dem Erkanntwerden. Ihn aufgespürt und auch dann greifbar gemacht zu haben, wenn er sich leise verhält, ist Hahnemanns große Neuerung.

Weil es sich um ein echtes, wenn auch meist larviertes Kranksein handelt, spricht Hahnemann auch nie – wie einige seiner Nachfolger – von einer „psorischen Konstitution". Nicht eine Konstitution, eine erbliche Prägung, eine Summe von besonderen leib-seelischen Eigentümlichkeiten ist die Psora, sondern ein geheimnisvoller pathologischer Prozeß, der ansteckend und erblich durch die Menschheit läuft. Aber auch die vitalste Natur kann das Psorasiechtum nie ohne ärztliche Kunst überwinden. Lange Zeiten mag die Psora schlummern, in einem Augenblick der körperlich, seelisch oder vom Geist her bedingten Schwäche glimmt sie auf, huscht, schädigt, verkriecht sich wieder, bringt neben schweren sehr leichte Symptome hervor – kurz, sie ist da und knebelt ihr Opfer in chronisches Siechtum hinein, so daß es nicht mehr des Lebens froh zu werden vermag.

Selbstverständlich hat Hahnemann täglich aufs neue vor der bedeutsamen Frage gestanden, die der Außenstehende als Einwand rasch zur Hand hat: Gibt es diese Psora wirklich? Und täglich gibt ihm die Vielzahl seiner chronisch Kranken die Antwort: Ja. Die zweite Frage heißt: Nützt das Wissen um die Psora zu ihrer Heilung? Bin ich, Samuel Hahnemann, jetzt, da ich um die Psora weiß, ein besserer Arzt als ehedem? Auch dies müssen die Kranken beantworten, auch dies bejahen sie als Geheilte.

So verkündet der um eine letzte Erkenntnis Bereicherte denn: „Zwölf Jahre brachte ich darüber zu, um die Quelle jener unglaublich zahlreichen Menge langwieriger Leiden aufzufinden, diese der ganzen Vor- und Mitwelt unbekannt gebliebene große Wahrheit zu erforschen und zur Gewißheit zu bringen und zugleich die vorzüglichsten (antipsorischen) Heilmittel zu entdecken, welche zusammen diesem tausendköpfigen Ungeheuer von Krankheit größtenteils gewachsen wären in ihren so sehr verschiedenen Äußerungen und Formen. Eher als ich mit dieser Kenntnis im Reinen war, konnte ich die sämtlichen chronischen Krankheiten nur als abgesonderte, einzelne Individuen behandeln lehren mit der nach ihrer reinen Wirkung an gesunden Menschen bis dahin geprüften Arzneisubstanzen, so daß jeder Fall langwieriger Krankheit nach der an ihm anzutreffenden Symptomengruppe gleich als eine eigenartige Krankheit von meinen Schülern behandelt und oft so weit geheilt ward, daß die kranke Menschheit über den schon so weit gediehenen Hülfsreichthum der neuen Heilkunst frohlockte. Um wie viel zufriedener kann sie nun seyn, daß sie dem gewünschten Ziele um so näher kommt, indem ihr die nun hinzu gefundenen, für die (aus Psora hervorkeimenden) chronischen Leiden passenden (antipsorischen) Heilmittel und die specielle Lehre, sie zu bereiten und anzuwenden, mitgetheilt worden, unter denen nun der echte Arzt diejenigen zur Hülfe wählt, deren Arzneisymptome der zu heilenden chronischen Krankheit am ähnlichsten (homöopathisch) sind, und so von den für dieses Miasma geeigneten (antipsorischen) Arzneien wesentlichere Dienste und fast durchgängige, vollständige Heilungen erfolgen sieht."

Deutlich zeigt sich hier, daß das Ähnlichkeitsgesetz nicht abgebaut, sondern im Gegenteil in seinem Geltungsbereich erweitert wird auf eine Ganzheit, die noch umfassender ist als die individuelle des jeweils vorliegenden Falles. Vom Bild zum Wesen, von der gewirkten Erscheinung zur wirkenden Wirklichkeit ist der Weg fortgesetzt worden – und zwar gegen das Programm von einst. Man kann das, wenn man will, Inkonsequenz nennen. Ein anderes Wort dafür wäre auch Grenzerweiterung. Ein drittes Vollendung.

1828 stellt Hahnemann die Ergebnisse seines Ringens um das Rätsel der chronischen Siechtümer in die Öffentlichkeit hinein. Sein drittes großes Werk erscheint, nachdem das „Organon" und die „Reine Arzneimittellehre" vorausgegangen sind: „Die chronischen Krankheiten, ihre eigenthümliche Natur und homöopathische Heilung."

Es ist sein Vermächtnis. Aufgemacht als Arzneimittellehre mit endlosen Symptomenregistern, enthält es dennoch die gesamte Ballade von der Psora zwischen und zuweilen auf den Zeilen. Deutlich heißt es an einer Stelle vom „uralten Ansteckungszunder", vom hintergründigen chronischen Gespenst, vom miasmatischen Wesen der Erzverderbnis: „Ich nenne es Psora, um einen allgemeinen Namen dafür zu haben." Die Symbolhaftigkeit wird zugegeben und damit die Herkunft aus dem Mythus. Im selben Atemzuge bekennt Hahnemann jedoch, daß er dabei dicht am Krankenbett geblieben ist als Denker, als Forscher, als Beobachter und sogar als Experimentator. Die Erleuchtung freilich sei von oben her gekommen, wie es bei einem „erhabenen Räthsel" nicht anders sein kann. Warum ungeachtet der vollen Gültigkeit des Ähnlichkeitsgesetzes die üblichen homöopathischen Mittel keine wahre Heilung der chronischen Krankheiten bringen und ob es nicht an richtigerer Einsicht in deren Wesen fehle, „diese höchst ernste Aufgabe beschäftigte mich seit den Jahren 1816, 1817 bei Tag und Nacht und – siehe! der Geber alles Guten ließ mich allmählich in diesem Zeitraume durch unablässiges Nachdenken, unermüdete Forschungen, treue Beobachtungen und die genauesten Versuche das erhabene Räthsel zum Wohle der Menschheit lösen". Eine Hilfe bot ihm dabei – bemerkt er in einer Fußnote – die Tatsache, daß er immer nur nötig hatte, die Anzeichen der latenten und auch der erwachten Psora mit seinem eigenen Befinden zu vergleichen, um einen Maßstab zu haben – „der ich, was selten ist, nie psorisch war, und daher von allen diesen hier und weiter unten angeführten Beschwerden von meiner Geburt an bis in mein jetziges, achtzigstes Lebensjahr gänzlich freiblieb, obwohl übrigens sehr empfänglich für akute, epidemische Krankheiten und obwohl unter vielen Geistesanstrengungen und tausendfachen Gemüths-Kränkungen".

Achtzig Jahre alt, steht Hahnemann der Meduse gegenüber, nachdem er die Begegnung mit der Sphinx überstanden hat. Chronos zeigt ihm weder Sense noch Stundenglas, wohl aber den Stab des Äskulap. Eine Schlange windet sich um den Stab, die Schlange der ärztlichen Weisheit, die den Kampf zu bestehen hat mit der anderen Schlange, die das Urbild des Menschen zerstörte: Similia similibus auch hier! Der priesterliche Greis in Köthen glaubt, den Kampf mit dem Drachen bestanden zu haben – er, der „nie psorisch war" und endlich die Waffe gefunden hat, das Urübel zu kennen und zu tilgen. Eine Waffe, zumindest so geheimnisvoll wie die, die Amfortas verwunden und heilen konnte. Noch heute wissen die Besten, die Potentesten diese Waffe zu erringen und mit ihr umzugehn, aber „das sagt sich nicht", um mit Wolfram von Eschenbach zu reden. Die Psora bleibt heute wie damals die höchste der höheren Weihen, welche die Homöopathie ihren Erwählten zu gewähren hat. Viele Geistesanstrengungen haben Hahnemann dazu befähigt, seine Waffe zu schaffen und zu verwenden, mit den tausendfachen Gemütskränkungen aber wird es seinen Fortgang haben, denn – so klingt es von Weimar herüber –:

> Alles geben die Götter, die unendlichen,
> Ihren Lieblingen ganz,
> Alle Freuden, die unendlichen,
> Alle Schmerzen, die unendlichen, ganz.

Ätherische Wahrheiten gefährden den, der sie findet und sich ihnen angelobt. Wir Menschen leben auf einer harten, dunklen, schweren Erde. So hart, dunkel und schwer ist sie, daß unablässig ihre niederziehenden Kräfte an unserer Seele arbeiten. Mögen wir von Erde genommen und dazu bestimmt sein, wiederum Erde zu werden, dennoch soll die Spanne dazwischen nicht allein dem Gesetz der Härte, Dunkelheit und Schwere verpflichtet bleiben. Wer sich ganz dem Erdenstoff verkauft, lebt an der wahren Menschwerdung vorbei.

Das ist eine Gefahr, der wir erliegen können. Hahnemann weiß sich seit frühester Kindheit gegen sie gefeit. Seine ihm vom Vater her eingeprägten, aber zugleich aktiv erarbeiteten Begriffe der Menschenwürde, des Menschenwertes und der – wie er es nennt – „erhabenen Menschenbestimmung" bewahren ihn davor. Nun ist er der anderen Gefahr nahe, der des Entgleitens in den Äther.

Ätherische Wahrheiten können ihren Ritter narkotisieren. Er entgleitet dann den Gegebenheiten der Welt und dem Kraftfeld seines Schicksals, um es sich oberhalb all dieser Bedrängnisse wohnlich einzurichten in einem schmerzlosen Reich der Einsamkeit. Wer die Brücken abbricht, die ihn mit seinen Zeit- und Weltgenossen verbinden, gewinnt zwar stolzes Einsiedlertum, aber er verliert zugleich das Anrecht, die Welt mitzugestalten. Hahnemann hat mit der Entdeckung des Potenzierprozesses und mit dem Mythus von der Psora alles getan, um sich die letzten Gutwilligen der Schule vom Leibe zu halten. Jeder, der noch als Arzt naturwissenschaftlich zu denken gewohnt und gewillt ist, wird von vornherein ausgeschlossen. Nur ein Häuflein gläubiger Schüler darf zu Füßen des Köthener Einsiedlers sitzen, der auch darin wieder dem Paracelsus ähnlich sieht: Aus Einsiedeln im Kanton Schwyz stammte Paracelsus, aber nicht dies bloß meinte er, wenn er in späten Lebensstunden das Wort „Eremita" unter seinen Namen setzte. „Hahnemann Eremita" kann es auch in Köthen heißen.

Und dennoch stellt der Hofrat keineswegs etwa einen Fall „autistischen Denkens" dar. Er ist nicht auf unkontrollierbare Eigenwilligkeit versessen, sondern – bis zur Ermüdung muß es betont werden! – auf die Behandlung und Heilung seiner Kranken. Nur weil dies gelingt, bleibt er bei seiner Idee. Nur weil dies jetzt besser gelingt als je zuvor, übersteigert er seine Findungen und Schauungen bis ins fast Groteske.

Die Auseinandersetzung mit denen, die ihn nicht vom Krankenbett, sondern bloß von seinen Veröffentlichungen her kontrollieren können, muß kommen. Er hat nicht nur Feinde, die sein Werk und seinen Weg verfolgen, sondern auch Freunde, die ihm gern folgen möchten, die seinem Gesetz gern untertan sein würden, jetzt aber verwundert draußen stehen und keinen Zugang mehr finden. Aus dem zwar streitbaren, aber um Lehrbarkeit seiner Idee bemühten Mann des Leipziger Katheders ist ein Dogmatiker geworden, der kategorisch das Dafür- oder Dawidersein fordert, statt dem Suchenden Zeit zu lassen und Wege zu ebnen.

Er erinnert damit an die Weisen des Ostens, die, nachdem sie endlich das Eigentliche und Letzte begriffen haben, nicht mehr streiten, sondern nur noch lächeln. Auf Hahnemanns sämtlichen Altersbildern findet sich dieses Lächeln. Es ist ein Lächeln, wie man es sonst nur auf Totenmasken zu sehen bekommt – ein Lächeln des Hochmutes und der Erlösung. Nicht der kleine, ungerechtfertigte Hochmut der Dummen spricht daraus, sondern buchstäblich der Hochmut des initiierten Besserwissens. Wer es in solchem Sinne besser weiß als die andern, ist der Erlösung näher als sie.

Dies ist keine abendländische und schon gar keine christliche Haltung, sondern die des fernen Ostens, dem Erkenntnis und Erlösung ebenso zusammenfällt wie Unwissenheit und Leiden. Christ kann Hahnemann nicht sein, obwohl er fromm ist wie ein Pietist. Hahnemanns Gott greift zwar fortwährend als führende und schenkende Macht in das Leben ein, aber er führt zur Erkenntnis und beschenkt das Hirn, nicht das Herz. Wo Hahnemann vom Herzen her tätig ist, geschieht es ohne Rechenschaft und gleichsam aus einer mitgegebenen Substanz heraus: Arzt ist er am Krankenbett, weil er nicht anders kann. Wo er hingegen als Erkennender ringt und um Erleuchtung bittet, gerät er in enge Geistesnachbarschaft zum Osten. Konfuzius ist sein Vorbild. Er liest ihn während der Köthener Jahre mit tiefer Zustimmung. In einem seiner Briefe heißt es über diese Lektüre: „Da ist göttliche Weisheit zu lesen, ohne Wunder-Fabel und ohne Aberglauben. Es ist ein wichtiges Zeichen der Zeit, daß Confucius bei uns nun kann gelesen werden. Ihn selbst werde ich im Reiche der glücklichen Meister nun bald umarmen, den Wohltäter der Menschheit, der uns den geraden Weg zur Weisheit und zu Gott führte, schon 6½ hundert Jahre vor dem Erzschwärmer."

Der Erzschwärmer Jesus von Nazareth, der nicht Erleuchtete auf geradem Wege zur Weisheit führt, sondern mit Zöllnern und Sündern den schweren Weg zum Gottesreich auf Erden erkämpfen will, der nicht durch Erkenntnis zum „Reiche der glücklichen Geister" aufzusteigen lehrt, sondern vom Kreuz her noch zu dem in Reue stöhnenden Schächer spricht, dieser das Dunkel der Welt auf sich nehmende Schmerzensmann ist dem Liebhaber der ätherischen Wahrheit anstößig. Konfuzius steht ihm um so näher – und hätte er gar Lao-Tse gekannt, den Weisen des Tao, den Propheten der milden Macht und des lautlosen Weltbewegens, so wäre er ganz und gar ins Land des Himmels hinübergeglitten.

Köthen ist Hahnemanns kleinstädtische, spießbürgerliche, wohlanständige, aber zugleich von östlichem Weisheitslicht erfüllte und mit hoher Schau begnadete Einsiedelei. Sie verleiht ihm die Vollendung, lockt ihn aber auch in den Stolz hinein und in ein Lächeln, das in Europa niemand ungestraft lächeln darf.

Wäre er nicht immer wieder Arzt, so müßte er jetzt als kühler, abgesonderter Selbsterlöser zugrunde gehen. In die feinstoffliche Wirklichkeit der Hochpotenzen hat er sich hineingeatmet, und die uralte Frage nach dem Quell des Leidens ist ihm durch sein Zauberwort Psora besänftigt – was braucht ihn da noch das Grobstoffliche des Seins anzufechten, die Misere des Alltags, der Kampf mit den Unbelehrbaren und alles Quälende einer als im tieferen Grunde unwesentlich erkannten Realität? Bald wird er ja seinen Konfuzius im Reiche der glücklichen Geister umarmen. Bald? Nein, jeden Augenblick sogar steht ihm die Tür in dieses Reich offen, in das Reich einer kühlen, Erde und Menschheit tief unter sich zurücklassenden Weisheit.

So hat die leidbeschwerte Welt ihren Notausgang. Ob Frau Henriette zetert, ob der Schmerz um den verschollenen Friedrich aufbegehren will, ob Kampfgeschrei aus dem Lager der Feinde herüberdringt: Ein paar Atemzüge, ein leichtes Augenschließen – und schon erscheint das konfuzianische Lächeln auf den Lippen, das das Lächeln der glücklichen Geister ist.

Dann aber blickt sogleich ein anderes Antlitz in sein Leben, ein schmerzvoll verzerrtes, blut- und schweißbedecktes, das nicht um einen geraden Weg zu Gott weiß, sondern laut in die verfinsterte Welt schreit, warum Gott es verlassen habe. Hahnemann sieht dieses Antlitz immer wieder, diese Facies dolorosa seiner hundert und aberhundert Kranken. Der vornehme Chinese im Reiche der glücklichen Geister, wo die ätherische Wahrheit wohnt, kann ihn nicht begleiten, wenn er, der Doktor, nun wieder hinabsteigen muß zum Tal der Tränen. Dort ist alles unbequem, dem Himmel fern, dem erlösten Lächeln noch viel ferner. Dort riecht die Welt nach Urin und schlechtem Atem, dort rühren keine erleuchteten Worte an das Ohr, sondern endlose Klagen und oft genug kleinliches Gejammer, dort ist nicht der willkommen, der es besser weiß, sondern der allein, der das Bessere auch zu wirken vermag. Und Hahnemann wirkt, hilft, heilt. Er neutralisiert das Gift der kühlen Weisheit, er wendet ihr Wesen in die Wärme des Wohltuns.

Und während er erfährt, daß darin ein höheres Glück liegt als im Genießen einer ruhevollen Weisheit, überwindet er Schritt um Schritt die statische Erlösungsidee des Ostens, deren Ziel das in sich selbst wesende Wahnlose ist, zugunsten der dynamischen Erlösungsidee des Westens. Ein Brief, ein Jahr später verfaßt als der des Bekenntnisses zu Konfuzius, gibt darüber Auskunft: „Giebt es wohl eine größere Glückseligkeit als wohlthätig sein? Auch von hinnen geschieden, wird das alle Wesen beglückende, große, einzige, unendliche Wesen uns anweisen, in fernerem Wohlthun uns seiner Vollkommenheit und Seeligkeit zu nähern und ihm ähnlicher zu werden in alle Ewigkeit."

Ja, auch der Mensch muß emporpotenziert werden, bis er ein Simillimum Gottes ist, eine dem Schöpfer allerähnlichste Kreatur. Die homöopathische Idee wird jetzt weltumfassend, und es schimmert dahinter das alte Verheißungslicht der Apokatastasis auf, der göttlichen Wiederbringung alles Geschaffenen am Ende der Zeiten. Nicht um

216

sie durch Hintertüren kühler Weisheit zu verlassen, ist uns die Erde angewiesen. Ebensowenig aber auch, um uns ihren niederziehenden Kräften auszuliefern, bis wir selbst nur eine Funktion stoffesweltlicher Gesetze sind. In Wahrheit will Gott von uns, daß wir als Erleuchtete und zugleich als Liebende alles Dasein durchläutern, durchglühen, heilen, neu machen. Den dunklen Urstoff gilt es zu potenzieren, seine rohen Energien in lebendige Kräfte des Heils zu wandeln, bis das Geschaffene – über den Menschen als das gottähnlich angelegte Geschöpf hinweg – dem Schöpfer ganz nahe ist; bis wir – nach Hahnemanns eigenen Worten – uns seiner Vollkommenheit und Seligkeit nähern und ihm ähnlicher werden in alle Ewigkeit. Mit solcher „Homöopathia divina" rührt Hahnemann den Heimatboden von Meißen an und die Welt der Alchimie. Was Böttger, der Porzellanmacher wider Willen, aus den Augen verloren hatte, ersteht aufs neue: der Traum einer Welt, in der der dunkle Stoff emporgeläutert worden ist zum goldenen Licht und der abgeirrte Mensch wieder zu seinem Urbild findet.

Es sind Hahnemanns edelste Stunden, in denen er über seinen Schreibtisch hinweg auf solche Ziele blickt. Aber es sind auch seltene Stunden. Die feste Zügelung seiner Affekte läßt ihn nicht oft zur Harmonie kommen, denn unterschwellig nagt und bohrt eine dunkle Gewalt in ihm. Es wird Zeit, einen Blick in die tragischen Bezirke der Seele Hahnemanns zu wagen. Seine Flucht zu Konfuzius wird dann erst voll verständlich. Und seine Einsamkeit dazu.

Was ist sein einzig unverlierbarer Besitz? Woran kann er sich halten, wenn Nacht und Sturm erstarken? Er durchforscht sein Leben mit der unbestechlichen Nüchternheit des Beobachters, als der er großgeworden ist. Da ist seine Frau, die er liebt, weil sie in Treue und Mütterlichkeit zu ihm steht – aber ist diese Liebe eine Erfüllung? Gehört wirklich sein ganzes Herz der immerfort lamentierenden Hofrätin Henriette, die ihm eigentlich nur eine wohltätige Enge des Daseins gewährleistet? Da sind die Kinder. Jedes war, als es ankam, ein Himmelsgeschenk. Friedrich, die große Hoffnung, zerstob als ein Feuerwerk. Die Mädchen . . . ach, er bemüht sich von Herzen, das Idyllische im Familienleben zu pflegen, ja geradezu zu provozieren, aber er kann nicht die nüchtern-ärztliche Feststellung verleugnen, daß auch seine Töchter arme, schwierige, belastete Geschöpfe sind, flatternde Hühner, jammernde Kleinstadtfräuleins. Es bleibt nur noch der Ruf. Es bleibt der Ruhm des Entdeckers, der Lichtschein um den Pionier. Auch da muß Hahnemann in Nüchternheit konstatieren, daß Ruf und Ruhm zernagt sind und verfallen. Er selbst hat das Katheder verlassen, hat die Zahl der Schüler eingeengt auf eine Handvoll blinder Getreuer, hat mit der Veröffentlichung des Potenzierprozesses und der Psoraballade die Brücken zur Wissenschaft verbissenen Mutes hinter sich abgebrochen – wie soll bei dieser Lage der Ruhm wachsen oder auch nur erhalten bleiben? Die geheilten Kranken, wenngleich im Lauf der Jahre viele Tausende, können den Ruhm ebenfalls nicht unzerstörbar machen. Sie sterben eines Tages, und mit ihnen stirbt die Erinnerung an den Doktor aus Köthen, der sie einstmals gesund werden ließ.

Was also ist es, um dessentwillen es sich noch zu leben lohnt?

Stark genug wird die Verlockung, ein privates Dasein der Beschaulichkeit zu führen, für den Greis immer wieder gewesen sein. Daß er sie abweist und am Werk bleibt mit der Energie eines Jünglings, geschieht nicht der Frau und nicht den Kindern, nicht dem Ruhm und nicht einmal den Kranken zuliebe. Es gilt nur noch einem Motiv: der Reinheit der Idee.

Hier wurzelt Hahnemanns Tragik. Nicht schmerzlos verabschiedet er alles, was andern Menschen die höchsten Werte gibt, nicht schmerzlos blickt er auf die künstlich zum Idyll abgerichtete Familie, nicht schmerzlos verdrängt er die Erinnerungen an den untergegangenen Sohn, nicht schmerzlos sieht er seinen Ruhm zerbröckeln. Wenn er mit Konfuzius lächelt, so lächelt er oberhalb einer Brust, in der Gespenster umgehen.

Alles hat ihm das Leben genommen, einiges davon auf katastrophale, das übrige auf alltägliche Weise. Ganz still, ganz asiatisch abgeklärt still kann er dazu nicht sein. Er ist gewillt, Trotz zu bieten. Dort Trotz zu bieten, wo es noch Sinn hat. Die Dessauer Henriette macht keiner mehr jung und liebevoll-weich, den toten Friedrich weckt niemand mehr auf, aus den Töchtern wollen nicht mehr die sanften Säuglinge voller Möglichkeiten werden, und zum Leipziger Katheder führt kein Weg zurück. Vanitas, vanitatum vanitas! Jedoch das eine, das letzte oder, wenn man will, das erste – das darf ihm keiner rauben.

Für die Reinheit seiner Idee ist Hahnemann gewillt, bis zum letzten Atemzuge zu kämpfen. Sie, die überzeitliche Wahrheit vom Simile mit ihren praktischen Ergänzungen durch den Potenzierprozeß und die Psoralehre, soll nie zersetzt und blindgemacht werden im Zeitenstrom, der sonst alles anfrißt. In der ewigen Jugend seiner Homöopathie will Hahnemann die eigene ewige Jugend finden, fortleben will er in der Unantastbarkeit des von ihm entdeckten Gesetzes. Zu diesem Kampf ist er entschlossen, denn er geht um das innerste Existenzielle. So führt er ihn denn, koste es, was es wolle.

Es kostet viel. Es kostet bis zur Gegenwart die besten Kräfte und den guten Ruf. Hahnemann lädt jedem der Seinen dieses bittere Vermächtnis auf. Doppelt bitter, weil er selbst die niedergehaltenen Affekte plötzlich ausbrechen und sich in den Kampf der Geister einmengen läßt, wenn irgendwer die Reinheit der homöopathischen Idee anzutasten wagt. Er rächt sich gleichsam am ganzen Leben, sobald sich ein Widersacher der „ächten Lehre" zeigt, der nun für alles zu büßen hat, für die bürgerliche Enge des Köthener Alltags, für das düstere Schicksal des Sohnes Friedrich, für den verlassenen Leipziger Lehrstuhl und für die ausweglose Einsamkeit, die das Schicksal aller Großen ist.

Die reine Homöopathie soll nicht und darf nicht das Schicksal der wissenschaftlichen Heilkunde teilen, alle paar Jahrzehnte veraltet und schließlich bis zum Nichtwiedererkennen verändert zu sein. Sie ist nicht bestimmt, als System zu herrschen und von neuen Systemen abgelöst zu werden, noch weniger aber ist sie bestimmt, sich der zeitbedingten Einsicht anzupassen und mithin dem Prozeß des Vergreisens überantwortet zu sein. Auch will Hahnemann unter allen Umständen vermeiden, daß seine Nachfolger sich erst durch sämtliche Irrtümer und Experimente hindurchtasten, ehe sie Meister werden. Was wäre das für eine Homöopathie, die als etwas Ungefähres, Nebelhaftes im Hintergrund der Praxis steht, während im Vordergrund der Medikus Mißgriffe und Fehler macht, die der Idee den Kredit rauben!

Im Guten und im Bösen ist der alte Hahnemann zum Besserwisser geworden, und deshalb verlangt er, daß sein besseres Wissen von den Schülern kategorisch übernommen werde. Dann nur bringen sie die Erfolge zuwege, die ihm selbst möglich sind. Dann nur kommt die Homöopathie zu Ehren.

Ob die Psoralehre der kritisch-analytischen Zerfaserung standhält oder nicht, wünscht er nicht zu diskutieren. Er lehnt es auch ab, Schüler zu haben, die etwa sagen, sie könnten die Psoralehre einstweilen noch nicht ohne weiteres anerkennen und übernehmen. Wenn wirklich die Psora eine Art „Genius chronicus" ist, ein die einzelnen chronischen Krankheitsbilder überlagerndes Ganzes, auf dessen typischen Symptomencharakter hin man die Arznei zu wählen habe, so kann ohne ein Wissen um sie nur ungenügend gegen chronische Krankheiten psorischer Art angegangen werden. Ungenügendes Heilenkönnen will Hahnemann aber nicht mit dem Ehrennamen Homöopathie gedeckt wissen.

Genau so steht es mit der dynamischen, bis ins Feinstoffliche potenzierten Arznei. Gewiß, man kann auch mit massiven Gaben homöopathisch arbeiten, wenn sie nur nach dem Simileprinzip ausgewählt worden sind. Auch er selbst tut das von Fall zu Fall gelegentlich. Die Homöopathie kann aber nur da ihre letzte Sicherheit und Größe entfalten, wo auch die Hochpotenz gemeistert und die Psora ins Blickfeld gerückt wird. Wäre es anders, so hätte Hahnemann nie fortzuschreiten brauchen bis zum Potenzierungsprozeß und zu seiner Einsicht ins Wesen der Psora. Er kann nicht dulden, daß seine Schüler, weil ihnen Erfahrung, Reife und zeitbedingte Theorie dafür fehlen, das Letzte und Beste fortlassen. Sein eigenes Sucher- und Finderleben wäre vergeblich, seine Vollendung als Meisterarzt eine nutzlose Privatangelegenheit gewesen, wollte er den Nachfolgenden gestatten, auf Kosten der Homöopathie lange Jahre Stümper und Halbnaturen zu sein, ehe sie sich selbst zur souveränen Sicherheit durchgerungen haben.

Wenn er deshalb als Dogmatiker auftritt, so geschieht es um einer konkreten Wirklichkeit willen: der Wirklichkeit des Arzneimeistertums. Man denkt meist an lebensferne und blinde Diener einer verhärteten Theorie, wenn von Dogmatikern die Rede ist. Hier liegt es gerade umgekehrt. Die aus dem Wissen des jeweiligen Zeitalters entsprungenen Theorien sollen, wünscht Hahnemann, von vornherein kaltgestellt werden durch seine Grundwahrheiten, die auch dann ein sicheres Handeln am Krankenbett gewährleisten, wenn der, der sie anwendet, sich keinen eigenen Vers dazu zu machen versteht. Darin erhebt sich Hahnemann zu einer unerbittlich strengen Führernatur. Individualist soll der Arzt sein, wo es das Einmalige und Persönliche eines jeden Krankheitsfalles zu beobachten und zu berücksichtigen gilt, nicht aber dort, wo es um die Gültigkeit der Urphänomene geht. Gehorsam fordert er von seinen Nachfolgern, weil er es besser weiß als sie. Er weiß auch, daß er zu diesem Besserwissen acht Lebensjahrzehnte nötig hatte. Die Heilkunst kann nicht immer wieder von neuem darauf warten, bis aus irrenden Jünglingen in langsamer Reifung wissende Greise geworden sind.

Dieser Standpunkt des alten Starrkopfs wäre bedenklich, wenn es sich dabei um die Durchsetzung einer mit naturwissenschaftlichen Mitteln gefundenen Ansicht handelte. Fortwährend ist die naturwissenschaftliche Forschung im Fluß, so daß ihre Wahrheiten von heute die Irrtümer von morgen sein können. Beim Simile jedoch geht es um ein jenseits aller Forschung Stehendes, um das Grundgesetz, das die Heilkunde viele Jahrhunderte hindurch nicht zur Verfügung hatte. Forschen kann man auch im Rahmen der Homöopathie, aber nur durch eine Vertiefung und Erweiterung der Arzneimittellehre und der Erkenntnis von Erscheinungsreihen am kranken Menchen. Stets lassen sich neue Arzneien entdecken und am Gesunden prüfen, stets kann man die alten Prüfungen kontrollieren und ergänzen, stets ist es angängig, durch neue diagnostische Methoden neue Erscheinungen am kranken Organismus zu erfassen und in den Kreis der für die Arzneimittelwahl wichtigen Gesichtspunkte einzubeziehen. Ein solches Forschen unterbindet Hahnemann nie.

Um so verdächtiger ist es ihm aber, wenn Fernstehende sich zur Homöopathie hinüberschlagen, indem sie nach einer Einheit der schulgemäßen und der neuen Heilwege suchen oder gar unter klinischem Gesichtspunkt homöopathische Mittel verordnen. Wer den Sinn des Simile nicht versteht, soll fernbleiben. Wer nicht willens ist, seine fach- und zeitbedingten Vorurteile zu verlassen und auf der ganzen Linie nach den erprobten Grundsätzen Hahnemanns zu arbeiten, ist ihm sogar direkt verhaßt. Ja, käme einer zu ihm und müßte bekennen, er habe genau nach den Vorschriften – einschließlich der dynamischen Gaben- und der Psoralehre – kuriert, sei aber bloß zu schlechten Heilerfolgen gelangt, ihn würde Hahnemann ernst nehmen. Mit ihm gemeinsam würde er nach Fehlern fahnden, die gemacht worden sind, oder nach Lücken in der Lehre. Statt dessen ändern zahlreiche Schüler die echte, reine Lehre ab, weil sie ihnen Verständnisschwierigkeiten bereitet oder weil ihnen die gleichzeitige Anwendung allopathischer Maßnahmen sicherer erscheint. Was bei einer solchen Handhabung verdorben wird, fällt dann der Homöopathie zur Last.

Die Homöopathie aber soll – und sei es auch zunächst nur als Idee – um jeden Preis leben! Gern will Hahnemann den Siegeszug einer angepaßten und verunreinigten homöopathischen Bewegung sabotieren, wenn er dafür gewiß sein darf, daß die Reinheit der Idee gerettet wird. Lieber ein reines Feuer im Tempel hüten, als einen qualmenden Brand dulden, der sich über kurz oder lang selbst erstickt!

Das ist die Lage, die den verhängnisvollen Streit mit den „Halbhomöopathen Leipzigs" vorbereitet. Nach goldenen Köthener Herbstjahren setzen alsbald Novemberstürme ein, wütende Stöße eines ungesunden Winterwinds. Die Widersacher haben alles Recht auf ihrer Seite, können sich ihrer wissenschaftlichen Gesinnung, ihres ärztlichen freien Gewissens, ihrer Elastizität und Universalität rühmen, während der, der gegen sie anrennt wie Don Quichotte gegen die Hammel, nur eins besitzt, was ihn rechtfertigen kann: die Reinheit der Idee. Ein Unsichtbares also, ein Imponderabile, eine Hochpotenz. Der Sieg in diesem Kampf des Alten gegen die Jungen scheint von vornherein festzustehen: Wer alle selbständigen und freien Geister gegen sich hat und mit Dogmen gegen eigenwüchsige Überzeugungen zu Felde zieht, ist dem Untergang geweiht. Hahnemann selbst sieht es allerdings anders: Wer eine ewige Wahrheit gegen ihre vom Geist der Zeiten umnebelten Entsteller verteidigt, wird leben bleiben, wenn die andern längst vergangen und vergessen sind. Und er hat recht behalten: Moritz Müller, Ludwig Grießelich, Karl Friedrich Trinks, Ludwig Schroen und andere Pioniere einer den jeweiligen schulmedizinischen Vorstellungen angepaßten Homöopathie müssen in der Medizingeschichte als umsichtige und freiheitliche Charaktere bewertet werden, aber ein Denkmal gebührt ihnen nicht. Auf den Hahnemann-Denkmälern des In- und Auslandes jedoch steht mit dem Lächeln des Siegers der Köthener Don Quichotte, der die Reinheit seiner Idee über anderthalb Jahrhunderte unverändert hinweggerettet hat und nun nicht mehr um die Zukunft bangt.

Ehe die großen Auseinandersetzungen beginnen, strömt der ganze Kreis der Schüler Hahnemanns noch einmal zusammen, um am 10. August 1829 sein goldenes Doktorjubiläum zu feiern. Es ist bezeichnend, daß bis zum Lebensende Hahnemann nicht in seinem Geburts-, sondern in seinem Promotionstag das wesentliche persönliche Fest des Jahres sah. Dieser Tag, der nun fünfzig Jahre zurückliegt, hat ihm damals in Erlangen nicht die Möglichkeit ärztlichen Behandelndürfens erschlossen; das war bereits vordem in Siebenbürgen geschehen. Mit dem Doktortitel spricht die Wissenschaft den Auftrag aus, ein Lehrer zu sein: Doktor heißt Lehrer. Hahnemann hat den Auftrag ernst genommen wie kaum ein anderer. Die Heilkunde seiner Zeit besaß keine wirkliche Lehre, die ihre Ausübung adelte und sicherte. Der Doktor Samuel Hahnemann ist seitdem – über alles bloß Behandlerische hinaus – zum wirklichen Lehrer begnadet worden, zum Finder und Verkünder des Simile. Damit führt er seinen Titel nicht bloß im üblichen Sinne, sondern mit doppeltem und dreifachem Recht. Voller Stolz gestattet er seinem Freundes- und Anhängerkreis, ihm den Tag festlich zu gestalten, der das halbe Jahrhundert berufenen Lehrertums vollendet.

Der treue Ernst Stapf, seit 1822 Herausgeber des „Archivs für die homöopathische Heilkunst", hat schon seit dem zeitigen Frühjahr 1829 eine Feier des großen Tages angeregt und vorbereiten helfen. Ein Festausschuß ist zusammengetreten. Geldspenden aus allen Teilen der Welt gehen ein. Neben dankbaren Patienten sind es vor allem Ärzte, die sich beteiligen – weit, weit mehr, als man ahnen konnte. Erst jetzt wird offenbar, wie viele Nachfolger Hahnemann hat. In seine Nähe drängen sich nur die allerwenigsten, die Mehrzahl bleibt unbekannt in der Ferne. Unversehens ist die Homöopathie eine Macht geworden, auch dort und gerade dort, wo kein Kampf um ihre Wahrheiten tobt. Veteranen der Land- und Provinzpraxis, denen es gar nicht in den Sinn kommt, sich zum Wort zu melden, heilen ihre Kranken homöopathisch. Keiner hätte je von ihrer Existenz vernommen, wenn nicht Stapfs Aufruf zur Veranstaltung einer Jubiläumsehrung in ihre entlegenen Kreise gedrungen wäre.

Von den Geldsendungen, die sich zu einem gewaltigen Betrage häufen, wird, ohne daß Hahnemann Näheres erfährt, eine Büste von ihm in Auftrag gegeben; zugleich läßt man zum Verkauf bestimmte Gipsabgüsse herstellen. Ebenso wird der Berliner Historien- und Allegorienmaler Professor Julius Schoppe beauftragt, ein repräsentatives Porträtgemälde des Jubilars zu schaffen. Schoppe malt Hahnemann dreimal, einmal als überaus intime Miniatur im Käppi, ein wenig spießbürgerlich und betont gemütlich, sodann aber noch zweimal als Schriftsteller am Tisch. Beide Bilder, oft reproduziert, ähneln einander stark. Das am besten getroffene zeigt den klugen, klaren Kopf des jugendlichen Greises im Widerschein der Schau: Hell und weit blicken die Augen über den Schreibtisch hinweg und durch die Zimmerwände hindurch auf die Idee und ihren Glanz. In der Rechten ruht die feingespitzte Gänsefeder, die Linke ist mit einer Geste halb erhoben, als wolle sie das Unfaßbare fassen. Im Hintergrund dämmert aus einer Wandnische die vielbrüstige Diana von Ephesus hervor, beide Hüften von Einhörnern flankiert.

Schoppes Bild wird lithographiert und gleichfalls verkauft. Es zeigt denen, die bislang Hahnemann nur aus seinem Werk, nicht aber von Ansehen her kennen, den kühlen, wachen Kopf und – im Hintergrund – das dämmernde Mysterium.

Auch eine Münze mit einem Reliefprofil Hahnemanns läßt man herstellen.

Eine in lateinischer Sprache verfaßte Ehrenadresse trägt die Unterschriften von vierhundert, meist ärztlichen Anhängern Hahnemanns aus vielen Ländern. Die gesammelte Geldsumme von 1250 Talern wird am 10. August mit einer ebenfalls lateinisch abgefaßten Urkunde überreicht. Sie soll das Grundkapital für die Errichtung eines homöopathischen Krankenhauses bilden.

Erlangen, die alte Universität, vergißt nicht zu gratulieren. Stapf hat privatim eine Ausgabe der in früheren Jahrzehnten veröffentlichten kleineren Schriften Hahnemanns veranstaltet und überreicht seinem

Meister ein Prachtexemplar davon mit einer Widmung, die auf die mühevolle Vergangenheit und die lieb- und ruhmumkränzte Gegenwart hinweist.

Die in Köthen versammelten Festgäste wollen überdies noch in besonders überzeugender Weise zum Ausdruck bringen, daß sie sich Hahnemann als Ring von Gleichgesinnten zugehörig fühlen, und beschließen, sogleich an Ort und Stelle eine „Gesellschaft homöopathischer Ärzte" zu gründen, die jedes Jahr am 10. August neu zusammentreten soll. Aus dieser Gründung ist der noch heute bestehende „Deutsche Zentralverein homöopathischer Ärzte" hervorgegangen. Schon im Frühjahr des gleichen Jahres 1829 hat sich ein „Leipziger Verein von Ärzten für die Homöopathie" gegründet. Hahnemann weiß, daß in ihm die Halbhomöopathen reichlich vertreten sind. Die neue Gründung der „Gesellschaft homöopathischer Ärzte" gibt ihm die Hoffnung, doch noch eine größere und organisierte Bewegung entstehen zu sehen, der es gleich ihm um die reine Lehre geht. So nimmt er neben allen anderen Ehrungen ganz besonders diese Hoffnung zum Anlaß eines dankbaren Rückblicks auf sein Leben. „Ich kann doch viel Freud und Leid vertragen", schreibt er an Stapf, „aber fast hielt ich die Überraschung von so vielen und starken Beweisen der Güte und Liebe meiner Schüler und Freunde nicht aus, womit ich am 10. August überschüttet ward."

Ganz nah dem Grabe weiß er sich. Das biblische Alter hat er längst überschritten. Dankbare und verehrungsvolle Schüler umringen ihn. Jetzt schnell und für immer auffahren zu Konfuzius ins Reich der glücklichen Geister, das wäre ein seliges Finale!

Er kann nicht ahnen, daß nun erst die Sturmzeit kommt, die Wind- und Wolfszeit, das Jahrzehnt des Kummers und Kampfes, wie es in seinem an Kummer und Kampf nicht armen Leben dergleichen bislang nicht gegeben hat. Ein Jahrzehnt wird es dauern, bis abermals die Freunde sein Doktorjubiläum, sein sechzigstes, feiern – und bis dahinter das Unerwartete aufzublühen beginnt.

Als die Gäste an jenem Abend endlich das Haus verlassen haben und Köthen den ehrsamen Bürgerschlaf schläft, sitzen der Hofrat und die Hofrätin noch ein Weilchen beisammen. Heute zetert Henriette nicht über ihren Samuel, heute grollt auch er nicht über die Allopathen und die ungetreuen Apostel. Philemon und Baucis blicken einander an. In diesem Anblick geht alles Trübe unter und leuchtet für Sekunden dasselbe Licht, das einst aus den Augen der Dessauer Apothekerstochter in die des Physikus von Gommern strahlte. Die letzte Viertelstunde einer seltsamen Liebe blüht auf. Niemand kann der Henriette Küchler aus der Mohren-Apotheke diese Viertelstunde nehmen. Sie hält sie fest und nimmt sie bald hinüber, denn sie ist das einzige Zipfelchen Glück, das sich ihr dargeboten hat.

Ein halbes Jahr später ist Henriette gestorben. Eine bösartige Lebergeschwulst, die sich Durchbruch in die Lunge verschafft, nimmt sie am 31. März 1830 fort von der Erde. Die Herzogin Julie zu Anhalt schickt ein schwesterlich-warmes Beileidschreiben. Hahnemann, in der Rückschau auf eine fast achtundvierzigjährige Ehe, blickt sinnend auf die Leiche. „Mit der heitersten Miene von der Welt" liegt sie im Sarge. Er teilt es in einem Brief seinem Schüler Stapf mit und rät diesem, ihn bald zu besuchen. „Sie werden mich vielleicht noch mit meiner Hülle Gott ergebener Philosophie wie sonst antreffen . . ."

Auch hier blicken wir tief in Hahnemanns Tragik. Die Gott ergebene Philosophie ist – er selbst weiß es am besten – eine Hülle. In Hüllen wohnt der wahre Mensch, von der mentalen Hülle, die sich als Philosophie der Gottergebenheit darstellt, bis zur groben Hülle des physischen Leibes. Nur diese Hüllen nimmt die Welt wahr, nur die Erscheinungen, nicht das verborgene innere Wesen. Wer ist Samuel Hahnemann? Der Leib des Greises mit den weißen Haaren und den wachen, kritischen Augen? Oder die Seele voller Verliebtheit ins Wohltun und voller Zorn und verdrängter Enttäuschung? Oder der Geist, der Zeugnis von seiner gottergebenen Philosophie ablegt? Und wer ist Henriette? Dieser tote Körper dort im Sarge, mit seinem heiteren Lächeln?

Hahnemann möchte seinem Grundsatz, in den Phänomenen das Wesen zu fassen und zu finden, nicht untreu werden. Vielleicht gelingt es ihm, stoisch die reine Erscheinung im Auge zu behalten und, wenn dahinter doch noch das Eigentliche glimmt und mahnt, tapfer kehrtzumachen in den Alltag und seine Pflichten hinein. „Vielleicht werden Sie mich", schreibt er an Stapf, „wie sonst antreffen . . ."

Im August des gleichen Jahres 1830, in dem Henriette stirbt, geht auch Herzog Ferdinand hinüber. Mit ihm schwindet zunächst die fürstliche Protektion dahin, die Hahnemann ein gesichertes ärztliches Arbeiten in Köthen ermöglicht. Die Lebensgefährtin, die den Haushalt in Ordnung hält, und der Landesherr, der das Werk schirmt, sind auf einmal fort. Hinter den neuen Herzog Heinrich stecken sich sogleich die allopathischen Gegner und versuchen, gegen Hahnemann, sein verbrieftes Selbstdispensierrecht und die Homöopathie überhaupt Stimmung zu machen.

Da kommt das Völkerschicksal dem Einsamen zu Hilfe. In Rußland, in Galizien, in Österreich und Ungarn lodert eine Choleraepidemie auf und rast wie ein Steppenbrand gen Westen. Schon bald sterben in Preußen die Menschen den furchtbaren Choleratod und liegen als Leichen in der typischen Fechterstellung umher. In Köthen bricht Angst aus. Die stolzen Wortführer der offiziellen Medizin, die soeben noch gegen den unwissenschaftlichen Sektierer Hahnemann als gegen eine Gefahr der Volksgesundheit vorgegangen sind, halten sorgsam den Mund. Jetzt ist die Volksgesundheit wirklich gefährdet und zugleich das galenische Latein ihrer einzig legitimen Hüter am Ende.

Hahnemann erkennt die Möglichkeit, die die Stunde ihm zuweist. In vier Monaten verfaßt er vier Abhandlungen über Verhütung und Heilung der Seuche, die er – um der großen Verbreitung willen – ohne jeden Honoraranspruch in die Massen werfen läßt.

Was darf man von dem fanatischen Greis erwarten? Er wird die Cholera darstellen als einen sich in bestimmten Symptomen offenbarenden Genius epidemicus, gegen den irgendeine Hochpotenz angewendet werden muß.

Wenn er das getan hätte, könnte niemand ihm daraus einen Vorwurf erwachsen lassen. Noch kennt man die krankheiterregenden Kleinlebewesen nicht, noch ahnt niemand etwas von einer äußeren oder inneren Desinfektion, um solche Erreger zu vernichten.

Die Leipziger Halbhomöopathen werfen Hahnemann vor, er sei in seinen alten Tagen starr und blind dogmatisch geworden. Als die Cholera an den Toren von Köthen angelangt ist, hat Hahnemann bereits die rechte Therapie gefunden, um mit ihr fertig zu werden.

Wenigstens alle fünf Minuten erhält der Kranke ein bis zwei Tropfen Kampherspiritus. Die Begründung ist so erstaunlich modern, so kühn über den Rahmen der sonstigen homöopathischen Verordnungen hinausgreifend, daß sie wörtlich zitiert werden muß:

„Der Campher besitzt vor allen andern Arzneien die Eigenschaft, daß er die *feinsten Thiere niederer Ordnung* schon durch seinen Dunst schnell tödtet, und so das Cholera-Miasm (was wahrscheinlich in *einem, unsern Sinnen entfliehenden lebenden Wesen menschenmörderischer Art besteht,* das sich an die Haut, die Haare usw. der Menschen oder an deren Bekleidung hängt, und so von Menschen zu Menschen unsichtbar übergeht) am schnellsten zu tödten und zu vernichten, und so den Leidenden von demselben und der dadurch erregten Krankheit zu befreien und herzustellen, im Stande sein wird. – In dieser Absicht muß der Campher in voller Ausdehnung angewendet werden."

Ist das noch Homöopathie? Spielt hier nicht ganz deutlich das ursächliche Denken der Klinik herein und sogar deren Lehre von den massiven, direkt chemisch angreifenden Gaben?

Noch sonderbarer: Während die Klinik die ihr wesensgemäßen Heilwege und Mittel gegen die Cholera nicht zur Verfügung hat, geht der Außenseiter Hahnemann den ihm so fremden Weg ohne jedes Besinnen und als hier wie immer erfolgreicher Arzt.

Die Leiden der Kranken werden getilgt, aber muß nicht statt dessen die Reinheit der Idee um so schlimmer leiden? Er selbst versucht auf diese Frage zu antworten:

„Der Campher ist eine so besondere Arzneisubstanz, daß man sie leicht für eine Ausnahme von allem übrigen zu halten in Versuchung kommen könnte, denn er macht auf den menschlichen Körper einen obschon mächtigen, doch nur gleichsam oberflächlichen Eindruck, welcher zugleich so vorübergehend ist, wie von keiner andern, so daß man bei seiner homöopathischen Anwendung die kleine Gabe fast augenblicklich wiederholen muß, wenn die Heilung einen dauerhaften Erfolg haben soll. Diese beim Campher oft so nöthige Erneuerung der kleinen Gabe beim homöopathischen Gebrauche giebt ihm das Ansehen einer großen Gabe, und diesem Verfahren das Ansehen einer palliativen Behandlung, die es doch durchaus nicht ist, da der

Heilerfolg in solchen Fällen dauerhaft bleibt, und seinen Zweck vollkommen erreicht, was ein Palliativ der Natur der Sache nach (als dem Krankheitszustande in seiner Wirkung entgegengesetztes Mittel) nie thun kann, weil es stets in den großen, auch wohl gesteigerten Gaben doch nur eine vorübergehende Scheinhülfe hervorbringen, und das Übel in der Nachwirkung nur sich stets wieder erneuernd und um desto mehr sich verstärkend hinterlassen kann."

Das Plädoyer überzeugt nicht. Unversehens ist Hahnemann in ein anderes Denken als das homöopathische hineingeraten. Seine eigene ärztliche Genialität spielt ihm einen Streich. Die einzig mögliche Choleratherapie seiner Zeit findet und vollendet er – er findet und vollendet sie aber außerhalb des magischen Bezirks seines Simile, den er sonst so entschlossen innehält. Salus aegroti suprema lex, das Heil des Kranken ist das oberste Gesetz.

Für Spätstadien der Cholera wendet er wiederum echt homöopathische Mittel an, Kupfer, Nießwurz, Zaunrübe und Giftsumach in hohen Potenzen. Jedoch dem Kampfer muß er, mag er sich drehen und wenden wie er will, eine Sonderstellung in der Arzneimittellehre anweisen. Es ist ihm allerdings schon vor der Cholerazeit aufgefallen, daß es mit dem Kampfer seine eigene Bewandtnis hat; die „Reine Arzneimittellehre" berichtet davon. Hier jedoch, im Falle der Cholera, liegt gar das Schwergewicht des Handelns auf einer außerhalb des homöopathischen Rahmens stattfindenden Arzneiwirkung.

Das Problem ist nicht so sonderbar, wie es von ferne scheinen mag. Immer ist Hahnemann willens, dort ein direktes ärztliches Eingreifen, ein ursächlich-technisches Handeln zu gestatten, wo Fremdkörper und mechanische Hindernisse dem gesunden Ablauf im Wege sind, vom eingerissenen Splitter bis zum Knochenbruch. Nun hat der gleiche Mann, der seinem Simile selbst die Grenze setzt, wenn Fremdgewalten aus dem Organismus physisch entfernt werden müssen, das Glück und Unglück in einem, die unsichtbaren Erreger der Cholera zu erkennen. Sie sind ebenfalls winzige, wenngleich lebendige, „Fremdkörper". Er entfernt sie mittels rasch hintereinander verabreichter Kamphergaben, von denen er weiß und will, daß sie die eingedrungenen Störenfriede vernichten. Einen Splitter entfernt man, indem man ihn herauszieht; einen mikroskopischen Krankheitserreger, indem man ihn tötet. Weiter als bis hier ist Hahnemann im antibiotischen Sinne nie gegangen – und so hatte er Erfolge, die befriedigend waren, ohne zur Weltsensation zu werden, und er hatte zugleich nicht das trübe Kapitel der Spätschäden und der „resistenten Erregerstämme" auf sich zu nehmen, das heute als Dämpfer zum voreilig gespendeten globalen Applaus gehört.

Die scheinbare Inkonsequenz des Choleraarztes Hahnemann ist in Wahrheit nur eine Erweiterung seiner von ihm selbst anerkannten Ausnahmefälle auf die Erregerkrankheiten, die er bereits behandeln kann, als andere sie noch nicht einmal ahnen. Bezeichnend bleibt, daß Hahnemann nur dort mittels Kampher direkt gegen den Erreger angeht, wo die Erkrankung noch frisch ist und dieser gewissermaßen in flagranti beseitigt werden kann. Ist hingegen die biologische Auseinandersetzung des Organismus mit dem Erreger weiter vorgeschritten, so wird wie sonst zur rein homöopathischen Arznei gegriffen.

Die Heilerfolge dieses neuen Behandlungsweges sind so großartig, daß man sich sogar seitens amtlicher Sanitätskommissionen an Hahnemann wendet, um sich seine Choleraarzneien übermitteln zu lassen, die er unentgeltlich abgibt. Er ist auf einmal der Mann der Stunde. Sein Genie bannt die Gefahr. Und dennoch gelingt es den Gegnern – diesmal einwandfrei aus Neid, denn angesichts des Erfolges können sie keine wissenschaftlichen Belange geltend machen –, gegen Hahnemanns Choleraschriften die Zensur aufzuhetzen. Herzog Heinrich läßt sich so lange von Ohrenbläsern beschwätzen, bis er, um den starken Mann zu machen, an Hahnemann einen Verbotsbrief abschickt, der das Verteilen seiner Arzneien untersagt und den scharfen Ton seiner Broschüren rügt.

Man denke: Der Retter in der Not, der nichts getan hat, als zu helfen und obendrein durch unentgeltliches Abgeben seiner Mittel sogar auf Gewinn zu verzichten, wird deshalb schroff gemaßregelt! Erschütternd genug klingen die Schlußsätze seines Antwortbriefes an den Herzog:

„Es ergeht daher an Ew. Herzogl. Durchlaucht die unterthänigste Bitte, mir gnädigst zu gestatten, während des kleinen Restes meiner Tage noch so viel Gutes meinen hülflosen Mitmenschen anthun zu dürfen, als meine Befugniß mir zugesteht, und mir daher ferner zu erlauben, die mich um meine Hülfe gegen die drohende asiatische Pest bittenden Bürger und Einwohner mit den von mir erfundenen und sich überall *einzig* heilsam bewährenden, specifischen Schutz- und Heilmitteln *unentgeltlich versorgen* und mir die Freude machen zu dürfen, meine Mitbürger aus *augenscheinlicher Gefahr des Todes gerettet zu haben.*"

Der Herzog, innewerdend, worum hier einer bittet, muß in einem Schreiben auf recht verklausulierte Weise zurückziehen, was anfangs von ihm verfügt worden ist.

Die Cholera gibt nach, Hahnemanns Widersacherschaft nicht. Als die Gefahr endgültig gebannt ist, macht man aufs neue Stimmung gegen den Retter – und jetzt läßt Herzog Heinrich wirklich den „Aufruf an denkende Menschenfreunde über die Ansteckungsart der asiatischen Cholera", verfaßt von Hofrat Dr. S. Hahnemann, verbieten.

Zur gleichen Zeit setzt in allen Landen eine wütende Verfolgungswelle gegen die Homöopathie ein. Diejenigen Ärzte, die nach Hahnemanns Vorschlag behandelt haben und erfolgreich gewesen sind, werden an der Veröffentlichung ihrer Berichte und Statistiken verhindert, die Zensur streicht jede homöopathiefreundliche Pressestimme. Hahnemann kann mit Hilfe des Rates Becker in dessen „Allgemeinem Anzeiger der Deutschen" noch ein offenes Sendschreiben an Friedrich Wilhelm III., den König von Preußen, veröffentlichen, aber es bleibt ohne Widerhall. „Erkenne aus den fürchterlichen Sterbelisten", heißt es darin, „daß Deine Ärzte vielleicht Mancherley können, nur heilen nicht ... Du hast leider keine, oder fast keine Homöopathen (wahre Heilkünstler) in Deinen, freye Thätigkeit der Geister sonst so musterhaft begünstigenden Staaten. Deine medizinischen Gewalten alter Zunft haben sie möglichst erdrückt, fürchtend, von ihnen verdunkelt zu werden."

Solche Sätze lesen Monarchen ungern. Kluge Untertanen schreiben sie auch selten. Hahnemann ist weder diplomatisch klug noch Untertan genug, um das zu bedenken. Der berühmte Hufeland steht beim preußischen Hof in hoher Gunst. Er kann für sich alles geltend machen, was dem Köthener Anachoreten abgeht. Liebenswürdig, elastisch, immer vermittelnd und immer mit der Forschung verklüngelt, stellt er, mit zahlreichen Orden geschmückt, ganz den Gegentypus zu seinem einstigen Günstling Hahnemann dar. Hufeland aber lächelt über den Köthener. Ja, solange dieser bloß das Ähnlichkeitsprinzip als eine neuartige Möglichkeit der Arzneifindung verficht, mag man ihn gelten lassen. Aber dann sind die Märchen vom Potenzieren der Stoffe aufgekommen und vom unsichtbaren Genius Psora. Da kann Hufeland nicht mehr mitgehen. An seinen eigenen romantischen Bruder Friedrich muß er denken, den medizinischen Fabeldichter, der als Berliner Professor über Sympathiemagie philosophiert und Christoph Wilhelms international angesehenen Gelehrtennamen ins Zwielicht bringt. Und dennoch, selbst den Potenzierprozeß und das Psora-Ungetüm mag man hinnehmen. Jetzt jedoch erhebt sich Hahnemann zum Gipfel des Unfugs: Er läßt die Cholera durch „feinste Thiere niederer Ordnung" entstehen, die „unseren Sinnen entfliehen" – ebendieselbe Cholera, deren Natur er, Hufeland, selbst schon lange geklärt hat durch die auf der Höhe des Wissens der Zeit stehenden Begriffe „epidemisch-atmosphärisch–tellurisch".

So sieht es in Preußen aus, als Hahnemanns Ruf aus der Wüste hinüberschmettert. Von Potsdam und Weimar beleuchtet, gedeiht die Universität unter den Linden immer zielklarer einer naturwissenschaftlichen, wenngleich geisteswissenschaftlich durchleuchteten Ära entgegen. Alexander von Humboldt ist der allerseits bewunderte Große. Goethe schließt in Weimar die sonnenhaften Augen, als Hahnemann in Köthen die Cholera besiegt. Goethes Schüler und Freund Alexander von Humboldt will die goetheanische Tradition fortsetzen, jedoch mehr und mehr kommt dort ein Mosaik zustande, wo bei Goethe Ganzheit waltete. Nicht lange mehr, und Du Bois-Reymond wird auf dem Katheder stehen, um den naturforscherischen Dilettanten Goethe zu schmähen und in der elektrischen Leitfähigkeit des Nervs ein größeres Phänomen zu sehen als in der niemals exakt faßbaren Urpflanze. Dort, wo Hahnemann hinblickt, schwindet langsam, aber sicher jeglicher Boden, auf dem die Homöopathie gedeihen könnte. Und als schließlich der Wollsteiner Landarzt Robert Koch die „feinsten Tiere niederer Ordnung" mit dem Mikroskop gestellt hat, so daß sie fortan nicht mehr „unseren Sinnen entfliehen" können, ist der Name Hahnemann dermaßen verketzert, daß keiner ihn unter den Vorläufern der Erkenntnisse Kochs zu nennen wagt.

Anders steht es in Wien. Braucht man in Preußen die Homöopathie nicht zu verbieten, weil sie ohnehin nicht gedeihen kann, so muß man zu Füßen des Stefansdoms um so wütender gegen sie einschreiten. Spitzelei und Polizeiverbot blühen. Mit wie wenig Erfolg, zeigte sich schon, als Metternichs Gattin und der Fürst Schwarzenberg sich in homöopathische Behandlung begaben. Nun dämmen insbesondere ungarische Ärzte nach Hahnemanns Methoden die Cholera ein. In Wien selbst geht alle Welt zur Kirche, um die Hilfe Gottes, seines Sohnes und der immerwährend hilfreichen Mutter Maria gegen die Seuche herbeizuflehen. Der berühmteste Kanzelredner unter den Priestern ist der Pater Dr. Johann Emanuel Veith, der einstmals Arzt war, dann Direktor des Tierarzneiinstituts geworden ist und jetzt seit einem Jahrzehnt die Soutane trägt. Die Cholera bekämpft er nicht bloß mit den Kräften des Gebets und der Eucharistie, sondern ebenso energisch arzneilich – im Sinne des arabischen Sprichwortes: „Erst binde dein Kamel fest, dann befiehl es dem Schutze Allahs." Als die Macht der Epidemie gebrochen ist, bekennt er sich in einem begeisterten Schreiben, das er nach Köthen an Hahnemann richtet, zu dessen Idee und Praxis. Nur als Homöopath konnte er erfolgreich heilen. „Nehmen Sie das Bekenntniß eines Menschen als etwas Reales hin", schreibt er „der gern in dem Lichte sich sonnt, das ihm die ewige Wahrheit durch Sie auf den Leuchter gestellt hat."
Zur selben Zeit donnert er von der Kanzel herab seinen Wienern eine wahre Kapuzinerpredigt um die Ohren, in der er nächst dem Herrn der Heerscharen den Doktor Hahnemann aus Köthen als den Befreier von der Choleragefahr preist. Offiziere und Polizisten, Minister und Spitzel empfangen hernach aus seiner Hand die konsekrierte Hostie, die auch gleichsam ein Vehikel für die im Strom der apostolischen Sukzession fort- und fortpotenzierte Arznei eines zum Schmerzensmann gemachten und dann geopferten Gottes ist, der die Sündenkrankheit überwinden half, indem er als Gott dem kranken Menschenwesen ähnlich wurde und bis in den Tod hinein mitsinnig litt.

So hat der Pater Dr. Veith seine katholische, Hahnemann seine humanitäre, Hahnemanns verschollener Sohn Friedrich seine romantisch-genialische Homöopathie. Bald wird Arthur Lutze auftauchen und eine erzprotestantische Homöopathie pflegen, wie später Paul Dahlke eine buddhistische entdeckte und Emil Schlegel eine visionär-prophetische. „Die milde Macht ist groß", so groß, daß alle Weltanschauungen und Bekenntnisse Raum haben im makroskosmischen Geltungsbereich ihres Gesetzes.

Pater Veiths Predigten können den Ansturm der Gegner nur beschämen oder reizen, nicht aber lähmen. Daß Hahnemann der Cholera gewachsen gewesen ist, will man ihm nicht verzeihen. Es bringt ihm doppelte Bedrängnis, neben der durch die Feinde die durch den Zustrom von Kranken. An seinen Freund Bönninghausen, der, zwar Nichtarzt, aber einer der fähigsten Arbeiter im Gestrüpp der vielen tausend Arzneisymptome, von Münster her für Hahnemann Kataloge und Repertorien herstellt, schreibt er im Mai 1832:

„Jeden Monat mehr sieht das vorher von allöopathischen Widersachern bisher abgehaltene Volk ein, daß es bei mir weder mit Arzneiflaschen gequält, noch sonst mit allerlei medicinischen Martern gepeinigt, wohl aber unbeschwert geheilet wird, was bei jenen Barbaren fehlt, und man belagert mich mit einer zahllosen Menge Kranker früh und spät, daß ich's nicht mehr aushalten kann und unterliegen muß, wenn mir Gott nicht bald einen Ausweg zeigt. In die anhaltischen Länder wird kein Homöopath zugelassen, seit Herzog Ferdinand, der Gründer meiner Freiheit, todt ist, und so weiß ich meinen großen Überfluß von Kranken nirgend hinzuweisen. Meine vielen Correspondenzkranken müssen oft so lange warten, daß mich ob dieser gezwungenen Hintansetzung schaudert. Nicht eine freie Stunde zum Spazierengehen kann ich abmüßigen, und muß mich dieserhalb mit meinem kleinen Gärtchen am Hause begnügen. Noch habe ich keine von den 1000 Nachtigallen nahe vor dem Thore gehört! . . . Bedauern Sie mich! Ich weiß mir nicht mehr zu helfen, und ein Wunder Gottes ists, daß ichs bisher noch so aushielt."

Gott soll einen Ausweg zeigen, nachdem der selbstgefundene Ausweg, die Tochter Amalie mitarbeiten zu lassen, sich als ungenügend erwiesen hat. Da eröffnet sich pötzlich die Möglichkeit, einen ärzt-

lichen Mitarbeiter heranzuziehen. Dr. Gottfried Lehmann aus Leitz-
kau bringt seine kranke Frau zu Hahnemann nach Köthen, der sie
heilt. Lehmann will, rasch begeistert, die Homöopathie erlernen. Er
ist intelligent, demütig und strebsam. Wachen Auges erkennt Hahnemann das Walten der Vorsehung und kämpft am Hofe einen wahren
Löwenkampf, den Schüler als Mitarbeiter bei sich behalten zu dürfen. Zögernd gestattet es der Herzog. Das Selbstdispensierrecht bleibt
aber Dr. Lehmann vorenthalten. Auch darum kämpft Hahnemann
nun. Nach einem Jahr gelingt es ihm, eine Zustimmung der sichtlich
kühlen Durchlaucht abzuquälen. Im März 1833 teilt ein Brief über
den neuen ärztlichen Gehilfen, wiederum an Bönninghausen gerichtet, mit: „Aber auch dieser, so fleißig, unermüdet und brauchbar er
auch ist, reicht dennoch nicht zu, mich von dem Andrange von Kranken zu retten. Fast unterliege ich – und sehe keinen Ausweg . . . So
süß es ist, helfen zu können, so hat doch die Kraft des Menschen ihre
Schranken. Ich wünschte einen Rath, wie ich diese mich erdrückende
süße Last vermindern könnte. Doch ich lasse das allgütige einzige,
große Wesen sorgen, das mich bis hieher führte."
Ein nahezu Achtzigjähriger schreibt dies, ein bis in die Nacht hinein
mit Dienst am Nächsten überbürdeter Witwer, den alle Welt verfolgt und der im Lenz keine der tausend Nachtigallen schlagen hören
darf, weil er sich einen Spaziergang vors Tor des Städtchens aus Zeit-
mangel nicht leisten kann. Dem Jüngling Hahnemann hat es bloß
stolz und feierlich geklungen, als er die Worte vernahm und sich ins
Herz schrieb: „Wage, weise zu sein!" Der Greis erkennt jetzt, was es
mit dem Wagnis auf sich hat.
Während mit Dr. Lehmann ein trotz voraufgegangener siebzehnjähriger allopathischer Praxis bildsamer Schüler in seiner Nähe ist,
der die Homöopathie in der Reinheit ihrer Idee erfaßt und ausübt,
weiß Hahnemann in der Ferne, in Leipzig und Paris, Verfälscher
dieser Idee am Werk. Im Ankunftsjahr Lehmanns, 1832, wird von
den Leipzigern die „Allgemeine Homöopathische Zeitung" gegründet, deren Schriftleitung Dr. Franz Hartmann übernimmt. Hartmann
hat zwei Jahre vorher ein Buch über „Therapie akuter Krankheiten"
erscheinen lassen, das Hahnemanns Unwillen erregt. Gerade weil es
einen seiner ältesten Schüler aus der Leipziger Universität zum Ver-

fasser hat, kann Hahnemann den kompromißlerischen Geist nicht billigen, der darin lebt. Um so mehr ärgert ihn die freundliche Aufnahme, die es in Homöopathenkreisen findet. Es ist ganz offenkundig: man will den greisen Großmeister in die Abseitigkeit drängen und mit einer elastisierten, vom Kern her erweichten Homöopathie die Teilnahme der Schule erringen[37]. Ein Konkurrenzblatt gegen das „Archiv für homöopathische Heilkunst" soll entstehen, das der Hahnemann treu ergebene Stapf redigiert. Schon die Namen beider Blätter stehen deutlich gegeneinander. Ein Archiv dient der Aufbewahrung, hat etwas Überzeitliches und Zeitüberdauerndes an sich; außerdem betont Stapf das der Kunst gewidmete Wesen seines Blattes. Demgegenüber läßt die Neugründung das bei der Schule anstößige Kunstmotiv fort und bekennt sich als „Zeitung" zum Neuen und jeweils Allerneuesten, damit aber für den, der tiefer blickt, zum Prinzip des Veraltens. Es ist der Fluch der Aktualität, über ihrem ständigen Jagen nach dem Modernsten fortwährend zu veralten, während es der Segen des Festhaltens an zeitlosen Gesetzen ist, ewig jung zu sein. Hahnemann will die ewige Jugend, die Jugend Leipzigs aber will das Neueste, den Fortschritt, den jeweils letzten Stand der Dinge.

Auch von Paris her klingt ähnliche Musik. Baron Ernst von Brunnow, ein alter Anhänger Hahnemanns, bringt dort die zweite Auflage seiner französischen Übersetzung des „Organon" heraus. Die inzwischen erschienene vierte Auflage des Originals liegt zugrunde. Hahnemann liebt Brunnow als einen der im Ausland tätigen Apostel sehr. Er schenkt ihm das Schönste, was er zu verschenken hat: die Widmung seines reifen Spätwerkes über die „Chronischen Krankheiten". Seit vier Jahren trägt dieses Buch der großen Wissens- und Erfahrungsernte auf dem Widmungsblatt den Namen Brunnows in die weiten Kreise der dem Simile verpflichteten Ärzte und Laien.

Mit Freude und Genugtuung nimmt Hahnemann 1832 die Neuauflage der „Organon"-Übersetzung, die aus Paris kommt, dem Köthener Postillon aus den Händen. Leicht berauscht von dem ihm seit frühester Jugend vertrauten Klang der französischen Sprache, gibt er sich der Lektüre des von Brunnow verfaßten, umfangreichen Vorwortes hin. Was er darin findet, bestürzt ihn jäh. Der Schüler rückt

offen und in geradezu propagandistischer Form von den besten Er-
kenntnissen des Meisters ab, behandelt die Arzneipotenzierung und
die Psora als etwas Unwesentliches und Übertriebenes, redet einem
Arbeiten mit rein chemisch wirkenden Tiefpotenzen das Wort und
versucht, Brücken zur Allopathie zu schlagen. Mit einem solchen Vor-
spruch wird Hahnemanns Name und Werk der Stadt Paris angeboten!
Der Groll des Enttäuschten kennt jetzt keine Grenzen. Er schleudert
einen förmlichen Bannstrahl gegen Brunnow und bricht jede weitere
Verbindung zu ihm ab, auch als dieser sein Vorwort verteidigt und
verständlich zu machen versucht. Weder Hahnemann noch Brunnow
können ahnen, daß dennoch den Hochpotenzen und der Psoralehre
ein Siegeszug an die Seine bevorsteht und daß Paris den Köthener
Patriarchen feiern, seinen Übersetzer aber vergessen wird.

Der Lieblingsphilosoph des Einsamen von Köthen, Konfuzius, hat
einmal gesagt: „Wer über dem Durchschnitt steht, dem kann man
die höchsten Dinge sagen. Wer unter dem Durchschnitt steht, dem
kann man die höchsten Dinge nicht sagen." Da Hahnemann die höchsten Dinge – das Geheimnis der entstofflichten Arznei und den Psora-
mythus – durch die Druckerschwärze den weitesten Kreisen zugänglich gemacht hat, muß er nun als Konsequenz hinnehmen, daß diejenigen, denen man solches nicht sagen kann, sich in ihrer Weise
damit auseinandersetzen. Veröffentlichungen wie das Vorwort zur
französischen „Organon"-Übersetzung sind nur ein Symptom. Immer wieder stößt Hahnemann auf eine Gesinnung, die das Halbe,
Vermittelnde, Kernweiche meint und damit die Reinheit der Idee
trübt und verfehlt. Leipzig stellt sich als der große Lebensirrtum
heraus: Dort hat er, der Gesetzgeber, selbst versucht, vor der akademischen Hierarchie bestehen zu können. Es ist mißlungen, mußte dem
Wesen der Sache nach mißlingen. Seine „Hedschra" von Leipzig
nach Köthen hat die Mehrzahl der Schüler weder im Raume noch im
Geiste mitgemacht. Das rächt sich nun.

Die am Tage des goldenen Doktorjubiläums geplanten, alljährlichen
Zusammenkünfte der Gesellschaft homöopathischer Ärzte haben inzwischen dreimal stattgefunden, 1830 in Leipzig, 1831 in Naumburg,
1832 wieder in Leipzig. Auch darin spiegelt sich eine Tendenz. Gegründet wurde die Gesellschaft zu Füßen des Meisters, in Köthen.

Schon im ersten Tagungsjahr rückt sie nach Leipzig, wo man nicht für, sondern gegen die Reinheit der Idee lebt. Im zweiten Jahr gelingt es, in Naumburg zu tagen. Naumburg ist die Stadt, in der Ernst Stapf, Hahnemanns Johannes, wohnt und wirkt. Aber schon im August des nächsten Jahres, des Unheiljahres 1832, kehrt man auf den Leipziger Boden zurück. Man will es unter keinen Umständen zu einem Kampf mit Hahnemann kommen lassen und beschließt deshalb die Stiftung eines Ehrendiploms für alle Ärzte, die nachweisen können, daß sie der neuen Richtung mit Eifer und Liebe dienen. Hahnemann habe als Ehrenvorsitzender auf Lebensdauer diese Diplome jeweils als erster zu unterzeichnen. Zugleich wird es jetzt Ernst mit der Gründung des homöopathischen Krankenhauses.

Der abwesende Hahnemann erhält all das brieflich von Moritz Müller, dem führenden Kopf der Leipziger Gruppe und der „Liberalen" überhaupt, mitgeteilt. „Nie ist die Homöopathie in Leipzig so geehrt worden als diesen 10. August", heißt es zum Schluß des Briefes. Vorher ist unter anderem davon die Rede, daß die Teilnehmer sich zu einer Kaffeetafel zusammengefunden haben. Hahnemann, der den Kaffee seit jungen Jahren radikal bekämpfte und diesem Kampf gar ein eigenes Buch widmete, muß zumindest die Taktlosigkeit übel vermerken, daß seine Schüler ihm ihr Abweichen von seinen Forderungen einer strengen Lebensordnung auch noch mitteilen. Dennoch bedankt er sich bei Dr. Müller für alles, was bei der Feier beschlossen und erreicht worden ist. In den Dankbrief klingen seine Bedenken deutlich genug hinein. So heißt es etwa:

„Auch erkenne ich in der Zutheilung von einer Art Diplom für sich auszeichnende Homöopathiker einen nicht üblen Weg, die sich Beeifernden und Bessern auszuzeichnen und zu ermuntern, ächte, reine Kunstjünger zu werden. Mir erscheint dies um so nöthiger, da noch Manche, die sich für Homöopathiker ausgegeben, hingezogen von der alten Lehre, die sie lernen mußten, bei Krankheiten noch dies und jenes aus der Allöopathie mit anbringen, was durchaus mit der reinen, wahren Lehre unverträglich ist, und wie jene, die blos den Jehova verehren sollten, mitunter auch dem Baal opfern, während doch jeder, wer genau inne hat, was alles unsere Kunst leisten kann, nie nöthig hat, einen Tropfen Blut zu vergießen, noch Brech- oder

Laxirmittel, auch nicht einmal äußere Ableitungsreize zu Hülfe zu nehmen, wie ich seit etlichen und 30 Jahren nicht mehr bedurfte und dennoch mit bestem Erfolg heilte."

Müller und die Seinen dürfen sich von dieser Anspielung getroffen fühlen, wenngleich der gesamte Geist des Briefes großherzig und zuversichtlich ist, besonders im Hinblick auf das neu zu eröffnende Krankenhaus, von dem es heißt: „Nur bei Öffnung eines so geführten Krankheits- und Heilungshauses können wir über den uralten Schlendrian triumphieren und rufen: Kommt her, sehet und laß euch beschämen!"

Mit dieser Hoffnung gerät Hahnemann zum zweitenmal in die bedenkliche Nähe Leipzigs. Hat er damals vom Katheder her den unglücklichen Versuch gewagt, Zeitloses in den Strom des sich immerfort selbst entwertenden Fortschritts einzupassen, so droht jetzt der Homöopathie das Schicksal, klinisch geprüft und, wenn eine solche Prüfung nicht im rechten Geiste und mit rechter Meisterschaft geschieht, für alle Zeiten abgelehnt zu werden. Hahnemann hat sich in Köthen zu demjenigen Typus vollendet, der die reichste Reife der Homöopathie zu repräsentieren vermag: zum eigenständigen Hausarzt mit einer großen, gewissenhaft durchgeführten Praxis. Immer wieder bringt die Welt des Simile große Ärzte dieser Art hervor, die dem Gesamtgebiet der kranken Lebensvorgänge wohlgerüstet gegenüberstehen, „ein Mann allein". David mit seiner winzigen Schleuder kann Goliath vernichten. Seine Methode auf strategisch durchexerzierte Armeen zu übertragen, ist ein Unfug.

Eins steht auch für Hahnemann fest: Wenn das Krankenhaus nicht, von der Wurzel her zum Wipfel hin, mit dem Besten, Höchsten, Letzten der Homöopathie verbündet ist, wird es nur schaden. Es geht, wie er auch in dem Brief an Moritz Müller betont, um die Frage der „ächten, reinen Kunstjünger". Nur solche sollen das Simile vor aller Welt in seiner Wirksamkeit am Krankenbett demonstrieren. Will man diese Forderung dem Entdecker, Bahnbrecher und schmerzlich gereiften Meister verdenken, dem es jetzt um das Entweder – Oder nicht nur seiner eigenen Weltgeltung, sondern auch der seines Werkes geht?

Er selbst, der weithin Berühmte, muß sich mit seinem Herzog kraft-

und zeitraubend herumschlagen, weil seine Schriften verboten, sein Selbstdispensierrecht angefochten, weil seine Tätigkeit Schritt um Schritt gelähmt werden soll – in Leipzig jedoch klappt alles programmgemäß. Während man ihn seinerzeit aus der Stadt verjagte, erwirkt Müller dort ohne Schwierigkeiten die Regierungsgenehmigung für das Krankenhaus, kann im Handumdrehen ein geeignetes Haus finden und für billiges Geld kaufen und ist mühelos in der Lage, das Unternehmen zu realisieren. Wie mag ihm das gelungen sein? muß Hahnemann mit Recht fragen. Die Antwort kommt ihm von selber: Dr. Moritz Müller, der schon ehedem als Allopath und Dozent recht guten Ruf genoß, stellt den Typus dar, zu dem die maßgeblichen Menschenkreise Vertrauen haben; vorurteilsfrei, vermittlungsfreudig, als Wissenschaftler nicht ohne persönlichen Ehrgeiz, als Arzt immer angenehm und anpassungsfähig, als Staatsbürger loyal und bei auftretenden Schwierigkeiten elastisch. Aus dem Ähnlichkeitsgesetz wird ihm rasch eine Findungsregel für geeignete Fälle, aus den Grundsätzen der Gaben- und der Psoralehre macht er das, was ihm nach dem Stand seiner Einsichten jeweils richtig erscheint. Keiner kann etwas gegen ein solches Menschen- und Arzttum sagen, auch Hahnemann nicht. Aber daß mit diesem Mann die Reinheit der Idee *nie* über den Zeitenstrom hinweggerettet zu werden vermag, das allerdings ist ihm gewiß.

In Leipzig gilt Müller auch bei den Anhängern der reinen Homöopathie als der Mann des Tages. Die Tochter des Verlagsbuchhändlers Reclam erkrankt schwer. Als Repräsentant des Simile wird Dr. Müller an ihr Krankenbett gerufen. Seine Versuche mit homöopathischen Mitteln scheitern. Zum Überfluß steht ein Dr. Schubert, ein schwieriger und zerrissener Mensch, den es zur Homöopathie ebenso stark hinzieht wie von den Homöopathen fortdrängt, dabei. Zunächst lag die Behandlung in Schuberts Händen allein, jetzt aber, wo mit seinem Einverständnis Müller die Entscheidungen zu treffen hat, beobachtet er nur. Die Krankheit verschlimmert sich von Stunde zu Stunde. Schließlich redet Müller seinem Kollegen Schubert ein, man müsse Blutegel setzen. Am Mittag des gleichen Tages verordnet Dr. Müller, der prominente Homöopath Leipzigs, der Patientin Blutegel. Am andern Tage ist sie tot.

Dr. Schubert macht Szenen, tobt, wird von C. H. Reclam, dem Vater, aus dem Hause gewiesen und schreibt schließlich den ganzen Vorgang an Hahnemann nach Köthen. Jetzt ist das Maß voll. Einem solchen Manne, ja solchen Ärzten überhaupt will er das Krankenhaus nicht anvertrauen. Da er aber nicht befugt ist, in die Leipziger Geschehnisse einzugreifen, zieht er zumindest seinen Namen und seine Zustimmung öffentlich zurück. Zum lähmenden Schrecken aller Anhänger, sowohl der klassischen wie auch der liberalen Homöopathie, erscheint am 3. November 1832 im „Leipziger Tageblatt" ein Aufsatz Hahnemanns unter der Überschrift „Ein Wort an die Leipziger Halbhomöopathen". Er ist so rabiat abgefaßt, daß die Pressezensur nur den Abdruck mit Streichungen gestattet (im nachstehenden Text durch drei Gedankenstriche gekennzeichnet). Das Dokument verdient die ungekürzte Wiedergabe:

„Ich höre schon lange mit Widerwillen, daß Einige, die sich in Leipzig für Homöopathen ausgeben, es ihren Kranken freistellen, ob sie homöopathisch oder allöopathisch behandelt sein wollen (Fußnote Hahnemanns: So unverschämt ist z. B. kein Führer eines weiblichen Erziehungs-Instituts, daß er es den Ältern frei stellte, ob sie ihre Tochter zu einem leichtfertigen Weltkinde, oder zu einem ehrbaren Frauenzimmer gebildet haben wollten); – sei es nun, daß sie noch nicht in den wahren Geist der neuen Heilkunst eingedrungen sind, oder daß es ihnen an echter Menschenliebe fehlt, oder daß sie wider bessere Überzeugung schnöden Gewinnes wegen ihre Kunst so zu entehren kein Bedenken tragen. Sie werden mir nicht zumuthen, daß ich sie für meine echten Nachfolger anerkennen soll.

Es ist merkwürdig und ein schönes Zeichen von der Veredlungskraft der neuen Heilkunst, daß man an keinem Orte, wo diese Kunst nur einigermaßen blühet, solche homöopathisch-allopathische Zwitter findet, als – es thut mir leid, es laut zu sagen – als bisher in der mir so lieben Stadt Leipzig.

Blutlassen aus der Ader, Blutigel-setzen, Auflegen von spanischen Fliegen, Fontanelle und Haarseile, Senfpflaster, Kräutersäckchen, Einreibung von Salben und gewürzhaften Spiritussen, Brechmittel, Ordnen von Laxanzen, mancherlei warmen Bädern, verderbliche Gaben von Calomel, Chinin, Opium, Moschus sind u. a. die Quacksalbereien, an deren Beigebrauch zu homöopathischen Verordnungen man den sich beliebt machen wollenden Kryptohomöopathiker erkennt, wie den Löwen an den Klauen. – Sie brüsten sich in der Wiege der homöopathischen Kunst, wie sie Leipzig zu nennen belieben, in der Wiege der homöopathischen Kunst, wo deren Urheber zuerst lehrend auftrat. Aber siehe, ich habe Euch noch nie erkannt, weichet von mir, Ihr medicinischen – – –

Entweder seyd ehrliche, des Bessern noch unkundige Allöopathen alter Zunft, oder reine Homöopathiker zum Heile Eurer leidenden Menschenbrüder. Nochmals ermahne ich Euch und zwar zum letztenmale, diesen Weg zu verlassen und ein besseres, ein nachahmungswürdiges Beispiel dem Auslande zu geben.

Wer von nun an aber diesem treuen Rath zu folgen zaudert, sich fortan als rein homöopathischer Arzt in Wort und That zu erweisen, der komme ja nicht, so ich den Tag erlebe, nach Köthen, denn er möchte keine freundliche Aufnahme finden.

Woll Ihr aber fortfahren in jenem Benehmen, so treffe Euch allein – – –

Jetzt aber, wo eine Anstalt errichtet werden soll zum untrüglichen, praktischen Erweise von der unübertrefflichen Heilkraft der einzig wahren, reinhomöopathischen Kunst an Kranken vor den Augen aller Welt, jetzt wird die Sache unendlich ernstlicher. Hier halte ich's für meine Pflicht, meine Stimme laut zu erheben, damit diese Mißbräuche nicht einen allgemeinen, die ganze Kunst verunglimpfenden Charakter annehmen in dieser zu erwartenden Heil- und Lehranstalt.

Somit protestiere ich hiemit feierlichst gegen Anstellung eines solchen Bastard-Homöopathen theils zum Lehrer, teils zum Krankenbehandler. Keiner dieser Art betrete eines dieser heiligen Ämter unserer göttlichen Kunst in diesem Krankenhause, keiner dieser Art! Denn würde da falsche Lehre unter dem ehrwürdigen Namen Homöopathie vorgetragen, oder würden da Kranke nicht ganz rein homöopathisch (mit allöopathischem Afterwesen auch nur mitunter) behandelt, so verlaßt Euch sicher darauf, daß ich meine redliche und geltende Stimme laut erheben und die des Trugs müde Welt weit und breit in öffentlichen Blättern vor solcher Verfälschung und Entartung warnen werde, welche geflohen zu werden verdiene. Heute bleibe fürerst mein väterlich warnender Zuruf innerhalb Leipzigs Weichbilde, in diesem Blatte, auf Eure Besserung hoffend.

Köthen, den 23. Oktober 1832

Samuel Hahnemann"

Eine verbreitete Tageszeitung ist es, in der dieser Aufruf erscheint. Moritz Müller hat, recht besehen, kein Gegenargument zur Verfügung. Daß er nicht reine, echte Homöopathie zu treiben gewillt ist, gibt er selber zu. Daß er mit seinen vermittelnden und auf Synthese von Schulmedizin und Homöopathie hinzielenden Methoden keineswegs besser fährt als der gestrenge Meister aus Köthen, muß er ebenfalls zugeben, denn Reclams Tochter ist gestorben, nachdem er ihr Blut abgezapft hat. Gestorben ist sie leider aufs Konto der Homöopathie. Als berühmten Homöopathen hat man Dr. Müller herbeigeholt. Hahnemann will auf keinen Fall, daß weitere Kranke durch mißlungene Kuren das Ansehen der Homöopathie belasten, obwohl sie in Wahrheit allopathisch behandelt worden sind. Wenn irgendwo Gerechtigkeit am Platze ist, dann hier. In seinem Artikel „Ein Wort an die Leipziger Halbhomöopathen" hat Hahnemann moralisch, ideell und mit Hinblick auf die greifbaren Tatsachen das Recht durchaus auf seiner Seite. Damit ist nicht gesagt, daß Moritz Müller nicht von dem Typus her, den er repräsentiert, ebenfalls zu verstehen wäre. Er gehört einer anderen geistigen Provinz an als Hahnemann. Müller will weltoffen, naturforscherisch, experimentell und erfahrungsammelnd vorgehen, während Hahnemann – wiederum im Doppelsinn des Wortes – der Besserwisser ist und außerdem der Besserkönner. Hahnemann sagt in seinem Artikel deutlich genug, was ihm der Arzt ist: der Verwalter eines „heiligen Amtes unserer göttlichen Kunst". Damals, als er selbst in Leipzig auf dem Katheder stand, glaubte er noch an eine „rationelle Heilkunde". Seit seiner Selbstverbannung nach Köthen ist er sich klar, daß das Simile etwas Ehernes ist, unantastbar und zeitüberdauernd. Wie ein Wortwitz klingt es, wenn er jetzt vom „Weichbild" Leipzigs spricht als von dem Umkreis, der die Erweichung und damit den Zerfall seiner Idee hervorbringt.

Was sollen die Leipziger Ärzte tun, Müller vor allem, dann aber auch der bereits genannte Hartmann und außerdem Haubold, dem Hahnemann in einem an ihn gerichteten Privatbrief zugleich das Recht entzieht, die Vereinsdiplome zu unterschreiben? Sie können weder die Gegenstandslosigkeit der Hahnemannschen Vorwürfe noch gar eigene, bessere Erfolge mit ihren schwankenden Methoden geltend machen, also bleibt ihnen bloß, in einem gleichfalls in einer Leipziger Tageszeitung abgedruckten Antwortartikel durch Sperrdruck zu betonen, daß der Leipziger Lokalverein homöopathischer Ärzte „keine unumschränkte Autorität in der Wissenschaft anerkennt". Ein solcher Satz klingt immer überzeugend, nur geht es hier nicht um „die Wissenschaft", sondern um das „heilige Amt der göttlichen Kunst", kranke Menschen gesund zu machen. Hüben und drüben werden verschiedene Sprachen gesprochen, also kann man einander nicht verstehen. Das hat sich bis heute nicht geändert. Die Leipziger Schule der Homöopathie wies, so lange sie sich in Leipzig noch halten konnte, also bis 1945, immer noch nach, daß die Hochpotenzen und die Psora Hirngespinste seien, während die Anhänger der Köthener Richtung auf beides eine erfolgreiche und heilbringende Praxis aufbauen, insofern aber weder Zeit haben noch die Notwendigkeit einsehen, die seit über hundert Jahren unfruchtbare Diskussion fortzusetzen[38].

Die Ereignisse der nachfolgenden Jahre sind, was den Kampf zwischen Hahnemann und den Halbhomöopathen betrifft, von ermüdender Gleichförmigkeit. Alles läuft darauf hinaus, daß der vordergründige Erfolg bei den diplomatisch gewandten, jugendlich tatkräftigen und organisationsfähigen Vertretern der liberalen Richtung ist. Hahnemann kann immer nur dasselbe sagen, kann nur warnen, grollen, beschwören, um sich mit alledem selbst immer einsamer zu machen. Von wenigen Getreuen abgesehen, kämpft Hahnemann den für das ausgereifte und zur Gewißheit seines Auftrags durchgedrungene Genie typischen Kampf auf verlorenem Posten. Gegen eine Welt von allopathischen Widersachern und halbhomöopathischen Gefährdern der Idee, gegen massive Gewalten, flotte Organisationen, gewandte Federn, bestechende Formen kann er nichts einsetzen als etwas Unsichtbares, nur auf wenige Auserwählte Wirkendes: die Reinheit der Idee. Im engsten Sinne des Wortes ist er ein weltfremder Idealist geworden – aber selig sind die weltfremden Idealisten, denn ihrer ist die Ewigkeit und damit das Fortbestehen im Strom der Zeiten! Ihrer also das einzig bewährbar Reale!

Kurz zusammengefaßt sollen nachfolgend einige der Hauptereignisse des weiteren Kampfes um die Reinheit der Idee mitgeteilt werden. Moritz Müller ließ es nicht bei der Antworterklärung der „Leipziger Zeitung" bewenden, sondern schickte „im Auftrag des Directorii des homöopathischen Vereins" einen langen Brief nach Köthen, um Hahnemann auf sein „richtiges Verhalten zu diesem Verein aufmerksam zu machen". Der Brief, formal liebenswürdig und sogar verehrungsvoll, lief aber auf die Erklärung hinaus, daß in Leipzig alles so bleiben werde, wie Hahnemann es nicht wünscht. Noch im gleichen Jahr wurde die Angelegenheit des Krankenhauses dahin entschieden, daß Hahnemanns stärkste Gegner, denen vor allen anderen sein polemischer Zeitungsartikel galt, die Leitung allein in den Händen hatten: Moritz Müller, Hartmann und Haubold.

Im Januar 1833 wurde die Anstalt eröffnet. Wenn es heißt, daß des Vaters Segen den Kindern Häuser baue, so trifft hier das Gegenteil zu. Es gibt in der Geschichte der Homöopathie kaum ein unerquicklicheres Kapitel als das dem Leipziger homöopathischen Krankenhaus gewidmete. Streit, Rücktritte der Leiter und Rückschläge des Ansehens, Hochstapelei übelster Art und endlich ein ruhmloser Untergang – das ist das Schicksal des mit so großen Plänen und Hoffnungen begründeten Instituts gewesen. Hahnemann saß grollend in Köthen, verlassen wie König Lear. Wer zu seinen Füßen sitzenblieb, galt als Narr, und so ist denn der Narr wieder einmal der einzige Getreue [39]. Die andern aber, die Weltklugen, mit dem freien Gewissen und dem Fortschritt der Wissenschaft Verbündeten, gewinnen das Spiel, um es desto gründlicher zu verlieren.

Das Gründungsjahr des Krankenhauses, 1833, war in mannigfacher Hinsicht bedeutsam. Schon im Februar brachte die Leipziger „Allgemeine homöopathische Zeitung", das Organ der liberalen Richtung, einen Aufsatz eines Dr. Kretzschmar aus Belzig, in dem offen für die gleichzeitige Anwendung von allopathischen Palliativmitteln bei homöopathischen Kuren geworben wurde. Der Verfasser sprach ausdrücklich von „Palliativmitteln", also von Arzneien, die bloß die augenblickliche Lage des kranken Organismus zu bemänteln, zu verschleiern bestimmt sind. Er fand nichts dabei, sie getrost zu gebrauchen, wenn sie ihm jeweils ratsam scheinen, und gab diese seine Anschauung als die „der Homöopathen" aus. Stets redete er von „wir" und „uns", bis er schließlich seine Darlegungen folgendermaßen ausklingen ließ: „Wie nun aber, wenn man uns noch je zuweilen auf *reinen allöopathischen* Curen ertappen sollte? Nun, dann sind wir im gegebenen Falle Allöopathen. Und wann thun wir dies? Wenn wir gezwungen sind. Und warum lassen wir uns zwingen? Weil wir niemand unsere Hülfe versagen können. Das Sprichwort sagt aber: ‚Was hilft der Kuh Muskatnuß, sie frißt Haferstroh'. Solange es noch solche Haferstrohfresser gibt, können wir sie auch nur mit so grobem Futter erhalten, die Mukatnuß für bessere Zeiten aufsparend."

Das heißt in dürren Worten, der homöopathische Arzt solle sich dem Niveau des Patienten anpassen, solle seine Kunst verraten und die Lage durch Betäubungs- oder flüchtige Erleichterungsmittel verschleiern, wenn der Kranke es so wünsche, der dann freilich Haferstroh erhalte, aber damit ja zufrieden sei und es so haben wolle. Gab es überhaupt ein der Wesensart Hahnemanns diametral entgegengesetztes Ethos, so dieses! Daß das junge Blatt solche Veröffentlichungen ohne einschränkende Bemerkung der Schriftleitung brachte, konnte die Kluft zwischen Leipzig und Köthen nur noch tiefer aufreißen. Im März verlangte Hahnemann den Abdruck seiner Erwiderung auf Kretzschmars Veröffentlichung, der dann auch unter dem Titel „An meine ächten Schüler" erschien. Hartmann als Schriftleiter setzte eine Vorbemerkung dazu, in der er betonte, Hahnemanns Erwiderung lasse man nur aus Billigkeitsgründen ungekürzt erscheinen, weitere Beiträge müßten aber künftighin mit größter Sachkenntnis, Ruhe und Leidenschaftslosigkeit abgefaßt sein.

Was Hahnemann zu erwidern hatte, kann jeder ermessen, der ihn kennt. Man habe, wettert er los, Kretzschmar herbeigerufen, um die unhomöopathischen Verbrechen der Bastardhomöopathen zu bemänteln. Es folgt sodann sein großes Bekenntnis zur reinen Idee des Simile und der aus ihr geborenen, erfolgreichen Praxis, wie er es auch sonst schon so oft abgelegt hat. „Mein Gewissen ist rein und giebt mir das Zeugniß, daß ich stets das Wohl der kranken Menschen, ihr Bestes suchte, übte und lehrte, aber nie durch allöopathisches Verfahren Kranke verhunzte, weder, weil sie's so haben wollten und mich für solche Versündigung gegen bessere Überzeugung gut bezahlten, wie leider mehrere mir gut bekannte Bastardhomöopathen zu thun sich nicht schämen, noch auch, weil mir Kranke zu gering gewesen wären, habe ich diese je mit allöopathischer Behandlung abgefertigt und ihnen, nach unsers menschenfreundlichen und gewissenhaften Herrn Dr. Kretzschmars Maxime, Haferstroh zu fressen gegeben . . . Wer mir nachfolgt, wird eben so freudig, wie ich, am Rande des Grabes, sein Tagewerk vollenden, sein Haupt in den Schooß der Erde ruhig niederlegen und seine Seele vertrauensvoll dem Allgütigsten und Allerheiligsten übergeben, vor dessen Allgewalt der Frevler im Innern beben muß."

An den Abdruck der Hahnemannschen Erwiderung schlossen sich mehrere Beiträge an, die – Moritz Müller an der Spitze – mehr oder minder gut argumentierend gegen Hahnemann Stellung nehmen. Auch über weitere Hefte setzte sich der Streit fort. Nur wenige der sich äußernden Autoren standen zu Hahnemann, die überwiegende Mehrzahl sagte sich von ihm los. Den Anlaß für diesen literarisch dokumentierten Bruch gab – man vergesse es nicht – Kretzschmars Meinung, man solle der Kuh lieber Haferstroh reichen, als daß sie einem aus der Praxis fortlaufe, weil sie Muskatnuß bekommt.

Besonders erbittert ist Hahnemann über einen gegnerischen Aufsatz des Dresdener Arztes Dr. Carl Friedrich Trinks. Trinks hatte sich unter allen seinen Schülern am servilsten benommen, war Hahnemann in geradezu unwürdiger Form nachgelaufen und mit Bezeugungen seiner tiefsten Devotion verschwenderisch umgegangen. Die plötzliche Abschwenkung dieses Mannes ins Lager der Majorität quittiert Hahnemann mit einem Ekel und Haß, den er mit ins Grab nimmt. Er leidet bis zum Ende, um es im Jargon unserer Zeit auszudrücken, an einem förmlichen Trinks-Komplex.

Auch sonst raubt ihm der Kampf die Fassung. Erstickungsanfälle machen ihn drei Wochen lang krank, er glaubt sich dem Tode nahe und kann es nicht verwinden, daß die, die ihm alles danken, nun seine grimmigsten Feinde geworden sind.

Aber die Praxis geht weiter. Neben den einheimischen Kranken strömen solche aus allen Gauen Deutschlands unaufhörlich herbei. Ein Brief vom 9. März 1833 teilt dem getreuen Bönninghausen mit, daß sich außer Kranken aus Petersburg und Kopenhagen nun auch mehrere aus Paris angekündigt haben. Auch aus Paris, anderthalb Jahre, ehe ihn von dort her das Schicksal selber besuchen kommt.

Im April 1833 ernannte ein Verein allopathischer Ärzte Amerikas Hahnemann zu seinem Ehrenmitglied und vollendete damit die Groteske. Während die Homöopathen ihn schmähten, verfolgten und verrieten, schickten ihm die Allopathen ein Ehrendiplom.

Wenige Wochen später, im Mai, teilte Constantin Hering, einer der wenigen Getreuen, ihm mit, daß in Philadelphia der erste homöopathische Verein Amerikas gegründet sei. Hahnemann solle seinen Namen an die Spitze der Mitglieder stellen. Jenseits des Atlantik blühte jetzt die Homöopathie kraftvoll auf, Hering wirkte als abenteuerlicher Arzt zwischen Savanne, Wald und Siedlung, prüfte selbst neue Mittel, vor allem die Schlangengifte, und verfaßte ein homöopathisches Hausarztbuch, das nach zahlreichen Neuauflagen noch heute lebt und wirkt.

Im Juli bahnt sich ein neuer „Fall Trinks" an. Dr. Grießelich aus Karlsruhe schreibt, mit Hinblick auf die übliche Hahnemann-Feier am 10. August, einen von Verehrung triefenden Brief nach Köthen. Es heißt darin: „Mit tiefem Bedauern sind wir bei uns den Anfeindungen gefolgt, die Sie erdulden mußten, von denen, die Ihnen Alles verdankten, die Ihnen nichts wiedergeben konnten als *Dankbarkeit!* Wohlan denn, hochgeehrter Mann, vollbringen Sie das letzte, vielleicht schwerste Werk – seyen Sie den Abtrünnigen ein milder Richter, bieten Sie, um sie noch tiefer zu beschämen, die Hand, damit Friede im Lager entstehe! Feyern Sie dann den glänzendsten Triumph, indem Sie, unbekümmert um die Widersacher Ihrer heilbringenden Lehre, die sogenannten Freunde derselben besiegen! – Nehmen Sie diese Worte, die aus einem versöhnlichen Herzen entspringen, als Worte eines treuen, redlichen Herzens auf, und legen Sie der Minerva das Kleid des Friedens an – tragen Sie Ölzweige, wenn jene Ihnen eine Dornenkrone bereiten! – Fast ein halbes Jahrhundert bin ich jünger als Sie, und dennoch wage ich es, Ihnen solches

248

zu sprechen; ich wage es deshalb, weil ich für Sie alles wage ... Ich kenne keinen andern Wunsch, als Ihr Wohlergehen, als Achtung für Sie von allen Seiten her. Denn wer hat in seinem Fache der Menschheit unter größeren Opfern größere Dienste geleistet, als gerade Sie? und was war der Dank? – – –"

Derselbe Grießelich gründet ein Jahr später die Zeitschrift „Hygea" und tritt mit diesem Blatt in die vorderste Front der Gegner der reinen Idee, vor allem aber stellt er seine journalistisch gewitzte, feuilletonistisch geschulte Feder in den Dienst dieser Widersacherschaft. Da seine bestechenden, aber letztlich doch nur feuilletonistisch-funkelnden Beiträge in weiten Kreisen gelesen werden, wird der Schaden, den er damit dem Manne zufügt, dessen Wohlergehen angeblich sein einziger Wunsch ist, recht groß. In dem Schreiben an Hahnemann, das diesem die neue Zeitschrift ankündigt, sagt Ludwig Grießelich bereits am 20. Mai 1834, noch kein Jahr nach seinem verehrungsvollen Brief: „Offen, ohne Scheu und mit derselben Unabhängigkeit, welche ich gegen die Allöopathen an den Tag gelegt habe, gehe ich fortan gegen die Homöopathen los . . ." Die Wissenschaft sei kein „Terrain der Satzungen", und er, Grießelich, könne sich mit manchem in der Homöopathie nicht befreunden, wogegen er mit aller ihm zu Gebote stehenden Macht einzutreten gedenke.

Wie Hahnemann den Brief aufnimmt, bedarf keiner weiteren Darlegung. „Jener literarische Bajazzo", wie Bönninghausen in einem späteren Brief Grießelich bezeichnet, wirbelt aber dennoch viel Staub auf. Bis heute spielt seine Literatur in der Geschichte der liberalen Homöopathie eine Rolle.

Hahnemann erhebt schließlich in dem allgemeinen Zerfall, der seit dem Krankenhauskonflikt nicht mehr aufzuhalten ist, ein letztes Mal seine Stimme, um zu retten, was sich vielleicht noch retten läßt. Seine „ächten Schüler und Nachfolger" lädt er nach Köthen ein, um eine strenge Sichtung und einen Neubeginn des Kampfes um die Idee vorzubereiten. Zugleich tagen auch die Liberalen in Leipzig, obwohl Müller, sich selbst als den wesentlichen Stein des Anstoßes empfindend, sein Amt als Direktor des Leipziger Vereins niederlegt und aus ihm austritt. Nur wenige Homöopathen kommen zur Leipziger Tagung, in Köthen hingegen erscheinen, was keiner erwarten konnte, wesentlich mehr. Die Leipziger Versammlung, so klein sie ist, zerfasert sich in ein Vielerlei der Meinungen. Man ruft den zurückgetretenen Moritz Müller herbei und bringt die Notlösung zuwege, dem Leipziger Verein ein neues Direktorium zu geben, das aus denjenigen Leipziger Ärzten zusammengesetzt ist, die Hahnemanns Ideal verhältnismäßig am nächsten kommen. Eine Kommission wird nach Köthen gesandt, die um gut Wetter bitten soll. Am 11. August trifft diese Kommission bei Hahnemann ein, wo ein Versöhnungsvertrag aufgesetzt wird. Hahnemann ist über das plötzliche Entgegenkommen so verblüfft, daß er in dem Vertrag die Grundsätze der Homöopathie, nach denen man sich zu richten habe, durch das Wort „möglichst" einschränkt und damit auch den Leipzigern seinerseits entgegenkommt: eine ritterliche Geste, die ebenfalls mit Ritterlichkeit rechnen zu können meint.

Hahnemanns versöhnliche Stimmung hält bis ins Jahr 1834 hinein an. Er geht soweit, plötzlich sogar von sich aus an den Belziger Doktor Kretzschmar, den Haferstroh- und Muskatnußmann, zu schreiben, als dieser eine kleine Arbeit über den Wert der Homöopathie veröffentlicht hat. Hahnemann sieht in dieser neuen Veröffentlichung Kretzschmars etwas wie eine tätige Reue und richtet die Zeilen an ihn: „Lieber Herr College! Aus Ihrer schönen Abhandlung: Welchen Nutzen gewährt die Homöopathie dem Menschengeschlechte? habe ich Sie erst als Kenner und Schätzer unsrer neuen Heilkunst und zugleich (was in meinen Augen noch viel mehr werth ist) als einen Menschenfreund erkannt. Daher bitte ich Sie wegen meiner damaligen öffentlichen Vermuthung des Gegentheils hiermit um Verzeihung, Sie und alle gute Menschen hochachtend: Samuel Hahnemann."

Ein wenig krampfhaft sucht der Enttäuschte seinen Glauben an die Menschheit zu retten. Fälle wie Trinks und Grießelich haben sein oberstes, sein unantastbares Ideal fast zu trüben vermocht. Nun betont er selbst, daß ihm Menschenfreundlichkeit noch viel mehr wert ist als Kenntnis und Hochschätzung der Homöopathie. Immer ist die Ursache der Wirkung vorgeordnet. Weil er ein Verehrer des Urbildes Mensch seit frühesten Kindertagen ist, muß Hahnemann Homöopath sein bis ans Ende. Würde seine Menschenliebe – in diesem hohen und höchsten Sinne – leiden, so fiele auch das Werk zusammen und der Antrieb zum Kampf um die Idee des Simile. In keinem anderen Sinne können wir das plötzliche große Entgegenkommen Hahnemanns verstehen, nachdem endlich durch die Kommission aus Leipzig ein Fünkchen Wärme und Licht in seine Köthener Einsiedelei gebracht worden ist.

Im selben Jahre 1834 suchte den einsamen Greis ein junger Lehrer auf, der seit einigen Jahren in die Homöopathie eingearbeitet ist: Georg Heinrich Gottlieb Jahr. Dieser Mann, der zum Schuhmacherberuf bestimmt war, wurde – mehr noch als Dr. Lehmann – Hahnemanns rechte Hand, fertigte ihm ein Riesenrepertorium an und ein gleichfalls überaus umfangreiches Symptomenlexikon. Acht Monate später ging er nach Düsseldorf zurück, um auf Hahnemanns Empfehlung Leibarzt der Prinzessin Friedrich von Preußen zu werden. Sein weiterer Weg führte ihn nach Frankreich, wo er zwei homöopathische Zeitschriften herausgab und eines Tages den Totenschein seines Meisters Hahnemann mit zu unterzeichnen hatte. Als Siebzigjähriger vertrieb ihn der Krieg aus Paris, seiner Heimat für die Hälfte seines Lebens. In Brüssel geriet er ins Elend, homöopathische Kollegen sammelten Gelder, um ihn vor dem Hungertod zu schützen, aber ehe die Summe beisammen war, ging die dunkle Tür am 11. Juli 1875 für ihn auf. Außer zahlreichen homöopathischen Büchern hat er moderne Nachdichtungen der Psalmen und des Buches Hiob verfaßt.

Durch Jahr entlastet, konnte Hahnemann Mitte 1834 Köthen kurz verlassen und, immer noch im Bann der versöhnlichen Stimmung, Leipzig aufsuchen, um dort nach dem Rechten zu sehen. Er hoffte, die Krankenhausangelegenheit doch noch aus der Krise steuern zu können. Vor dem Hotel, in dem er absteigt, bringen ihm Freunde ein Ständchen. Das Volk auf der Straße bricht in Jubelgeschrei aus. Hahnemann glaubt sich seiner Sache sicher und wird kurzerhand autoritär. Er teilt mit, daß fortan er selbst die Leitung der Anstalt übernehmen werde und auf das Direktorium des Zentralvereins verzichte. Aber das Krankenhaus gehört legal dem Verein, und ein solches Vorgehen bedeutet einen Bruch der Statuten. Im Nu flammt also der alte Kampf auf. So ist Samuel Hahnemann, der Arzt des Gesetzes, zum Gesetzesbrecher geworden, um seine Idee hochzuhalten. Er nimmt den legitimen Besitzern das Krankenhaus aus den Händen, stellt sich selbst an dessen Spitze und bringt das ohnehin entordnete Werden und Wachsen des Instituts damit vollends in ein Chaos hinein. Schweikert, ein Hahnemann sympathischer Arzt, führt einstweilen die Geschäfte, die anderen, Rechtens gewählten und befugten Mitarbeiter ziehen sich zurück, der Zentralverein wird am 10. August anläßlich der alljährlichen Zusammenkunft in Köthen – durchaus widerrechtlich – aufgelöst, und die Krankenhausarbeit verfällt mehr und mehr. Hahnemanns Versuch, in letzter Stunde rettend einzugreifen, mißlang. Er konnte die Wirkung seines eigenen Fluches nicht aufhalten. Was seinem einstigen Werben und Mahnen nicht gelingen wollte, gelang seiner Gewaltsamkeit erst recht nicht. Als von 1835 ab das Schicksal des Achtzigjährigen eine unerwartet neue Wendung bekam und er das teilnehmende Interesse an den Geschicken des Krankenhauses dadurch verlor, war das dort um sich greifende Korrupte endgültig unaufhaltsam.

Ende 1835 muß Schweikert sein Amt als Leiter niederlegen. Nachdem Hahnemann ferngerückt ist, erwacht der aufgelöste – satzungswidrig aufgelöste! – Zentralverein zu neuer Tätigkeit, und mit ihm wachen die Ansprüche auf das ihm gehörende Haus auf. Vereinsdirektor wird Dr. Rummel, der übereilt einen neuen Krankenhausleiter zu suchen hat. Man findet ihn in Dr. K. W. Fickel, der mit Beginn des Jahres 1836 die Leitung antritt. Fickel ist gleichsam der Vollstrecker des Hahnemannschen Fluchs. Schon im März desselben Jahres wird er als Betrüger entlarvt und legt sein Amt am 10. August nieder. Seine Vorgeschichte, die ihm nach und nach aufgedeckt wird, wird nur noch von dem weiteren Verlauf seiner Karriere an Schäbigkeit der Gesinnung und des Handelns übertroffen.

1833 hat er in einer sächsischen Tageszeitung unter dem Pseudonym Leckiv den Aufklärer gegen die Homöopathie gespielt. Ein Jahr später, 1834, verdient er sein Geld mit dem Absatz eines unter dem Namen L. Heyne verfaßten Buches über „Praktische Erfahrungen im Gebiete der Homöopathie", wobei er die Konjunktur ausnützt, die durch zahlreiche gelungene homöopathische Kuren anderer Ärzte in allen Landen begründet ist; selbstverständlich verfügt er über gar keine „praktischen Erfahrungen", sondern schreibt sein Buch als literarischer Dieb. Wieder ein Jahr später bringt er, abermals unter falschem Namen, als J. Th. Hofbauer, ein zweiteiliges „Homöopathisches Heilverfahren in chirurgischen Krankheitsfällen; nebst den reinen Arzneiwirkungen des Osmiums" heraus. Die Prüfung des Osmiums besteht aus erfundenen Symptomen. Zur gleichen Zeit erscheinen von ihm ein erster Band „Vollständige Bibliothek oder encyklopädisches Reallexikon der gesammten theoretischen und practischen Homöopathie . . . bearbeitet von einem Vereine mehrerer Homöopathiker", wobei nur er selbst der „Verein" ist, und zwei allopathische Büchlein über Säuglingspflege und Kinderkrankheiten, die unter dem Pseudonym C. E. Herting segeln.

Es handelt sich also im Falle Fickel um einen ganz gewöhnlichen Hochstapler und Plagiator, der vor keiner Fälschung zurückschreckt, um als Schnellfabrikant gängiger Bücher zu Geld zu kommen. Ausgerechnet diesen Mann wählt man als Leiter des Krankenhauses, bloß zu dem einen einzigen Zweck, den Kurs der reinen Idee abzubiegen und wieder eine Persönlichkeit an die Spitze zu stellen, die nicht in direktem Zusammenhang mit Hahnemann und seinem Jüngerkreis steht. Fickels Bücher werden im Kreis der strengen Hahnemannianer zunächst wohlwollend aufgenommen. Niemand weiß ja, daß der Verfasser des „Homöopathischen Heilverfahrens in chirurgischen Krankheitsfällen", J. Th. Hofbauer, mit dem Leipziger Krankenhausleiter identisch ist. Als Fälscher und Dieb versteht Fickel die Kunst der Anpassung in hohem Maße. Stilistisch lehnt er sich eng an Hahnemanns Ausdrucksweise an und gibt seinen Gedanken – die freilich gar nicht die seinen sind – einen so deutlichen Anklang an die Köthener Richtung, daß er von einigen der Jünger gelobt wird. Umgekehrt müssen ihn nun die Leipziger, die ihn gerufen haben, entlarven, fühlen sich aber dadurch deutlich blamiert und schieben den endgültigen Skandal solange wie möglich hinaus. Das „Reallexikon", angeblich von einem Verein homöopathischer Ärzte verfaßt, wird inzwischen auch von Vertretern der Leipziger Richtung enthusiastisch begrüßt; Franz Hartmann nennt es „das umfassendste, präziseste und brauchbarste Werk". Keiner kennt sich mehr aus, in Köthen ist Fickel verdächtig, aber seine Bücher rühmt man, in Leipzig will man ihm auf die Finger schlagen, setzt sich aber für ein Werk ein, das ihn zum Autor hat. Zu leiden haben vor allem die Kranken, denn Fickel hat keine Ahnung von ihrer Behandlung. Sein Unterarzt Seidel muß ihm von Fall zu Fall sagen, was in Frage kommt. Zwei Todesfälle kommen vor, 17 Patienten müssen ungeheilt entlassen werden – alles aufs Konto der Homöopathie, wie Hahnemann vorausgesehen hatte. Endlich bringt Dr. Alphons Noack, ein entschlossener Mann unter zahlreichen Diplomaten, die das Entweder-Oder scheuen, den Stinkpilz zum Platzen, indem er in einer Broschüre „Olla potrida" das über Fickel zusammengetragene Material veröffentlicht. Fickel verschwindet von der Bildfläche, gibt aber wacker die weiteren Bände seines betrügerischen „Reallexikons" heraus. In Teplitz sucht er noch 1839, drei Jahre nach Noacks Durchführung seiner Entlarvung, als homöopathischer Arzt Geld zu machen. Es mißlingt. Zu intensiv haftet ihm sein Ruf an.

Jetzt schaltet er um und macht es wie zu Anfang: Er beschimpft die Homöopathie wieder und versucht, seine Tätigkeit in Leipzig als ein Manöver auszugeben, das er nur in Szene gesetzt habe, um diesen Irrweg der Ärzte lächerlich zu machen. Er bringt ein Buch mit dem Titel heraus: „Direkter Beweis von der Nichtigkeit der Homöopathie als Heilsystem, für Ärzte und Nichtärzte, von Dr. Karl Wilhelm Fickel, ehedem dirigierendem Oberarzte an der homöopathischen Heilanstalt in Leipzig". Letzteren Zusatz kann niemand bestreiten, auch Moritz Müller nicht, der Widersacher Hahnemanns, den der Fall Fickel wie eine Schicksalsrute trifft und der sich nun hinsetzen muß, um durch eine nochmalige Darstellung dieser zweifelhaften Figur nachzuweisen, daß man auch betrogen werden kann, wenn man naturwissenschaftlich-kritisch eingestellt ist. Den Hochpotenzen und der Psora hat man entgehen wollen, um die Heilanstalt in eine fortschrittliche und rationale Entwicklungslinie zu bringen, ist aber dabei an Fickel geraten, der das Schlußkapitel schreibt.

Das Schlußkapitel insofern, als sich das Institut nun nicht mehr erholen kann. Hartmann übernimmt bis 1839 die Leitung, dann legt auch er sie nieder, und Noack übernimmt sie. 1842 sind die Mittel nicht mehr vorhanden, sie fortzuführen. So stirbt das Unternehmen ruhmlos, während Hahnemann selbst noch lebt und den Gipfelglanz seines eigenen Ruhmes genießen darf.

Die Leipziger Richtung erholt sich schnell von ihrem Fiasko. Es gehört zum Wesen des Fortschritts, Trümmer nicht tragisch zu nehmen. Man kann eine umfangreiche Geschichte der liberalen Homöopathie schreiben und ihrer Bemühungen, durch fortwährende Anpassung an das jeweils herrschende wissenschaftliche Weltbild die Substanz, die Hahnemann ihr gab, abzutragen, bis nur noch ein paar pharmakologische Einzelheiten da sind, die sich mühelos in die Schulmedizin eingliedern lassen. Rudolf Tischner hat in der Tat eine solche Geschichte geschrieben, und folgerichtig hebt er in mehreren seiner Veröffentlichungen hervor, worum es ihm dabei geht und was er als Endziel der Entwicklung herbeiwünscht: „Man muß die Homöopathie überflüssig machen und vernichten, indem man sie in die Schulmedizin einverleibt." Auch mit Krankenhäusern hat die Homöopathie nicht allzu viel Glück gehabt. Das „Hahnemann Medical College" in Philadelphia ist heute eine Stätte, wo man reiche Erfahrungen mit der praefrontalen Lobotomie, also der psychiatrischen Chirurgie, sammelt – und das Robert-Bosch-Krankenhaus in Stuttgart ist ebenfalls ein Universalkrankenhaus, in dem außer der Homöopathie auch Allopathie, Naturheilkunde, Chirurgie usw. eine breite Repräsentanz verwirklichen; immerhin ist – obwohl in seiner Geschichte Grimassen fast wie die des Leipziger Fiaskos vorkamen – hier auch die Tätigkeit produktiver Männer wie Alfons Stiegele, Julius Mezger, Oswald Schlegel u. a. wirksam geworden und sein Direktor Otto Leeser stellt als der „Kant der Homöopathie" den seltenen Fall der Vereinigung von echter Homöopathie und ihr zugleich gewidmeter, anspruchsvoller Erkenntniskritik und Medizinalphilosophie dar.

Die reine Idee der Homöopathie ist zeitlos und erleidet Geschichte nur indirekt. Wie sich die echten Jünger Hahnemanns am 10. August alljährlich in Köthen versammelten, so wandern auch heute noch die, die den wirklichen, wirkenden Genius der Homöopathie finden wollen – nach Köthen. Nicht Hahnemanns Wissen zieht sie an, sondern seine Weisheit, nicht seine Versuche zur Begründung der Lehre, sondern das aus dieser Lehre geborene Können, über das er selbst wie keiner nach ihm verfügte. So meinen denn die Homöopathen der reinen Idee, daß nicht bloß die Arznei Ähnlichkeitsbeziehungen zum Krankheitsfall haben soll, sondern auch der homöopathische Arzt ebensolche zum alten Hahnemann [40].

Überaus anschaulich hat – im Ton einer Kalendergeschichte – Constantin Hering das Geheimnis der arzneilichen Sicherheit, das die Unveränderlichkeit der Homöopathie gewährleistet, eingefangen und damit deutlicher als mit jeder theoretischen Darlegung gezeigt, worauf es ankommt:

„Auf meinen Reisen kam ich einst in ein Dorf, da ließ mich der Edelmann einladen, die Nacht, statt in der Schenke, bei ihm zu bleiben. Es war ein reicher Kauz, wie gewöhnlich krank dabei, hatte Langweile und guten Wein. Als er hörte, daß ich ein junger Doctor wäre, der sich soeben auf Reisen begeben, sagte er, er wolle lieber, daß sein Sohn Scharfrichter würde. Als ich mich deß wunderte, brachte er ein großes Buch herbei und erzählte mir: er sei vor zwanzig Jahren krank geworden, aber nicht am Verstande; da hätten sich zwei berühmte Doctoren gezankt über seine Krankheit: er habe also keinen von Beiden genommen und ihre Arzneien noch weniger, aber die Sache in ein Buch geschrieben. Hierauf sei er aber nicht gesund geworden, sondern auf Reisen gegangen. Willens, wenn er *drei* Ärzte finden könnte, die über ihn einig wären ohne Absprache, dann deren Cur zu gebrauchen, aber auch keine andere. Darum habe er fast alle berühmten Ärzte und noch einige unberühmte um Rath gefragt, und bei aller seiner Plage sei er dem ersten Vorsatze treu geblieben, habe jedesmal den guten Rath hier ins Buch eingetragen, aber noch keines übereinstimmenden habhaft werden können (dies war ehedem gerade so wie noch jetzt), daher auch keinen einzigen befolgt, sei zwar immer noch krank, aber doch wenigstens am Leben geblieben. Übrigens koste ihm das Buch ein schweres Geld.

Das Buch war wie ein Comptoirbuch eingerichtet, in groß Folio, Tabellenform. Da standen in der ersten Rubrik die Namen der Ärzte, alle numerirt; es waren ihrer 477; in der zweiten standen die Namen seiner Krankheit, sowie die wesentlichen Naturen des Übels erörtert; es waren 313 Verschiedenheiten numerirt, als die wichtigeren; in der dritten standen die vorgeschlagenen Mittel, es waren 892 Rezepte, in denen, zufolge des mit Sorgfalt angelegten Registers, 1097 Heilmittel verordnet waren. Die Summen standen unter jedem Folio angegeben. Er nahm eine Feder und fragte trocken: Wollen Sie mir nicht auch etwas rathen? ich will's eintragen unter Nr. 478. Ich hatte aber keine Lust, sondern fragte ihn nur, ob *Hahnemann* denn nicht dabei wäre: Er schlug ihn lachend auf: ‚Nr. 103, Krankheitsname 0, Mittel 0.‘ Das ist der Gescheidteste von Allen, rief er, der sagte: der Name der Krankheit, der ginge *ihn* nichts an, und der Name der Mittel, der ginge *mich* nichts an; *die Hauptsache wäre nur die Heilung.* Warum aber, fragte ich, er sich von diesem Gescheidtesten nicht behandeln lasse? – Weil er nur *Einer* ist, ich aber *drei* will, die eins sind. Ich fragte: ob er wohl etliche hundert Thaler an einen Versuch wenden wollte, dann könnte ich ihm nicht drei, sondern drei und dreißig Ärzte namhaft machen an ganz verschiedenen Orten, Ländern und Weltgegenden, die alle übereinstimmen würden. Er zweifelte, doch beschloß er, es zu wagen. Nun machten wir eine Beschreibung seiner Krankheit, und er schickte dieselbe, sobald die Copien fertig waren, an drei und dreißig verschiedene *homöopathische* Ärzte, legte in jeden Brief einen Louisd'or – manche Leser werden sich dessen vielleicht noch erinnern – und ersuchte, ihm die Mittel namhaft zu machen, welche ihm seine Krankheit, wo nicht heilen, doch fürerst verbessern könnten.

Vor Kurzem erhielt ich ein Faß Rheinwein von 1822. ‚*Zweiundzwanziger* schicke ich Ihnen‘, schrieb er, denn 22 *stimmten in ihren Antworten überein.* Da sah ich, daß Sie recht hätten und es noch *eine Sicherheit gäbe in der Welt.* Ich schaffte mir die Werke an, um dahinter zu kommen. Unter fast zweihundert Mitteln wählten zwei und zwanzig Ärzte – und *alle* dasselbe. Mehr war nicht zu verlangen. Der Nächste behandelte mich, und ich schicke Ihnen den Wein, damit ich vor Freuden über meine zunehmende Gesundheit nicht zu viel trinke.‘

Jedem, der die Wahrheit der Geschichte bezweifeln sollte, steht es frei. Aber wenn sich ein Kranker davon überzeugen will, so mache er nur die Probe darauf und thue so wie jener Kauz. Er vergesse aber die Louisd'ors nicht und für mich das Fäßchen Rheinwein.“

Das kleine Stück könnte von Hebel stammen oder von Jean Paul. In die schwankhafte Form aber hat sich ein lebenswichtiger Ernst gekleidet: das Arztum des Gesetzes. Insofern leuchtet die Anekdote noch einmal in den großen Schicksals- und Gewissenskonflikt Hahnemanns hinein, der ihn zum Verzicht auf den Arztberuf bewegte, weil die Medizin gesetzlos, willkürlich, schwankend und autoritätsbesessen sei – und der ihn dann zum Simile führte, damit aber zu einer ärztlichen Wirksamkeit, die neben den Krankenbetterfolgen und dem Erkenntnisgewinn auch ermöglichte, daß der Weltenbummler Hering seine kleine Anekdote zur Verdeutlichung des Einzigartigen und Besonderen schreiben konnte, das mit der Homöopathie in die Heilkunst lapidar hineingestellt worden ist. – –

Ist Hahnemann ein Sonderling gewesen? Ja und nein. Müssen seine echten Jünger Sonderlinge sein? Ja und nein.
Ja – denn wer sein Denken und Handeln nach einem Urphänomen wie dem Simile ausrichtet, steht abseits, wenn er die andern fieberhaft fortschreiten sieht, um immer wieder anderswo Grund zu fassen für ihre „kausale Therapie". Nein – denn der rechte Arzt dient immer der Gemeinschaft, dem Menschen und der ganzen Welt – je größer sein Können ist, desto fruchtbarer wirkt er für das Ganze. „Arzt sein, heißt ein Patriot der Welt sein [41]." Homöopathischer Arzt aber wird man und ist man, wenn man sich für überzeugt halten darf, vom Simile her mit besonderer Sicherheit heilen zu können, wenn man also auf besondere, auf intensivere Weise Patriot der Welt sein will. Darf man dann aber Sonderling heißen?
Und dennoch haftet den meisten Vertretern der reinen homöopathischen Idee bis zur Gegenwart etwa Sonderbares an. Sie passen nicht in den Rahmen des üblichen Arzttums. Das drängt sich sofort auf, wenn man etwa die Eindrücke vergleicht, die von einer Versammlung moderner Kliniker einerseits und einem Kongreß homöopathischer Ärzte andererseits ausgehen. Damit, daß die Homöopathie sich über die Hochpotenzen und die Psoralehre hinweg ein Reich erschloß, von dem her höhere Ordnungen anwendbar werden als die, mit denen es die übliche Medizin als ein Kapitel nutzbar gemachter Naturwissenschaft zu tun hat, ist sie nicht an die Hundekette der Kausalität gelegt, sondern weiß sich geborgen in einem Ozean „ätherischer Wahrheit" und hat – wie auch Hahnemann selbst es immer wieder betonte – Anschluß an die Allgüte und Alliebe, von der zu wissen dem Arzt nie schadet. In jeder Heilung waltet viel Naturgeschehen, aber in den besten und tiefsten Heilungen waltet über-

dies noch etwas geheimeres, nämlich Gnade. Von so irrationalen Faktoren will die offizielle Medizin nichts hören:

> Ihre Priester wünschen keine Gnade,
> Weil das Recht die höchste Gnade sei –
> Heimwärts denn zu ihrem Lichtgestade
> Wallen Engel unerkannt vorbei.

So sieht es Emil Schlegel in einem seiner Gedichte. Es ist auffallend, wie viele homöopathische Ärzte Verse verfaßt haben [42]. Auch sind es innerhalb der Ärzteschaft vorwiegend die Homöopathen, die den Mesmerismus am Leben erhielten [43]. Es hat sich ein ganz bestimmter Typus von Arzttum herausgebildet, der dem Simile verschworen ist – und sonderbarerweise behalten auch diejenigen oft genug das Gepräge dieses Typus, die der reinen Idee entgleiten und eigene Heilwege – wie etwa die Isopathie, die Spagyrik und die Biochemie – erfinden.

Hahnemann hat – wir erinnern uns, daß sein Wahlspruch „Aude sapere!" sowohl das Wagnis des Weiseseins als auch das des Schmekkens befiehlt – viel Bitteres geschluckt. Viel Gift ist in seinem Leben. Es kann gar nicht anders sein, denn nie zuvor hat sich ein Arzt so wie er mit dem Gift eingelassen. Die Homöopathie zeigt und schafft nicht nur die universale, kunstgerechte Nutzbarmachung des Giftigen für den Kranken, sie bringt vielmehr solche Möglichkeiten erst dadurch zustande, daß sie den Gesunden den Giften aussetzt; sie führt den „Gerechten" methodisch „in Versuchung" und macht dadurch Heilung möglich. Arznei ist in jedem Falle Gift. Wer Arzt sein will, muß das Giftige der Arzneien im Selbstversuch, muß es vom Gesundsein, das dadurch krank wird, muß es von der Erzeugung tausendfältiger Vergiftungen und ihrer Symptome her erkunden und erleiden. Kuriose Paradoxie: der rastlose Selbstvergifter hat der Heilkunst eine individualspezifische Sicherheit geschenkt, die auf das grobe, bemäntelnde Hinwegvergiften der Symptome verzichtet und mit Mitteln arbeitet, die groß sind, weil sie milde Macht entfalten.

Man stelle sich den Diätetiker in Köthen, den Innehalter pedantischer Alltagsregelung nicht als hygienischen Leidvermeider, als Fernhalter des Schädigenden vom eigenen Leibe und von der eigenen Seele vor. Ein alter Giftmichel ist er geworden, eine Art Intoxikations-Fakir, der es immer wieder darauf ankommen läßt, mit dem Gefährlichen und Zerstörerischen in die Ineinander- und Auseinandersetzung zu geraten. Die „Reine Arzneimittellehre", die Basis jeder Homöopathie, kam von Hahnemanns erstem Chinarinde-Selbstversuch bis heute nicht dadurch zustande, daß Ärzte – wie man so schön plausibel sagt – mit gutem Beispiel vorangingen und alles Ungesunde mieden, sondern im Gegenteil: sie setzten sich aus, sie nahmen das Feindliche, sie nahmen Satans in die Welt gesäte Substanzen und Luzifers mit Wahn und Tod lockende Elixiere gastlich in sich auf, sie lernten, was es damit auf sich hat. Und bei solchem verbotenen Umgang mit dem ebenso verbotenen Pulver, Saft, Kraut oder Aussatz gelangte das Erlösende in ihre Hände, die Arznei, die leiblich-konkrete Vermittlerin in der Gnade hier im Diesseits. Was

sich da abspielt, ist Ketzer-Wirken – und in der Tat ist und bleibt,
auch von der Theologie her, die der Homöopathie heimlich innewohnt wie jeglichem heilerischem Tun, Hahnemanns Heilkunst eine
echte Ketzerei.

Um den Alten in Köthen steht es, schaut man schärfer hin, anders,
als er sich und der Welt glauben macht. Gewiß ist er der große Arzt,
der Hofrat, der Retter, gewiß auch der strenge Ordner seiner Stunden
und mithin ein recht respektabler Greis. Aber ist er nicht zugleich ein
Ungesegneter, ein Enttäuschter, ein Selbstverschulder vieler Bitternis? Und immer wieder sorgt er für Steigerung dessen, was Pein
bringt. 1831 ist, gemeinsam mit den Choleraschriften, seine Schrift:
„Die Allöopathie, ein Buch der Warnung an Kranke jeder Art" erschienen; seitdem bekämpft man ihn nicht nur, man haßt ihn auch.
Haß, erzeugter und geernteter, wohin er blickt. Sein Vorgehen in
der Krankenhausangelegenheit, mag es menschlich verständlich sein
als Maßnahme, das gefährdete Werk in letzter Stunde dem Skandal
zu entreißen, stieß alle vor den Kopf, die noch einen Rest guten Willens zur Zusammenarbeit aufzubringen gesonnen waren. Wenige Getreue, Stapf und Bönninghausen vor allem, blieben ihm noch, indessen – sie lebten abseits, in Naumburg und in Münster, und mochten
oder konnten sich in Federgewandtheit und Fechterkniffen nicht mit
den publikumswirksamen Medizinal-Feuilletonisten messen, die
vom allopathischen und vom liberalen Lager her als Angreifer im
Schwange waren. Leicht haben es die Angreifenden, der polternde
Greis in Köthen gibt sich eine Blöße nach der andern, in seinen Zorn
und seine Unduldsamkeit steigert er sich stärker und stärker hinein.
Um das Letzte geht es ihm, was er noch hat, um die Idee, um das
Zentrum nicht bloß seines Lebens, sondern auch der heilkundlichen
Zukunft. Einer Zukunft, die auch heute noch durchaus *vor* uns liegt.
Was wäre es sonst noch, um das der Alte zu bangen und zu kämpfen
hätte? Die Gefährtin? Sie ruht unter ihrem Hügel. Die Kinder?
Friedrich verschollen, die Töchter schwierige Charaktere und ohne
Stern über ihren Wegen. Die Schüler? Abtrünnige, Verräter, Un-
dankbare, so erscheinen sie ihm fast ausnahmslos. Die Wissenschaft?
Er lächelt bloß.
Was also bleibt? Das Simile bleibt, das Urphänomen – und dahinter,

ungetrübtes Ziel wie anfangs, das Menschenbild. Blickt jedoch der Empiriker Hahnemann um sich, wo lebt denn da noch Abglanz jenes Menschenbildes, wo leuchten noch Züge, die an ideale Wirklichkeit erinnern? Er als einsamer, hartgewordener, fast bis zur Wesensmitte vergifteter alter Mann – kann er noch lieben? Und sind noch Geschöpfe da, die seine Liebe verdienen?

Nichts mehr scheint ihm liebenswert außer dem Simile. Alle Liebe zu den Geschöpfen hat das Simile zerstört, obwohl die Liebe zu den Geschöpfen sein Antrieb war, als er es fand. Auch die Liebe zu Henriette ist dem Simile geopfert worden: Werkbesessen, hat Hahnemann nie der Gatte und Vater sein können, der er einst, in Dessau, zu werden versprach. Jetzt sieht er ein, wie schwer es war, eine Ehe mit ihm zu leben – und deshalb schwärmt er, schuldlos und dennoch bösen Gewissens, seinen Patienten das Lob der rechten Ehe vor, wenn diese noch im Ledigenstande sind: „Heiraten Sie je eher je lieber, mein Herr! Die Ehe ist das allgemeine Specificum des Körpers und des Geistes!", mahnt er im Mai 1833 einen Besucher. – „Und doch leben Sie im Witwerstande?", antwortet der, wohl nicht ohne Ironie. Aber der Achtundsiebzigjährige, ganz verfinstert vom Haß auf die Bastardhomöopathen, mit denen er gerade bis zur Maßlosigkeit kämpft, erwidert: „Oh, damit ist noch nicht gesagt, daß ich so bleiben werde!" Sicher spricht ein Gemisch aus Scherz und Sehnsucht sich in diesen Worten aus. Zugleich jedoch schwingt etwas von Hahnemanns Hellsicht darin, die der andern, der abgewandten Seite des „seltenen Doppelkopfes" eigen ist.

Inzwischen hat Köthen seinen Herbst 1834. Am 8. Oktober kommt ein Wagen durch das Nest gerollt, das sich schon auf den Winterschlaf vorbereitet. Aber da sind die Kleinbürger doch noch wach genug, durchs Blattwerk der Zimmerblumen an ihren Fenstern zu schauen, um recht intensiv wahrzunehmen, wie das Wesen beschaffen ist, das dem Wagen entsteigt. Eine Dame, noch jugendlich, in Männerkleidern, wie die Romandamen des vor zwei Jahren verstorbenen Goethe –: eine Patientin des Hofrats, unangemeldet eingetroffen, recht rätselhaft und viel viel ausländischer als die sonstigen Fremden, die aus dem fernen Österreich oder Dänemark oder den baltischen Provinzen den alten Doktor aufsuchen.

262

Sie kommt, das weiß man schnell – denn nirgends wird schneller gewußt als in kleinen Städten – aus Paris, aus der Metropole des morbiden Landes, von wo auch die Madame de Staël nach Deutschland gereist kam, um da das Urgesunde vorzufinden, das massiv Rechtschaffene, die Germania des Tacitus. Und gewiß will auch die Fremde ihre Hosenrolle auf Köthens Boden zu Ende spielen, eine gesundungsbedürftige Person, der wohl – so mutmaßt man – die strengen Alltagsnormen des von ihr gewählten Arztes bekömmlicher sein dürften als seine Pülverchen, Streukügelchen und Tröpfchen.

Woran leidet sie denn überhaupt, daß sie so schnell den Hofrat aufsucht, statt sich erst einmal das herzogliche Schloß, die Denkmäler und die Böllerkanonen zu betrachten? Auch das hat man geschwind herausgebracht: Tic douloureux, so nennt sie es selber in ihrer Muttersprache – und da der Schmerz rechts im Unterleib sitzt, verdeutscht es sich die Köthener Bürger- und vor allem Bürgerinnenschaft mit dem schlichten und jedermann vertrauten Worte Bauchweh. Aber das Bauchweh scheint ihr nicht so wichtig zu sein wie der Hofrat persönlich, der sie davon befreien soll. Auch das, was er in seine vielen Bücher hineingeschrieben hat – und, Köthen weiß es, das hat allerlei Ärger gemacht in der kleinen Welt drinnen und in der großen Welt draußen –, auch das scheint ihr wichtig zu sein. Sie sitzt täglich viele Stunden in seiner Wohnung und parliert mit ihm über Dinge, die sonst kaum einer mehr hören mag, über Potenzen und Psora und chronisches Arzneisiechtum und über die Zukunft der Heilkunst – in französischer Sprache übrigens, die der Alte fließend beherrscht, weil er, sagt man, schon als armer Student sich sein Geld durch Übersetzen französischer Bücher verdienen mußte und noch heute, wenn er Zeit hat, solche liest.

Aber hat er denn Zeit? Man kennt ihn immer nur als den, der keine Zeit hat, der entweder seine Kranken behandeln muß oder seine Arzneien herstellen oder sich ärgern über Feinde in allen Lagern oder weiterbauen am Bau seiner Welt. Zeit hat Samuel Hahnemann für niemand in Köthen – und nun, nachdem die Dame aus Paris eingetroffen ist, steht er ihr Tag für Tag zur Verfügung?

Um das hofrätliche Haus beginnt der Klatsch zu flattern, der fledermausflügelige, der vom Blut des Lebens lebt und nie satt wird. Sollte die Französin, der man kaum ansieht, daß ihr Lebensalter im Anfang der dreißiger Jahre liegt, den fast Achtzigjährigen verzaubern? Sollte wahr sein, was man in Köthen von Pariserinnen zu wissen wähnt . . . ?

Melanie d'Hervilly-Gohier wohnt bei einem Köthener Bekannten Hahnemanns; sie ist Malerin – und überdies ist sie begeistert von dem, was Hahnemann ihr aus seiner Welt offenbart. Ein Vierteljahr lang besucht sie ihn täglich, hört ihm zu, stellt Fragen, studiert Wesen und Wirklichkeit der Similearznei und malt das klare, von weißem Schläfen- und Nackenlockenglanz umrahmte Antlitz des nun nicht mehr Einsamen. Dem aber ist der Spätherbst draußen und der Novembernebel und die Adventstunden mit Glockenklang und die Weihnacht und das durch Turmbläsermusik empfangene Neujahr unwirklich, all dieser Winter, der für ihn Frühling geworden ist, der erste echte Frühling seiner vielen Fahrten. Und das junge Jahr 1835, das achtzigste seines Lebens, lädt ihn zu neuer Fahrt ein. Wohin soll die führen? Melanie weiß es und lächelt.

Ganze achtzehn Tage ist das Jahr 1835 alt, ein Vierteljahr kennen sich der Hofrat und Mademoiselle Melanie, da erlebt Köthen etwas Unfaßliches: die beiden heiraten. Der Achtzigjährige heiratet eine Frau, die seine Tochter, ja seine Enkelin sein könnte, der Deutsche eine Französin, der Protestant eine Katholikin, der Liebende eine Liebende.

Zwei Töchter leben noch bei dem Vater. Er kauft ihnen ein eigenes Haus, Melanie soll in den Räumen, die jetzt auch ihr gehören, ungestört schalten und walten – und alles, was noch zum alten Schicksal zählt, muß beiseite treten. Ein junges Paar braucht dissonanzenfreie Zweisamkeit und weiß sie sich zu schaffen.

Köthen steht kopf. Hahnemanns bemerken es kaum. Sie sprechen eine andere Sprache als die Menschen rings. Auch der Regierungsrat von Bönninghausen blickt fassungslos auf das entfaltete Briefpapier, als er am 8. Februar von seinem Freund und Meister mitgeteilt bekommt: „Für mich habe ich nur soviel hier auf Zinsen gelegt, daß ich allenfalls davon leben kann mit meiner seit dem 18. Januar mir zu Theil gewordenen Gattin Marie Melanie von Hervilly, genannt Gohier, einer ausgezeichnet vortrefflichen Dame aus Paris, die dort in hohem Ansehen steht, von den reinsten Sitten, vielen Kenntnissen, hellem Verstande und dem besten Herzen, gegen die ich zuerst die vollkommenste Liebe empfunden und die sie mir im vollsten Maße erwidert, vom schönsten Wuchse, 32 Jahre alt . . . Ich lebe mit meiner Gattin, vermöge einer Ehestiftung, in ganz getrennten Gütern, so daß meine Erben nichts von ihr (sie ist bemittelter als ich) sowie die ihrigen dereinst nichts von meiner Habe fordern können . . . Bis jetzt fühle ich mich sehr glücklich und munter in meiner neuen Einrichtung, zu welcher ich unzählige Schwierigkeiten zu überwinden hatte . . ."

Die Schwierigkeiten kommen aufs Konto der Köthener und der eigenen Kinder und behördlichen Formalitäten. Keiner kann's denen verdenken, die gegen eine solche Ehe skeptisch aufbegehrten. Auch die Feinde sind auf dem Plan, wie immer. Eine Zeitung schreibt: „Der junge Mann ist noch in rüstiger Kraft und fordert alle Allopathen auf: Macht mir's nach, wenn ihr könnt! Außer anderen Pretiosen schenkte der alte Bräutigam seiner jungen Braut, die früher als Kranke in Mannskleidern zu ihm gekommen war, einen Ring für 500 Thaler und vermachte ihr 40 000 Thaler, jedem seiner Kinder aber 32 000 *homöopathische* Thaler. Dem Vernehmen nach sollen sich mehrere Allopathen zur Homöopathie zu wenden geneigt sein."

Der Spott geht ins Leere. Hahnemann teilt seinem Freunde Scharpf vertraulich mit, daß seine Zeugungskraft ungeschwächt sei; Frau Melanie schreibt an eine Freundin, daß ihres Gatten „männliche Kraft sich wunderbar erhalten habe", auch späterhin bekennt sie: „Wenn man dieselben Anschauungen hat, dasselbe denkt, so steht man im selben Alter" – kein Zweifel, die Gatten leben in einer echten Liebe des Herzens und der Sinne. In Hahnemanns Testament vom 2. Juni 1835 heißt es unter § 13: „Im Falle ich in meiner jetzigen Ehe noch Kinder zeugen sollte . . ." Fünf Jahre später berichtet ein amerikanischer Arzt, der den Fünfundachtzigjährigen besucht: „Ich hatte mir einen Herrn in etwas gebrechlichem Zustand vorgestellt, dem man die Erscheinungen des vorgeschrittenen Alters deutlich anmerkt. Aber nichts von alledem. Hahnemanns feste Gestalt, seine große Beweglichkeit, sein vom Alter völlig unbeeinflußtes Gehör, seine normal erhaltene Sehkraft sind bezeichnend für die ausgezeichnete

Gesundheit, deren er sich erfreut, und bilden wohl den besten und unzweideutigen Beweis für die Vortrefflichkeit der homöopathischen Diät und Lebensweise, die er so sorgfältig schon viele Jahre lang eingehalten hat. Seine geistigen Fähigkeiten scheinen nach dem Urteil aller, die ihn seit langer Zeit kennen, in vollem Umfang und ganz wie früher erhalten zu sein . . . Der Apostel des modernen Deutschlands ist den üblichen Verheerungen des Alters nicht zum Opfer gefallen, seine körperlichen Kräfte und geistigen Fähigkeiten sind die eines jugendlichen Greises." Ähnlich äußern sich andere Besucher, die ihn nicht nur mit dem Blick des Unbefangenen, sondern auch mit dem des Arztes sehen. Wahrhaftig, Hahnemann darf den Spott der Zeitungsschreiber getrost in einen stolzen Ernst umkehren und das Wort bestehen lassen, das sie ihm in den Mund legen: „Macht mir's nach, wenn ihr könnt!"

Aber er ist der Kämpfe mit der Umwelt jetzt endgültig müde. Sein Frühling blüht – was soll er sich weiter vergiften lassen von Neid und bösem Grinsen und Verfolgung und Untreue? Er will endlich ein Leben eigenen Stils leben, unbehindert durch Gehässigkeit der Nachbarn nah und fern, er will weit fortziehen aus der verhaßten Atmosphäre, „um endlich", wie es im Testament heißt, „bei meiner geliebten Gattin, entfernt von der Gegend, wo ich von allen Seiten so viel erduldete, ein Glück und eine Ruhe zu finden, wofür mir meine erwünschte Ehe eine Bürgschaft giebt". Der besonnene Stil des einst so strengen Rationalisten wird sofort überschwenglich, wenn er von seiner jungen Ehe spricht. An Bönninghausen schreibt er im Mai: „Ein so himmlisches Leben, als ich mit meiner überirdisch vollkommenen Gattin führe, können Sie sich nicht denken; auch schreit mich seit etlichen Monaten jeder meiner Bekannten an, daß ich mich um 20 Jahre verjüngt habe. Sie hat eben mein Bild in Öl binnen 9 Tagen vollendet, worüber Jeder Wunder wegen dessen Ähnlichkeit und Vollendung schreit. Sie galt vor 3 Jahren als die berühmteste Dichterin und Mahlerin in Paris und Frankreich, durfte aber wegen ihrer Krankheit – einer Art tic douloureux in der rechten Unterbauchseite – in den 3 Jahren keinen Pinsel anrühren, jetzt konnte sie's wieder ohne Beschwerde, so weit ist sie von mir hergestellt, der Engel von Weibe!"

Auf den Fittichen dieses Engels soll Hahnemann am ersten Pfingst-feiertag nach Paris entführt werden. Er selbst ersehnt es, und keiner mehr kann ihn aufhalten. In Leipzig ist man froh, in Köthen nicht traurig. Allzuviel des Ungewöhnlichen steigert die Sehenswürdig-keiten der kleinen Stadt ins Skandalöse, macht sie unerwünscht. Ein Hofrat mit vielen Feinden und vielen vornehmen Patienten mag angehen, aber ein Achtzigjähriger mit einer jungen Frau aus dem Ausland, die Männerhosen trägt und an den Papst glaubt, Bilder malt und berühmt sein will?

Wer ist diese Melanie Hahnemann eigentlich, fragen die Köthener mit geringschätzigem Unterton. Melanie hat zur Genüge ausgestreut, was sie von sich und ihrer Vergangenheit wissen lassen will. Ihre Eltern schildert sie als ein ungleiches Paar, der Vater geistvoll und gelehrt, die Mutter eitel und nur dem Eros lebend. Eine Mut-ter, die, selbst noch jugendlich und reizvoll, ihre Tochter benützt, um Männer herbeizulocken, dann jedoch eifersüchtig lostobt, wenn deren Gunst weiterhin allein der Tochter zugewandt bleibt. Schließ-lich muß der Vater in Sorge um das Leben seines Kindes sein und ist froh, als der Maler Le Thière das junge Mädchen als Tochter zu sich nimmt und zur Malerin ausbildet. Vom Verkauf ihrer Gemälde lebt Melanie alsdann selbständig in Paris. Le Thière ist ein alter Mann. Ein anderer alter Mann, der Politiker Gohier, Mitglied der letzten vornapoleonischen Direktorialregierung, nimmt sich der begabten und extravaganten jungen Dame an und wünscht, als er den Tod nahen fühlt, daß sie seinen Namen trage. Seitdem nennt sie sich Melanie d'Hervilly-Gohier und macht in ihren Erzählungen aus Go-hier den „letzten Präsidenten der französischen Republik". Le Thière stirbt und wird von ihr auf dem Friedhof Montmartre beerdigt, der Sarg des Greises schwankt durch die Gassen der klassischen Boheme, eine junge, schöne Malerin geleitet einen alten Zauberer der Farben zur Gruft. Dann stirbt auch Gohier, und wieder wird ein Sarg zum selben Friedhof geschafft und von Melanie in derselben Gruft bei-gesetzt. Es ist die gleiche Gruft, in der der dritte große Greis liegen soll, der ihr zum Schicksal wird.

Einstweilen aber sind sie ein junges, die uralten Schlösser im Mond erträumendes Ehepaar, Melanie und ihr achtzigjähriger Bewunderer.

Nur manchmal wird ihr bewußt, daß die Gruft auf dem Montmartre ihr höchstens noch ein Jahrzehnt der Gemeinschaft mit ihm gönnen kann. „Ich fürchte, ihn zu früh zu verlieren und ihn so zu betrauern, daß ich daran sterben würde", erzählt sie später in einer Lebensrückschau.

Nicht nur im Alter sind beide Gatten grundverschieden, vor allem auch in der Wesensart. Hahnemann meint und minnt allenthalben die Wahrheit, er nimmt die Ausdrucksformen und Ausdruckswerte alles Geschaffenen für Aussagen hin, deren Wahrheitswert er durch kein Deuteln und Spekulieren zu trüben wagt, er arbeitet als Erkennender und als Arzt mit den Aussagen der Kreaturen über sich selber, seien es nun die der Symptome des kranken Organismus oder die der Prüfungssymptome beim Arzneiversuch. Melanie kennt diese deutsche, am Geist orientierte Wahrhaftigkeit des Wesens nicht, sie ist Künstlerin, dem Abenteuer mit Koketterie zugetan, ihre Provinz im Weltall heißt Montmartre, wo man am schönen Schein webt und sich badet in ihm. Ein toter Politikus mittleren Formats strahlt weniger hell als ein Präsident Frankreichs, der dem Korsen tragisch weichen mußte, also korrigiert sie sowohl die als auch ihre Geschichte. Ihr Hofrat Samuel spricht gewiß zu ihrem Herzen, einem Herzen, das für Greise zu schlagen gelernt hat, er spricht aber auch zu ihrer Eitelkeit, er darf kein Philemon sein, denn sie ist keine Baucis, lieber sähe sie einen Simon Magus in ihm, der mit ihr, seiner Sophia, wundertätig und hochberühmt in der Welt umherzieht.

Sie kennt den Kummer Hahnemanns, weiß, wie schwer man es ihm macht im Lande der Polizeiverordnungen, wo homöopathische Hausapotheken durch Büttel beschlagnahmt werden – in diesem Lande, auf das das Wort, kein Prophet gelte in seiner Heimat, doppelt und dreifach zutrifft. Ätherische Wahrheiten gehen den Deutschen erst strahlend auf, wenn die, die darum rangen, längst im verschollenen Grabe ruhn: Paracelsus und Kepler, Jakob Böhme und Abraham von Franckenberg, viele, viele Namen noch, immer dasselbe. Soll auch Hahnemann, durch die neue Ehe mehr denn je ein Ziel gehässigen Grinsens, irgendwo in Köthen auf dem Spießbürgerfriedhof liegen, während der Literat Grießelich in Karlsruhe den Lorbeer der Homöopathie aberntet? Melanie ist nicht gewillt, das zuzulassen. Sie flüstert dem Gatten magische Worte ein, von denen das erste wohl l'amour und das letzte Grand Orient de France geheißen haben mag, sie weiß ihn mit ihrer Liebe und mit seiner Sehnsucht, als Freimaurer Bruder unter kongenialen oder zur Kongenialität hinstimmbaren Brüdern sein zu dürfen, nach Paris zu locken.

Aber sie wünscht nicht, daß eine Abreise aus Köthen irgendeinen bitteren Nachgeschmack hinterlasse. Daß Hahnemann einfach wieder, wie so viele Male, in den rumpelnden Reisewagen steigt, duldet die Meisterin des rechten Arrangements nicht. Auch die vorletzte große Reise muß stilgerecht sein und repräsentativ, ganz anders als die letzte, deren Ziel Melanie genau kennt, obwohl sie nur mit Bangen daran denken mag: Es liegt auf dem Montmartre.

Der „Allgemeine Anzeiger der Deutschen" in Gotha, Hahnemanns getreues Veröffentlichungsorgan in allen heiklen Angelegenheiten seines Lebens, muß eine „Öffentliche Erklärung" bringen, um alle Welt davon zu überzeugen, daß Frau Melanie wirklich ein Engel sei, ein edles, uneigennütziges und opferwilliges Geschöpf. Man soll sie nicht für eine Ver- oder Entführerin halten, man soll sie bewundern als die überlegene, reiche und berühmte Dame von Welt, die da weiß, was sie den Angehörigen Hahnemanns schuldig ist. Der Justizamtmann Isensee, eine gewichtige Figur unter den Honoratioren Köthens, bekommt von der charmanten Französin den passenden Text souffliert, den er mit der ganzen Würde und Wucht seiner Amtsmännlichkeit unterzeichnet. Es heißt darin: „Der alte, in steter rastloser Thätigkeit ergrauete, vielfach verfolgte und gekränkte, allen seinen näheren Bekannten ehrwürdige Mann lernte in der Unterhaltung mit dem als Kranke zu ihm gekommenen Fräulein d'Hervilly sehr bald einen höheren, von ihm früher nie geahnten Lebensgenuß kennen, der den innigsten Wunsch hervorrief, die letzten Tage seines viel bewegten Lebens im traulichen Vereine mit der Schöpferin dieses höheren Lebensgenusses ruhig und heiter zu beschließen. Sie, die Gattin, 35 Jahre alt" – nach Hahnemanns gleichzeitigem Bericht an Bönninghausen wird ein Alter von 32 Jahren angegeben –, „aus guter und reicher Familie stammend, mit eigenem bedeutendem Vermögen, begabt, in Künsten und Wissenschaften erzogen, nachgewiesenermaßen als Malerin und Dichterin, vor Allem aber als Mensch von den berühmtesten und geachtetsten Personen ihres Vaterlandes hochgerühmt, als Freundin innig geliebt, und von allen ihren hiesigen Bekannten, ohne Ausnahme, geschätzt und hoch geehrt, sie, diese Frau, war hochherzig genug, ihren Entschluß, nur den Künsten und Wissenschaften zu leben und keine eheliche Verbindung einzugehen, dem Wunsche des ihr theuern Greises zum Opfer zu bringen, . . . um einem alten verdienten Manne den Abend eines trüben Tages zu erhellen. Nur zwei Bedingungen knüpfte ihre Uneigennützigkeit und ihr Zartgefühl an die Einwilligung zu dieser Ehe: 1. daß sie von dem ganzen Vermögen des Herrn Hofrath Hahnemann, weder bei Lebzeiten, noch auf den Todesfall, irgend etwas annähme, vielmehr alles dieses den Kindern resp. Kindeskindern ihres Gemahls ohne den geringsten Abzug zufallen solle, und 2. daß Hofrath Hahnemann sein Vermögen sofort unter seine Kinder resp. Kindeskinder vertheile." Es folgt eine notarielle Mitteilung über Hahnemanns Verfügungen, dann endet der Justizamtmann mit den Sätzen: „Ich schließe diese Erklärung mit der Nachricht, daß die hochherzige Gattin des Herrn Hahnemann ihren Zweck herrlich erreicht und in dem unverkennbaren Glücke ihres Gatten ihr eigenes und den Lohn für manches Opfer findet! Schande dem, der durch Verleumdungen die heitere Ruhe beider zu stören beabsichtigt!"

Die „heitere Ruhe" ist in Wahrheit eine plänespinnende Unruhe voller Reisefieber. Hahnemann verteilt seinen Besitz unter seine Kinder und macht sein Testament. „Ich stehe eben in meinem 81. Jahre, ich wünsche endlich zu ruhen und meine ärztliche Praxis aufzugeben, die mir nun beschwerlich wird", heißt es darin. Die scharfen Strafandrohungen gegen die Kinder, im Falle sie das Testament anzutasten wagen sollten, berühren sonderbar. Man kann nicht entscheiden, ob das Vaterherz sich verhärtet hat oder ob es bloß blind vor Liebe zu der neuen Frau geworden ist, wahrscheinlich aber liegt sowohl dem Testament als auch der gesamten Lebenshaltung Hahnemanns ein Motiv zugrunde, das noch stärker ist als aller Eros und alles Familiäre: das Motiv des Willens zu radikalem Neubeginn. Auf neuen Boden soll das Simile gepflanzt werden, neue Menschenkreise soll es erfassen, neuen Ruhm erwerben, neuen Segen spenden. Endlich, endlich gilt es, die alten Gespenster zu fliehen, die verkrampften und krankhaften Kinder, die Gegner im Lager der Schule und die, wie ihm scheint, noch viel schlimmeren im eigenen Lager, die fortdauernde Beunruhigung durch Verfügungen und Büttelmaßnahmen, die eisige Einsamkeit mitten unter blutsverwandten, aber herzens- und geistesfremden Menschen. Hahnemann zieht leidenschaftlich einen harten, dicken Abschlußstrich – und Melanie umrankt das, wie sie es gewohnt ist, mit den Arabesken ihrer genialisch-kunstgewerblichen Wesensart.

Ist es zu viel, was der verjüngte Greis erträumt: weite Kreise dankbarer Verehrer, aufgeschlossene Menschen leichtflüssigen Blutes, das mit gleicher Kraft durch Herz und Hirn kreist, und über allem, Widerhall weckend und ungestört durch Dissonanzen, die frohe Botschaft vom Simile? Je sehnsüchtiger er, beflügelt durch Melanie, in das verheißene gelobte Land hinüberblickt, desto schwerer will es ihm verständlich scheinen, daß er es acht Jahrzehnte hindurch in der alten Umwelt ausgehalten hat. Vom Vater in die Krämerlehre gesteckt, als Student um seinen Übersetzerlohn geprellt, als junger Arzt um seines Idealismus' willen ins Elend gedrängt, als Bahnbrecher verspottet, als Arzneibereiter denunziert und schikaniert, als Kollege unkollegial behandelt, als Lehrer belogen und betrogen, als Bürger dem Klatsch und der Gehässigkeit ausgesetzt, als Geisteskünder der eisigen Einsamkeit preisgegeben – – das ist die Generalbilanz, wenn er zurückschaut. Keiner kann ihm vorwerfen, er habe je anderes getan, als der Heilung, dem Heil und den hohen Menschenzielen gedient, aber dennoch umgibt ihn bloß Dumpfheit, Dummheit oder Niedertracht. Er ist es leid, Melanie hat leichtes Spiel, die Loge hat es nicht minder, die damals noch okkult-potente Verwalterin des Ketzertums, deren Stätten in Paris stärker strahlten als anderswo im Abendland.

Du wolltest den Deutschen eine rationelle Heilkunde bringen, Samuel Hahnemann, ein säuberlich in Paragraphen eingeteiltes System gesetzmäßigen Kurierens. Damit bist du nicht ins reine gekommen. Das Irrationale war nicht ausklammerbar, die urphänomenale Weltgegebenheit des Simile. Als du das erkanntest und statt Wissen Weisheit, statt Kunde Kunst zu lehren und zu verwirklichen begannst, da fielen die letzten Schüler von dir ab, und deine Gegner gaben dich dem Grinsen preis. Was Lao-Tse, der Zeitgenosse deines chinesischen Lieblingsphilosophen Konfuzius, lehrt, ist dir zum Schicksal geworden: „Vernimmt ein Denker mittleren Verstandes etwas aus der Welt des Tao, so lacht er laut darüber. Wenn er nicht laut lacht, so kam es nicht aus der Welt des Tao." Jetzt aber singt dir deine Sirene ein Lied von Gestaden vor, wo Kunst um ihrer selbst willen zu blühen vermag. Wer will dich hindern, aufzubrechen?

Melanie ist zu klug gewesen, um unvermittelt auf das nunmehr erreichte Ziel zuzusteuern. Daß Hahnemann seinen Töchtern ein eigenes Haus gekauft hat, spricht für seine Erwartung langer Jahre ehelicher Gemeinsamkeit in Köthen, nicht aber dafür, daß er von Anfang an mit einer Übersiedlung nach Paris rechnen konnte; ebenso deutet die Übereignung seiner sämtlichen Krankenjournale an seine Tochter Luise auf die Absicht, die auch das Testament zum Ausdruck bringt, nicht mehr praktizieren zu wollen. Auf keinen Fall ist der Achtzigjährige mit dem Entschluß in die junge Ehe gegangen, bald als vielbeschäftigter Modearzt eine Pariser Praxis zu betätigen; ebenso fest steht aber, daß dies von Anfang an zu den Träumen der geschickten Diplomatin Melanie gehörte, die in Hahnemann nicht bloß den weisen Eremiten zu sehen vermag, sondern für deren weltzugewandtes Gemüt menschliche Besonderheit immer etwas mit Glanz, Feuerwerk und – Gold zu tun hat. Das stille Zugrundegehen bedeutender Menschen ist nicht gallischer Stil. Es ist auch nicht der Stil der Franc-Maçonnerie.

Als das Ehepaar am 7. Juni 1835 Köthen verließ, weiß Hahnemann sich in Paris von zahlreichen Verehrern seines Werkes erwartet, unter denen es keine Moritz Müllers und Ludwig Grießelichs gibt. Der einzige, dem er im voraus grollt, ist Ernst von Brunnow, sein Pariser Übersetzer und Entsteller des „Organon". Aber über diesen Groll spielt und spiegelt so viel Erwartungsfreude hinweg, daß er sich allmählich in Versöhnungsbereitschaft wandelt.

Den abfahrenden Wagen des Hofrats und seiner Gattin geleiten Köthener Freunde und die Verwandten bis Halle. Dort gibt es im Hotel Zum Kronprinzen den Abschiedsschmaus. Alle wissen, daß man einander nie wiedersehen wird. Für die Freunde gleitet Hahnemann ins Abenteuer dahin, er selbst aber glaubt, daß endlich die Fahrt ins

Glück beginne, und Melanie weiß ihn darin vollends zu bestärken. Als der Wagen aus Halle fährt, winken wenige Tücher dem Manne hinterdrein, der für die Heilkunst aller Zeiten wie keiner sonst das Wagnis der Weisheit wagte. Es ist kein herzzerreißender Abschied, keine weltbewegende Stunde. Du kannst unbesorgt gen Westen fahren, Herr Hofrat, man hält dich nicht fest, man weint dir nicht hinterdrein.

Aber in Leipzig leben die Sachwalter deiner Idee, wie sie meinen, die starken Kämpfer für eine wissenschaftlich wohlfundierte Homöopathie, die Zukunftsgaranten des Simile. Wie werden sie, die Nutznießer deines Werkes und deiner ärztlichen Taten, den Abschied auf Nimmerwiedersehn quittieren? Bestürzt? Bedauernd? Heimlich erfreut? Oder mit dem Bedürfnis des Dankes? Oder mit einer Geste der Devotion?

Der wahre Wissenschaftler hält sich nicht bei etwas so Fragwürdigem auf, wie es die Empfindungen des Herzens sind. Er steckt bis über beide Ohren im Betrieb. Rummel heißt der Mann, der im Juliheft der „Allgemeinen homöopathischen Zeitung", des Organs der Leipziger, von Hahnemanns Übersiedlung nach Frankreich berichtet. Der Bericht verdient, in seinem ganzen Umfang und mit allen darin schwingenden Gefühlstönen wiedergegeben zu werden. Er lautet: „Herr Hofrat Dr. S. Hahnemann ist den 14. Juli nach Paris abgereist."

Das ist der Widerhall, den die Heimat ihrem Sohne nachsendet. –

Am 21. Juni, dem Tag der Sommersonnenwende, empfängt die Stadt an der Seine ihren neuen Bürger. Die kluge Frau Melanie hat, wie sich jetzt herausstellt, ihre alte Wohnung in der Rue des Saints Pères gar nicht erst aufgegeben; insgeheim ist sie vom ersten Tage an überzeugt und wohl auch beauftragt gewesen, daß es ihr gelingen wird, Hahnemann, der selbst eine Art Saint Père ist, dorthin zu holen. Mit offenen Armen und überströmender Herzlichkeit nimmt man ihn auf. Das Mixtum compositum aus Eros und Mysterienbündelei hat sich oft – und so auch hier – bewährt in der Genialchronik der Menschheit.

Die Homöopathie blüht bereits in Paris. Seit einem Jahr gibt es schon zwei homöopathische Fachzeitschriften dort und ein „Institut Ho-

mœpathique", außerdem werden Vorlesungen über Hahnemanns Idee und die daraus erfließende Praxis der Heilkunst gehalten. Eine „Gallikanische Gesellschaft für Homöopathie" faßt sämtliche homöopathischen Ärzte ganz Frankreichs zusammen, deren Sekretär Dr. Peschier schon 1834 in einem „an den großen Hahnemann" gerichteten Schreiben diesem das Ehrendiplom überreicht hat – zur gleichen Zeit, als in der Heimat der Kampf mit den Halbhomöopathen am heftigsten tobte. Während Müller in Leipzig und Grießelich in Karlsruhe die Stars einer Hahnemann als wunderlichen Greis behandelnden halbhomöopathischen Gegenbewegung waren, hieß es im Schreiben der „Gallikanischen Gesellschaft": „Das Genie allein verdient gekrönt zu werden, und der Genius der Homöopathie sind Sie, ohne welchen diese herrliche Wissenschaft noch müßte geboren werden."
Hahnemann hat die „ehrfurchtsvollen Huldigungen sämtlicher Mitglieder" damals mit stiller Freude entgegengenommen und in der ihm eigenen, seine Sendung religiös auffassenden Weise beantwortet: „Möge Gott der Herr, dessen Werkzeug ich nur bin, Ihre Anstrengungen, so wie diejenigen aller Ärzte mit mir, die an der ärztlichen, der Menschheit so nöthigen Reform arbeiten, segnen." Das Dankschreiben schließt mit dem Bekenntnis: „Unser Prinzip ist, wie das Licht, eine der großen Wahrheiten der Natur." Es sind Töne, die wir vom rosenkreuzerischen Plan der „Generalreformation der ganzen Welt" her kennen.
Aber so etwas darf Hahnemann seinen Landsleuten nicht sagen, von ganz wenigen abgesehen, denn man will aus dem Simile ein pharmakologisches Ergänzungsstück für schulgemäße Methoden machen, will es einreihen in die allgemeine kausal-forschende Medizin und protestiert deshalb gegen Hahnemanns Behauptung, es sei ein Urphänomen, dessen Macht man nur benützen, aber nicht kausal deuten und mit dem Denken der Schule verquicken könne. In Frankreich lebt noch die echte, die klassische Homöopathie, das spürt Hahnemann aus allen Äußerungen, die von dorther kommen – und jetzt, in den heißen Juni- und Juliwochen nach seiner Ankunft in Paris, kann er sich davon überzeugen. Nicht als lehrender Akademiker braucht er aufzutreten, die Rolle des verkündenden Propheten ist ihm zugewiesen, die des Offenbarers von Heilgeheimnissen.

Wie in der Heimat, ist auch in Frankreich die offizielle akademische Medizin allopathisch eingestellt. Über das Vorhandensein und die Aktivität dieser Gegner gibt sich Hahnemann keinen Illusionen hin; sie machen ihm das Herz nicht schwer. Sein wirklicher großer Kummer sind und bleiben die Verderber der reinen Idee, die Bastardhomöopathen, wie er sie nennt. Ihnen begegnet er in Paris nicht, vor allem unterbleibt das viele, zeit-, kraft- und mutraubende Ränkespiel. Daß die französischen Allopathen sich an den Minister des öffentlichen Unterrichts und des Gesundheitswesens, Guizot, mit dem Antrag wenden, dem nach Paris gereisten Irrlehrer Hahnemann die Ausübung der Heilkunst zu verbieten, nimmt dieser als selbstverständliche Reaktion hin. Die Homöopathie ist so ganz und gar anders ausgerichtet, denkerisch und methodisch so fundamental verschieden von der ursächlich forschenden und nach den jeweils geltenden Theorien behandelnden Schulmedizin, daß es unverständlich wäre, würde ihr von dorther nicht mit erbitterter Feindschaft begegnet. Der Minister antwortet auf die Eingabe der Gegner: „Hahnemann ist ein Gelehrter von großem Verdienst. Die Wissenschaft muß frei sein für alle. Ist die Homöopathie eine Chimäre oder ein System ohne inneren Halt, so wird sie von selbst fallen; ist sie hingegen ein Fortschritt, so wird sie sich auch ungeachtet unserer Schutzmaßregeln verbreiten, und das gerade sollte die Akademie vor allem andern wünschen, die Akademie, welche die Mission hat, die Wissenschaft zu fördern und ihre Entdeckungen zu ermutigen."
Hahnemann wird also die Erlaubnis zum Praktizieren erteilt. Einige Zeitungen schreien im Dienste der akademischen Wissenschaft Zeter und Mordio und bringen chauvinistische Töne in ihr Geschrei, denn Hahnemann ist ein Deutscher, und da man mit dem Kampf gegen seine Kunst nicht durchgedrungen ist, muß man versuchen, Haßinstinkte gegen ihn mobil zu machen. Aber auch das schlägt fehl. Der große Arzt bleibt jetzt, als Vollendeter, oberhalb jeder Polemik.
Am 15. September, wenige Monate nach Hahnemanns Ankunft in Paris, veranstaltet die „Gallikanische Gesellschaft für Homoöpathie" eine dreitägige Sitzung mit Hahnemann als Ehrenpräsidenten, nachdem schon vorher die Pariser Homöopathen offizielle Begrüßungsfeiern für den Meister veranstaltet und ihm eine Geldsammlung zur

Gründung einer homöopathischen Poliklinik in Aussicht gestellt haben.

Zwei mit Blumen und Bändern geschmückte Equipagen holen den greisen Doktor und seine junge Frau ab. Im Versammlungssaal wird er, der Ehrenpräsident, von dem stellvertretenden Vorsitzenden auf den dekorierten Präsidiumsplatz geführt, damit er die Eröffnungsrede halte. Jugendlich schlank, weise lächelnd, mit leuchtenden Augen und weithin schwingender Stimme ruft er, der weißhaarige Deutsche, den Ärzten Frankreichs, den Ärzten der Welt, den Ärzten aller Zukunft noch einmal die große Botschaft zu, die der Heilkunst jahrtausendelang gefehlt hat und die jetzt gegeben und erprobt worden ist, um immerdar jung und lebendig zu bleiben: „Meine lange und glückliche Praxis, durch meine Tagebücher, zu deren Mitteilung ich erbötig bin, beglaubigt, beweist, daß die r e i n e Homöopathie, ausgeübt durch solche, welche sie gründlich studiert und völlig inne haben, allein für alle Bedürfnisse der leidenden Menschheit hinreichend ist ... Das Alter, welches seine Ankunft nicht aufschiebt, hat nichtsdestoweniger mein Herz nicht erkaltet, noch meine Gedanken geschwächt, und die Homöopathie wird immer der Gegenstand meiner Seele bleiben... Du, studierende französische Jugend, welche die alten Irrtümer noch nicht haben erreichen können, und die Du in deinen arbeitsamen Nachtwachen nun die Wahrheit suchest, komme zu mir; denn ich bringe Dir die so lange gesuchte Wahrheit, diese göttliche Offenbarung eines ewigen Gesetzes der Natur. Es sind Tatsachen, auf die ich mich behufs Eurer Überzeugung berufe; aber versuchet nicht eher, sie zu verwerfen, als bis ein gewissenhaftes und vollständiges Studium Euch des Erfolgs versichern wird; dann werdet Ihr, gleich mir, die Vorsehung segnen für das unermeßliche Gute, welches sie durch meine geringen Bemühungen auf die Erde hat herabsteigen lassen, denn ich war nur ein schwaches Werkzeug ihrer Macht, vor der alles sich demütigen muß."

Dr. Dufresne, der Vorsitzende der Gesellschaft, antwortet auf die gewaltige Predigt des gewaltigen Greises mit Worten, die den pathetischen Charakter des Festes noch unterstreichen: „Hört, meine Herren, und alle Einwohner von Paris, hört, was vor vielen Jahren der Philosoph schrieb, der Eure Einrichtungen und Sitten so gut schilderte: ‚Wann wird der edle und einsichtsvolle Mann kommen, der den Tempel des alten Äskulap wieder öffnen, die gefährlichen Instrumente der Chirurgen zerbrechen, die Läden der Apotheker schließen und diese konjekturenvolle Medizin, begleitet von Arzneien und Fasten, zerstören wird? Welcher Menschenfreund wird endlich eine neue Heilkunst verkünden, da die alte die Menschen tötet und die Orte und Länder entvölkert?‘ Seht, da ist der Mann! Er präsidiert Eurer Gesellschaft! Sein Name legt mir Stillschweigen auf; er ist über jegliches Lob erhaben.“

Der Schatten Rousseaus also wurde heraufbeschworen. Ein Leben im Einklang mit den ewigen Gesetzen, zurück zur Natur, heimwärts zu den Urphänomenen, hinab zu den Müttern. Tiefer als die gallischen Ärzte blickt Hahnemann heute, tiefer schaut er durch den Traum hindurch, der ihm geschenkt wird. Ist das wirklich Wahrheit, diese Stunde des höchsten Triumphes, dieser Dreiklang von Ruhm, Liebesglück und Sendungsbewußtsein, dieser späte Strauß des Lebens, gefügt aus Lorbeer, Rosen und Immortellen? Ist sein ganzes Leben wirklich wahr gewesen mit seinen durchwachten Studentennächten und seiner Geld- und Gewissensnot, mit den Planwagenreisen und den Kathederkämpfen, mit Klockenbring und „Gott Wenzel“, Fürst Schwarzenberg und der Köthener Spießbürgerbehaglichkeit? Ach, was ist Wahrheit? Wie ein Traum liegt alles hinter ihm, aber das blendende Jetzt, der weiße Wogenkamm der Erfüllung, ist er anderes als Traum? Gott weiß es, denkt Hahnemann, und er blickt über die Blumen auf dem Tisch, über die dunklen Locken der geliebten Frau, über die klugen Gesichter der Kollegen hinweg, bis sein Auge die einzige Heimat findet, die dem Arzte zugewiesen ist: das Land des Leidens. Wahrheit ist nur in der Liebe, Liebe zu den Kranken bleibt das einzig Wirkliche in all den bunten Bildern des vergangenen und des gegenwärtigen Erlebens, mit Liebeskraft will er Gott danken für diese Stunde, will er bis zum Tode bleiben, was seines Daseins innerster Sinn ist: ein Helfer und Heiler ohnegleichen.

Die rauschenden Ehrungen nimmt er hin, drei Tage lang – sie bestärken ihn nur in der Gewißheit, ihrer würdig sein zu wollen durch ärztliche Wirkensunmittelbarkeit, Krankenbetten warten auf ihn, als das Fest zu Ende ist.

Krankenbetten, an die er jetzt wieder herantritt, Arzt mehr denn je. Er, der schon lange keine Krankenbesuche gemacht hat und nur im Sprechzimmer seine Patienten zu empfangen gewohnt war, ist auf einmal bereit, wieder in die Wohnungen der Bettlägerigen zur gehen, keine Mühe strengt ihn zu sehr an, am wenigsten die der Sprechstundenarbeit, die ins Ungemessene wächst. Melanie unterstützt ihn dabei, sie hat sich in die Homöopathie als eine wahre Meisterschülerin eingelebt und eingeliebt und betrachtet sich bereits ganz als Ärztin. Die Krankentagebücher und Symptomenregister werden von Hahnemann aus Köthen zurückgefordert, denn er braucht sie wieder allenthalben; seine Tochter Luise, der sie als Andenken geschenkt worden waren, sendet sie ihm auf einen Brief hin zu. Sie soll sie zurückerhalten, verspricht er ihr, jedoch es kommt anders: Auch nach Hahnemanns Tod behält Melanie alle Aufzeichnungen, weil sie ärztlich weiterarbeiten will.

Wer von den deutschen Freunden – und gar von den Feinden – würde Hahnemann noch wiedererkennen, wenn er ihn jetzt sähe? Er ist schaffensbeschwingt wie nie zuvor, der Kämpfer darf wieder ganz Heiler sein, wo einst Widersacher lauerten, strömt ihm nun Dank und Devotion entgegen. „Achtung und Auszeichnung genießen wir hier 20mal mehr, als mir in meiner ehemaligen Umgebung widerfuhr", schreibt er nach einem halben Pariser Jahr an Bönninghausen – und er teilt dem treuen Freund aus Münster mit, daß er aus seinen französischen Schülern „etwas Gutes zu machen gedenke, so mir Gott das Leben fristet – wozu es Anschein hat, da hier die Vielen, die mich sonst gesehen, unaufgefordert versichern, mich nie so munter und frisch gesehen zu haben als hier; und so fühle ich mich auch, Gott sei Dank!" Die Vielen, von denen er spricht, sind französische Patienten, die ihn einst in Köthen aufgesucht haben und die ihn nun kaum wiedererkennen; auch Ernst von Brunnow, der Übersetzer und einstige Freund, gehört zu den Bekannten aus vergangener Zeit. Hahnemann ist so überglücklich, daß er die peinliche Affäre mit der zweiten französischen „Organon"-Auflage vergißt und Brunnow zur Versöhnung einlädt. Er will hier nur Gutwillige, Wohlmeinende um sich sehen. Schlimm genug, daß es in der alten Heimat, wo gerade der Betrüger Fickel das Krankenhaus blamiert, ganz anders aussieht. In anderen Briefen nach Deutschland teilt er mit, daß er sich so kräftig, munter und beschwerdenfrei fühle wie in seinem dreißigsten oder vierzigsten Jahre. So erfüllt ihn schließlich eine Dankbarkeit gegen die neue Umwelt, die ihn ganz fest zu dem Entschluß bringt, nie wieder in den Hader der alten heimzukehren. „Selbst wenn ich 50, 60 Jahre weniger zählte, würde ich mirs nicht einfallen lassen, je wieder nach Deutschland zurückzukehren", heißt es in einem weiteren Brief an Bönninghausen.

Hahnemann bleibt dennoch auch in Paris der tiefgründige, dem Wagnis der Weisheit unabdingbar verpflichtete Deutsche, er simuliert keine Sekunde französisches Wesen, er ist vom Kern her der Heimat treu, hat aber jede Neigung verloren, das bittere Prophetengeschick das Verkannt-, Verfolgt- und Beschimpftwerdens dort aufs neue zu erdulden. An Constantin Hering schreibt er anläßlich seiner Ernennung zum Ehrenpräsidenten der Hahnemann-Gesellschaft in Philadelphia und mit Bezug auf die homöopathische Akademie jenseits des Ozeans: „Daß die Akademie deutsch ist und deutsch bleiben soll, ist eine patriotische Einrichtung und sicherlich von Vorteil für die Kunst, *denn dieselbe kam auf deutschem Boden vom Himmel herab.*" In demselben, mitten aus dem Pariser Glück heraus geschriebenen Brief drückt er mit lapidaren Worten aus, wie sicher er sich und sein Werk unter Gottes Führung weiß. Alle Zweifel und alle Depressionen sind jetzt dahingeschwunden, wenn er wie ein Patriarch der Vorzeit ausruft: „Unser guter Gott wird *gewiß* Ihr großes Unternehmen segnen. *Ich kenne ihn!*"

Er kennt ihn, und er dient ihm; dient ihm in dem Beruf, den Gott wie keinen andern liebt und der nach Paracelsi Worten direkt aus Gott hervorgeht. Neben der Praxis, die eine Modepraxis genannt werden könnte, würden nicht ihre tiefen, rettenden und an Wunder grenzenden Erfolge zu gewichtig für ein derartiges Wort der Kennzeichnung sein, richtet Hahnemann noch eine Poliklinik ein, in der Arme gegen Gotteslohn kuriert werden. Hier waltet insbesondere Melanie als ausübende Ärztin, aber auch er schaut nach dem Rechten und hilft den Ausgestoßenen der Vorstädte, den Clochards, die unter den Seinebrücken schlafen, und den Armenhäuslerinnen mit ihrem Spitalhusten und ihrer Brotgicht zur Genesung. Ist das Tagewerk getan, so beginnen die Hausbesuche. Die Equipage mit dem deutschen Doktor und seiner Begleiterin rollt durch alle Stadtviertel, und oft kehrt sie erst nach Mitternacht zu dem Haus zurück, in dem beide ihr dem Sonderlichen geweihtes Glück gefunden haben.

Das häusliche Leben sieht ganz anders aus als in Köthen. Frau Melanie weiß, was sie dem Ruhm ihres Gatten und dem Ruf der Homöopathie schuldig ist. Diener und Zofen schwirren durch die Räume, an arbeitsfreien Abenden besuchen elegante Menschen den berühmten Arzt, Maler und Bildhauer, Literaten und Musiker vor allem, Künstler, denen sich Hahnemann mit ganzer Seele zugehörig weiß. Sie alle dienen dem wahren, dem idealen Bild des Menschen, dem Werdeziel der gottesebenbildlichen Kreatur, dienen ihm in Farben und Formen, Worten und Klängen, wie der Arzt ihm dient, indem er es bis in Fleisch und Blut hinein wirksam und damit zu einer Genesungskraft macht.

Nicht mehr trägt Hahnemann sein familienväterliches Käppi, der Schlafrock mit den hinterdreinschleifenden Quasten ist in Köthen geblieben, die Gosenkaltschale kommt nie mehr auf den Tisch. Ein eleganter Greis, der für alles offen ist, gern am Leben der jungen Generation teilnimmt und, so oft er Zeit hat, Gemäldegalerien, Konzerte und Theater besucht, ist an die Stelle des einstigen Honoratioren der Kleinstadt getreten, dem es wichtig war, in welchem Abstand die Dreiergruppen der Töchter ihm und seiner Gattin über die Hauptstraße folgten. Das ist seine dritte große Metamorphose: Zuerst ein dunkel genialer Adept, der sich zwingt, als Rationalist aufzutreten, sodann ein Rell, der den Spießbürger mimt, um nicht aus der Haut zu fahren; endlich ein vom Glück berauschter, in der großen Sendung aufflammender Magier, ein Wundertäter beinahe, der sich zum Weltmann und wohlausgewogenen Lebenskünstler zügelt.

Was ist dein wahres Antlitz, Samuel Hahnemann? Bist du der trostlose Zigeuner vor Eulenspiegels Grab? Bist du der wohlanständige Hofrat im bürgerlichen Familienkreis? Oder bist du erst jetzt, zwischen Salon und Krankenzimmer, Lichterstadt und Leidenshölle pendelnd, du selbst?

Es ist das Geheimnis seiner Einsamkeit, daß es auf diese Fragen keine Antwort gibt. Niemand weiß, wo und wann Hahnemann, der

Prophet der Ähnlichkeit, sich selber ähnlich ist. Vielleicht war er am stärksten als stiller Beter oder als schweigend erbarmungsvolles Herz, vielleicht steckte franziskanische Brüderlichkeit oder namenlose Angst vor dem Abgrund hinter allen seinen Masken und jeder seiner Taten – wer kann das sagen? Wo er geht und steht, bleibt er ein Unbekannter, ein „heimlicher Mäurer", einer, der größer ist als das Bild, das er bietet, weiser als die Worte, die er sagt, mächtiger als die Taten, die er vollbringt. Hier, in Paris, wird das stärker offenbar als jemals ehedem. Die Ärzte und Patienten empfinden es, sie sind gewiß, daß man sie eines Tages nach diesem Manne fragen wird und daß sie dann Auskunft geben müssen über einen rätselhaften Riesen. Wer kann ihn deuten, wer überhaupt ihn wirklich sehen?

Der Bildhauer Pierre Jean David d'Angers ist vielleicht der rechte Mann, um Ruhm und Gestalt des großen Deutschen festzuhalten – er, der bereits die marmorne Büste eines anderen Deutschen geschaffen hat, eines Sehers und Analogiedenkers gleich Hahnemann: Goethes. David d'Angers sucht den greisen Arzt auf und arbeitet an der Darstellung seines Hauptes. Ein großer Künstler hat einen großen Künstler zum Modell – auch das ist, wenngleich in anderem als im üblichen Sinne, l'art pour l'art. Wohl ahnt der Bildhauer, daß sein Werk einst über einem Grabe stehen wird, eine blanke Büste unter der Pariser Sonne und den Sternen der Pariser Nächte, aber Hahnemann denkt nicht an den Tod, er folgt auch mit seinen Blikken nicht dem modellierenden Schaffen der Künstlerhände; wie tagaus, tagein bleibt er der seltene Doppelkopf, der Janus, der in die Sphäre der Ideen schaut, wo das Simile lebt, und in die Krankenzimmer, wo er gerufen und gebraucht wird. Mit der Heilung seiner Kranken bezahlt er das Glück, das ihn umrauscht und umflimmert.

Weiß wie Porzellan, wie die alte Alchimistenerde von Meißen, ragt alsbald das Werk des berühmten Bildhauers in den Raum, ein nicht mehr durch irdisch-wechselvolle Züge wandelbares Antlitz.

Paris lebt schnell. Es läßt in seiner Aura Meteore aufglühen, die blendend wie Sterne strahlen, aber kaum daß die bewundernden Ausrufe über ein solches Schauspiel ertönen, verlischt das Wunder wieder oder wird von neuen, bunteren, größeren Ereignissen abgelöst. Hahnemann ist kein Meteor, von Monat zu Monat, von Jahr zu

Jahr nimmt sein Ruhm bei den Parisern zu, sie lieben ihn und sind ihm treu, wie er selbst ihnen treu ist. Jeden Krankenbrief beantwortet er mit Sorgfalt, jeden Geplagten macht er mit seinen hochpotenzierten Arzneien gesund, ein Zauberer, der durch Hauch und leise Berührung Blei in Gold zu wandeln vermag: Die Armen kommen nicht vergebens herbeigehinkt, die Fiebernden in ihren Betten warten nicht ohne Erfüllung auf den Abend- oder Nachtbesuch des deutschen Doktors, der im neunten Lebensjahrzehnt ein Jüngling ist, ein weißlockiger Jüngling, begleitet von einer jungen Frau.

Das Haus am linken Ufer der Seine, nahe dem Luxembourg, kann den Zustrom der Kranken aus allen Gesellschaftsschichten nicht mehr bewältigen. Man muß an den Umzug denken. Melanie wünscht eine Stadtgegend, die repräsentativer ist, sie wünscht vor allem großartigere Räume. Mit Haut und Haar soll ihr Mann in den Stil des modernsten Paris hineinwachsen. Von allzuviel Beschäftigung mit den Problemen der deutschen Homöopathie und mit dem Stand des Kampfes im eigenen Lager weiß sie ihn fernzuhalten. Ein Jahr nach Hahnemanns Übersiedlung in die neue Heimat sind die deutschen Vertreter der liberalen Homöopathie entschlossen, sich vollends von Hahnemann und den wenigen Getreuen loszusagen. Sie treten am 10. August 1836 in Magdeburg zusammmen und lassen ihr hochkritisches, der analytisch vorgehenden Wissenschaft angepaßtes Reformsystem durch die „Achtzehn Thesen für Freunde und Feinde der Homöopathik" zusammenfassen, die von Dr. Paul Wolf, einem Rationalisten reinsten Jordanwassers, verfaßt und von Dr. Rummel mit einem Vorwort versehen sind. Diese „Achtzehn Thesen" gelten bis heute als die maßgebliche Programmschrift der naturwissenschaftlich-kritischen Richtung und als schärfste Waffe gegen die „Hahnemannianer" [44]. Der wieder von früh bis spät in Praxistätigkeit aufgehende Hahnemann ist nicht mehr gewillt, sich darüber aufzuregen – und Melanie bestärkt ihn darin mit allen Mitteln, die sie als kluge Frau zur Verfügung hat. Bezeichnend ist, daß der letzte von Hahnemann geschriebene Brief, an Bönninghausen gerichtet, in den Satz ausklingt: „Deutschlands Unfug im Schmähen und Verhunzen unserer Kunst geht kalt bei mir vorüber . . ."

Bis zum Tode also währt seine Entschlossenheit, nicht mehr zu kämpfen, nur noch zu wirken, nicht mehr gekränkt zu sein, nur noch die Kraft und den Wert des eigenen Wesens dem Schwarm der Widersacher entgegenzuhalten.

Auch als in Paris und im übrigen Frankreich allopathische Gegner den Plan eines homöopathischen Krankenhauses hintertreiben und unter den Homöopathen „unreine" Behandler auftauchen, bleibt Hahnemann ruhig und widmet sich desto intensiver dem Werk des Heilens. Er hat erkannt, daß die Zahl der genesenen Kranken schwerer wiegt als alle Schriftstellerei, daß das Können mehr entscheidet als das Kämpfen, daß seine Gegner immer die Argumente des Zeitgeistes auf ihrer Seite haben, er hingegen die lebendigen Kräfte einer überzeitlichen Wahrheit mit sich im Bunde wissen darf.

Im Frühjahr 1837 zieht er, wie Melanie es wünscht, in die Rue de Milan, die zwischen dem Boulevard Haussmann und der Rue de Clichy liegt. Hier weht nicht mehr der Hauch des Luxembourg-Gartens durch die Fenster, nicht mehr lebt ein fast ländliches Paris vor der Tür, die Metropole brummt und summt als ein zementes Wespennest, die große Stadt regiert den Tag und die Nacht, rastlos, restlos dem Fieber des Lebens anheimgegeben. Hahnemann fühlt sich glücklich auch dort. Das kleine Meißen an der Elbe, die vielen Nester und Städte der Zigeunerzeit, das sich als Klein-Paris ausgebende Leipzig und das behagliche Köthen, wie sind sie alle weltenfern! Hier, im Gewirr der steinernen Schluchten, überschaukelt von Wolkenflug und nächtlichem Lampenglanz, sind die Menschen fast schon zu Geistern potenziert, zu unrastvollen Geistern, gewiß –, aber es ist nun einmal die „freie Republik der Geister", die er von Konfuzius vorgegaugelt bekommen hat und an die sein Herz – als an einen nicht der schlechtesten Träume der Menschheit – inniglich glaubt.

Selbstverständlich sorgt Melanie dafür, daß Hahnemann jetzt auch endlich eine eigene Equipage zur Verfügung hat. Zur großen Zahl der Domestiken wird noch ein Kutscher gesellt. Wenn der Tag abgeklungen ist, wenn in den prunkvoll ausgestatteten Räumen keine Kranken mehr sitzen und keine Besucher mehr vor den Gemälden und den Vitrinen stehen, entzückt über so viel erlesene Werte der Kunst und Kultur, wartet der Wagen vorm Portal. Meist kehrt er erst nach Mitternacht mit dem Doktorpaar zurück. Bei diesen Krankenbesuchen tritt Hahnemann mit einem Unfehlbarkeitsbewußtsein auf, das alle Augenzeugen verblüfft. Wird er zu Schwerkranken gerufen, die bereits vordem von anderen Ärzten behandelt wurden, so verbannt er zunächst die auf dem Nachttisch stehenden Arzneien und läßt frische Luft ins Krankenzimmer herein. Nicht immer gibt er seine Arzneien sofort, zuweilen ordnet er eine kurze Wartezeit oder zunächst einige diätetische Maßnahmen an. Die Streukügelchen seiner Hochpotenzen wirken dann oft wie mit einem Schlage. Danken ihm Menschen, deren Leben er von der Todesschwelle zurückriß, so wehrt er ab. Gott heilt, der Arzt ist nur Werkzeug. „Die Vorsehung ist mir nichts, aber ich bin ihr viel, ja alles schuldig", bei dieser Erkenntnis ist er angelangt wie Jung-Stilling, der andere große Gesegnete unter den Ärzten seiner Zeit.

So viel Liebe er ausströmt, die Liebe zu den Kindern in Köthen erkaltet langsam. Melanie, eifersüchtig wie alle Frauen, sieht es nicht ungern. Ihr und dem Pariser Leben soll er ganz allein gehören, nichts mehr soll übrigbleiben vom Einst, nur noch Liebe, Ruhm und ärztliches Wundertun dürfen seinen Alltag erfüllen.

Nicht der mindeste Anlaß zum Zweifel an Hahnemanns Altersglück ist gegeben. Alle Äußerungen, die von ihm kommen, strahlen Glück und Befriedigung aus. Aber mit der Nüchternheit der Reifejahre ist es vorbei. Ein leichter Rausch liegt über allem, was er denkt, äußert und tut – eine sonst nie gekannte Euphorie. Die Patienten beschenken ihn mit Gemälden, Plastiken und Bijouterien, Melanie stellt alles in den weiten Räumen auf, livrierte Diener sorgen für Ordnung, reiche und berühmte Gäste für Bewunderung.

Berühmte Gäste und berühmte Patienten geben einander die Klinke in die Hand. Aber ob berühmt oder arm und unbekannt, Hahnemann nimmt jeden Krankheitsfall gleich ernst und gleich wichtig. Auch auf der steilsten Höhe seiner Meisterschaft bleibt er kritisch in Dingen der Arzneiwahl und der Gabenlehre. Daß er nur suggestiv gewirkt und geheilt habe, ist ein unsinniges Gerede, um der Homöopathie ihren arzneilichen Wirklichkeitswert zu rauben, denn jedesmal, wenn Hahnemann – was auch bei ihm vorkommt – ein nicht genau passendes Mittel verordnet, bleibt der Erfolg so lange aus, bis das richtige gefunden und eingesetzt worden ist. Überhaupt ziehen sich manche

Kuren oft lange hin, ehe der volle Erfolg da ist. Der Kavalleriegeneral Lord d'Anglesa ist in der Schlacht von Waterloo verwundet worden. Man hat ihm das rechte Bein amputiert. Drei Jahre später setzen anfallsweise unerträgliche Gesichtsschmerzen ein, die rechtsseitig mit so großer Heftigkeit auftreten, daß selbst Sprechen und Schlucken nur schwer möglich sind. Die leiseste Berührung bringt den Kranken zur Verzweiflung. Dreizehn Jahre hindurch währt dieser Zustand. Der berühmte General kann sich jede erdenkliche Kur leisten und wandert als Patient von einer Kapazität zur andern, der Gesamtapparat der offiziellen Medizin wird erfolglos auf ihn losgelassen. Schließlich vermittelt ein homöopathischer Arzt eine briefliche Beratung durch den noch in Köthen lebenden Hahnemann. Da die Fernbehandlung in einem so schweren Falle nicht zum Ziel führt, reist der General selbst nach Köthen, gerät dort aber in das Reisefieber und die Auswanderungsvorbereitungen Hahnemanns hinein. Als er im Mai 1835 mit einigen Arzneivorschriften nach London fährt, ist wieder kein rechter Erfolg da. Es handelt sich um einen chronischen Fall, dessen Symptomenlage sich wandelt und einen mehrfachen, ihr streng angepaßten Mittelwechsel erfordert. Anfang 1836 kommt Lord d'Anglesa nach Paris, um von Hahnemann weiterhin betreut zu werden, der ihn nun nach und nach mittels der jeweils recht gewählten Similearzneien zur Genesung hinsteuert. Der Fall erregt Aufsehen und lehrt, daß von Suggestivwirkungen keine Rede sein kann. Er bestätigt auch Hahnemanns Lehre von den chronischen Krankheiten, die weder von selbst noch durch gegensinnige Methoden heilen können, sondern eine ihren wechselvollen Erscheinungsreihen angepaßte Hochpotenzenkur verlangen.

Eine andere Kur ist durch Aufzeichnungen des Patienten selbst auf uns gekommen. Der zwölfjährige Knabe John B. Young wird aus Schottland nach Paris gebracht, er ist schwer krank, von den Ärzten seiner Heimat aufgegeben, seit zwei Jahren siecht er – wie es scheint – unrettbar dahin. Eine bemittelte schottische Gönnerin reist mit ihm nach Paris und sucht Hahnemanns Sprechstunde auf, wo stets sechzig und mehr Personen aus England, Rußland, Deutschland, Amerika und Frankreich warten. Die meisten stellen schwere, die von weither zugereisten sogar oft aufgegebene Fälle dar. Da der Knabe lebensbedrohlich darniederliegt, eilt Hahnemann nach dem Besuch der den Fall schildernden Dame zu ihm in die Wohnung. Dort untersucht er ihn etwa anderthalb Stunden lang, wobei er sich auch der noch nicht lange eingeführten Methode des Beklopfens und Abhorchens bedient. Kinder können, besonders wenn sie schwerkrank sind, nicht mit dem gleichen Erfolg examiniert werden wie Erwachsene, also spielt der vom Arzt unmittelbar ermittelte Befund eine größere Rolle bei ihnen. Daß es dabei nicht um eine Krankheitsdiagnose geht, ist klar. Kein pathologischer Begriff, sondern ein Bild von der Symptomengesamtheit soll gefunden werden als Brücke zum Simile.

Nach der Untersuchung erklärt Hahnemann, es sei – wenngleich in letzter Stunde – noch Heilung möglich. Young, der Patient, berichtet nach seiner Genesung von dieser ersten Begegnung mit Hahnemann: „Was nun den Eindruck anbelangt, den Hahnemann auf mich machte, so hatten seine Gesichtszüge etwas Leuchtendes. Er machte mir den Eindruck, ich möchte sagen, eines göttlichen Menschen, denn es war etwas Göttliches in seiner Erscheinung. Er war auch ohne Zweifel ein guter Mensch, denn man versicherte mich, daß er oft zu seinen Patienten sage: er tue sein Bestes, aber er sei nur das Werkzeug; Gott müsse seinen Segen dazu geben." Nach neun Monaten ist das todkranke Kind genesen.

Später hat Young aufgezeichnet, daß er während seiner Besuche in Hahnemanns prunkvollen Praxisräumen häufig Menschen getroffen habe, die gleich ihm dort vom sicheren Tode errettet worden sind. Er schließt seinen Bericht: „Eines möchte ich noch erwähnen: Ich war selbstverständlich meiner Wohltäterin, die mich nach Paris gebracht hatte, in erster Linie zu großem Danke verpflichtet, und diese Dame verlangte vor ihrer Abreise eine Rechnung von Hahnemann für seine ärztlichen Bemühungen. Hahnemann aber wollte durchaus kein Geld von der Dame annehmen, da sie schon Auslagen und Sorgen genug gehabt habe mit dem armen Knaben, und er nicht weniger wohlwollend sich zeigen wolle ..."

Ein drittes Zeugnis von Hahnemanns ärztlicher Tätigkeit in Paris wurde erst 1887 veröffentlicht, bestätigt aber das Bild, das andere Berichte geben, zu lebensvoll und glaubwürdig, als daß es bloß wegen seiner verspäteten Publikation als zweifelhaft gelten dürfte[45]:

Die vierjährige Tochter des Ehepaars Legrouvé liegt im Sterben, der zugezogene Arzt vom Hotel Dieu hat das Kind aufgeben müssen. Eltern und Freunde sitzen am Bett. Ein junger Maler ist geholt worden, um in letzter Stunde noch ein Bild des entgleitenden kleinen Geschöpfes zu fertigen: Amaury Duval. Er steht die Nacht über im Gesellschaftsanzug, denn man hat ihn von einem Ball fortgerufen, am Fußende des Bettes und zeichnet. Gegen Morgen überreicht er den Eltern das Porträt ihres Kindes und fragt sie: „Warum schicken Sie nicht zu Hahnemann?"

Ein anwesender Freund des Hauses wartet keine Entscheidung ab, nimmt die Anregung auf und läuft spornstreichs in die Rue de Milan. Dort warten zwanzig Kranke, aber er läßt sich weder von diesen noch von einem für die Ordnung im Wartezimmer angestellten Bedienten zurückhalten und dringt in Hahnemanns Sprechzimmer ein: „Ich weiß, daß ich ganz gegen alle Ordnung hier eintrete, aber es handelt sich um das Leben eines lieben Kindes, welches sterben muß, wenn Sie ihm nicht helfen, und Sie können und dürfen das Mädchen nicht sterben lassen, Sie müssen mit mir kommen!"

Eine Stunde später erscheinen Hahnemann und seine Frau in der Wohnung des Ehepaars Legrouvé. Der Vater, von dem der Bericht stammt, schildert die beiden als zwei Gestalten wie aus Hoffmanns Erzählungen. Hahnemann auf einen Stock mit goldenem Knopf gestützt, im Pelzmantel, die Augen dunkelblau mit einem weißlichen Ring um die Pupille, die weißen Nackenlocken sorgfältig gekämmt, Adlernase und hervortretende Unterlippe geben dem Antlitz etwas Imponierendes. Melanie hübsch, dunkelblond und mit blauen Augen, deren Blick aber ebenfalls dunkel wirkt.

Zunächst tritt Hahnemann an das kranke Kind heran, betrachtet es genau, examiniert die Eltern nach dem Krankheitsverlauf und kontrolliert jede Aussage, indem er die kleine Patientin scharf beobachtet. Dann verlangt er, daß sämtliche vorhandenen Arzneien aus dem Fenster geworfen werden. Das Bettzeug soll gewechselt und dem Kinde Wasser gegeben werden, so viel es trinken mag. Die Eltern fragen ängstlich, ob nicht das neue, kühle Bettzeug und das kalte Wasser sowie die geöffneten Fenster der fieberheißen Kranken schaden könnten. Nein, aber die Arzneien und die schlechte Luft werden sie töten, antwortet Hahnemann. Er ordnet an, das Kind in ein anderes Zimmer zu bringen und für viel Trinkwasser zu sorgen. Abends werde er wiederkommen.

Am gleichen Abend setzt er seine Similearzneien ein und erscheint fortan allabendlich. „Wiederum ein Tag gewonnen", ist alles, was er sagt. „Am zehnten Tage wurden die Knie des Kindes kalt, und es zeigten sich plötzlich gefahrdrohende Symptome. Hahnemann kam um 8 Uhr abends und blieb eine ganze Viertelstunde lang offenbar in großer Besorgnis am Bette des Mädchens sitzen, dann besprach er sich (in deutscher Sprache) mit seiner Frau, die ihn immer begleitete, und gab uns eine Arznei, indem er beifügte: Geben Sie dem Kinde diese Arznei, und beobachten Sie den Puls, ob derselbe von jetzt an bis gegen 1 Uhr etwas kräftiger wird." Damit ist die Wende gekommen. In der Tat bessert sich jetzt der Kreislauf, sodann das gesamte Befinden, eine Woche später ist das Kind mitten in der Rekonvaleszenz.

Späterhin kommt Hahnemann bei Legrouvés kurz zu Besuch, um die genesende kleine Patientin anzuschauen. Der Vater zeigt ihm das von Duval gezeichnete Porträt, das als Andenken an eine Tote bestellt worden war. Da nimmt der greise Arzt eine Feder und schreibt die Zeile unter das Blatt: „Dieu l'a benie et l'a sauvée. Samuel Hahnemann." – „Gott ist es, der sie gesegnet und errettet hat."

Noch einen anderen charakteristischen Ausspruch Hahnemanns hat Legrouvé überliefert. Eines Tages, mitten im heiteren Pariser Lenz voller Sonne und Grün, besucht er den Greis und ruft ihm zu: „Wie schön ist es heute!" – „Es ist immer schön", antwortet Hahnemann. „Es ist immer schön", sagt der Vollendete, der endlich den Sinn seines Lebens und des Lebens überhaupt durchschaut. Geeint mit dem Werdeziel des Menschen und mit dem Welten-Werdeziel, weiß er, daß nichts im All aus Gottes Plan herausfallen kann und daß alles heimgebracht wird in den Einklang mit dem Willen, der im Urbeginne war. Wer tief genug blickt, findet überall nur Liebe, Liebe ist die letzte Wirklichkeit, und ihr gehört deshalb der Sieg. „Es ist immer schön", nicht nur im Frühling, auch im Winter – das ist die letzte Weisheit, die ihm der Winterfrühling schenkt.

Nicht alle geheilten Kranken sind so glücklich und so dankbar wie der General oder der schottische Knabe oder die Familie Legrouvé. Ein Millionär läßt Hahnemann kommen, bevor ihm ein Bein abgenommen werden soll. Schon ist der Chirurg beauftragt und der Operationspreis bestimmt. Hahnemann will versuchen, das Bein zu heilen; mißlingt es, kann die Operation immer noch vollzogen werden. „Wenn Sie mich heilen, erhalten Sie mein halbes Vermögen", sagt der überglückliche Patient mit Hinblick auf die Aussicht, sein Bein zu behalten. Nach fünf Vierteljahren ist die Kur gelungen. Jetzt läßt sich der Mann nicht mehr sehen. Hahnemann muß mahnen. Er wünscht als Honorar genau den Betrag, den sonst der Chirurg für die Amputation erhalten hätte. Aber das erscheint dem Wiederhergestellten viel zu hoch. Eine kunstgerechte Operation bei einem berühmten Chirurgen stellt doch eine ganz andere Leistung dar als nur ein paar Pülverchen aus der Hand eines Doktors, den man in der Sprechstunde aufsucht! Er lehnt eine so hohe Bezahlung ab und schickt einen Betrag nach seinem Gutdünken. Melanie ist entrüstet und dringt darauf, dem Geizhals diese Summe zurückzuschicken. Hahnemann lächelt nur weise: „Nein, er würde sich zu sehr freuen." Aber solche Fälle bleiben Ausnahmen. Die Mehrzahl der Kranken vergöttert ihren Lebensretter, dessen 83. Geburtstag am 10. April 1838 wiederum von den Parisern zu einer rauschenden Festlichkeit gestaltet wird. Die Rue de Milan steht vollgestopft von Equipagen. Im Hause hat man die Büste von David d'Angers bekränzt und mit Blumen umstellt. Der Bildhauer befindet sich selbst unter den Gratulanten, er ist nicht nur ein Freund Hahnemanns, sondern auch ein überzeugter Anhänger der Homöopathie geworden. Reden werden gehalten und Festgedichte deklamiert, deutsche Pianisten sitzen zu Ehren ihres großen Landsmannes am Flügel, Italiener, Engländer und Amerikaner hören neben zahlreichen französischen Gästen zu. Es ist eine internationale Stunde, ganz anders als die familiären Geburtstagsfeiern in Leipzig und Köthen, die lange vor Mitternacht beendet wurden. Der verjüngte Greis fühlt sich nicht ermüdet durch so viel Glanz und Bewegtheit, er nimmt alles dankbar auf, steht aber nichtsdestoweniger am anderen Morgen in aller Frühe beratend, helfend, heilend vor seinen Patienten, vor Luxusgeschöpfen und zerlumpten Kindern der Gosse, nervösen Nichtstuern und schwerkranken Todeskandidaten. In allen Fällen wendet er das Geschick, immer mit Hilfe von Arzneien, zuweilen aber auch durch Worte der Weisheit oder durch Befehle zur Neuordnung des Lebens. Gestorben wird bei Hahnemann nicht! Das weiß man in Paris, man weiß es weit über Frankreichs Grenzen hinaus. Auch er, der Arzt, denkt noch lange nicht ans Sterben. Sein Leben hat, wie ihm scheint, erst mit dem achtzigsten Jahre recht begonnen.

Zwischen Praxisstunden, Krankenbesuchen bis in die Nacht hinein und gesellschaftlichen Anforderungen, die Melanie und die mithin auch er selbst an sich stellt, zieht sich das verborgene Leben des repräsentativen Greises dahin. Niemand kennt es. Auch Melanie nicht. Konnten die Menschen, die in früheren Jahrzehnten um ihn waren oder sich für ihn interessierten, auch am äußeren Menschen Samuel Hahnemann etwas vom „seltenen Doppelkopf" bemerken, so ist jetzt, in Paris, nur noch das eine Antlitz wahrnehmbar, das lichte und zumeist lächelnde, wie wir es von allen seinen Altersbildern her kennen bis zu dem Bilde auf dem Totenbett hin.

Dennoch, wer fein hinzuhören versteht, kann aus Briefen und überlieferten mündlichen Äußerungen erspüren, daß Hahnemanns Umgang mit den Mächten, die über uns sind, intensiver geworden ist. Der ehemals aufgeklärte Deist, der Konfuzianer und Schicksalsphilosoph läßt längst nicht mehr den großen Weltbaumeister einfach walten, er baut und mauert mit am unvollendeten, uns zur Vollendung zugewiesenen Bau. Es fließt, fein und mächtig wie eine Hochpotenz, in den letzten Pariser Jahren jedoch eine wissende Frömmigkeit, ein deutliches Dankbarsein für die ihm zuteilgewordene Initiation, durch Hahnemanns Worte, mit denen er allerdings so sparsam umgeht, wie es dem Thema geziemt. Ob ihm, dem Erlöser der Gifte – deren luziferisches „Non serviam!", „Ich werde nicht dienen!" er aufschließt, so daß sich der Dienst offenbart, den ihr Nichtdienenwollen im Schöpfungsplan erfüllt –, ob ihm, dem Haeresiarchen, das letzte Mysterium zugeflüstert oder zugeschwiegen worden ist: wir wissen es nicht. Wir wissen aber, daß ihn ungeachtet oder gerade wegen seines Weiterzelebrierens mit dem Toxischen immer inniger ein stilles Amen erfüllte, wie es sich aus der Erkenntnis des Heilfindens im Unheil, der latenten, jedoch erweckbaren Liebe in den Schalen des Zornes und in den Vehikeln der Verfluchung, von selbst der damit gesegneten Seele eingibt. Insofern ist Hahnemanns Leben, das gewiß nicht frei von faustischen Zügen war, anders als das der wirklich faustischen Naturen ausgeklungen, die zuletzt der Teufel holt oder auf die er zumindest ein Anrecht hat.

Melanie ist – grotesker Gedanke! – nie auch nur von fern so etwas wie ein Gretchen gewesen. Eine Beatrice ebensowenig. Aber sie war ihrem Samuel das gültige Du – und da sie es ihm als eine Extravagante war, als ein Frauenzimmer, an dem auch der Teufel seine Freude gehabt haben wird, dürfte eine solche Beziehung metaphysisch außerordentlich weit reichen. Daß gerade Hahnemann ein derart beschaffenes Du – und zu so unwahrscheinlicher Stunde – geschickt und geschenkt bekam, zeigt die Konsequenz der Führung, der sein Leben unterstellt war.

Vordergründig gesehen, ist Melanie ein geltungsbedürftiges und recht diesseitstüchtiges Geschöpf und viel zu sehr von ihrem Charme narkotisiert, um zwischen echtem und arrangiertem Pathos, zwischen Ergriffensein und Wirkenwollen unterscheiden zu können. Mit der kameradschaftlichen, nüchternen und auch im Kleinsten verantwortungsbewußten Wesensart der verstorbenen Henriette hat sie nichts gemein. In ebenso vordergründiger Sicht mag man den Pariser Hahnemann als einen zu Unrecht bis ins neunte Lebensjahrzehnt mit Betriebsamkeit geplagten Abenteurer werten, den ein verspätetes erotisches und missionarisches Aufflammen um die Ruhe des Alters betrügt. Gleicht er nicht Franz Anton Mesmer, der – vor mehr als einem halben Jahrhundert – ebenfalls in Paris als Modearzt auftrat, als Magus, als Erwecker und Verkünder neuer Heilgeheimnisse? Nur daß Mesmer vor seinem Tode in die stille Beschaulichkeit zurückfand, ans Schwäbische Meer, ein alter Weiser, dessen Pariser Kapriolen und Eskapaden ihm nun fern lagen. Hätte nicht der still sein Werk pflegende, in geordneten Verhältnissen würdevoll alternde Witwer Hahnemann, wäre er in Köthen verblieben und schließlich verstorben, eine seriösere Figur abgegeben als der von Ruhm und anderem Feuerwerk umsprühte Prominente in der Rue de Milan?

So kann man fragen – und wir dürften nicht Deutsche sein, wenn man nicht in der Tat so gefragt hätte. Man kann es, aber man darf es nicht.

Der Hahnemann der Pariser Jahre hat die Gleichnishaftigkeit alles Vergänglichen an- und hingenommen wie eine Kommunion, er ist ohne Abstrich existentiell mit ihr einverstanden. Die Euphorie, die ihm Paris bringt, hat nichts mit der Berauschung junger Menschen durch diese Stadt zu tun; sind solche unkritisch, weil ihnen die Erfahrung fehlt, so ist er es bewußt. Soll er etwa seine Melanie psychologisch analysieren, vielleicht gar unter Vorwegnahme von Gesinnungen, die einige Jahrzehnte später über den Doktor Charcot aus Paris hinweg dem Abendland zu einem neuen Jargon verhalfen? Soll er das Fragwürdige seines Winterfrühlings nach der Methode seines vor dreißig Jahren verstorbenen Kollegen Auenbrugger abklopfen – in der Gewißheit, daß solche Perkussion bestimmt einen hohlen Klang ergeben werde, den der nahen Gruft? Er denkt gar nicht an dergleichen, sondern hält es jetzt mit dem, was er gefunden, gelernt und gelehrt hat: Die Erscheinungen sind es, auf die es ankommt – und nicht dazu sollen sie dienen, erkenntnistheoretische Quälereien mobil zu machen, sondern Arznei zu gewinnen. Und Arznei gewinnt sich der alte Mann jetzt aus den Erscheinungen, die ihm das Schicksal zuschiebt. Graben die Menschen sich so gern in die kausale Analyse der Dinge und der Geschehnisse hinein, um schließlich dort anzulangen, wo alles Grau in Grau ist – eine Sphäre der Langweilig- und Lustlosigkeit, für deren Benennung man seit langem das Wort Philosophie mißbraucht –, so wählt er die andere Richtung, die zum Lebendigen führt, und seines Geistes hoher Feuerflug hat schon am Gleichnis, hat am Bild genug. Nicht hinter den Erscheinungen wohnt das Heil, sondern aus ihnen selbst ist geistartige Arznei auch für die lebenslängliche Krankheit potenzierbar, die wir Schicksal nennen: aus der geschaffenen Wirklichkeit kann so die schaffensmächtige Überwirklichkeit wahr- und aufgenommen werden, umweglos, heutig, hiesig – und sie offenbart sich als die Substanz der Liebe, als das Blut aus dem Herzen der Gottheit.

Erst wer diese Sicht Hahnemanns miteinbezieht in die Beurteilung der Pariser Jahre, wird ihm gerecht. Wie alle Großen der Menschheit, denen ein hohes Alter zugemessen war, hat auch er die letzten Reste des Verstricktseins in zeit- und weltbedingte Wertungen dorthin verlegt, wohin sie gehören: in die Zeit und in die Welt. Er weiß auch von dem, was darüber sein Reich hat. Aber da er nicht Philosoph ist, sondern Arzt, nicht ein das Leben in den Geist fortlockender Wüstenvater, sondern ein den Geist in das Leben hineinzwingender Menschenerwecker, macht er Zeit und Welt nicht arm, sondern reich, durchwühlt ihr Gefüge nicht als analytischer Kritiker, sondern füllt es auf mit den strömenden Kräften ewiger Jugend. Zwischen Himmel und Erde steht ihm das Simile, das Ähnlichkeitsgesetz – und es erhält jetzt seinen letzten, tiefsten, weisesten Sinn: Ähnlich sollen sie einander werden, Himmel und Erde, Geist und Stoff, Gotteswelt und Menschenwelt. Wer nur Geist will, stirbt der Welt. Wer nur Welt will, stirbt dem Geist. Beides ist Krankheit, beides lebt vorbei an seiner Bestimmung. Heilung aber waltet dort, wo aus dem Stoff die Kraft entbunden wird, Arznei zu sein, und wo die Arznei zurückwirkt in den Stoff, um ihn mit Geist zu durchdringen.

Das lehrt er nun nicht mehr bloß, er lebt es auch.

Deshalb nehmen die Gratulanten und Verehrer, die herbeieilen, um am 10. August 1839 sein sechzigstes Doktorjubiläum zu feiern, einen Verklärten wahr, der sie empfängt. Wie anders sieht er aus als sonst die Kapazitäten der Medizin! Alles, was man über andere berühmte Ärzte bei solchen Anlässen sagen könnte, trifft auf ihn nicht zu. Weder darf man seinen strengen, unbestechlichen Forscherblick noch sein vom wissenschaftlichen Grübeln zerfurchtes Antlitz rühmen, weder von einem enzyklopädistisch überlegenen Gelehrten noch von einem energisch zupackenden Nothelfer reden. Er leuchtet, das ist alles, was sich aussagen läßt.

Der deutsche Bildhauer Franz Woltreck, ein Schüler von David d'Angers, hat anläßlich dieses Ehrentages ein Reliefporträt Hahnemanns geschaffen: Der mächtige kahle Schädel, im Nacken lang herniederfallende weiße Locken, das weite Auge, die scharf gebogene Nase und der fast cäsarische Mund – alles entspricht den übrigen Darstellungen Hahnemanns. Aber dennoch ist ein Neues da, schwer zu beschreiben, ein Lächeln der Vollendung, wo ehedem ein Lächeln des Stolzes war, ein weltumfassendes Wohlwollen, wo sonst bloß ärztliche Barmherzigkeit waltete, ein über das ganze Antlitz ausgegossener Kindersinn, der nicht aus greisenhafter Kindlichkeit, sondern aus innerer Wiedergeburt kommt.

So finden ihn die Freunde und Anhänger an seinem Ehrentage vor. Auch die Tochter Amalie weilt unter den Gästen, sie ist aus Köthen herbeigereist, um den Vater noch einmal zu sehen. Neben ihr fällt eine andere Deutsche auf, eine ernste, schöne Frau, die als Klavierkünstlerin hochgeschätzt wird und mit einem dunklen Meister der Töne verlobt ist: Klara Wiek, Robert Schumanns Braut. Auch der berühmte Geiger Max Bohrer ist anwesend. Beide musizieren, die große Gemeinde lauscht, Hahnemann läßt sich lächelnd emportragen in die unstoffliche Wirklichkeit der Harmonien. Harmonie ist rechter Zusammenklang, Gesundheit ein biomusikalisches Phänomen, Musik und Heilkunst wohnen beinahe in derselben Sphäre. Verstimmte Lebenskräfte wieder auf den rechten Grundton bringen, Akkorde des Wohlklangs schaffen, wo Dissonanzen walteten, das ist Arzttum von Gottes Gnaden. Orpheus muß den Heilkünstler begnaden, daß er zum Proslambanomenon finde, zum verlorengegangenen Ergänzungston. Ganz kann dieser die Harmonie wiederherstellende, dieser die Gesundheit aufklingen lassende Ergänzungston nie verloren sein, denn er stellt die Grundharmonika des Urbildes Mensch dar. Umklungen von Musik, lauscht der Jubilar zugleich in die Musik des Lebens hinein und nimmt die Feierstunden als Bestätigung einer Sendung auf: das Verstimmte harmonisieren bis in Fleisch und Blut hinein, dies ist sein Lebenswerk gewesen. Nicht am Instrument manipulieren, sondern die Vorgänge steuern, denen es unterworfen ist; nicht den starren Stoff anpacken, sondern die Melodie selber dirigieren; nicht den Resonanzboden betrommeln, sondern die Schwingungen meistern, durch die er erklingt – bis der Widerhall kommt, die eingeschlossene Musik der Steine, die in den materiellen Muttergrund verbannte Harmonie aus Sphärenhöhen. Kepler hat all das nur geschaut, Klara Wiek und der Violinist Bohrer können es versinnlichen im Erklingen der schwingenden Saiten, er aber, Hahnemann, ist dorthin vorgedrungen, wo Weisheit, Kunst und Macht über das Lebendige eine Dreieinigkeit sind. Mußte Kepler sich bei der Erkenntnis von der Weltenharmonie bescheiden, können die Melodien des Geigers und der Pianistin nur zur Seele reden, so gehört Hahnemann auch die Macht über den Leib und das darin strömende Leben.

Im Geistesland hat er Heimatrecht erworben durch seine Schau des Urphänomens, im Land der Seele ist er zum Verklärten gereift, aber zugleich vermag er das Rätselspiel der lebendigen Leiber machtvoll aufzulösen in den großen Einklang mit der Weltenmelodie. „Leiblichkeit ist das Ende der Wege Gottes", sagt Oetinger, der dritte große Universalist aus dem 18. Jahrhundert, der wie Goethe und Hahnemann der Erde treu zu bleiben verschworen ist. Am Ende der Wege Gottes ist der Meißener Porzellanmalersohn angelangt, ein Bevollmächtigter im Reich der Leiblichkeit.

„Väterchen war überglücklich und zufrieden, er blühte wie eine Rose", berichtet die Tochter Malchen nach Köthen. Sie spricht noch die Sprache der behaglichen Kleinstadt, wie Melanie – von ihr „Mütterchen" genannt – die Sprache der Salons und Boulevards spricht. Die deutsche Frau blickt geblendet in das Licht der mehr als hundert Wachskerzen, die zur Feier des großen Tages brennen, sie hört den Vortrag der ihrem Vater gewidmeten Festgedichte an, wovon ihr vor allem die Deklamation des ihr schon aus der Heimat bekannten Georg Heinrich Jahr gefällt, die einzige deutsche Stimme außer der ihren – und sie teilt den Schwestern mit: „So waren Mehrere, welche ebenfalls sehr schön gedichtet hatten." Dann fährt sie fort: „Du, liebes Luischen, fragst: ob Väterchens Strümpfe passen? – allerdings, sie gehen sehr gut; die übrigen möchtest Du ebenso strikken. Väterchen dankt Dir für Deine Mühe."

Ach, liebes Luischen im fernen Köthen, wenn wir ganz ehrlich sein wollen, so passen Väterchen die Strümpfe nicht mehr. Aber das sagt dir niemand, es wäre roh, und du würdest es auch nicht verstehen. Du würdest es ebensowenig verstehen, wie die Welt in einigen Jahrzehnten euch beide verstehen wird, dich und deine Schwester Lottchen, die bei dir wohnt. Als letzte Überlebende der Familie Hahnemann haust ihr noch im gleichen Bau wie jetzt, schlaft nur am Tage, um die Nacht wach im Lehnsessel verbringen zu können, weil ihr euch vor Mördern und Dieben fürchtet, und alle halbe Stunden zerrt ihr wie wahnsinnig an einem Klingelzug, daß es laut durch die leeren Räume schrillt und jeder nächtliche Passant auf den Kleinstadtstraßen hört: in dieses Haus darf nicht eingebrochen werden, denn zwei alte Weiblein halten, übernächtig und schweißgebadet, Wache.

Gut, daß ihr eure Zukunft nicht kennt, ihr letzten zwei Geschwister, wie auch eure Schwestern Riekchen und Lorchen noch nicht ahnen, daß jeder von ihnen das Messer eines Mörders vorbestimmt ist. Seid getrost, auch Melanie, die heute strahlend neben eurem Vater sitzt und alle Ehrungen aufsaugt wie einen Trank der Entrückung, kennt das Kommende nicht: Als homöopathische Ärztin wird sie, ungeachtet ihrer Millionenerbschaft, weiterpraktizieren, weil der Ruhm ihr keine Ruhe gönnt – bis man ihr den aus Amerika verliehenen Doktortitel bestreitet und durch Pariser Gerichte die Praxis untersagt. Sie wird euch Kinder nicht gut behandeln, keine offene Hand findet ihr bei der Stiefmutter, auch den Nachlaß des Vaters, die sechste, auf den letzten Stand der Prägnanz gebrachte „Organon"-Auflage, gibt sie bis zu ihrem Tode nicht her. Im ersten Jahr ihrer Witwenschaft adoptiert sie ein deutsches Mädchen, das sie 1857 an Bönninghausens Sohn Karl verheiratet, der nach Paris zieht und eine homöopathische Praxis eröffnet, in der die Schwiegermutter Melanie eifrig mitwirkt. Sie macht als Siebenundsechzigjährige noch Nachtbesuche bei Kranken. Tränen stehen in ihren Augen, wenn von Hahnemann gesprochen wird. Ihr großes Vermögen schwindet dahin, ihr Schwiegersohn verläßt das Land, als 1870 Krieg ausbricht, er nimmt Hahnemanns Nachlaß mit und bleibt in der westfälischen Heimat. Auch Melanie, Trägerin eines deutschen Namens, verläßt Frankreich nach dem Kriege, weilt kurz in München, muß aber bald – jetzt durch den Krieg fast mittellos – zurück an die Seine. Als Ärztin angefochten, bemüht sie sich mit einem Heilpraktikergewerbe ohne Glanz und Ruhm um Broterwerb und verkauft die Gemälde ihrer jugendlichen Talentjahre. Achtundsiebzig Jahre ist sie alt, als ihr Sarg auf den Montmartre getragen wird, der Sarg einer Vergessenen, den links neben Hahnemanns verfallenem Grab die Erde aufnimmt. Es ist Mai, Pariser Mai. Da keine Kränze auf dem frischen Hügel liegen, blüht der Lenz selber, ihr letzter Winterfrühlings-Kavalier.

Keiner kennt seine Zukunft, ihr Köthener Kinder nicht und euer „Mütterchen" ebensowenig. L'amour, la gloire, noch gelten für sie diese Zauberformeln, noch steht der 10. August 1839 auf dem Kalenderblatt, obwohl die Mitternacht längst vorüber ist. Erst um drei Uhr morgens verlassen die Gäste das festliche Haus. Viele Franzosen, aber auch Angehörige anderer Nationen. Deutschland ist bloß durch Jahr vertreten und durch Klara Wiek und schließlich durch das Malchen aus Köthen. „Es wird der Nachwelt schwer fallen, diese Gleichgültigkeit Deutschlands gegen einen seiner Söhne zu begreifen, der noch nach Jahrtausenden die Ehre und der Stolz des deutschen Namens sein wird", schreibt ein deutsches Blatt im Text des Festberichtes.

1840 ist abermals ein Fest zu feiern. Hahnemann wird 85 Jahre alt. Wieder wird es spät nach Mitternacht, ehe die Gäste aufbrechen. Musik und Dichtung erklangen vom Nachmittag an, fast graut der Morgen schon, aber unbeirrbar gehört der Morgen des Gefeierten wieder seinen Kranken. Die Zahl der Schüler und der sehr ergiebigen Konsultationen nimmt in Paris mit jedem Tage zu, berichtet die Presse.

Ein Jahr später, ein Erfolgsjahr mit homöopathischen Instituts- und Apothekengründungen in Paris als Anzeichen der sich immer mehr ausbreitenden Lehre, gilt es den 86. Geburtstag zu feiern. Es ist das alte Bild: dankbare Menschen, berühmte Gäste, Blumen, Deklamationen, Musik. Aber noch etwas anderes kommt: eine große Dokumentenrolle, die Hahnemann neugierig öffnet. Es ist der Ehrenbürgerbrief der Stadt Meißen.

Die Erde Meißens grüßt Meißens Sonne. Die Heimat besinnt sich ihres großen Sohnes. Der große Sohn besinnt sich seiner Heimat. Ob Melanie es nun gern sieht oder nicht, der Geist ihres Gatten kehrt jetzt wieder zurück an die Ursprungsstätten seiner Erdenfahrt. Schatten tauchen auf, es nahen sich die schwankenden Gestalten, die früh sich schon dem trüben Blick gezeigt. Der Porzellanmaler Christian Gottfried Hahnemann drängt sich herbei, die Oberregimentsquartiermeisterstochter Johanna Christiana Spieß, der Magister Müller – Vater, Mutter, Lehrer –, eine graue Mauerpforte ragt in den Raum, eingemeißelte Worte leuchten auf: „Aude sapere ..." Die Vaterstadt, die Mutterstadt, die von der Sonne Homers beschienene Stadt der Schuljahre, sie nimmt den Sechsundachtzigjährigen unter ihre Ehrenbürger auf, den Pariser Doktor, der allem entglitten ist, dem Vaterland, dem Zeitgeist und dem Fluch des Alters, der nur noch Bürgerrecht im Reich der Kranken und im Reich der ewigen Gesetze besitzt, jetzt aber heimgerufen wird ins Ehrenbuch der Stadt, die ihn gebar.

Der Ring will sich schließen, Ursprung und Vollendung rühren einander an und lösen einen Schauer aus, den alle Anwesenden spüren. Was danach noch kommen kann, ist nur noch Geschenk, Gnadenfrist, zitternder Nachhall des großen Finale.

Hahnemann fühlt es. Leise tritt er in den Hintergrund, läßt Melanie das Wesentliche der Praxis bestreiten und bleibt bloß der wache Meister, dessen Anwesenheit das Schaffen adelt. Im Juli 1841 schreibt er an Brunnow, es sei ihm noch immer ein tiefes Glück, allgemein hochgeachtet zu werden und die wahre, einzige Heilkunst zu pflegen. Er fügt aber mit einer gewissen Entschlossenheit zum letzten Glück hinzu, er könne „im Wohlstande leben, selbst zärtlich geliebt von meiner Gattin, die, ein Muster an Tugend und Kenntnissen, wie ich sie bei keinem Frauenzimmer in der Welt gefunden, alles Ersinnliche tut, um alle meine Wünsche zu befriedigen und mein Leben in Gesundheit und Frohsinn zu verlängern. Und hiezu trägt sehr viel bei, daß sie in Kenntniß und Ausübung unserer göttlichen Heilkunst es weiter gebracht, als irgend einer meiner Schüler oder Nachfolger ... Ich selbst bin gesund und munterer, als ich seit vielen Jahren nicht gewesen, und freue mich des Lebens."

Noch im März 1843 erhält Bönninghausen einen Brief ähnlichen Inhalts. Es ist wie immer von der Praxis und den Kranken die Rede, aber stärker als sonst wird die Mitwirkung der Gattin betont.

Im April des gleichen Jahres kann auch der 88. Geburtstag Hahnemanns prunkvoll und lebensfroh wie ehedem begangen werden. Nichts vom Ruhm und von der segensreichen Tätigkeit des umlagerten, allseits geliebten und gefeierten Arztes ist abgeblaßt, nichts von seiner vielbewunderten Jugendlichkeit dahingewelkt. Die Gäste finden das gewohnte Bild vor, nur daß er vielleicht dem Letzten, dem Unsagbaren noch enger verbündet ist als je zuvor. Der 10. April dehnt sich als Festtag wieder bis in die Morgenstunden des 11. hinein, der 11. selbst hebt früh wie immer mit der Sprechstunde an.

Aber tags darauf, am 12., befällt ein Luftröhrenkatarrh den alten Mann. Durchfall gesellt sich hinzu. Melanie eilt zum Apothekenschrank mit den Hochpotenzen. Hahnemann winkt ab. „Diesen Anfall werde ich nicht überleben, meine irdische Hülle ist verbraucht."

Er weiß es genau, daß die Lebenskräfte jetzt den Erdenleib los-

lassen wollen. Langsam und leise erlischt er wie eine Lampe, die ihr
Öl verzehrt. Vorm Fenster seines Krankenzimmers grünt und blüht
der Mai, Paris ist jung wie immerdar, Frühling regiert die Stunde.
Dann rauscht der Juni daher, heiß, mit Rosen geschminkt und mit
Mohn, ein Fiebermond. Hahnemann läßt sich erwärmen vom Som-
merhauch, der durch die Fenster dringt. Melanie duldet keine Besuche. Das Ende dieses Lebens soll ihr, ihr ganz allein gehören. Lange
genug hat der gesellschaftliche Wirbel und die Verpflichtung des Be-
rühmtseins Anlaß zu der Frage gegeben, ob sie, die jugendliche Frau,
wirklich in diesem Greis den Menschen liebe oder doch am Ende nur
den Glanz, der von ihm ausstrahlt. Jetzt weiß sie es ganz genau: Der
einsam Sterbende in seinem Zimmer, der lächelnd zum anderen Ufer
hinüberspähende Unsterbliche, der Mensch Samuel Hahnemann ist
ihres Herzens Herr, er ganz allein, nicht seine Geltung bloß. Der
Ruhm wiegt leicht in dieser Abschiedsstunde, aber die Liebe wiegt
schwer, schwer wie das Schicksal und wie die Ewigkeit.
Amalie ist mit ihrem Sohne Leopold, Hahnemanns Enkel, aus Köthen
herbeigereist. Erst als der Tod ganz nah am Bett steht, erlaubt Melanie einen kurzen Besuch der beiden. Schon ist das Bewußtsein des
Sterbenden erloschen. In den Morgenstunden des 2. Juli 1843 steht
das Herz still.
Melanie ruft Dr. Jahr durch einen Brief herbei. Der Schüler steht
vorm Totenbett des Meisters.
Am andern Tag unterzeichnen die Ärzte Jahr und Croserio den amtlichen Totenschein.
Melanie läßt den Leichnam einbalsamieren. Sie schickt keine Todes-
anzeigen hinaus. Neun Tage bleibt sie bei dem Toten, nachdem sie
sich von der Polizei die Genehmigung erbeten hat, die Beerdigung
erst nach zwei Wochen veranlassen zu dürfen. Für niemand ist sie
da, die Witwe des fast Neunzigjährigen. Eingeschlossen in ihre Wohnung, starrt sie den Toten an, von dem Dr. Croserio berichtet: „Der
Tod konnte nicht das geringste von der engelgleichen Güte wegneh-
men, die seinem Gesichtsausdruck eigen war."
Am 11. Juli endlich wird Hahnemann begraben. Es regnet in Strömen. Als die Sargträger beim Weg über die Treppen des Hauses in
der Rue de Milan bei einer Wendung den Sarg zu heftig niederset-

zen, werden sie von Melanie angeschrien. Dann rollt der Wagen mit Samuel Hahnemann fort wie so oft, diesmal aber für immer. Es geht zum Friedhof Montmartre. Ein kleines Gefolge nur. Melanie. Eigentlich nur Melanie. Die andern huschen wie Schatten mit, der junge Apotheker Le Thière, eine Art Pflegesohn von ihr, dann Hahnemanns Tochter Malchen mit dem siebzehnjährigen Leopold, beide verärgert über das Unverständliche der letzten Tage, schließlich ein paar Domestiken, denen der Sinn der ernsten Stunde verschlossen bleibt.

In der Backsteingruft stehen schon zwei Särge, der des Greises Le Thière und der des Greises Gohier. Der dritte Sarg ist zu groß, er will nicht in den gähnenden Rachen passen. Die Sargträger versuchen, ihn gewaltsam hineinzuzwängen. Aber sie müssen zum Schluß Steine abbrechen und die Gruft demolieren.

Keine Gedenkrede. Kein Priester. Keine Musik außer der des Regens. Keine Blumen außer denen der Ewigkeit, die sich zur Nacht entfalten werden, wenn die Wolken geschwunden sind. Friedhof Montmartre, 1. Bezirk 1843, Abteilung C. P. 324, Grab Nr. 1252.

Wer kann das verstehen? Wer kann verstehen, daß Melanie auch späterhin die letzte Ruhestätte nie besucht, keine Kränze bringt und keinen Gedenkstein setzen läßt – sie, die dennoch in Tränen ausbricht, wenn Hahnemanns Name genannt wird?

Erst 1898 fällt ein wenig Licht auf das Geheimnis der Bestattung, die armselig und düster gewesen ist nach so viel Jahren des Glanzes und der vielen Festlichkeiten. Man gräbt die Leiche aus, um sie auf dem Père Lachaise nochmals beizusetzen, diesmal aber würdig und mit einem Geleit berühmter Ärzte. Im Sarge liegen die sterblichen Reste. Zwei Emailaugen, die dem Toten statt der richtigen vom Einbalsamierer eingesetzt worden sind, rollen den bergenden Händen entgegen. Abgeschnittene Locken von Melanie schlingen sich um den Hals des Skeletts. Man nimmt den Trauring ab und untersucht die Inschrift. Sie lautet: „Samuel Hahnemann, Melanie d'Hervilly, verbunden Cöthen, 18. Januar 1835." Dann wird der Ring zurückgesteckt auf den Fingerknochen der rechten Hand. Am Fußende des Sarges findet sich eine versiegelte Flasche. Unter dem Siegel ein Glasstopfen. Alles schaut wie gebannt auf den Inhalt, der vorsichtig herausgenommen wird. Es ist eine Urkunde über die erfolgte Einbal-

samierung, eine goldene Reliefbüste mit Hahnemanns Profil von
David d'Angers und – ein Brief.
Melanie hat den Brief geschrieben und ihrem Manne ins Grab mit-
gegeben. Jetzt ruht sie selbst schon längst in der gleichen Erde des
gleichen dunklen Berges. Fremde Menschen lesen an einem offenen
Sarge ihren letzten Liebesbrief:
„Christian Friedrich Samuel
HAHNEMANN,
geboren in Meißen in Sachsen
am 10. April 1755, gestorben in
Paris am 2. Juli 1843.
Seine Frau
Marie Melanie d'Hervilly
wird sich im Grabe mit ihm vereinen
wie er es gewünscht hat,
und man wird die Worte darüber setzen,
die von ihm stammen:
Hoc nostro, cinere cinis, ossibus ossa, sepulcro
Miscentur, vivos ut sociavit amor."
„In diesem Grabe sind Asche mit Asche, Gebeine mit Gebeinen ver-
eint, wie die Liebe die Lebendigen vereinigt hielt . . ."
Bei der Fahrt des exhumierten Sarges nach dem Père Lachaise ist
Hahnemanns Genius nicht mehr so erdnah, wie es der kurz zuvor erst
Verstorbene bei der Bestattung vor 55 Jahren gewesen sein mag. Nur
Asche und Gebeine rollen mit den Rädern dahin. Das neue Grab bleibt
seinem Wesen ebenso fremd wie das alte bei den beiden Greisen, die
gleich ihm an Melanies Jugend jung geworden sind. Hahnemann ist
kein Spuk, sein Weg mündet nicht ins Grab hinein. Was sollen Kränze,
Feiern und Marmorsteine ihm, dem in höherer Wirklichkeit Lebendigen? Die letzte Fahrt damals zum Montmartre ist die Erfüllung
einer stillen Besprechung mit Melanie gewesen. Sie, die Geliebte, hat
ihm ihre Locken mitgegeben und ihren an keinen Abschied glauben-
den Liebesbrief. Mehr kann, mehr darf das Grab nicht fordern.
Das Leben geht weiter. Es führt alle, die mit ihm verbunden sind,
ins Dunkel. Asche zur Asche, Gebein zum Gebein. Unzerstörbar bleibt
die Liebe, ewig todlos das Gesetz.

Mehr als ein Jahrhundert ist vergangen, seit der große deutsche Arzt den Leib verließ. Das Urbild des Menschen, das verborgene Grundmotiv seines Suchens und Findens von frühester Kindheit an, ist seitdem der Maßstab aller, die ihm folgen. Am wahren Menschenbild stellt sich, indem sie es verdunkelt und verzerrt, die Krankheit dar, an ihm auch sagt die geprüfte Arznei das Geheimnis ihrer wirkenden Kräfte aus, zu ihm schließlich wird der Genesende emporgesteuert. Was ist Krankheit? Das Bild des Menschen offenbart es. Wie arbeitet die Arznei? Abermals antwortet das mit ihr sich auseinandersetzende Menschenbild. Von Krankheit berichten die Erscheinungsreihen, die dem Urbild fremd sind. An Abänderungen des gesunden Bildes lassen sich die Arzneiprozesse kennenlernen. Maßstab und Mitte bleibt der Mensch, wie Gott ihn gewollt hat: der Gesunde, die ideale Norm, nirgends faßbar und dennoch Maßstab, Mitte und Ziel. Daß der Mensch sich selber ähnlich werde, daß er seiner gottesebenbildlichen Entelechie über alle Leiden hinweg lichter entgegenwachse, ist der Hintergrund des Arzttums im Zeichen Hahnemanns. Um das Künstlerische der Heilung, die in einem sehr hohen Sinne Wiederherstellung genannt wird, hat Hahnemann ein langes Leben hindurch gerungen, bis seine Gesetzestafeln vor ihm und vor den Menschen aller Zeiten standen. Das andere aber, das immer reinere und höhere Menschwerden bis zur Vollendung, ließ sich nicht lehren, wohl aber leben.

„Ich habe nicht umsonst gelebt", wünschte Hahnemann über sein Grab geschrieben. Wen das Grab verschlingt, der hat umsonst gelebt. Hahnemanns Grabinschrift wurde nicht in Stein gemeißelt, wie er es gewollt hatte. Es war nicht nötig. Daß er nicht umsonst gelebt hat, braucht kein Grabstein zu bekunden.

Ist durch einen Menschen eine ewige Idee in unsere an Zeit und Raum gebundene Wirklichkeit hereingeholt worden, so können Zeit und Raum ein solches Werk nie mehr begraben und einen solchen Menschen ebensowenig.

Das Sternbild des Simile geht nicht mehr unter.

ANHANG

UNTER DEM STERNBILD DES SIMILE

Elf Lebensläufe

Die eigentliche „Apostelgeschichte" der reinen Homöopathie ist – im Gegensatz zur Geschichte der brückenschlagenden Abzweigungen – bis heute ungeschrieben geblieben. Auch im Nachfolgenden können nur Bruchstücke davon gegeben werden, zumal drei der aufgezeichneten Lebensläufe gleichsam Deserteure der Idee darstellen. Jedoch Hahnemanns Biographie verlangt einen solchen Anhang, dessen Fragestellung lauten müßte: Auf welche Weise macht Überzeitliches Geschichte? Was kommt zustande, wenn aus dem Zeitenstrom Kraft und Gestalt eines stillen Sternbildes aufgefangen wird? Kann Unbewegtes die Welt bewegen?

Was Lao-Tse vom Geheimnis des Tao sagt, das darf – wenn wir für das Wort Tao „Simile" setzen – als Motto über diesem Anhang stehen (14. Spruch des Tao-te-king, frei nach Richard Wilhelm):

Man schaut nach ihm und sieht es nicht:
Sein Name ist: Simile.
Man horcht nach ihm und hörte es nicht:
Sein Name ist: Fein.
Man faßt nach ihm und ergreift es nicht:
Sein Name ist: Klein.
Diese drei kann man nicht trennen,
Sie sind vermischt und bilden Eines.
Wer sie in der Ideenwelt aufsucht, kann nichts mehr hinter ihnen
finden,
Wer sie in die geschaffene Wirklichkeit hineinverfolgt, nimmt
keine Trübung ihres Wesens wahr.
Grenzenlos quellend, kann man das Simile nie durch begriffliche
Nennung fassen und festlegen,
Ins Nicht-Wesen reicht es zurück.
Das ist es, das gestaltlose Gestalt heißt:
Ihm entgegenkommend, sieht man nicht sein Antlitz,
Ihm folgend, sieht man nicht seine Rückseite.

Wer es aber erfaßt, das Simile des Alten,
Der kann damit das Sein des Heute beherrschen
Und kann die Uranfänge erkennen:
Das ist des Simile durch alle Zeitenströme unbeirrbar laufender
Faden. –

Keiner unter Hahnemanns Anhängern hat so treu zu ihm gestanden wie *Dr. Johann Ernst Stapf.* Von den Mittelprüfungen bis zum literarischen Kampf, von der Organsiation der Hahnemann-Ehrungen bis zur Repräsentation der Idee durch großartige Praxiserfolge ist er zeitlebens ein Avantgardist der klassischen Homöopathie gewesen. Zweiunddreißig Mittel prüfte er am eigenen Leibe.

Als Pfarrerssohn wurde er 1788 in Naumburg geboren. Seine Ausbildung, unter anderem auf der berühmten Schule in Pforta, war streng humanistisch. Dann studierte er in Leipzig Medizin und saß als gläubiger Schüler zu Füßen des wütenden Homöopathenfressers Professor Clarus. Nebenher verschaffte er sich gründliche Kenntnisse in der Chemie. Die systematische Krankheitslehre ließ ihn kalt. Im väterlichen Pfarrhaus ist er auf liebevolle Einzelbeobachtung der Naturdinge geschult worden und wußte von daher, daß alles Geschaffene ein Einmaliges, Individuelles ist, ganz besonders aber der kranke Mensch.

Wie viele junge Ärzte, denen ihr Studium keine volle Befriedigung bietet, suchte er in der Geschichte der Medizin nach großen Begegnungen. Dabei ritt der Mann auf dem weißen Roß, der Landfahrer Paracelsus, an ihm vorüber und blickte ihn an. „Sei keines Andern, wenn du ein Selbst zu sein vermagst!" Stapf merkte es sich und nahm sich vor, draußen in der Allerweltspraxis nur nach eigener Erfahrung zu handeln.

Und so kam es auch. Er ließ sich in Naumburg nieder, wo er sich auf keine bestimmten Methoden festlegte, sondern aus allen Lagern nahm, was ihm brauchbar erschien. Aber dennoch fühlte er sich nicht wohl in seiner Haut. Es fehlte ihm die Sicherheit, das Gesetz, die überlegene und umfassende Schau.

Im Jahre 1812 brachte ihm, wie er selbst schreibt, „ein günstiges Geschick" Hahnemanns „Organon" in die Hände. Er liest es mit Mißtrauen, wehrt sich gegen den Inhalt, solange er kann – aber das Buch läßt ihn nicht los. Ein Kampf beginnt, ein Besiegter bleibt schließlich zurück. Ein Besiegter, der zum Besieger geweiht worden ist, zum Besieger seiner Unzufriedenheit mit dem Arztberuf und zum Besieger der Krankheitsfälle, denen gegenüber er ehedem die Waffen zu strecken hatte.

Nach einem Jahr hat er aufgenommen, was notwendig ist, um zu einem sicheren Urteil zu gelangen, und tritt jetzt mit Hahnemann in Briefwechsel, dem er sogleich Symptomenaufzeichnungen von Arzneiprüfungen am eigenen Leibe schickt. Sehr kennzeichnend ist Hahnemanns Antwortbrief, in dem es heißt: „Die Beobachtungen sind redlich und genau. Fahren Sie fort, in diesem treuen Sinne zu arbeiten. Was wir in diesem Fache tun, ist eine religiöse Handlung, zum Wohle für die Menschheit."

Mit der Gabenlehre Hahnemanns wollte sich Stapf allerdings noch nicht einverstanden erklären. Er zögerte, prüfte, verwarf – aber bei alledem blieb er ein unbestechlicher Beobachter und fand als solcher schließlich zu den Hochpotenzen, um an ihrer Wirksamkeit bis zum Ende seiner Tage festzuhalten. Von seinem eigenen Tasten und Suchen her gewinnt er liebevolles Verständnis für Hahnemann selber, dessen Anschauungen über die Gabengröße während seines Lebens verschiedentlich gewechselt wurden und der während einiger Jahre sogar die Patienten bloß noch an den hochpotenzierten Stoffen riechen ließ, dann aber wieder zum Aufnehmenlassen der Arznei durch Mund- und Zungenschleimhaut zurückkehrte. „Sollte die Homöopathie gleich vollendet, wie Minerva aus Jupiters Kopf, ins Leben treten?" fragt Stapf.

Als Hahnemann in Leipzig homöopathische Vorlesungen hält, fährt Stapf von Zeit zu Zeit von Naumburg her im Wagen zu ihm und verblüfft die übrigen Hörer, obwohl selbst noch jung, durch seine umfassenden Kenntnisse. Dabei bleibt er stets bescheiden und gutmütig, so daß alle ihn lieben und seine Freundschaft suchen. Ungeachtet der aus seinen Augen hervorleuchtenden Güte und der Wohlfundiertheit seines Wissens ist er umfunkelt von Witz und Einfallsreichtum, vor allem aber fehlt ihm das holzbockhafte Festhalten an Lieblingsideen und endlosen Diskussionsgegenständen, so daß er als das Perpetuum mobile des Schülerkreises wirkt.

1821 schickt der preußische Kriegsminister den Dr. Stapf aus Naumburg, den er zuvor in Berlin instruiert hat, an den Rhein, wo im preußischen Heer die ägyptische Augenkrankheit grassiert, deren homöopathische Behandlung Stapf zu übernehmen hat. Ein Jahr später sitzt er wieder in seiner Vaterstadt, wo er nunmehr das „Archiv für die homöopathische Heilkunst" herausgibt, das wie kein anderes Fachblatt treu zu Hahnemann steht. Als 1829 Hahnemanns goldenes Doktorjubiläum herankommt, ist Stapf es, der die Feier vorbereitet, die Geldsammlung für das Krankenhaus organisiert und – als Ehrengabe für Hahnemann – eine Ausgabe von dessen „Kleinen medicinischen Schriften" veranstaltet.

In den Kämpfen mit den Leipziger Halbhomöopathen steht er so verläßlich und getreu zu seinem Meister, daß dieser bei aller Bitterkeit nicht ganz den Glauben an den Wert seiner Schüler zu verlieren braucht. Stapf bleibt der einzige Mensch, mit dem Hahnemann in jahrzehntelanger Gemeinsamkeit ohne Mißverständnisse, Spannungen und Abkühlungen ausgekommen ist.

Die große, erfolgreiche Praxis Stapfs, der inzwischen zum Medizinalrat ernannt wird, macht ihn so berühmt, daß man ihn nach London ruft, um homöopathische Kuren durchzuführen. Auf der Rückreise besucht er den in Paris sein neues Glück durchlebenden Hahnemann.

Auch nach Hahnemanns Tode bleibt Stapf der stärkste Vertreter der reinen Idee. Seine Bücher und Aufsätze dürfen als klarste Fortsetzung des Hahnemannschen Geistes gelten. Als im Jahre 1851 das Hahnemanndenkmal in Leipzig eingeweiht wird, in der Stadt des Kampfes gegen die reine Idee, führt Hahnemanns Freund, Regierungsrat Freiherr von Bönninghausen, einen alten, tauben Mann als ersten zum Sockel des Denkmals. Es ist Ernst Stapf, der älteste und treueste unter den Schülern des Meisters, der es sich nicht nehmen läßt, vor allen anderen Kränzen den seinen dort niederzulegen. Das ist seine letzte große Geste gegen Leipzig und für Hahnemann, gegen den Zeitgeist und für die ewige Jugend der Idee. Neun Jahre später, 1860, starb der Pfarrerssohn aus Naumburg im benachbarten Kösen, fest überzeugt, daß nunmehr die siebzehnjährige Pause seiner Gespräche mit Hahnemann beendet sei.

Clemens Franz Maria von Bönninghausen, der hohe Verwaltungsbeamte, der berühmte Botaniker, der Gutsbesitzer und Regierungsrat in Westfalen, stellt die überlegene aristokratische Gestalt in der Geschichte der Homöopathie dar. Uner der ordensgezierten freiherrlichen Brust schlägt ein Herz, das ohne Falsch ist. Nur am Wert und am Wesen ist ihm gelegen, nicht am Urteil der Misera plebs. Nie polemisiert er wie Hahnemann, Zornausbrüche und prophetische Gebärden kennt er nicht; still, selbstbewußt und seiner Sache unerschütterlich gewiß – so schreitet er durch die knappen anderthalb Jahrzehnte seiner Freundschaft mit Hahnemann und durch die 21 Jahre, die er ihn überlebt.

Fünf Jahre vor Hahnemanns erster Erleuchtung durch das Simile, 1785, wird Bönninghausen auf dem niederländischen Herrensitz Heringhaven geboren. Der Vater, preußischer Junker, hat wenig Geld für Geistiges übrig und wenig Sinn dafür. Er läßt den aufwachsenden Jungen durch einen Hauslehrer mehr schlecht als recht unterrichten, sorgt aber um so gründlicher für stramme Leibeszucht, so daß der Knabe, als er mit zwölf Jahren nach Münster in Westfalen und dort zur Schule kommt, durch jämmerliche Unkenntnis ebenso auffällt wie durch trainierte Muskulatur. Die alte Schicksalsfrage „Potsdam oder Weimar?" ist für ihn einstweilen ausschließlich zugunsten Potsdams beantwortet worden. Jetzt aber, in Münster, schickt er sich zu einer eigenen Antwort an – und diese lautet gegenteilig. Mit hoher Intelligenz nimmt er den Stoff der Schule auf, sichert sich den Primusplatz und entläuft schließlich dem väterlichen Horizont auf die Universität Groningen. Man genehmigt ihm von Hause her, wie es naheliegt, bloß das juristische Studium, aber er hört nebenher Kollegs der Naturwissenschaften und der Medizin. Mit einundzwanzig Jahren ist er Doktor der Wissenschaft von den Paragraphen, ahnt aber noch nicht, daß es die Paragraphen des „Organon" sein werden, die seinem Leben Sinn und Erfüllung verleihen sollen.

Inzwischen hat der Vater beruflich mit dem holländischen Hof in Beziehung zu treten. Als König von Holland residiert dort Louis Napoleon. Wie gut, daß jetzt der Sohn doch mehr gelernt hat als nur leibliche Tüchtigkeit, denn die französischen Sprachkenntnisse des alten Freiherrn sind mangelhaft, sein gelehrter Nachkomme aber beherrscht die Sprache virtuos und wird mitgenommen nach Utrecht, um die Verhandlungen zu führen. Er macht Eindruck, wird als Beamter an den Hof verpflichtet und kommt dort zu Ehren, bis Louis Napoleon drei Jahre später stürzt und Bönninghausen über Nacht wieder ein unbestallter Privatmann ist, der auf das Gut seines Vaters zurückreisen darf.

Dort heiratet er und entdeckt seine Liebe zur Pflanze. Die Landwirtschaft betreibt er nicht nur mit Begeisterung, sondern auch mit Verstand, reformiert wo er kann, erbt vom Vater ein Gut in Westfalen, siedelt dorthin über und wird zwei Jahre später Landrat im Münsterschen. Nebenher geht ein fortwährendes Botanisieren und eine rege Korrespondenz über botanische Dinge; auch wissenschaftliche Arbeiten aus der Welt der Pflanze erscheinen, bekannte Botaniker benennen Pflanzengattungen nach dem verdienten Mann, die Stadt Münster macht ihn schließlich zum Direktor ihres botanischen Gartens.

Nur Freunde hat er, der freundliche Gutsherr und Forscher, der tüchtige Förderer der Wirtschaft und allerseits anerkannte Landrat. Als er 1827 lebensgefährlich erkrankt – eitrige Schwindsucht, diagnostizieren die Ärzte der Universität –, ist man um ihn besorgt und bemüht, muß ihn aber schon 1828 aufgeben. Sein Leben kann nur noch Wochen, höchstens Monate dauern, der Kräfteverfall ist unaufhaltsam, die Lunge weitgehend zerstört. In seiner großen Not fragt er einen botanisierenden Arzt brieflich um Rat, den er ehedem bloß als Pflanzensammler kannte. Es ist Dr. Weihe in Herford. Weihe war noch kurz zuvor ein westfälischer Allerweltsarzt, wie andere auch, hat dann aber von Hahnemann und der Homöopathie erfahren und ist zu ihr übergegangen, ohne daß Bönninghausen eine Ahnung davon hat. Mit dem Mut des Konvertiten läßt Weihe sich von Bönninghausen sämtliche Krankheitssymptome ausführlich schildern, schickt ihm die richtig gewählten Mittel und macht den Todeskandidaten durch Fernbehandlung gesund.

Der Genesende weiß, wem er zu danken hat. Nicht nur dem Dr. Weihe, nicht einmal dem Dr. Hahnemann im Hintergrund, sondern vor und über ihnen dem Simile, dem er numehr das Leben widmen will, das er ihm verdankt. So beginnt er in Ärztekreisen für die Ho-

möopathie zu werben, stößt aber fast überall auf westfälische Sturheit, wo er gern Begeisterungsfeuer lodern sehen will. Da hält er sich nicht mehr mit Bekehrungsversuchen auf, sondern steigt selbst bis ans Herz in die homöopathische Arbeit hinein, prüft Arzneien am eigenen Leibe, stellt Repertorien zusammen, heilt Kranke, tritt mit Hahnemann in Verbindung, wird sein Freund und erwirbt schließlich einen Ruhm und Ruf, wie ihn unter Nichtärzten nur noch Arthur Lutze erworben hat, der dann gleichfalls hernach die offizielle Approbation erwarb. Bönninghausens Bücher verbreiten sich in homöopathischen Ärztekreisen als brauchbarste Nachschlagewerke und Gedächtnishilfen, seine Kuren haben zur Folge, daß ihn Ärzte aus Holland, Frankreich, ja Amerika in Münster besuchen, um von ihm zu lernen, und Samuel Hahnemann, der hart und abweisend gewordene Eremit, stellt ihm im Jahre 1833 ein Zeugnis aus, wie es sonst nie ein Mensch von ihm erhielt. Es lautet: „Der Herr Regierungsrath Freiherr von Bönninghausen in Münster hat meine homöopathische Heillehre so gründlich studiert und sich so zu Eigen gemacht, daß er als ein vollkommner homöopathischer Heilkünstler ein so vollkommnes Vertrauen verdient, daß, wäre ich selbst krank, ich mich keinem Arzte in der Welt, außer ihm, anvertrauen würde." Und in einem Brief an Bönninghausen schreibt Hahnemann: „Sie scheinen uns von der Vorsehung geschenkt worden zu seyn, um die Felder in unsrer schönen Wissenschaft mit Glück und Energie zu kultivieren, wozu die meisten der übrigen Homöopathiker theils zu träge, theils zu stumpfsinnig, theils aber auch durch ihre äußern Verhältnisse behindert sind. Am meisten setzt mich ihr unermüdeter Eifer, sowie ihre Kunst in Verwunderung, wodurch Sie allöopathische Ärzte bekehren."
In dieser Kunst ist Bönninghausen seinem Meister weit überlegen. Hahnemann tritt, von Jahr zu Jahr strenger, als apodiktischer Gesetzgeber auf, Bönninghausen bleibt still, bleibt in der Art seines Wirkens auf die ärztliche Welt mehr den homöopathischen, den milden, individualspezifisch angepaßten Methoden treu. Wo Hahnemann zuweilen schimpft, zürnt oder mit großer Geste auf seine Gesetzestafeln weist, hält es Bönninghausen mit dem Wu-Wei des Lao-Tse, mit dem „Handeln durch Nicht-Handeln", mit dem Weltbewegen durch Anschluß an die feine und allmächtige Wirksamkeit des Tao.

SeinePraxis ist ganz auf Hochpotenzen eingestellt. Als Normalpotenz läßt er sich – darin über Hahnemanns C 30 hinausgehend – von einem Apotheker seines Vertrauens die C 200 der üblichen homöopathischen Arzneistoffe herstellen und behandelt mit dieser Dynamisationsstufe auch die akuten Krankheitsfälle erfolgreich. Neben seinem literarischen Schaffen wächst das Riesenmaterial seiner Krankengeschichten ins Endlose. 112 Quartbände sind auf die Erben überkommen.

Als Hahnemann in Paris lebt und sich dem Tode nahe weiß, will er aus der alten Heimat nur einen einzigen Freund bei sich haben, nur einen vermißt er, nur nach einem schaut seine Sehnsucht aus: Bönninghausen. Wenige Tage nach Hahnemanns Tod erreicht den ärztlich zu Weltruhm gelangten Regierungsrat eine Kabinettsordre des Königs Friedrich Wilhelm IV., durch die ihm die volle Ausübung des Arztberufes ohne medizinisches Fachstudium und ohne Ablegung einer besonderen Prüfung gestattet wird. Es dauert noch elf Jahre, dann verleiht ihm Amerika, wo die junge Homöopathie bereits hochschulfähig ist, den medizinischen Doktorgrad zum in der Jugend erworbenen juristischen hinzu. Napoleon III. macht ihn zum Ritter der Ehrenlegion, die Kaiserin Eugenie ruft seine Hilfe herbei, als sie erkrankt – und bei allem bleibt der stille Mann aus Münster unauffällig, arbeitsam und zielgetreu. Sein Ziel ist das Ziel eines Ritters ohne Troß, der keinen Durst nach Abenteuern und Ehrungen kennt, aber ein unstillbares Verlangen nach Heilung und Heil. Als solcher wächst er über allen Meinungsstreit hinaus, läßt die Kraft seiner hochpotenzierten Arzneien seine einzige Rechtfertigung sein, stellt sein literarisches Schaffen nicht in den Dienst der Apologie, sondern in den der Praxiserleichterung, und bleibt unbeirrt, als rings um ihn die nüchterne, dem Mechanismus angelobte Medizin des 19. Jahrhunderts mehr und mehr erstarkt. Ohne Unmut erträgt er den Ruf des „wissenschaftlich nicht ernst zu nehmenden" Mannes, ohne Seufzen den Zustrom der Kranken, der über seine Kraft geht. Sein Sohn Friedrich, gleich dem Vater einst Jurist und nachträglich Arzt geworden, hilft ihm, nachdem ihn die ärztliche Kunst des Vaters von einer zweijährigen Erblindung befreit hat. Der andere Sohn, Karl, ist homöopathischer Arzt in Paris und hat die Adoptivtochter der zweiten Frau Hahnemanns zur Gattin.

Am 26. Januar 1864 schließt Regierungsrat Freiherr Dr. iur. et med. von Bönninghausen als fast Achtzigjähriger die Augen hierzulande, um sie in dem anderen Diesseits, dem Jenseits, aufzutun.

Die bewegteste Gestalt unter den unmittelbaren Schülern Hahnemanns ist *Constantin Hering*. Gleich Hahnemann ein Sachse, gleich ihm eine Kämpfer- und Eroberernatur, unterscheidet er sich von seinem Meister vor allem durch den Trieb ins Weite, durch das Abenteurerblut und den stets sprungbereiten Humor seiner Darlegungen. Am ersten Tage des 19. Jahrhunderts wurde er in Oschatz geboren. Bald kam der Vater als Rektor nach Zittau. Den kleinen Constantin drängte es, ein Feldscher zu werden, ein Gebeinflicker und Aderlaßmeister. So schickte man ihn als Siebzehnjährigen auf die Dresdener Chirurgische Akademie. 1820 ist er entschlossen, die gesamte Medizin zu studieren, und geht nach Leipzig, wo der Dr. Hahnemann seine Vorlesungen über die von ihm erfundene Homöopathie hält. Auch Hering sitzt unter den Zuhörern, ohne sich ihrem Kreis anzuschließen. Statt dessen wird er Assistent des Chirurgen Dr. Robbi.

Dieser Dr. Robbi war einmal bemüht gewesen, Zugang zur Homöopathie zu finden. Hahnemann hat offenbar starke Antipathien gegen ihn gespürt und ihn nicht an sich herankommen lassen. Auch als Robbi ihm einen Brief schrieb und ihn um Anleitung zum Studium der Homöopathie bat, hat Hahnemann ihm recht sonderbar geantwortet und ihm all die Nachteile eines gewissenhaft ausgeübten homöopathischen Arzttums breit vorgeführt und sie mit den Vorteilen einer leichtfertig gehandhabten Allerweltspraxis verglichen. Ganz offenkundig hat er in Dr. Robbi keinen Schüler seiner Lehre haben wollen, was auch der Schluß des Briefes – nachdem auf Robbis Wunsch ein paar Buchtitel genannt worden sind – deutlich bezeugt: „Mit diesen wenigen Büchern müssen sich meine Zeitgenossen behelfen, um sich in der Homöopathie zu orientieren, da ich nicht Zeit habe, jedem Individuum allein das Nöthige ins Ohr zu sagen." So pflegte Hahnemann sonst nicht auf Anfragen Suchender zu antworten.

In der Tat fand man denn Robbi auch alsbald unter den schlimmsten Gegnern der Homöopathie. Als solcher wurde er bekannt. Der Leipziger Verleger Baumgärtner wollte gern am Feuer der Leidenschaften ein Hühnchen für sich braten und schrieb an Robbi, ob der ihm nicht ein Buch gegen die Homöopathie verfassen wolle, gegen den Rebellen Hahnemann und seine Irrlehre. Robbi will das brennend gern, hat aber im Augenblick keine Zeit, es zu tun. So empfiehlt er seinen begabten, federgewandten Assistenten Hering – und dieser erhält von Baumgärtner den Verlagsauftrag.

Hering, geehrt durch die Empfehlung seines akademischen Lehrers und die Betreuung mit einer so gewichtigen, in aktuellste Probleme hineinleuchtenden Aufgabe, ging ans Werk. Er las Hahnemanns Bücher gründlich, wagte sich an eigene Arznei- und Heilversuche heran, um den gefährlichen Unsinn zu widerlegen – und nach kurzer Zeit hatte er sich überzeugt, daß die Wahrheit, die Weisheit und der Erfolg bei Hahnemann sind, zu dessen Widerlegung ihn Robbi aufstachelt und Baumgärtner bezahlt. Der Einundzwanzigjährige bekennt sich jetzt furchtlos zur Homöopathie, tritt mit Hahnemann in Verbindung und wird sogar von diesem väterlich gewarnt, doch erst sein Doktorexamen abzuwarten, bevor er seine Gesinnungsänderung in Leipzig merken lasse. Aber Hering wünscht keine Diplomatie, ihm geht es um die Wahrheit und sonst um gar nichts. Seinem Verleger gibt er den Auftrag zurück, ohne diesen dadurch in Verlegenheit zu bringen. Es dauert nicht lange, und Baumgärtner verlegt nunmehr Bücher, die sich nicht gegen, sondern für die Homöopathie aussprechen. Um den Schwierigkeiten des Examens aus dem Wege zu gehen, die der rabiate Homöopathenfeind Professor Clarus ihm bestimmt bereiten wird, wendet sich Hering nach Würzburg und promoviert dort. Als Thema seiner Doktorarbeit wählt er sich, herausfordernd genug, die „Medizin der Zukunft", die für ihn natürlich im Zeichen des Simile steht.

Bald danach verpflichtet ihn ein Dresdener Erziehungsinstitut als Hausarzt und zugleich als Lehrer für Naturwissenschaften. In Hering lebt eine unbändige Forscherfreude, ein Weltbemächtigungsdrang, den er nicht bezähmen kann. Als nun gar ein Verwandter von ihm aus dem südamerikanischen Surinam auf Besuch kommt und von den Urwäldern berichtet, ist Hering nicht mehr zu halten. Mit einem Kameraden bereitet er eine Forschungsreise vor, die von der sächsischen Regierung unterstützt wird: Im Jahre 1827 brechen die beiden Männer auf, um als Urwaldpioniere mit Buschmesser und Büchse ins

Innere Surinams vorzudringen, das noch dunkel und unerforscht ist. Vor Paramaribo findet Dr. Hering einen Kranken am Weg. Die homöopathische Taschenapotheke vermittelt Heilung, dann geht die Forscherfahrt weiter. Der Geheilte ist aber mit dem Gouverneur bekannt und berichtet von der schnellen, sicheren, angenehmen Heilkunst des fremden Pfadfinders. So wird Hering, als er in zivilisierte Bezirke zurückkehrt, Leibarzt des Gouverneurs. Er läßt die Naturforscherei im Stich und widmet sich wieder ganz seinem höchsten und einzigen Beruf, kranke Menschen gesund zu machen. Dabei prüft er die Arzneistoffe des fremden Landes am eigenen Leibe und erweitert so den Umkreis der reinen Arzneimittellehre.

1833 besucht er seine sächsische Heimat, kehrt aber bald nach Amerika zurück und bleibt diesmal in Philadelphia. Er ist im strengsten Sinne des Wortes ein klassischer Homöopath geworden und gründet als solcher 1835 in Gemeinschaft mit Dr. Wesselhöft die erste homöopathische Lehranstalt auf unserem Planeten, die „Nordamerikanische Akademie für homöopathische Heilkunst". Als praktischer Sachse baut er das Unternehmen in Form einer Aktiengesellschaft auf. Es geht aber einige Jahre später durch Unterschlagungen eines Angestellten zugrunde. Hering gerät in Not. Seine ärztlichen Erfolge können ihn nur schwer über Wasser halten, denn die Verhältnisse liegen wesentlich weniger günstig als in Deutschland. Der literarische Erfolg seiner Schriften geht mit dem finanziellen nicht Hand in Hand. Vieles hat er ohne Ansehen des Honorars verfaßt, so seinen berühmten „Homöopathischen Hausarzt", neben Arthur Lutzes „Lehrbuch der Homöopathie" das populärste Buch dieser Art. Im Jahre 1835 läßt Hering es für die Missionsstation der Brüdergemeine in Paramaribo erscheinen, wohl ohne zu ahnen, daß es auch nach mehr als hundert Jahren noch ein weltweit verbreitetes, immer wieder neu aufgelegtes Werk sein wird.

In seiner Not wendet er sich 1838 an Hahnemann und bittet ihn um Empfehlungen, um nach London gehen und dort erfolgreich praktizieren zu können. Er muß seine „durch Zusetzen zerrütteten Finanzen wieder in Ordnung bringen", denn „die Amerikaner bezahlen ihre Ärzte sehr schlecht, so daß man bei einer großen Praxis auch durch die angespannteste Thätigkeit kaum ein tausend Thaler im

Jahr erübrigen kann". Hinzu kommt, daß Herings Erfolge eine erhebliche Anzahl amerikanischer Ärzte und Praktiker auf den Plan gerufen haben, die – vielfach bloß an Hand von Repertorien – in das homöopathische Geschäft einzusteigen beflissen sind, „allein zugleich auch, den Wünschen des Publikums entsprechend ‚auf Verlangen‘ allöopathisieren und dies für die rechte Mittelstraße ausschreien". Hering berichtet sodann von seiner Tätigkeit. Mehr als 8000 Visiten hat er im Jahre 1837 gemacht, 15 000 Arzneien verabfolgt und dennoch kein wirtschaftliches Auskommen gefunden. Daneben sind seine eigenen Arzneiprüfungen durchgeführt worden, auch die Selbstbereitung der Arzneien – und nicht immer mögen die Prüfungen nebenher zu erledigen gewesen sein, wenn man bedenkt, daß Hering zum Beispiel das starke Schlangengift Lachesis gewann, prüfte und in den Arzneischatz einfügte, ein wahrhaft unentbehrliches Mittel von rettender Kraft in oft besonders verzweifelten und dramatischen Fällen. Der Brief schließt mit den Sätzen: „Die Homöopathie bedarf hier meiner nicht mehr. In Philadelphia sind 15, in New York 7, in Baltimore 4 homöopathische Ärzte, außerdem in Pennsylvanien noch gegen 60, in Ohio etwa 10, anderwärts auch noch . . ." Der bescheidene Mann fügt nicht hinzu, daß all dies allein sein Werk ist, und er unterzeichnet den Brief: „Mit Stolz Ihr Schüler Constantin Hering."

Der Plan, nach London überzusiedeln, zerschlägt sich. Hering kämpft seinen apostolischen und seinen Existenzkampf weiter in der Neuen Welt, bis er 1845 für ein Jahr nach Sachsen zurückkehrt. Dann aber treibt es ihn abermals über den Ozean, und 1848 gründet er in Philadelphia das Hahnemann-Medical-College, zu dem heute mehrere Krankenhäuser und eine riesige Poliklinik gehören und das unter den homöopathischen Lehranstalten der Welt an erster Stelle stand [46], ehe ihm jüngst das Los zuteil wurde, dem bislang alle homöopathischen Krankenhäuser über kurz oder lang erlegen sind: die Klinik holt sich, was der Klinik ist – das „kranke Haus" –, während die Homöopathie lebendig und jung nur bei freien Männern zu bleiben pflegt. Bis 1869 steht Hering dort selbst als Professor der Arzneimittellehre auf dem Katheder. Das letzte Lebensjahrzehnt gilt wieder ganz dem praktischen Arzttum und dem literarischen Schaffen.

Am 23. Juli 1880 wird der Achtzigjährige, als er – trotz seines weißen Vollbartes noch jugendlich beschwingt – von einem Krankenbesuch heimkehrt, durch einen Herzschlag schnell, sicher und angenehm hinübergeholt zu Hahnemann, Stapf und Bönninghausen. Was dem zerrissenen und unterganggeweihten Friedrich Hahnemann nicht gelingen sollte, ist dem Constantin Hering aus Oschatz in Sachsen möglich gewesen: die homöopathische Eroberung Amerikas. Seine Arzneien haben überdies ebenso wie seine der Arzneimittellehre gewidmeten Werke die Überzeugungskraft der Homöopathie erheblich intensivieren helfen. Dasselbe gilt von seinen witzigen und werbekräftigen Schriften, die er unter Pseudonymen wie Ostner und Wisent herausgab.

Mit Stapf, Bönninghausen und Hering hat sich Hahnemann eng verbunden gefühlt; die weiteren Persönlichkeiten, die wir zu betrachten haben, sind ihm aber entweder nicht mehr bekannt, oder, wie Lux, von ihm als Gegner aufgefaßt und bekämpft worden. Dennoch gehören sie, sei es als Förderer der Sache, sei es als Repräsentanten eines im homöopathischen Klima kultivierten Typus, in den Umkreis des Simile. Auch mag man an ihnen ablesen, wie weit dieser Umkreis reicht.

Keine Persönlichkeit in der Geschichte der Homöopathie schillert so vielfarbig und balanciert so wagehalsig auf dem schmalen Grat zwischen dem Erhabenen und dem Lächerlichen wie *Arthur Lutze*, der dichtende Postsekretär, der schließlich ein regelrechter Sanitätsrat und wohl der meistkonsultierte Arzt aller Zeiten werden soll. Die einen, wie der Kammerherr Wilhelm von Kügelgen oder der moderne Homöopathiehistoriker Rudolf Tischner, sehen in ihm einen Scharlatan und einen bequemen Prügeljungen für Gegner der Lehre Hahnemanns, die andern genau umgekehrt den glänzendsten Repräsentanten und segensreichsten Popularisator dieser Lehre. Auf jeden Fall ist kein anderes Schrifttum der Homöopathie so verbreitet wie das seine, die Auflagenziffern seiner Broschüren und seines Lehrbuchs gehen bis zur Bestseller-Stufe, der Selbstverlag, in dem sie erschienen sind, florierte noch bis gegen Ende des zweiten Weltkriegs, das Andenken an ihn bleibt bis heute im Volke lebendig.

Sein Lebensweg ist genau bekannt. Schon zu Beginn seiner erfolgreichen Tätigkeit in Köthen hat er von einem recht mittelmäßigen Literaten seine Biographie verfassen lassen, etwas später aber schickt er eine Selbstbiographie hinterdrein, wie er auch dafür sorgt, daß sein „wohlgetroffenes Bildniß mit Unterschrift" und seine „wohlgetroffene lebensgroße Gipsbüste von Adolf Itzenplitz" im Kreise der Patienten und Verehrer verbreitet werden. Das Bild zeigt einen schwarzgelockten, langhaarigen, mit einem großen Vollbart angetanen Mann, unter dessen hoher Stirn dunkle Goetheaugen ins Weite blicken. Die Unterschrift – Lutzes Wahlpruch – lautet: „Der Mensch kann, was er will – doch muß er glauben und vertrauen!" Wir werden sehen, wie prägnant dieses Wort auf Lutzes Schicksalsstil zutrifft. Ergänzt wird der Eindruck des nach einer in Paris aufgenommenen Photographie hergestellten Porträts durch den Bericht, den Kügelgen – freilich ein Gegner der Homöopathie und des alten Lutze, obwohl vorübergehend sein Patient – in einem Brief vom 5. Dezember 1865 seinem Bruder Gerhard gibt. Es heißt darin: „Denke Dir eine kurze gedrungene Gestalt mit einem großen, aber schönen und intelligenten Kopf, von welchem lange schwarzgraue Haare bis auf den Rücken herabhängen und ein ungeheurer Prophetenbart, der wie eine Schürze die Vorderseite des kleinen Kerls zudeckt. Ein rasch dahintrippelnder Mensch, ohne Fond, ohne sonderliche Kenntnisse und männliche Geistesbildung, aber in hohem Maße praktisch, dazu ein feuriger Enthusiast, unruhig, in rastloser Bewegung Tag und Nacht; durch und durch Talent, Dichter und Redner, aber ohne Genius; gutmütig, gefällig, friedfertig, kolossal wohltätig . . . vor allem aber von oben bis unten vollgeladen mit der lächerlichsten, ganz unbemäntelten Eitelkeit." Sicher ist viel Richtiges an der Charakteristik, die der ein wenig philiströse, auf sein oberflächliches Urteil über die Homöopathie stolze Kammerherr gibt, der sich auch an der „sehr einfachen Alimentation" in der Lutzeschen Klinik stößt. Ebenso sicher aber steht hinter Arthur Lutze noch ein Größeres, Unwägbares, Einmaliges, das ihn nicht nur aus der Geschichte seiner Zeit, sondern aus der der Heilkunst überhaupt heraushebt. Ein anderes zeitgenössisches Urteil soll deshalb Kügelgens Mitteilung ergänzen. Es stammt von Dr. med. Carl Friedrich Zimpel und lautet: „Nachdem ich 5 Monate lang mit Patienten aus England, einer Dame aus West-Indien, zwei Damen aus Cassel und noch mehreren anderen Kranken aus den verschiedensten Gegenden in der Heil-Anstalt des Herrn Dr. Arthur Lutze zu Cöthen mich aufgehalten habe, ist mir die Überzeugung geworden, daß ich auf all meinen Reisen in Amerika, Europa und im Orient keinen Arzt gefunden, der so viele glänzende Kuren aufzuweisen imstande wäre wie dieser. So habe ich mich mit meinen eigenen Augen und Ohren davon überzeugt, daß in der kurzen Zeit meines Hierseins mehrere Blinde und Taube geheilt sind; selbst ein Kind, das drei Jahre taubstumm gewesen, wieder hören und reden konnte. Ein Wassersüchtiger: Gottlieb Kötz aus Förderstädt bei Staßfurth, der ein Jahr lang so geschwollen war, daß er sich nicht mehr bewegen und kein Kleidungsstück anziehen konnte, zeigte sich kürzlich als seit einem Jahre völlig geheilt und blühend aussehend. Epileptische Krämpfe, Veitstanz, Magenkrämpfe und Unterleibsleiden aller Art, Brüche, Vorfälle, Gicht, veraltete Fieber usw. sah ich verschwinden, und alles durch reine Homöopathie, oft verbunden mit Lebens-Magnetismus, welchen Herr Lutze in so hohem Grade von der Vorsehung empfangen hat, wie ich ihn noch nie bei Magnetiseuren gefunden habe. Allen leidenden, von anderen Ärzten aufgegebenen Kranken glaube ich es schuldig zu sein, sowie zur Steuer der Wahrheit, dem in der Stille so segensreich wirkenden Manne dies hiermit bei meiner Rückreise nach dem Orient der Wahrheit getreu öffentlich zu bezeugen." Ähnlich muß selbst Kügelgen „auffallende Kuren" Lutzes zugeben. Auf Erfolge bei „völlig aufgegebenen Patienten" hin ist er zu ihm gereist, aber hat die Behandlung verfrüht abgebrochen, wofür er als Grund angibt: „Ohne meine Frau ging es nicht, und mit ihr wurde es mir zu teuer, auch vermißte ich meine häusliche Bequemlichkeit doch zu sehr." So kann Kügelgen also nicht den Arzt Lutze beurteilen, sondern nur einige seiner menschlichen Schwächen.

Der Weg, den der fruchtbarste Popularisator der Lehre Hahnemanns gegangen ist, mutet wie ein romantisches Märchen an, beginnt auch in den Tagen der Romantik, mündet jedoch in die Schreckenskammer des Butzenscheiben- und Epigonenstils hinein, in der Lutze sich kindlich unbefangen wohlgefühlt hat. Bis zum Tode ist er ein frommes, gutes, begnadetes und ebenso arg- wie geschmackloses Kind geblieben. Als er am 1. Juni 1813 zu Berlin geboren wird, schlagen die Eltern – der Vater ist hannöverscher Konsul und Attaché des Generals Wellington, die Mutter Hofpredigerstochter aus Stettin – im Losungsbuch der Brüdergemeine den Bibelspruch des Tages auf. Er heißt: „Er weiß, wie einem Kranken zu Mute ist, darum soll Niemand verzagen."

Aus dem Geburtshaus Unter den Linden und der kriegerischen Luft des damaligen Berlin wird der zweijährige Knabe auf das elterliche Gut Arthursberg bei Stettin gebracht, das nach ihm benannt ist. In Stettin besucht er dann das Gymnasium, später ein Alumnat in Bunzlau, aber schon 1829 stirbt der Vater, und die in Not geratene Mutter muß mit dem Sohn nach Berlin übersiedeln. 1830 folgt sie ihrem Mann. Verwandte ermöglichen dem Primaner einen weiteren Gymnasialbesuch, aber für das ersehnte Theologiestudium fehlen die Mittel. So tritt Arthur Lutze, in dem die betende Erhörungsgewißheit eines August Hermann Francke und Jung-Stilling lebt, in den Postdienst ein. Sein überschäumender Idealismus ergießt sich in Gedichte, die, obwohl nicht immer frei von unfreiwilliger Komik, Anklang finden. Sie trösten ihn ebenso wie das Wanderleben von einer Poststation zur anderen über die Öde des ungeliebten Berufes hinweg. Er tritt mit Ludwig Tieck, dem „Urania"-Dichter Christian August Tiedge, Chamisso und de la Motte-Fouqué in Verbindung, die dem von Spielmannsträumen erfüllten Postsekretär auf die Schulter klopfen und ihm aufmunternde Gedenkworte in sein Poesiealbum schreiben. In Nordhausen sieht er mit Rührung, wie sich geheilte Kranke bei einem homöopathischen Arzt für die zurückgeschenkte Gesundheit bedanken. Der Wunsch brennt in ihm auf, lieber ein tätiger Linderer des Leides als bloß ein kleiner Postbeamter sein zu wollen. Und er ruft sich entschlossen seinen Wahlspruch zu: „Der Mensch kann, was er will – doch muß er glauben und vertrauen."

Arthur Lutze glaubt und vertraut. Gott wird seinen Weg auf rechte Weise lenken, wohl kaum ohne Prüfungen, aber auch nicht ohne Lohn. Beides stellt sich alsbald ein. Nachdem ihn der Beruf über Nordhausen, Eberswalde, Erfurt, Halberstadt, Stettin, Berlin und Halle nach Cottbus geführt hat, spielt ein Wagenmeistergehilfe auf zunächst recht üble Weise für ihn Schicksal, indem er die Kasse bestiehlt. Lutze wird nach Langensalza versetzt, macht Kassenabschluß, entdeckt das Fehlen von 200 Thalern und ist der Meinung, es läge ein einfacher Rechenfehler vor. Da er selbst unantastbar ehrlich und überdies ungewöhnlich naiv ist, traut er auch keinem andern Schlechtes zu, meldet den Fehlbetrag ganz beiläufig als etwas, das später noch aufzuklären sei, und reist ab. Er, der auf fast allen Stationen seiner Posttätigkeit literarische Vorlesungen abgehalten und anläßlich der Berliner Dienstzeit Kollegs der medizinischen und philosophischen Universitätsfakultät gehört hat, steckt nicht tief genug im preußischen Beamtentum, um ermessen zu können, was sich ereignen muß. So fällt er aus allen Wolken, als man ihn bis zum Erweis des Gegenteils für den Kassendieb hält und als solchen behandelt. Er kämpft ebenso leidenschaftlich wie ungeschickt um sein Recht, wird aber dennoch seines Amtes enthoben und – da seine Vorgesetzten von seiner Unschuld überzeugt sind – nur zu zwei Jahren ehrenhaften Festungsarrestes verurteilt. In weiteren langen Kämpfen, die ihm zwar seine Kraft und den letzten Rest seiner Neigung zum Beamtentum, nicht aber seine Zuversicht rauben, erwirkt er schließlich den völligen Freispruch. Der Diebstahl klärt sich auf, Lutze ist rehabilitiert, hat sich aber inzwischen derart leidenschaftlich in die Homöopathie eingelebt, daß er gar nicht daran denkt, in sein Amt zurückzukehren. Seine erste homöopathische Behandlung war ein reiner Zufallstreffer. Er hatte einmal beiläufig vernommen, daß Spigelia ein homöopathisches Kopfschmerzmittel sei. Als eine Frau über Kopfschmerzen klagt, läßt er, ohne nach der Ähnlichkeitsbeziehung des vorliegenden Falles zum Arzneiprüfungsbild zu fragen, eine beliebige Spigeliapotenz auf gut Glück aus der Apotheke holen. Der Zufall will, daß tatsächlich ein Spigeliafall vorliegt und die Frau von jahrelangen Beschwerden mit einem Schlage geheilt ist. Noch als Postsekretär und später als um sein Recht ringender Michael Kohlhaas studiert er Hahnemanns Schriften, behandelt Kranke und hält öffentliche Vorträge über die Homöopathie. Als Hahnemann 1843 in Paris stirbt, steht Arthur Lutze in Mühlhausen auf dem Vortragspult und fordert mit einer pathetischen Propagandarede sein Jahrhundert in die Schranken. Diese Rede „Hahnemanns Totenfeier" betitelt, hält er noch mehrmals und läßt sie auf eigene Kosten drucken. Bis 1903 erscheint sie hintereinander in 47 Auflagen und stellt die verbreitetste Broschüre über die Homöopathie dar, die je veröffentlicht wurde. Die darin mitgeteilten Krankengeschichten aus Lutzes eigener Behandlungserfahrung grenzen bereits ans Wunderbare. Rasch macht ihn das Büchlein weitbekannt.

Schon in Hahnemanns Todesjahr 1843 kann der erfolgreiche Laienarzt auf den Ruf des Schul- und Regierungsrats von Türk hin nach Potsdam kommen, um dessen drei Waisenhäuser ärztlich zu versorgen, außerdem aber die Zöglinge in Mathematik zu unterrichten. Bald jedoch muß er die Lehrtätigkeit unterbrechen, denn Hunderte und Aberhunderte von Kranken pilgern zu ihm. Er verordnet ihnen homöopathische Hochpotenzen und macht sie gesund. Die Wohnung des Herrn von Türk ist von früh bis spät umlagert, Lutze kann seinem Gönner diesen Zustand nicht länger zumuten und mietet eigene Praxisräume mitten in Potsdam. Da König Friedrich Wilhelm IV., den Lutze mehr schwung- als stilvoll patriotisch angedichtet hat, die Poeme seines Untertanen liebt, genehmigt man diesem sein ungewöhnliches Wirken. Auch als Lutze mit Hilfe von Gönnern ein Kinderlazarett „Hahnemannia" nebst einer angeschlossenen Heilanstalt für Arme gründet und darin mehr als 10 000 Kranke heilt, muß man ihn gewähren lassen. Als er aber zum Angriff übergeht und in einem Berliner Vortragssaal „Hahnemanns Totenfeier" öffentlich verliest, wird die Medizinerschaft der preußischen Hauptstadt mobil. Der impertinente Laie, der die breitesten Kreise gegen die akademische Medizin aufwiegelt, hat nicht das geringste Examen abgelegt! Man rückt ihm, besonders mit Hilfe der „Vossischen Zeitung", zu Leibe, und jetzt wird auch der König unmutig, denn es droht ein Skandal. Im Frühjahr 1845 wird durch eine Kabinettsorder dem Postsekretär a. D. das Praktizieren verboten, und er muß für mehrere Wochen ins Gefängnis.

Weshalb ins Gefängnis? Hat er Kranke fahrlässig getötet? Hat er gegen amtliche Statuten verstoßen? Konnte man ihm Kunstfehler nachweisen? Nichts von alledem. Aber er hat die preußische Polizei beleidigt.

Und das kam so: Nach den Zeitungsangriffen und Beschwerden bei Hofe ist Lutze mitgeteilt worden, er habe erst ein Examen abzulegen, wenn er unangefochten weiterbehandeln wolle. Ordnung müsse sein. Ordnung muß sein, denkt Lutze, und stellt sich als Prüfling vor das Gremium der Prüfungskommission der Berliner homöopathischen Ärzte. Er besteht das Examen, aber die Potsdamer Medizinalreferenten der Regierung sehen darin nur einen Hohn und teilen ihm mit, er solle gefälligst ein regelrechtes und anerkanntes Examen ablegen. Sie glauben, ihn damit fassen zu können, aber er antwortet kühn, welcher Art ein solches Examen zu sein habe, um die hohen Herren zu befriedigen. Da erscheint im Regierungsamtblatt die Notiz, der pp. Lutze habe sich geweigert, ein Examen zu machen. Das ist einfach gelogen, und so wendet sich Lutze denn – diesmal aber nicht als Barde mit der Harfe – an seinen Monarchen: „Ew. Majestät bitte ich, diese grobe Lüge zu bestrafen." Der Kabinettssekretär heftet den Brief zu den Akten, die Medizinalreferenten bekommen ihn zu sehen, das ganze medizinische Regierungskollegium übt auf den König den Druck aus, um Abschied wegen so unerhörter Kränkung bitten zu müssen, und die Potsdamer Polizei, die sich gleichfalls beleidigt fühlt, drückt die Gefängnisstrafe durch.

Es ist das zweite Mal, daß Lutze mit der Justiz zu tun bekommt, und beide Male verfährt sie gleich ungerecht gegen ihn, muß aber dennoch diesem Kind Gottes zum Besten dienen. Hat der Verdacht des Kassendiebstahls ihn aus dem verhaßten Beruf befreit, so führt ihn die Gefängnisstrafe nach Köthen, in die Stadt, in der Hahnemann zur Reinheit der Idee gelangt war und zur Souveränität der Praxis. Köthen ist jetzt einsam und leer, seit der weise alte Arzt fortgegangen und in der Fremde gestorben ist. Herzog Heinrich von Anhalt-Köthen möchte gern wieder einen genialen Homöopathen in seiner Residenz haben, glaubt aber keinen mehr finden zu können, dessen Erfolge an die Hahnemanns auch nur von fern heranreichen. Er kann nicht ahnen, daß die des aus dem Potsdamer Gefängnis entlassenen ehemaligen Postsekretärs einen noch weit größeren Kreis von Kranken herbeiziehen werden. Stapf und Groß, zwei ärztliche Schüler Hahnemanns, geben Lutze die besten Zeugnisse mit, und er siedelt nach Köthen über, wo ihm der Herzog nicht nur das Praktizieren, sondern auch die Selbstherstellung und Selbstabgabe seiner Arzneien gestattet. Die Kranken strömen aus allen Winkeln und Weiten, als wäre Paracelsus aus dem Grabe erstanden. Erst mietet Lutze, als er am 24. August 1846 eintrifft, ein Zimmer im „Gasthaus zum Fasan", dann das ganze obere Stockwerk, schließlich noch alle erreichbaren Räume des unteren. Köthen wird förmlich zum Wallfahrtsort. Die auf uns überkommenen Heilungsberichte muten wie Märchen an. Lutze hat inzwischen entdeckt, daß nicht nur seine Arzneien und diätetischen Anordnungen, sondern auch seine blutwarmen Hände gesegnet sind. Er unterwirft die Patienten einer strengen Lebensordnung, wie er sie in seiner weltweit verbreiteten Broschüre „Lebensregeln der neuen, naturgemäßen Heilkunst" niedergelegt hat, die er selbst ins Englische übersetzt und von der 64 Auflagen erscheinen. Streng verbietet er Kaffee, Tee, Spirituosen, Essig, Zitrone und alles sonstwie Saure, ferner scharfes Salzen und Würzen der Speisen und sogar den Geruch von Schwefelhölzern. Zum letzteren Punkt findet sich in seinem Büchlein die Bemerkung: „Homöopathische Zündhölzer gibt es nicht, und beruht solche Benennung auf Betrug." Die stets rege Industrie nützt den Ruhm des aufsehenerregenden Laienarztes aus und stellt allerlei Fabrikate her, die von der homöopathischen Konjunktur profitieren sollen. Den meisten Kranken untersagt er außerdem den Genuß von Schweinefleisch und Wurst, Kalbfleisch, Geflügel, Gebratenem, Geröstetem und frisch gebackenem Brot. Er ordnet an, daß Speisen und Getränke nie heiß, stets abgekühlt verzehrt werden sollen. Auf reichliche Gemüse-, Obst-, Butter und Milchbeteiligung an der Speisekarte legt er, Jahrzehnte vor der Entdeckung der Vitamine und Eigenfermente, großen Wert. Den Tabak bekämpft er ebenso radikal wie den Alkohol. Die Arzneien, deren homöopathisch-kunstgerechte Wahl er virtuos meistert, gibt er in der 30. Centesimalpotenz, von der er nur in seltenen Fällen abweicht. Er nennt sie „Normal-Potenz x". Auf den Vertrieb solcher Normalpotenzen gründet sich auch der Erfolg seiner Versandapotheke. Die C 30 stellt ein Verdünnungsverhältnis (besser: einen Potenzierungsgrad) des arzneilichen Ausgangsstoffes von 1 zu 1 mit 60 Nullen dar. Auf solche astronomischen Ziffern des Entstofflichungsgrades gründet sich Lutzes ärztlicher Erfolg und Ruhm. Hinzu kommt, daß er an fast jeden Kranken mit den Händen herangeht, ihn mesmerisch behandelt und auch dabei meist schon im Augenblick überzeugende Wirkungen erzielt. Später vertritt er die Meinung, beim Potenzieren der homöopathischen Arzneien wirke der „Lebensmagnetismus" des Herstellers bestimmend mit. Viele seiner Kollegen lachen über diese Hypothese, andere behaupten bis heute, daß ein deutlicher Wirkungsunterschied zwischen hand- und maschinenverschüttelten Arzneipotenzen bestehe.[47]

Ein Jahr lang blüht Lutzes Riesenpraxis im durch ihn neu belebten Köthen, dann stirbt der Herzog Heinrich. Sein Nachfolger, Herzog Leopold, ist antipreußisch eingestellt und läßt die Approbation des sensationellen Laienbehandlers anfechten, ja will ihn außer Landes weisen. Jetzt aber, im April des Sturmjahres 1848, gibt es auch in Köthen eine kleine Revolution. Die Einwohner des Städtchens und die dort weilenden zahlreichen zugereisten Patienten Lutzes bringen dem allseits verehrten Mann einen Fackelzug und entsenden Volksdeputationen zur Regierung. Der Minister von Geßler greift ein und vermittelt. Lutze solle sehen, daß er eine ordnungsgemäße Universitätsprüfung ablegt und den Doktorgrad erwirbt.

„Der Mensch kann, was er will", sagt Lutze, und wie immer glaubt er und vertraut. In Halle studiert er die Augenheilkunde, lernt wie sein kindlicher Glaubensbruder Jung-Stilling das Operieren des grauen Stars, schreibt eine Doktorarbeit „De cataractae extractione" und promoviert in Jena. Dann legt er vor dem anhaltischen Medizinalrat Dr. Aegidi, einem Mitglied der preußischen Prüfungskommission, endlich das amtlich geforderte Examen ab und erhält im Herbst 1849 die volle ärztliche Zulassung. Aus dem Postsekretär ist ein abgestempelter Dr. med. geworden, nachdem er bereits lange Zeit, von höherer Instanz als einer amtlichen genehmigt, ein wahrer Arzt gewesen ist. Alsbald erhält der verdiente Retter vieler Schwerkranker den Sanitätsratstitel. Als der „alte Sanitätsrat Lutze" geht er durch Köthen und durch die Geschichte der Medizin, in der einen Tasche seine ihn bei jedem Krankenbesuch begleitende homöopathische Taschenapotheke, in der andern sein Poesiealbum und die zusammengefalteten Manuskriptblätter seiner mark- und zwerchfellerschütternden Moritaten.

Denn zu dichten hört Lutze nicht auf. Hat ihm seine Poeterei schon einmal die Gunst eines Königs gewonnen, so buhlt sie auch fernerhin um die Gunst von jung und alt. Seine Spezialität sind Balladen, die für Wohltätigkeitszwecke verkauft werden. Man singt sie, läßt sie von Klassenprimussen bei festlichen Anlässen deklamieren und hängt sie sogar eingerahmt in die gute Stube, so etwa „Das blutende Schwert" mit den Strophen:

> Er spricht's und wirft ihn nieder;
> Leonore richt't sich auf;
> „Bist du die Meine blieben?"
> „Auf ewig!" flüstert's drauf.
> Er eilt zum Gotteshause,
> Der Graf schlich leis' ihm nach,
> Und vor der Jungfrau betend
> Er meuchlings ihn erstach.
> Die letzten Worte waren:
> „Freund, ich vergebe dir!
> Bald zu den heil'gen Schaaren
> Folg' Leonore mir!" –
> Der Graf mit blut'gem Schwerte
> Eilt zu der Braut zurück:
> „Den dieser Stahl getroffen,
> Stört nicht mehr unser Glück!"

Daneben entstehen auch die Dramen „Herzog Heinrich und Marie oder der Triumph der Liebe", „Der alte Fritz oder eine Schuld und ihre Sühnung" und das Kinderschauspiel „Emilie oder das rote Kleid", die im Kreise der Lutzeschen Patienten ebenso teilnahmsvoll gelesen werden wie seine „Anweisung für junge Frauen zum naturgemäßen Verhalten vor, in und nach dem Wochenbette" oder „Krätze, Syphilis und Sykosis und deren homöopathische Heilung". Daß Lutze auch in einer Art Talar zu predigen und bei patriotischen Feiern Reden zu halten beflissen ist, ergibt sich von selbst aus seiner Wesensart – und mit alledem genießt er bei seinen Köthenern eine heute kaum noch vorstellbare Volkstümlichkeit. So kann er denn seinen stolzesten Plan auf eine ebenso neuartige wie sonderbare Weise verwirklichen: den Bau der größten homöopathischen Klinik Europas. Schon 1848 kauft er ein großes Grundstück mit Garten und weitem Nebengelände und richtet darauf seine Klinik nebst Poliklinik ein.

Aber das Haus kann den Strom der Genesungsuchenden nicht bewältigen, aus allen Erdteilen kommen Kranke, der Graf Hahn-Basedow erscheint mit seiner ganzen Familie und Dienerschaft, die Equipagen, Pferde und Domestiken müssen in einem Hotel untergebracht werden, Lutze richtet überdies noch eine homöopathische Lehranstalt ein – wo soll all das hin? Man müßte einen Tempel der Homöopathie schaffen, aber es fehlt das Geld. Wohltätig und mitleidig, behandelt Lutze zu bescheidenen Honoraren, viele arme Kranke brauchen überhaupt nicht zu bezahlen, Kapitalist zu werden gelingt ihm nicht. Er ist inzwischen glücklicher Ehemann und Vater von drei Söhnen. Wie soll er da den Mut aufbringen, auf bloße Träume hin einen solchen Bau zu beginnen?

Er richtet sich nach seinem alten Rezept, zu wollen, zu glauben und zu vertrauen. 1854 wird der erste Spatenstich getan, 1855 steht die große Klinik mit einer der ersten Warmwasserheizungen unserer Zeit, 72 Zimmern, zahlreichen Krankensälen, Wohn- und Arbeitsräumen, einer Bildergalerie, einem Gewächshaus, einem Naturalien- und Antiquitätenkabinett und einer – Sternwarte fertig da. Die 150 Arbeiter, die eigens angestellt werden mußten, wollen bezahlt werden. Lutze kommt auf die Idee, eigenes Geld drucken und ausgeben zu lassen, „Lutze-Thaler" mit seiner persönlichen Unterschrift. „Für die richtige Einlösung dieser Anweisung über EINEN THALER bis zum 12. September 1858 bürge ich mit meinem ganzen beweglichen und unbeweglichen Vermögen. Cöthen im Herzogthum Anhalt, Dr. Arthur Lutze." Das unbewegliche Vermögen, mit dem gebürgt wird, besteht im Grundbesitz und dem darauf errichteten Bau, das bewegliche vor allem in Lutzes Geist, in seinen gesegneten Händen, in seinem Arzttum von Gottes Gnaden. Das ungewöhnliche Experiment gelingt, die Lutze-Thaler werden, da die Klinik gewaltig aufblüht, eingelöst – aber nicht alle. Viele sind ins Ausland zu Sammlern gewandert, und mancher der mit ihnen entlohnten Arbeiter kann sie zu Liebhaberpreisen verkaufen, die das Mehrfache eines Talers betragen.

Seit die Klinik groß im Lande steht, ist es mit Lutzes letzter Ruhe vorbei. Im Jahre 1864 besuchen 26 690 Kranke die Anstalt, weitere 162 781 Krankenberichte treffen von auswärts ein, die vom Meister selbst mit der Hand hergestellten und zu Taschen- sowie Hausapotheken zusammengefügten Arzneien werden – insgesamt 2706 Stück im gleichen Jahre – nach Europa, Nord- und Südamerika, Indien, China und Australien versandt[48]. Bis zu seinem Tode am 11. April 1870 hat Lutze anderthalb Millionen Kranke behandelt, eine Zahl, die von keinem Arzt vor ihm und nach ihm erreicht wurde.

Dennoch verschluckt ihn die behandlerische Tätigkeit nicht vollends. Er findet Zeit, seinem Meister Hahnemann aus eigenen Mitteln in Köthen ein Denkmal zu setzen, es geräuschvoll einzuweihen, die in dürftigen Verhältnissen lebenden Töchter Hahnemanns zu unterstützen und überdies einen ungesetzlichen Neudruck von Hahnemanns „Organon" zu veranstalten. Da die Witwe Hahnemanns dessen Nachlaßmanuskript der sechsten „Organon"-Auflage nicht herausrückt, läßt Lutze 1865 auf eigene Faust eine neue Auflage erscheinen, der er einen § 274 b einfügt. In diesem Paragraphen wird für die Verwendung von Doppelmitteln geworben, gegen Hahnemanns Forderung der ausschließlichen Verwendung einzelner Arzneistoffe. Dabei stützt sich Lutze auf einen Brief Hahnemanns an Dr. Aegidi, der 233 Kranke durch Doppelmittel geheilt und diesen Erfolg seinem Meister Hahnemann mitgeteilt hat. Hahnemann erwiderte diesen Brief mit dem Ausdruck seiner Freude über „einen so glücklichen Gedanken" und fuhr fort: „Erlauben Sie also, daß ich Ihren Fund in der nächstens erscheinenden 5. Ausgabe des ‚Organon' der Welt gehörig mitteile." In einem späteren Brief schrieb Hahnemann nochmals an Aegidi: „Ihrem Funde vom Geben einer Doppelarznei habe ich einen eigenen Paragraphen in der 5. Ausgabe des ‚Organon' gewidmet . . ." Für Lutze sind diese beiden brieflichen Äußerungen Grund genug, einen entsprechenden Paragraphen in seinen unberechtigten „Organon"-Nachdruck einzufügen, obwohl Hahnemann sich späterhin gegen die Doppelmittel wiederum ablehnend verhalten hat.

Kaum ist das Buch erschienen, beginnt ein Kesseltreiben gegen den Herausgeber. Hahnemanns Witwe protestiert von Paris her gegen die Verletzung ihrer Nachlaßrechte, die homöopathischen Ärzte Deutschlands protestieren noch stürmischer gegen den Doppelmittel-Paragraphen, Aegidi und Bönninghausen, in denen Lutze Kampfgenossen für diesen Paragraphen vermutet, ziehen sich öffentlich von ihm zurück. Es kommt zum Bruch zwischen ihm und seinen Kollegen. Die amerikanischen Homöopathen, großenteils Deutsche wie ihr Pionier Constantin Hering, springen Lutze bei und protestieren ihrerseits „gegen die unbegründeten Anschuldigungen gegen einen Mann, der mehr getan und mehr tut für die Verbreitung der Homöopathie als irgendeine lebende Persönlichkeit . . . Befleckt nicht die Ehre von einem der glänzendsten Repräsentanten der Homöopathie!"

Dennoch bleibt auf Lutze ein Makel in den Augen der Mehrzahl seiner deutschen Kollegen haften, die aber stillschweigend, da das „Organon" in den Originalausgaben Hahnemanns längst vergriffen ist, Lutzes angeprangerten Neudruck jahrzehntelang benützen und ihrer Praxis zugrunde legen. Erst im Jahre 1921 konnte die von Hahnemann selbst bearbeitete sechste Auflage veröffentlicht werden.

Vier Jahre vor dem Erscheinen seines „Organon"-Neudrucks hat Lutze bereits sein „Lehrbuch der Homöopathie" herausgebracht, das in schlaflosen Nächten und während Eisenbahnfahrten im Abteil geschrieben worden ist. Es lehnt sich mit seiner strengen Arzneiwahl nach Symptomengesamtheiten und mit seiner grundsätzlichen Empfehlung der 30. Centesimalpotenz eng an Hahnemanns reine Idee an. Daneben wirbt es für eine energische Lebensreform. Noch heute darf es als die volkstümlichste Schrift über Homöopathie neben „Hahnemanns Totenfeier" und dem „Hausarzt" von Constantin Hering gelten.

Es kann also die weite und intensive Wirksamkeit Arthur Lutzes nicht nur auf dem unmittelbaren Schwung seiner Persönlichkeit beruht haben, sondern das von dieser Persönlichkeit losgelöste Werk bleibt ebenfalls lebendig, wenngleich nach Lutzes Tod die Klinik allmählich abstarb und die Angriffe seiner Gegner nicht mehr durch seine lebendigen Erfolge abgewehrt werden konnten. Bis heute hat kein homöopathischer Arzt qualitativ und quantitativ so sensationelle Erfolge aufweisen und so länderweit von sich reden machen können wie er. Dabei ist er kein Mann der Propaganda gewesen, seine persönliche Eitelkeit war naiv, aber nicht geschäftstüchtig oder organisationsbesessen. Wenn er seinen Kranken, denen er beim Mittagstisch selbst das Essen auf den Teller legte und zugleich Vorträge über Gesundheits- und Weltanschauungsfragen hielt, den Glauben an seine seelsorgerische und poetische Berufung übertragen und sie zur Anschaffung seiner Musenkinder und seines Porträts bewegen konnte, war er bereits zufrieden. Dafür erhielten sie von ihm außer der für ihren Fall passenden, oft in letzter Stunde lebensrettenden Arznei ein ideales Bild des Menschen in ihre Seelen geprägt, auf das als auf ein Werdeziel zu achten sie gleichsam von ihm vereidigt wurden. Selten mißlang ihm eine Kur, wie im Falle der Ertaubung des Fräuleins Eugenie John, die als Siebzehnjährige zu ihm kam. Er konnte ihr das schwindende Gehör nicht wiedergeben, gab ihr aber als Seelenarzt einen Ersatz für diesen Verlust, indem er sie zum Romanschreiben anhielt und sie mit seinen eigenen Sängeridealen infizierte. Unter dem Namen E. Marlitt ist sie im Geist und Erfolg eine rechte Schülerin des graubemähnten Vollbarts aus Köthen geworden und hat ihn an Auflagenziffern noch übertroffen.

Ist das Kapitel Arthur Lutze auch nicht frei von Komik, so steckt es dennoch nicht minder voller Größe und heiligem Ernst. Als frommes und gutes Kind hat dieser Mann, der von sich selber sagte, er habe seine reiche Begabung nicht sich, sondern dem Himmel zu verdanken, viele Hunderttausende getröstet, geheilt und gerettet und ist mit seinen Schriften, in denen eine geradlinige Genialität lebt, der Idee Hahnemanns ein Apostel ohnegleichen geworden. Und wenn auch in seiner diätetischen Strenge nicht nur Naivität – wie in allem, was er unternahm –, sondern auch eine von ihm nie bemerkte Kleingläubigkeit steckte (denn das Leben ist ungesund und die Arznei als Instrument der Kunstheilung dazu da, der Ungesundheit des Lebens überlegen zu sein; alles Zurückschleichenwollen in diätetische Paradiese landet auf Kokosinseln oder in noch kümmerlicherer Unfruchtbarkeit), so konnte er oft da um so glaubensstärker sein, wo es unangebracht war. Seine 1866 in Köthen erschienene Autobiographie bekundet, wie sehr er immer wieder Kontakt mit dem Okkulten suchte und fand. Einer der Hellseher, die er aufsucht, teilt ihm, als er in den besten Mannesjahren steht, sein Todesdatum mit: es liegt weit über das biblische Alter hinaus. Er glaubt fest daran und lebt daraufhin – undiätetisch bis zum Extrem, verzehrt sich heilend, schreibend, predigend und selbst in den Nächten noch, die er oft schlaflos beim Werk verbringt. So erreicht er denn nicht einmal die Sechzig.

Am 11. April 1870 kommt eine Dame mit ihrem Töchterchen nach Köthen, um bei Lutze Heilung zu suchen. Die Stadt liegt im Schatten der Trauer, die Menschen weinen, kaum wagt irgendwer laut zu sprechen. Erschrocken über die unheimliche Atmosphäre, fragt die Angereiste, welches Unglück über die Stadt hereingebrochen sei. „Sanitätsrat Lutze ist tot", flüstert man ihr zu.

Hat Lutze nur ein einziges Mal, in der Frage der Doppelmittel – und auch dabei im guten Glauben echter Gefolgschaftstreue – den Rahmen der strengen Lehre gesprengt, so sind drei andere Männer vom Umkreis des Simile her zu Begründern neuer, abweichender Heilwege geworden: *Lux, Zimpel* und *Schüßler*. Alle drei haben sich nicht durchzusetzen vermocht, sind aber auch nicht verschollen und vergessen. Die Isopathie des Tierarztes *Dr. Joh. Jos. Lux*, von Hahnemann wütend bekämpft, ist heute in zeitgemäßer Form als Vakzine- und Serumtherapie aufgelebt, aber auch rein chemisch-arzneilich hat sie lebhafte Befürworter, so etwa August Bier und seine Schüler. Zimpels Spagyrik erfreut sich eines Anhängerkreises, der das Bestehen einer eigenen großen spagyrischen Arzneifabrik in Süddeutschland ermöglicht. Schüßlers Biochemie, obwohl in ihren physiologischen Grundgedanken längst überholt, kann nach wie vor beachtliche Erfolge aufweisen – und viele Therapeuten, die das Riesenmanual der großen homöopathischen Orgel nicht zu meistern wissen, benützen Schüßlers elf genau erforschte Funktionsmittel als ein Kinderklavier mit wenigen Tasten, auf dem sie vollendet spielen [49].

Lux, 1776 in Oppeln geboren, geht 1800 nach Berlin, um Tierheilkunde zu studieren. 1803 verlegt er seinen Wohnsitz nach Leipzig, wendet sich der Gesamtmedizin zu, hört auch Kollegs der Naturwissenschaften und erwirbt den philosophischen Doktorgrad. Um 1820 herum stößt er auf Hahnemanns Lehre, liest und lebt sich in sie ein. Er gerät dabei auch an die Schriften Constantin Herings und findet darin die Bemerkung, gegen die Tollwut könne man den potenzierten Speichel wutkranker Hunde versuchen – nach der Formel, daß Speichel tollwütiger Tiere am Gesunden die Symptome der Tollwut erzeugen könne, mithin in potenzierter Form ein Heilmittel dagegen

sein möge. Das ist nur noch von fern eine Ähnlichkeits-, genauer besehen eine Gleichheitsbeziehung. Immerhin meint Hering, die arzneiliche Dynamisation sorge in solchem Falle dafür, daß Tollwut
nicht direkt mit Wutgift, sondern mit einem diesem Wutgift ähnlichen Arzneistoff behandelt werde.

Während sich Lux mit Herings Ideen, die ihn als Tierarzt besonders
angehen, auseinanderzusetzen versucht, erhält er aus Ungarn einen
Brief von einem Gutsbesitzer, der ihn nach Mitteln gegen Rinder-
pest und Milzbrand fragt. Lux rät, das potenzierte Blut der kranken
Tiere diesen als Arznei zu verabfolgen, womit er die Idee der Re-
injektion von Eigenblut vorwegnimmt, die heute im Schwange ist.
Von solchen Erfahrungen ausgehend, stellt er allmählich alle möglichen Heilmittel aus dem Inhalt von Pusteln und Geschwüren, aus
Sputum und dergleichen her, bis er eines Tages die Gewißheit zu
haben glaubt, daß man lediglich jedes „Contagium", jeden unmittelbaren Ansteckungsstoff, den der Organismus enthält oder absondert,
zu potenzieren und als Arznei einzusetzen brauche, um Herr über
die ansteckenden Krankheiten zu sein. So veröffentlicht er 1833 sein
Buch „Isopathik der Contagionen" mit dem erläuternden Titelzusatz:
„Alle ansteckenden Krankheiten tragen in ihrem eigenen Anstek-
kungsstoffe das Mittel zu ihrer Heilung." Hahnemann, der schon vordem gegen Lux eingenommen ist, bekämpft das Buch und den darin
lebenden Geist scharf. Zu sehr erinnert ihn die „Isopathik" an die
Dreckapotheke und die Vorstellungen der Sympathiemedizin, wie
sie der englische Arzt und Rosenkreuzer Robert Fludd vertreten hat.
Außerdem sind die isopathischen Mittel nicht am Gesunden geprüft.
Lux ist hingegen der Anschauung, daß die Ansteckung mit ihren
nachfolgenden Krankheitserscheinungen sehr wohl einer Prüfung am
Gesunden gleichkomme. Er geht seinen eigenen Weg unbeirrt weiter
und darf als Erfolg buchen, daß einige homöopathische Ärzte in
Deutschland seine Mittel in ihr Wirken einbeziehen. Als kurz darauf
im Anschluß an das Buch von Lux der große Constantin Hering aus
dem Inhalt der Krätzebläschen eines krätzekranken Negers eine
Arznei potenziert und sie „Psorinum" nennt, betrachtet sich Lux als
stillschweigend anerkannt. Mit Recht. Bis heute verwendet eine
große Anzahl homöopathischer Ärzte isopathische Mittel wie Pso-

rinum und Tuberculinum in hoher Potenz mit großem Erfolg, und die führenden homöopathischen Arzneimittellehren enthalten Symptomenbilder und Indikationen solcher Mittel. Wer heute etwa Psorinum verordnet erhält, bekommt nicht ein „Gleiches", ein Ison, sondern ein „Ähnliches", ein Homoion, da der Ausgangsstoff in der Regel nicht von seinem eigenen Organismus, sondern von dem eines anderen Kranken gewonnen wurde. Aber auch die Behandlung mit „Autonosoden", d. h. vom eigenen Körper erzeugten Krankheitsprodukten, hat sich in der Homöopathie ein beachtliches Terrain erobert[50]. Damit ist Lux heute gerechtfertigt und darf als Grenzerweiterer der Welt des Simile in der Geschichte bestehen bleiben.

Wesentlich weiter als Lux weicht *Dr. Carl Friedrich Zimpel* von Hahnemanns Idee ab, bleibt aber dennoch durch die Herkunft aus ihren Bereichen geprägt. Er selbst beruft sich lieber auf Paracelsus. Es fällt in Hahnemanns Lebenslauf auf, daß ihm Paracelsus nie als eng Verwandter bewußt geworden ist, daß er ihn vielmehr – der Beurteilung seiner Zeit entsprechend – für einen Scharlatan und Phantasten hält. Zimpel fühlt sich zu beiden Geistern, dem „Luther der Ärzte" und dem alten Gesetzgeber aus Köthen, gleich stark hingezogen, er studiert überdies die Heilkunde der geheimen Scheidekünstler, entnimmt die Technik seiner Arzneiherstellung vor allem den Anweisungen des Alchimisten Johann Rudolf Glauber – der das Glaubersalz entdeckte – und läßt sich von dem „Elektro-Homöopathen" Cesare Mattei, dem Schloßherrn von Rocchetta und Schützling des Papstes Pius IX., entscheidend anregen.

Wer ist dieser „Charles F. Zimpel", wie er seinen Namen gern amerikanisiert, der eines Tages als Arzt in Lutzes Klinik auftaucht und im Jahre 1878 am Golf von Neapel spurlos erlischt? Er wird wie Constantin Hering mit dem neuen Jahrhundert geboren, ist – gleich vielen anderen Sinnern und Spinnern chymischen Gepräges – Schlesier und tritt als Siebzehnjähriger ins preußische Heer ein, wird Leibadjutant des Königs von Preußen und zugleich, wegen auffallender technischer Begabung, für naturwissenschaftliche und mathematische Projekte herangezogen. Er legt ein technisches Examen ab, das unserem Diplom-Ingenieurexamen entspricht. Da der Offizier, dessen Tochter er liebt, ihm diese nicht zur Frau geben will, macht Zimpel einen Entführungsversuch. Aber das wird entdeckt und verhindert. Statt der Degradierung und der Festungshaft, die ihm daraufhin gewiß sind, wird er infolge besonderer Gunst des Königs nach Amerika abgeschoben. Er tritt die Reise mit Kiepen voller Nadeln, Bänder, Garnrollen und ähnlichem Kram an, trampt als Hausierer durch ganz Kanada und setzt sich allmählich als Ingenieur durch. Eisenbahn- und Hausbau werden sein Métier, das er geschickt meistert: eines Tages besitzt er an hundert eigene Häuser. Eines anderen Tages aber bricht sein Unternehmertum in einem Konkurs zusammen, der es ihm geraten scheinen läßt, heim nach Deutschland zu gehn, nunmehr ein amerikanischer Staatsbürger. In seinen Hinterwäldler-Jahren, vom kanadischen Hausieren bis zur Inspektortätigkeit im Eisenbahnwesen – Kanada, Texas, Welt der großen Jungen und der Rauhbeine –, hat er sich nebenher gründlich um die Volksheilkunde der Grenzer und der Indianer gekümmert. Wirksame Heilpflanzen des Landes, Hydrastis und Sanguinaria, die heute über die amerikanische Homöopathie hinweg Allgemeingut auch des europäischen homöopathischen Arzneischatzes geworden sind, lernte Zimpel als einer der ersten kennen und würdigen.

1837 kehrt er, hartgeschmiedet und erfahrungsreich, in die alte Heimat zurück und bleibt zunächst den Eisenbahnen treu, denn auch hier findet er eine Stellung als Bauingenieur. Aber das abenteuerliche Leben zwischen Savanne, Busch und Siedlung steckt ihm zu tief im Blut. Er hat gleich Paracelsus gelernt, daß Erfahrung und Fahren einer Herkunft sind – und mehr noch: es wird ihm das Doppelgesicht der erstarkenden Technik klar, er sieht hinter der blanken Maske des Fortschritts ein Haupt auftauchen, von dem Blut herniedertropft. Der urärztliche Impuls, daß es nichts Menschenwürdigeres geben kann als Helfen und Heilen, erfüllt ihn stärker und stärker und treibt ihn, wiederum wie Paracelsus, in die Unrast. Durch Ungarn, Dänemark, die Schweiz, dann durch Kleinasien, Syrien, Ägypten und Nubien führt ihn die Suche nach der eigenen Bestimmung. Wieder studiert er im Orient vor allem das Arzneiwesen. Ein großer Teil seiner Mittel ist orientalischer Herkunft oder wurde auf seinen Orientreisen erdacht, so sein „Elix. ad long. vit." und die „Jerusalem-Essenz".

Im Jahre 1846 trifft Zimpel wieder in Deutschland ein, geht nach

Jena, studiert dort Medizin und Naturwissenschaften und erwirbt in einem Alter, in dem man sich sonst bereits Ruhestandsträumen hinzugeben pflegt, den medizinischen Doktortitel, wobei man ihm seiner Verdienste und seiner vorgeschrittenen Jahre wegen entgegenkommt und ihm die Bedingungen erleichtert. Die medizinische Fakultät bescheinigt ihm überdies seinen großen wissenschaftlichen Ernst und seinen „jeder Charlatanerie freien Charakter". Zugleich promoviert er auch zum Dr. phil.

Bald darauf begegnet er durch Lutze der Homöopathie. Lutzes Erfolge reißen ihn hin, er arbeitet sich mit Feuereifer in Hahnemanns Lehre ein und verfaßt einen 1858 erscheinenden „Leitfaden für angehende Homöopathen", der zwei Auflagen erlebt.

Zehn Jahre später, von 1868 an, lebt Zimpel in Rom. Dort praktiziert der Laie Graf Cesare Mattei im Hospital Santa Theresa. Er erzielt mit seinen Mitteln so aufsehenerregende Erfolge, daß der Papst ihn an dieses Krankenhaus gerufen hat. Mattei entnimmt seine Arzneien dem homöopathischen Arzneischatz, bereitet sie aber auf eigene Weise durch ein Gärungs- und Destillationsverfahren zu, fügt sie zu Komplexen zusammen und gibt ihnen mittels einer geheimgehaltenen, aus einem Apenninen-Strauch auf besondere Weise gewonnenen Potenz ihre Eigenart, „schlagartig", „elektrisch" zu wirken. Von seiner Technik der Arzneibereitung behauptet er, sie trenne den heilsamen Arzneigeist vom groben Stoff, und seinen Mittelgemischen schreibt er die besagte Wirkung zu, weshalb er das Ganze „Elektro-Homöopathie" nennt. Ob die neue Zubereitungsart in der Wirkung dem Potenzierprozeß gleichkommt oder ihn gar noch übertrifft, läßt sich nur erfahrungsgemäß ausmachen. Mattei und die Seinen behaupten, die reinen Homöopathen leugnen es. Ganz sicher aber tritt der Graf mit seinen Gemischen mehrerer Arzneien aus dem Rahmen des Hahnemannismus. Sonderbar ist, daß einer der berühmtesten Vertreter der homöopathischen Schule und Verfasser der meistbenützten Arzneimittellehre, Karl Stauffer, auf dem Wege über Matteis Mittel zur Homöopathie fand und diese Mittel auch nie ganz fallen ließ. Auch ein Klassiker wie Emil Schlegel äußert sich positiv über sie.

Zimpel, allem Neuen und Erfolgreichen offen, nimmt an Matteis Sprechstunden teil und gewinnt aus ihnen die Überzeugung, daß die auf so ungewöhnliche Art zubereiteten Arzneistoffe ein heilsames Geheimnis enthalten. Als gründlicher Deutscher gibt er sich nicht zufrieden mit den Intuitionen und Spekulationen des italienischen Laienbehandlers, sondern vergräbt sich in die Arzneibereitungslehre der Paracelsisten. Aus ihr baut er sein „spagyrisches" Verfahren auf, das darauf hinausläuft, die Quinta Essentia, den fluidalen höchsten Wirkstoff, zu isolieren. Edelhefegärungen, Destillationen mit aromatischer Steigerung und weitere sorgsame Bearbeitung führen zum spagyrischen Endprodukt, der feinstofflichen Arznei, die nach Zimpels – wie auch seiner paracelsistischen Vorgänger – Überzeugung nur noch das Gute, Gottgewollte birgt, nicht mehr den „bösen", rohen Ausgangsstoff. Es sind alchymische Ideen, auf die er sich stützt – und er ist selbst eine Art Alchymist, wenn er in seinem elenden Behelfslaboratorium steht, das er sich in Neapel bei einem deutschen Apotheker einrichtet. Dort, in der Via Toledo, läßt er seine einzelnen Arzneistoffe bis zu zehn Monate durch die Retorten kreisen, verbraucht für seinen selbstgebauten Ofen und seine Lampen Brennspiritus zum Preise von 150 Francs und erzielt als Endergebnis ein paar armselige Gramm des jeweiligen Mittels. Aus solchen „spagyrischen Essenzen" stellt er Komplexe zusammen, bei deren Komposition ihn die Arzneimittellehre Hahnemanns leitet, und wagt sich mit diesem Rüstzeug mitten unter die Cholerakranken. Er hat Erfolg, baut das Verfahren abseitig und einsam aus, kann es noch einem deutschen Professor, der Neapel besucht, als Vermächtnis in die Hände legen und geht dann als Achtundsiebzigjähriger in eine Jenseitswelt, die er sich anschaulich und idyllisch nach den medialen Niederschriften des steyrischen Geigers Jakob Lorber vorstellt, seines Freundes: ohne Freunde solcher Art behagt es vielen Schlesiern nicht in ihrer Haut. Zimpels Mittel bleiben bewährt, eine Schrift über ihre Anwendung, die er verfaßt hat, überlebt ihn bis heute in immer neuen Auflagen und Bearbeitungen, ein Schicksal aus Hahnemanns Umkreis wirkt fort als eine Arkantradition der inoffiziellen Medizin.

Ganz anders steht es mit dem alten Mann, der, den Regenschirm wie ein Gewehr geschultert, in einer abgegriffenen Schiffermütze und trotz des Sommerwetters in Fausthandschuhen durch Oldenburg stiefelt, um seine Kranken zu besuchen. Es ist *Dr. Wilhelm Heinrich*

Schüßler, einst homöopathischer Arzt, inzwischen Begründer eines eigenen Heilsystems. Schüßler ist ein Anbeter der heiligen Einfachheit und wird bei denen, die gleichen Glaubens sind, zu allen Zeiten Freunde finden. Das Beherrschen von Hunderten sorgfältig durchgeprüfter Arzneien mit Aberhunderten von Symptomen ist ihm zu kompliziert, er reduziert die Arzneimittellehre auf elf Mineralsalze, büßt aber dabei den Similegesichtspunkt ein und muß seine – im übrigen nach homöopathischer Methode hergestellten – Mittel unter Gesichtspunkten anwenden, die der zeitbedingten Forschung entstammen und damit dem Veralten preisgegeben sind. Dennoch ist Schüßlers Biochemie noch kräftig am Leben, besonders in Laienkreisen. Kein Mensch kann mehr die Begründung gelten lassen, die er selbst ihr gab. Aber seine hervorragende Beobachtungsfähigkeit hat ihn zu einem souveränen Meister seiner elf Arzneistoffe gemacht, und von dieser Kunst profitieren seine Gefolgsleute für alle Zeiten.

1821 wird Schüßler im Oldenburgischen als Sohn eines Steuereinnehmers geboren. Das Gehalt des Vaters ist klein, der hochbegabte Sohn muß sich, da höherer Schulbesuch nicht möglich ist, als Autodidakt fortbilden. Es packt ihn die Begeisterung für fremde Sprachen, im Lauf der Jahre lernt er Griechisch, Lateinisch, Französisch, Englisch, Italienisch, Spanisch und wagt sich sogar an Sanskrit heran. Dann strahlt Hahnemanns Gestirn in seine Welt. Mit Inbrunst arbeitet er daran, homöopathischer Laienbehandler zu werden. Sein Bruder, der bereits einen einträglichen Beruf ausübt, verehrt ebenfalls die Homöopathie und ist bereit, Wilhelm Heinrich eine abgeschlossene Schulausbildung und ein Hochschulstudium zu ermöglichen, wenn dieser sich verpflichten will, späterhin wirklich als homöopathischer Arzt tätig zu sein. Der junge Schüßler verspricht es, um es zuletzt – nicht zu halten, was schließlich so weit geht, daß er im Alter Briefe, auf denen er als homöopathischer Arzt tituliert wird, mit dem ärgerlichen Vermerk „*kein* homöopathischer Arzt" zurückgehen läßt.

Sein Medizinstudium vollendet er in Gießen, nachdem er vorher die Gymnasialreifeprüfung nachgeholt hat. 1857 kann er endlich in Oldenburg als reifer Mann seine ärztliche homöopathische Praxis eröffnen. Als einsamer Vertreter der Lehre Hahnemanns im nördlichen Deutschland verfaßt er mehrere dafür werbende Broschüren, tritt auch als literarischer Kämpfer gegen akademische Widersacher Hahnemanns von Rang und Würde auf und plant noch 1871, eine homöopathische Arzneimittellehre zu verfassen. Aber Anfang der siebziger Jahre bedrängt ihn die Fülle des Arzneimittelschatzes gar zu sehr. Immer neue Stoffe werden geprüft, immer neue Symptomenreihen stellen ihre Anforderungen an Gedächtnis und Schauvermögen. Der ein wenig primitive Dickschädel aus Oldenburg will kein Gelehrter und kein universaler Geist sein, sondern ein handfester Helfer seiner ebenso handfesten Kranken. Feste Grenzen wünscht er um sein einfaches Handeln gezogen, keine endlosen Weiten etwa oder komplizierten Wildnisse. Er sieht sich nach Hilfen um. Wo steckt das Elementare? Von Berlin her antwortet Virchows Stimme: in der Zelle. Die Zelle ist der Elementarorganismus.

Virchows Zellularpathologie verlegt alles krankhafte Geschehen in die einzelne Zelle, in Zellgruppen hinein, richtet den Blick auf bestimmte, eng umgrenzte Bezirke des Organismus und kommt dem grenzhungrigen Schüßler damit entgegen. Der Physiologe Moleschott bringt mit einem Lehrsatz in das ungeheuer vielfältige und differenzierte Gefüge der Zellularpathologie eine gewaltige Einfachheit: die Krankheit der Zelle entsteht durch Verlust an anorganischen Salzen. Aus Virchows Lehre und Moleschotts Vereinfachung baut der Oldenburger Doktor sein System auf, das sich auf den schlußfolgernden Satz gründet: die Gesundheit der Zelle muß entstehen durch Deckung des Mineralsalzverlustes.

Als alter Homöopath weiß Schüßler, daß er dem kranken Organismus die Salze, die sein Defizit beseitigen sollen, nicht massiv anbieten darf, sondern die potenzierte Form zu wählen hat. Die Millionen-„Verdünnung“, D 6, wird seine Normalgabe, bei einigen der Mittel auch die D 12. Er verwendet diejenigen elf Salze, die zu seiner Zeit als notwendige Zellbestandteile erkannt sind, als Universalmittel und nennt sein Verfahren Biochemie. „Die Biochemie erreicht ihr Ziel direkt“, lehrt er – und er definiert dieses Ziel ausdrücklich und ausschließlich als „Deckung des Defizit; die anderen Heilmethoden, welche Mittel anwenden, die den den menschlichen Organismus konstituierenden Stoffen heterogen sind, erreichen das Ziel indirekt“. Dabei ist er unerschütterlich gewiß, „daß die biochemischen Mittel, nach richtiger Wahl angewendet, zur Heilung aller durch innerliche Mittel heilbaren Krankheiten genügen".

Mit letzterem Satz irrt er sich – und zwar auf dem Grund und Boden seines eigensten Gebietes, der Mangelkrankheiten. Die große Zahl der krankhaften Zustände aus Vitaminmangel, von der Rhachitis und dem Skorbut bis zur „europäischen Beri-Beri" im Sinne Bircher-Benners, ist durch Schüßlers elf Zellfunktionssalze nicht beeinflußbar. Daß hingegen homöopathische Hochpotenzen Vitamine zu ersetzen oder unnötig zu machen vermögen, konnte H. E. Sieckmann zeigen. Immerhin bleiben Schüßler große Verdienste. Wie sein Zeitgenosse Julius Hensel und etwas später vor allem Heinrich Lahmann und Ragnar Berg lenkte er die allgemeine Aufmerksamkeit auf die therapeutische Bedeutung des Mineralstoffwechsels. Darüber hinaus führte er neue Mittel ein, deren sich die Homöopathie mit Gewinn bemächtigte, so vor allem das phosphorsaure Kalium. Drittens aber – und das ist seine unvergängliche Tat – lehrte er die totale Beherrschung seiner wenigen Arzneien, obwohl seine biochemische Theorie ungenügend und seine allgemeingültige Definition der Krankheiten als Defiziterscheinungen falsch war. Man kann bei Schüßler lernen, wenige Mittel in allen Abstufungen zu meistern, ein Virtuose auf einer winzig kleinen therapeutischen Skala zu werden. Schüßlers Begründungen sind heute hinfällig, auch seine Nachfolger erklären die Wirkungen anders als er, etwa durch Elektrolytverschiebung oder konstitutionelle Reiztherapie, seine Erfolge jedoch lassen sich im rechten Rahmen noch immer erzielen. Praktisch handelt es sich um „Homöopathia involuntaria", ungewollte Homöopathie – und so mündet denn der Weg des Apostels der arzneilichen Einfachheit dort, wo er anhob. Als Gewissensschärfer in Fragen der Meisterung des Arzneimittelschatzes, als hoher Künstler der Beschränkung zugunsten der Vertiefung bleibt Schüßlers gedrungene Gestalt am Sockel des Hahnemanndenkmals hocken, wohl der primitivsten, aber nicht der geringsten einer. Mit seinem Satz: „Wenn mein Heilsystem später zur Anerkennung gelangt, wird die homöopathische Pharmazie überflüssig", hat er ins Leere gehofft, aber mit seinem winzigen, in mehr als fünfzig Auflagen erschienenen Büchlein „Eine abgekürzte Therapie" wirkt er unablässig fort. Zwei Jahre vor Beginn des neuen Jahrhunderts ist er gestorben, gemessen am alten Hahnemann ein moderner, zellularpathologisch und stoffwechselphysiologisch ausgerichteter Geist, aber als solcher schon längst vom Fortschritt überaltert, während Hahnemann unveränderlich bleibt wie das Tao, das hinter allen Dingen steht, den zeitlosen und den vergänglichen.

An vier Wegbereiter der reinen Idee in unser Jahrhundert hinein soll noch gedacht werden. Auch sie wirken wie Sonderlinge und sind gekennzeichnet durch ihren radikalen Mut zum eigenen Weg und durch ihre großen Erfolge. Es ist dies ja der Typus aller, die wir betrachteten: Stapf, Bönninghausen, Hering und Lutze, die Gefolgsmänner, Lux, Zimpel und Schüßler, die Sektengründer – und nun auch Gustav Jaeger, Paul Dahlke, Emil Schlegel und Friedrich Gisevius, die neuzeitlichen Meister im Reiche jenseits der Physik.

Gustav Jaeger ist Schwabe wie der Doktor Faust, wie Paracelsus, Oetinger, Mesmer, Kerner und Reichenbach. Auch ihn treibt es gleich allen diesen Männern vom Stoff zur Kraft, vom Bewirkten zum Bewirkenden, von der Natura naturata zur Natura naturans. 1832 wird er im schwäbischen Dorf Bürg als Pfarrerskind geboren. Schon sein Vater ist eine abseitige Gelehrtennatur, er stirbt früh und läßt die Familie in dürftigen Verhältnissen zurück. Gustav arbeitet zäh an seiner geistigen Menschwerdung und erreicht, daß man ihn als Stipendiaten der Theologie in Tübingen studieren läßt. Aber in Wahrheit drängt es ihn zu den Naturwissenschaften hin. Nach langem Hin und Her darf er in die medizinische Fakultät übertreten und besteht dort seine Examina mit Auszeichnung. Da ihn vor allem die Tierwelt begeistert und er alle freie Zeit für faunistische Exkursionen benützt, wird er bald einer der führenden Zoologen seiner Zeit. Seine rasch hintereinander erscheinenden Werke sind ein dreibändiges Lehrbuch „Allgemeine Zoologie", ein noch immer brauchbares zweibändiges Handbuch über die „Tierwelt Deutschlands", eine „Pharmazeutische Zoologie", mehrere Kampfschriften für den Darwinismus, der ihn – das lag in der Luft – begeistert, und eine Reihe umfangreicher volkstümlicher Bücher über Mikrozoologie, Biologie des Wassers, Tiergärtnerei und Tiergeographie. In Wien habilitiert er sich als Privatdozent für Zoologie, gründet ein Seewasseraquarium und wird schließlich Direktor des Zoologischen Gartens.

Als Österreich und Preußen einander bekriegen, muß er zurück in die schwäbische Heimat. Er erhält am Politechnikum in Stuttgart eine Professur, bald darauf eine zweite an der Tierärztlichen Hochschule, dann eine dritte an der Landwirtschaftlichen Akademie in Hohenheim. Immer noch ist Zoologie sein wesentliches Lehrfach. Aber als Tierpsychologe ist er auf Gedanken gekommen, die von denen seiner Zeitgenossen weit abweichen. Das Phänomen des Witterns beschäftigt ihn, und angesichts der ungeheuren Leistungsfähigkeit dieses Ursinnes gewinnt er die Überzeugung, daß Feinstoffliches, unseren Sinnen Unfaßbares, eine mitbestimmende Rolle im Verhalten der Tiere spielt.

Einer seiner Brüder ist eine führende Persönlichkeit in der Turnerbewegung. Jaeger, der an Turnern und Soldaten die Probleme der Leistungsfähigkeit, Konstitutionskraft und Seuchenfestigkeit zu untersuchen hat, kommt dabei zu sonderbaren Ergebnissen. Je größer das spezifische Gewicht des menschlichen Organismus ist, je weniger Wasser seine Gewebe speichern, desto besser steht es um seine gesundheitliche Lage. Das Schwitzen als Entwässerung und Entgiftung verbessert die Konstitution, die Haut also wird zum wichtigen Vorbeugungs- und Genesungsorgan. Man muß sie pflegen, vor allem durch Bekleidungsreform. Nichts fördert das Hautleben in so starker und echt biologischer Weise wie Wolle. Aus dem Tier-Jaeger wird der Woll-Jaeger. Nicht seine Zoologie und seine Seelenforschung, sondern die nach ihm benannten Jaeger-Hemden machen ihn unsterblich.

Bei den Wollforschungen gerät Professor Jaeger auf eine neue Spur. Die Wolle nimmt vor allem auch feine Stoffe aus dem Organismus auf, die sonst wieder in ihn zurückgesogen würden, sie hilft den Organismus „entspeichern". Sollten es Feinstoffe von einem krankmachenden „Duftwert" sein, die dadurch zum Segen des Leibes entfernt und gebunden werden? Jaeger kommt bald zu dem lapidaren Ergebnis: „Krankheit ist Gestank!" Aber gleichsam feinstofflicher Gestank – Gestank, den oft die Nase nicht wahrnimmt, der aber dennoch bis tief in das vegetative Leibesgeschehen lähmend und störend hineinwirkt. Auch der Mensch „wittert", doch bleibt sein Witterungsvermögen fast immer unterhalb der Bewußtseinsschwelle und steuert nicht sein Verhalten als freie Persönlichkeit, sondern das seines Organismus, wovon Gesundheit und Krankheit abhängen.

Um zu exakten Ergebnissen zu gelangen, arbeitet Gustav Jaeger ein Verfahren aus, das er „Neuralanalyse" nennt. Es läuft darauf hinaus, die Geschwindigkeit der Nervenleitung zu prüfen und sie zum Gradmesser für die Beurteilung der gesundheitlichen Spannungslage seiner Versuchspersonen zu machen. Er weiß, daß die Astronomen eine bestimmte individuelle Fehlerquelle in ihre zeitlichen Präzisionsbeobachtungen einkalkulieren, die sie als die „persönliche Gleichung" bezeichnen. Wird im Meridianinstrument der Durchgang eines Fixsterns auf die Sekunde genau aufgezeichnet, so ergibt das stets bei den einzelnen Beobachtern verschiedene Resultate, weil jeder von ihnen eine bestimmte winzige Zeit von individuell verschiedener Länge benötigt, um den Sinneseindruck aufzuzeichnen. Man pflegt die „persönliche Gleichung" des einzelnen Astronomen durch genaue Beobachtung zu ermitteln und sodann von seinen Resultaten abzuziehen. Gustav Jaeger baut auf die Tatsache der „persönlichen Gleichung" seine Methode auf, indem er auf seine Versuchspersonen feine Duftstoffe aller Art wirken läßt und sodann den Zeitwert mißt, der vom Augenblick der Duftwirkung bis zum Niederdrücken einer Taste verstreicht. Dieser Wert vergrößert sich – d. h. die Zeit der Nervenleitung wird verlangsamt –, wenn Stoffe schädigender, krankhafter oder übelriechender Art auf die Versuchsperson einwirken; umgekehrt verringert er sich bei biologisch positiv empfundenem Duft. Auch die Wirkung der Düfte auf die Pulsbewegung ermittelt Jaeger exakt. Bei alledem stellt er fest, daß die Resultate auch dann klar ablesbar bleiben, wenn die verwendeten Stoffe in einem Verdünnungsgrad angewendet werden, den das menschliche Geruchsvermögen schon längst nicht mehr zu erfassen vermag. Auch in homöopathischer Hochpotenz lösen die verschiedenen Versuchsstoffe noch deutliche gesetzmäßige Verschiedenheiten der Resultate aus.

Jaeger folgert daraus, daß dasjenige, was man gemeinhin „Seele" nennt, ein Organismus sein muß, der von allen Seiten her feinstofflich, d. h. durch physikalisch nicht mehr nachweisbare Witterungswerte beeindruckt wird. Er geht noch weiter und erkennt in der Homöopathie den rechten arzneilichen Weg, um auf feinstoffliche Weise bis ins innerste Steuerungsprinzip des Leibeslebens hineinzuwirken. Seine beiden Hauptwerke, die zweibändige „Entdeckung der Seele" und die „Stoffwirkung in Lebewesen", erscheinen 1885 und 1892. Ein vielbeachtetes Bekenntnis zur Homöopathie legt er in mehreren Schriften ab, die unter den Titeln „Gleich und ähnlich", „Die homöopathische Verdünnung" und „Die Homöopathie im Urteil eines Physiologen und Naturforschers" und sodann 1891 gesammelt als das Buch „Ein verkannter Wohltäter" erscheinen. Noch von der 1000. und 2000. Potenz der Arzneistoffe kann Jaeger neuralanalytisch Wirkungen nachweisen.

Bald nach dem Erscheinen der genannten Werke setzt eine Hetze gegen ihn ein. Noch dominiert der wissenschaftliche Materialismus allenthalben. Jaeger, zuvor als Apostel Darwins mit offenen Armen aufgenommen, wird jetzt als wilder Phantast verschrien. Er macht es seinen Gegnern leicht, denn er produziert in einem fort Sonderbares und zumindest Ungewöhnliches. Aus den Haaren gesunder, leistungstüchtiger Menschen potenziert er einen Duftstoff „Anthropin" und empfiehlt ihn als Stimulans bei Lebensschwäche. Er selbst läuft in eigens entworfenen Wollkostümen umher, weil er durch Beispiel für sein „Wollregime" werben will. Selbst die Fußbekleidung und die Kopfbedeckung soll möglichst aus Wolle sein. Wo er in diesem Aufzug erscheint, lächelt man. Er lächelt zurück, denn trotz vieler Widersacher stehen – insbesondere im Lager der Homöopathen – treue Anhänger zu ihm. Zwei bekannte Vorkämpfer für Hahnemanns Lehre werden seine Schwiegersöhne, Heinrich Göhrum und Eugen Kröner. Viele junge Ärzte lassen sich durch seine Schriften in der Gewißheit bestärken, daß Feinstoffliches tiefer und anhaltender wirke als die grobstofflichen Arzneigaben; sie entnehmen seinem Wissen um die Heilinstinkte der Tiere und des Volkes wichtige therapeutische Anregungen, so etwa wenn Jaeger von einem Raben berichtet, den er reguläre Heilbäder in einen Ameisenhaufen nehmen gesehen hat – oder von einem alten bäuerlichen Rheumatiker, der ein- bis zweimal im Jahr seinen entblößten Arm in einen solchen schob, um ihn von den Ameisen bearbeiten und heilen zu lassen. Die Zahl der homöopathischen Ärzte unserer Zeit, denen durch Gustav Jaeger die entscheidenden Anregungen gegeben wurden, ist groß, und seine Beiträge zur Ganzheitsbiologie bleiben lebendig. Vielleicht wird auch sein Wollregime eines Tages gerechtfertigt werden und auferstehen, wenn auch wohl nicht in der Form der vielgetragenen und vielverspotteten Jaeger-Hemden. Spott hat den dickschädligen Schwaben Jaeger nie angefochten, er wußte ihn zu beantworten nach Art seines Landsmannes Paracelsus oder gar, wenn es sein mußte, seines anderen Landsmannes Götz von Berlichingen. Als man allgemein vom „verrückten Jaeger" zu reden pflegt, gibt er eine kurze und bündige Erklärung dazu, die von überzeitlicher Gültigkeit ist: „Wenn ein Mann der Wissenschaft einen Fund macht, der den bisherigen Standpunkt der Wissenschaft verrückt, dann erklärt die Wissenschaft ihn für verrückt so lange, bis es ihr gelungen ist, nachzurücken."

Auch der alternde Gustav Jaeger bleibt ungebrochen. Er sieht, wie die – um mit seinen Worten zu sprechen – „nachrückende" Wissenschaft Stück um Stück seiner Funde und Lehren bestätigt, ohne ihn zu berücksichtigen, so die Anerkennung der „Selbstgifte" des Organismus, die Ermittlung des spezifischen Gewichts als Maßstab für die konstitutionelle Wertung und die Beachtung der Nahrungsmittelentwertungen durch industrielle Zusätze und Verarbeitungen. Vor allem aber erlebt er, daß nicht nur Medizin und Biologie, sondern sogar die exakten Naturwissenschaften mehr und mehr seine experimentell ermittelte Lehre vom Antagonismus des Stoffes und der Kraft zu erkennen beginnen. Je kompakter der Stoff, desto gebundener, desto weniger wirksam die in ihm beschlossene Kraft. Einst wußte man mit Hinblick besonders auf die chemischen Reaktionen: „Corpora non agunt nisi soluta", „Die Körper wirken nur, wenn sie gelöst sind"; dann brach sich die Erkenntnis langsam Bahn: „Corpora nun agunt nisi fluida", sie wirken nur in fluidalem Zustand; jetzt muß es schließlich heißen: „nisi undulantes", nur als Wellen, als Wirkwogen, als die aus dem Stoff entbundenen Richtkräfte wirken sie. Damit aber haben sie aufgehört, „Körper" zu sein, gleich dem Urstoff in der homöopathischen Hochpotenz.

Nicht Jaegers Theorien machen ihn froh, sondern seine unmittelbaren Beobachtungen an der Neuralanalytischen Apparatur. Sie bestätigen, was Hahnemann wußte – und trotz vieler Gegner geben sie einem Arzttum, das mehr ist als ein Kapitel aus der angewandten Chemie, neuen Auftrieb. Ihm selbst, dem von Kopf bis Fuß in Wolle gekleideten Greis, hat sich eine Welt überstofflicher Wirklichkeit erschlossen, in der er forschungsfreudig umherwittert – und so ist für ihn das Geschick einer langsamen Erblindung nicht, wie für seinen Landsmann Faust, ein Gleichnis geistigen Verfalls, sondern eine letzte Wendung von der Welt zum Wesen. Als Weiser und als Wissender, vom Volk verehrt und von der Zunft schließlich als ungefährliches Original toleriert, stirbt er fünfundachtzigjährig am 13. Mai 1917. Ohne ärztlich praktiziert zu haben, ist er der Homöopathie Hahnemanns und ihren arzneilichen „Nichtsen" ein Pionier gewesen, auf dessen Eigenwilligkeit, Erkenntnismut und Universalität sie stolz sein darf.

Als Sonderling und Original hat auch *Paul Dahlke* zeitlebens gegolten, wohl der strengste Vertreter des Irrationalen unter Hahnemanns Aposteln. Er wurde 1865 im ostpreußischen Osterode geboren und fand von vornherein als Philosoph zur Homöopathie. Zugleich tat sich ihm die Welt des Buddha auf. Wenn je ein Arzt reinste Erscheinungsmedizin getrieben hat, so Dahlke. Wir wissen nichts von der Wirklichkeit als das Bild, das sie uns vorspiegelt, das ist sein Grunddogma. Was Krankheit ist, bleibt unbekannt, bekannt aber können uns die Erscheinungen werden, die der kranke Organismus in unser beobachtendes Bewußtsein reflektiert, wenn wir uns darum bemühen. Phänomene sind es, die zu uns sprechen im Symptomenbild des Kranken und im geprüften Symptomenbild des Mittels. Die therapeutische Verknüpfung beider Symptomenganzheiten, das Simile, stellt etwas nicht weiter Zurückführbares dar und ist aus dem Unbekannten in Hahnemanns Seele geworfen worden, intuitiv, genial, irrational und als ein reines Geschenk.

Auf dieser Grundlage gestaltet Dahlke seine Praxis aus. Es wird eine Riesenpraxis mit Erfolgen, die auch die Schule anerkennen muß. Daneben verfaßt er eine Arzneimittellehre, welche – obwohl nur eine Auswahl aus dem Universum der geprüften Stoffe und ihrer Symptome – bis heute als ein Meisterwerk der klassischen Richtung gilt. Auch als geistreicher, philosophisch strenger und unbestechlich nüchterner Schriftleiter der „Berliner homöopathischen Zeitschrift" ist Dahlke tapfer tätig, zwischendurch aber treibt es ihn nach Asien und in die Südsee, wo er die Weisheit vom Letzten, vom Wahnlosen und Unsagbaren sucht. Er bringt den Entschluß heim, dem Buddha Gautama als Apostel zu dienen und die Deutschen auf den heiligen achtfachen Pfad zu leiten, der ins Nirvana führt.

Damit kommt ein Riß in Dahlkes Wirken. Auf der einen Seite funkelt er von therapeutischem Wissen und Können, ist also „Patriot der Welt", auf der anderen lehrt er, daß der Durst, zu leben, die Quelle alles Leidens sei und das Erlöschen dieses Durstes den Weg zum Heil darstelle. Bis ins Praktische reicht der Zwiespalt. Als bekehrter Buddhist wagt der berühmte Arzt nicht mehr, Honorare zu fordern. Aber er muß leben. In Europa geht es nicht an, nach Art der Bettelmönche eine Kokosschale aufzustellen, in die barmherzige Unerleuchtete Reis füllen. Dahlke versucht dennoch eine ähnliche Methode, um die Anweisungen des Erhabenen innehalten zu können: in seinem Sprechzimmer steht eine Vase für Spenden, die die Kranken statt eines vereinbarten Honorars hineinwerfen mögen. Aber der Versuch, asiatische Gebräuche ins Abendland zu übertragen, scheitert – und eines Tages muß der Doktor wieder, wie die andern, Liquidationen ausschreiben. . .

Inzwischen ist er als Übersetzer buddhistischer Werke ebenso berühmt geworden wie als Arzt. In Berlin-Frohnau gründet er die buddhistische Gemeinde mit einem eigenen Tempel und regelmäßigen Feiern. Seine äußere Erscheinung wird grau, unauffällig und still, er trägt das Ich ab, die Wurzel alles Übels, und meditiert sich langsam in das Verlöschen hinein. Dabei versucht er in gelegentlichen Veröffentlichungen die Homöopathie mit der Weltanschauung des südlichen Buddhismus in Einklang zu bringen: Alles Sein ist Hunger, und das kranke Sein besonders. Der Kranke hungert nach der rechten, nach der Similearznei – und wenn sein Organismus Symptome bestimmten Gepräges hervorbringt, so ist das der Ausdruck dieses Hungers und zugleich der Hinweis auf das, was ihn stillen kann.

Bis zum Schluß bleibt Dahlkes Können als Arzt überragend, sein Wollen aber wendet sich immer deutlicher dem Wesenlosen hinter der Welt zu, das für den, der es erreicht hat, vielleicht zugleich die Wesensfülle ist.

Als im Februar 1928 die Blätter berichten, der berühmte homöopathische Arzt Dr. Paul Dahlke sei gestorben, trauern zahlreiche Schüler um ihren meisterlichen Lehrer in der Kunst des Umgangs mit dynamisierten Arzneien. Wenige Wochen später taucht das Gerücht auf, Dahlke sei gar nicht tot, er habe sich lediglich einen amtlichen Totenschein verschafft, um unbekannt und namenlos nach Indien zu pilgern, wo ihn ein buddhistisches Kloster erwarte. Die Zeitungen dementieren das Gerücht, einige Blätter aber setzen ein Fragezeichen über das Leben und Sterben dieses Mannes. Wir wollen dieses Fragezeichen stehen lassen, weil es in seinem Sinne steht. Fragwürdig war ihm die Welt, fragwürdig der Wert des Lebens und das Wesen der Dinge, rätselhaft das Simile, in dessen Dienst er stand, und nur durch ein Fragezeichen zu kennzeichnen jenes verheißene Untergehen im Nichts und Alles, jene große Entwerdung, von der er sich locken ließ.

Zeit- und Streitgenosse Dahlkes in Dingen des Simile, ist *Emil Schlegel* dennoch zeitlebens ein gänzlich anderer Menschentypus gewesen – Schlegel, den alle liebten, die ihn kannten, und dessen heilendes Wirken für Leidende und Ärzte immer etwas vom Wundertun behielt. Durch ihn, der im Alter aussah wie der liebe Gott, sind viele Sucher – zunächst rein erfahrungsgemäß und stumm staunend – Homöopathen geworden. Ein ärztliches Selbstzeugnis darf für zahlreiche stehen: „In meiner Praktikantenzeit 1920 stieß ich wiederholt auf die seltsame Tatsache, daß Patienten, die von uns mit zum Teil recht infauster Prognose wegen ernster chronischer Erkrankungen entlassen worden waren, bei einem homöopathischen Arzt Hilfe fanden, und dies sogar in manchmal unglaublich kurzer Zeit. Es war dies Emil Schlegel . . . Diese immer wieder von den Angehörigen, manchmal auch vom ehemaligen Patienten selbst uns mitgeteilten Erfolgsberichte lösten zu meinem größten Befremden in den Kreisen, die es anging, nun nicht den unbändigen Wissensdrang aus, wie das wohl von Schlegel gemacht worden sein mag, sondern lediglich eine recht persönlich werdende Stellungnahme. Gerade dies gab mir den Antrieb, mich in dieser Geisteswelt genauer umzusehen, und sie blieb mir nicht verschlossen. Ich lernte im Similegesetz eine neue Welt logischer Zusammenhänge von Krankheit und Arzneianwendung kennen[51]."

345

Emil Schlegel ist Sohn eines unbemittelten Schuhmachers und wird 1852 in Karlsruhe geboren. Die Großmutter, Kräutersammlerin und „weise Frau", zog mit Tränken und Pülverchen im Land umher. Sie hat ihren Enkel nicht mehr erlebt, aber die Anlage zum eigenwilligen Arzttum dürfte ihm von ihr mitgegeben worden sein.

Wie Samuel Hahnemann soll Schlegel wegen der ärmlichen Verhältnisse des Elternhauses in eine Kaufmannslehre gesteckt werden. Kontorist eines Anzeigenblattes soll er werden, aber er benützt jede freie Minute der Lehrzeit, um als Autodidakt Chemie zu lernen. Die Kunden des Prinzipals werden auf den ungewöhnlichen Lehrling aufmerksam, in dem wissenschaftliche Forschergier und religiöse Ehrfurcht lodern, man ergeht sich mit ihm in Gesprächen über Gott und die Welt – und eines Tages leiht ihm ein Bekannter ein kleines blaues Büchlein. Es ist „Hahnemanns Totenfeier" von Dr. Arthur Lutze, Sanitätsrat in Köthen.

„An diesem Büchlein fing ich Feuer." Die Fackel ist weitergereicht worden, jetzt muß sie – nach Lichtenbergs Wort – durchs Gedränge getragen werden, auch wenn sie diesem oder jenem den Bart versengen mag. Schlegel gelingt es, aus der Karlsruher Lehrstelle fortzukommen und in einem Kaufmannsgeschäft in einer württembergischen Kleinstadt tätig zu sein. Dort schleppen den noch nicht Zwanzigjährigen ein paar Bekannte in ein von einer Studentengesellschaft bevölkertes Gasthaus. Er blickt auf die zechenden Menschen, denen die ganze weite Welt der Wissenschaften aufgetan ist, vergleicht ihre Lebensmöglichkeiten mit den seinen, läuft dann hinaus ins Dunkel und weint sich hemmungslos aus.

Bald darauf kommt das Wunder zu ihm, dem späteren Wundertäter. „Während die Eindrücke jenes Studentenabends noch nicht verklungen waren, bekam ich einen Freundesbrief, in welchem mir mitgeteilt war, daß ein wohlhabender Anhänger der Homöopathie dafür aufkommen wolle, daß ich Medizin studieren könne. Ich hatte in dieser Richtung niemals einen Schritt getan, auch gegen meine Bekannten den stillen Wunsch nie geäußert . . ." Der wohlhabende Anhänger der Homöopathie ist August Zöppritz, einer der bis ins Greisenalter erfolgreichsten Laien-Vorkämpfer für Hahnemanns Lehre, die Laien gerade so viel verdankt wie Ärzten. Schlegel sagt zu und nimmt fieberhaft Privatunterricht, um mit der nötigen Vorbildung auf die Universität zu gehen. Eigentlich hätte er eine Gymnasialabschlußprüfung abzulegen, aber das ist ihm unbekannt – und auf der Universität Tübingen bleibt bei seiner Immatrikulation die Frage danach aus, da man es als selbstverständlich voraussetzt. 1873 wird Emil Schlegel als Student der medizinischen Fakultät eingeschrieben.

Die Vorkenntnisse des jungen Studenten liegen über dem Durchschnitt, vor allem weiß er die Naturerscheinungen unter dem Aspekt der Energetik zu sehen und zu werten. Die Krafterhaltung, die physikalische Gleichwertigkeit der Reaktionen, das Wärmeäquivalent – all dies prägt seine denkerische und forscherische Wesensart. Robert Mayer, neben Hahnemann der andere große Flaschenschüttler, ist sein Initiator.

Der Hochschulbetrieb jener Jahre ist streng homöopathiefeindlich eingestellt. Schlegel, schon jetzt dem Simile verschworen, begehrt nicht gegen die Polemiken auf, die er allenthalben vernimmt, sondern verfolgt sie bis in ihre letzten erkenntnishaften und persönlichen Ursprünge, um, wie er selbst bekennt, womöglich doch die gemeinsame natürliche Grundlage der Gegensätze aufzuspüren. Überhaupt nimmt er alles ernst und schwer. So erzieht er sich zu einer besonders regen Tätigkeit im Sektionssaal, gerade weil ihm das „Leichnamliche" zuwider ist. Früh schon erkennt er, daß nicht von der Kenntnis der Leiche der Weg zur Meisterung des Leben führen kann, aber dennoch will er nicht vernachlässigen, was alle andern so extrem schätzen und betreiben. Chirurg kann er nicht werden, das fühlt er. „Ich sagte mir, das ist die Wissenschaft vom Nebeneinander, von der bloßen Form, von den fertigen Erzeugnissen der Natur. Wieviel besser ist der Blick in die Verursachlichung alles dessen, gewissermaßen ins Hintereinander des Geschehens; das ist das Wahre für den Arzt und wird jene Lehre vom Nebeneinander weit zurücklassen." Damit bahnt sich sein heilkünstlerischer Dynamismus deutlich an. Lebendes läßt sich nur in der Zeit, nicht im Raume erfassen, Leben ist Prozeß, der lebendige Leib kein Ding, sondern ein Geschehnis.

Aber zugleich erkennt Schlegel die Fragwürdigkeit des ursächlichen

Forschen- und Findenwollens. „Mit den wissenschaftlichen Einsichten in die Ursächlichkeit ist es nichts." Sie wechseln von Generation zu Generation. Wer sicher heilen will, braucht das Gesetz, die Verknüpfung von pathologischen Erscheinungsreihen mit solchen des geprüften Arzneimittelbildes.

Bei dem Physiologen Vierordt erfährt Schlegel im Kolleg, daß es noch keine wissenschaftliche Zurückführung des menschlichen Seelenlebens auf natürliche Gesetze gebe. Er, der Student, glaubt mit Hilfe der durch Robert Mayer aufgestellten Sätze einen Beitrag zu dieser Frage liefern zu können, und verfaßt einen Aufsatz, den er dem Professor überreicht. Nach einigen Tagen wird er vom Katheder herab gebeten, nach dem Kolleg bei seinem Lehrer zu erscheinen. Vierordt lobt ihn und seine Arbeit und schlägt ihm vor, die darin vorgetragenen Ideen an Fröschen experimentell zu erproben. Schlegel erschrickt, ihm fehlen die Mittel für eine längere Institutsarbeit. Aber Vierordt fährt fort: „Da Sie nicht bemittelt sind, wie ich höre, so gebe ich Ihnen hier die bezahlten Vorlesungsgelder zurück." Wiederum einige Tage später wird Schlegel abermals zum Professor bestellt. Diesmal gibt es ein Donnerwetter. Es ist bekannt geworden, daß der Student zur Homöopathie neigt. Er gibt das frei zu. Daraufhin wird die Arbeit mit den Fröschen zurückgenommen. Der fast Achtzigjährige bemerkt rückblickend dazu: „Das Problem steht meines Wissens heute noch da, wo ich es in meinem Aufsatz verlassen hatte . . ."

Als Schlegel das Physikum mit Glanz besteht, tritt Professor Vierordt aufs neue an ihn heran; er will sich den begabten Studenten als Assistenten sichern. Also geht der cand. med. für ein Jahr in Vierordts Physiologisches Institut. Daß der neue Chef auf Umwegen vom Nichtvorliegen eines Gymnasialreifezeugnisses erfahren hat und nun verlangt, Schlegel müsse nebenher aufs Gymnasium gehen und sein Abiturientenexamen nachholen, trifft ihn wie ein Wasserstrahl. Er weigert sich. Durch den Oberpedell erfährt er, daß einige seiner Examinatoren der Forderung Vierordts entgegengetreten sind. Außerdem ist sein Mäzen, der das Studium bezahlende August Zöppritz, über Nacht verarmt und kann nicht mehr für weitere Semester aufkommen.

Vierordt wird nun Schlegels offener Feind, will dafür sorgen, daß

ihm keine Vergünstigungen mehr zuteil werden, und stellt ihm in
Aussicht, er solle nie sein ärztliches Staatsexamen machen, wenn er
nicht die reguläre Gymnasialbildung vollgültig nachgeholt habe.
Zum Glück findet sich ein neuer Geldgeber: Ein bekannter homöopathischer Arzt ist bereit, Schlegel bis zum Abschluß des Studiums
zu unterstützen. Als 1878 der Prüfungstermin heranrückt, muß Schlegel von Professor zu Professor wandern, um eine Zustimmung für
sein geplantes Gesuch ans Ministerium zu erbitten, man möge ihn
ohne nachgeholte Reifeprüfung das Examen ablegen lassen. Trotz
kalter Ablehnung bei den meisten Professoren wird das Ministerium
durch einflußreiche, der Homöopathie zugetane Persönlichkeiten günstig gestimmt: Er darf das Staatsexamen mit voller Geltung einer
Approbation fürs Deutsche Reich machen.
Schlegel geht jetzt an eine Doktorarbeit heran. Die Abhandlung,
betitelt „Eserin als Heilmittel gegen Glaukom", wird von einem
augenheilkundlichen Fachblatt sofort zum Druck angenommen, aber
die medizinische Fakultät erkennt, daß hier für die Homöopathie
eingetreten wird, und verweigert die Verleihung der Doktorwürde.
Schlegel antwortet auf diesen Ausdruck von Rachegefühlen gegen
alles Homöopathische, indem er sich Ende 1879 in Tübingen nieder-
läßt, nachdem er zuvor am Diakonissenhaus in Stuttgart ein Jahr
lang als Assistent tätig gewesen ist. Er selbst berichtet: „In Stuttgart
hatte ich noch Gelegenheit, bei Operationen zu assistieren, da mein
Chef durch Neigung und Geschick gerne die chirurgischen Fälle behandelte. Als ich mich entschlossen hatte, nach Tübingen zu gehen,
riet er mir ab. Ebenso der damalige Leibarzt der württembergischen
Königin, Prof. Rapp. Dieser schrieb: Sie werden in Tübingen durch
Ärger über Gemeinheiten zu Grunde gehen. Rapp selbst mußte nämlich viele Jahre vorher, 1854, diese Hochschule, wo er sehr erfolgreich wirkte, verlassen. Er wurde abgesetzt ,wegen starker Hinnei-
gung zur Homöopathie' wie es in einer amtlichen Auslassung der
württembergischen Regierung vom 23. April jenes Jahres heißt. Aus
diesem Vorgang, dessen treibende Persönlichkeiten zum Teil noch in
Tübingen lebten, erklärt sich die besondere Gehässigkeit, mit welcher
man seine Niederlassung betrachtete."
Noch einmal unternimmt Schlegel den Versuch, zu promovieren.

Er wendet sich an den Straßburger Professor Laqueur, dem er aber sogleich offen mitteilt, daß sein erster Versuch an der homöopathiefeindlichen Haltung der Tübinger gescheitert sei. Laqueur antwortet, niemals werde unter seiner Leitung ein Vertreter der Homöopathie den Doktorgrad erwerben.

Von da an bleibt Schlegel dem einzigen Titel treu, auf den er Wert legt: Arzt. Als „Emil Schlegel, Arzt" geht er in die Geschichte der Heilkunst ein. „Von einer Verfolgung der Absicht, zu doktorieren, war keine Rede mehr, nachdem mir Professor Nagel gesagt hatte, er werde sich dafür einsetzen, daß ich an einer auswärtigen Fakultät den Titel bekäme, wenn ich darauf Verzicht leisten würde, nach Tübingen zu kommen, oder wenigstens mich nicht Homöopath nennen wolle."

Ja, so ist es: man fürchtet ihn, den erfolgreichen Arzt ohne Doktortitel, der nicht nur grünen Star und mannigfache chirurgische Krankheiten innerlich heilen kann, sondern sich auch an den Krebs heranwagt, ohne zu scheitern. Als Repräsentant der reinen, klassischen Homöopathie wirbt Schlegel vor allem durch seine Heilungen. Er wird der Meister, zu dem Tausende pilgern. Schlicht, fromm und gütig übt er seinen Beruf aus, ganz ohne intellektuellen Ehrgeiz, aber dennoch bestrebt, das Geheimnis seiner Erfolge in Büchern niederzulegen. Berühmt sind seine „Innere Heilkunst bei sogenannten chirurgischen Krankheiten", sein Buch „Die Krebskrankheit" und sein Kommentar zu Hahnemanns „Organon". Daneben liest und lebt er sich in die Welt des Paracelsus ein, verfaßt zwei Bücher darüber, ein weiteres über die johanneische Apokalypse und ein viertes über die Signaturenlehre. Auch der Augendiagnose des ungarischen homöopathischen Arztes Dr. von Peczely widmet er eine Broschüre. Auf etwa 25 Buchveröffentlichungen und zahlreiche Arbeiten in Zeitschriften kann er zurückblicken, als er, fast achtzigjährig, sein reifstes und edelstes Buch schreibt. Es heißt „Heilkunst als Weltmitte" und trägt das Motto: „Ein alter Arzt schrieb dieses Buch, einem rührenden letzten Wunsche des Sokrates folgend: dem Aeskulap aus Dankbarkeit einen Hahn zu opfern."

Emil Schlegel ist der große Fruchtbarmacher derjenigen Seite in Hahnemanns Wesen, die dem Geheimnis zugewandt ist. Sucht Hahnemann die Richtkräfte der potenzierten Arznei allein von den Symptomen her kennenzulernen, die sie im Menschenleibe offenbart, so ist Schlegel überzeugt, daß auch schon die lebendige Gestalt der Pflanze oder des Minerals einen Ausdruck der darin beschlossenen Richtkräfte darstelle. Er grübelt sich offenen Auges in die Signatur der Arzneien hinein wie sein anderer Lehrer Paracelsus. „Erfindungsreiche Heilkunst" – so lautet der Untertitel seines Signaturenbuches – wird ihm zum Lebenselement. Künstler durch und durch, der Erscheinungswelt aufgetan und dem Leiden liebevoll zugewandt, erkennt er mit den Augen – „seinen wunderbaren indischen Augen", wie sie Dr. Hans Roser einmal genannt hat – in allem Außen das Innen und weiß mit Novalis das Äußere als ein in Geheimniszustand erhobenes Innere. Aber was er auch schaut und deutet, alles wird sogleich am Maßstab des Simile ausgerichtet und unmittelbar der Praxis zugeführt. In einem Vorwort zu einem seiner Bücher berichtet Schlegel, wie ihn bei einem Herzanfall das Verzehren von Kirschen gestärkt habe: Kirschen, die die Signatur von Herzen erkennen lassen und durch ihren langen Stiel den Hinweis auf die Reizleitung. Bei einem späteren Gespräch mit Otto Leeser meinte dieser – beides echte Homöopathen und zugleich extrem verschiedene Stilisten des Denkens –, die heilsame Wirkung sei auf die in den Sauerkirschen vorhandene Spur von Blausäure zurückzuführen und auf deren Similebeziehung zu Schlegels Herzbeschwerden. „Eine durchaus richtige Erklärung", antwortete Schlegel, „aber meine gefällt mir besser." Schlegels Kranke genesen – und sie genesen nicht nur von heilbaren, sondern vor allem auch von sogenannten unheilbaren Leiden. Sie genesen, weil Schlegel ein einzigartiger Meister der entstofflichten, dem Einzelfall zart angeschmiegten Richtkraft ist, die in seinen Arzneien wohnt, weil er strenger als die meisten andern Homöopathen seinen Hahnemann kennt, aber sie genesen auch, weil er bewußt ein priesterlicher Mensch ist, ein alter Weiser mit langem, weißem Vollbart, ein Gottesdenker und Erlösungslehrer, der die Sprache der Vögel versteht und das Antlitz der Kräuter deuten kann, ein großer Verwandler, dem die Welt wert genug ist, unablässig an ihrer Neuwerdung zu schaffen, und dem deshalb die Heilkunst zur Weltmitte wurde.

Ende 1934 stirbt Emil Schlegel in Lindau am Bodenee, ein über die Welt hinausgewachsener und dennoch ihr unbeirrbar in Liebe zugewandter Apostel der milden Macht, die da groß ist.

Der elfte und letzte Mann unserer „Apostelgeschichte" soll *Friedrich Gisevius* sein; einen zwölften, einen Judas, hinzuzufügen, ist unnötig: Verräter und Verderber dessen, was Hahnemann schuf, sind ubiquitär wie Bakterien.

Der ostpreußische Kreisphysikus Dr. Gisevius, der noch an den Befreiungskriegen teilgenommen hatte, war in verhältnismäßig jungen Jahren seines Arztberufes überdrüssig geworden: bei einer Scharlach-Epidemie in Königsberg erlebte er, daß weder er noch seine Kollegen den reich erntenden Tod abzuwehren vermochten. So erwarb er denn ein Gut und wurde Landwirt. Jedoch sein Kriegskamerad und Freund Dr. Aegidi, ein begeisterter und erfolgreicher Homöopath, lieh Gisevius zahlreiche homöopathische Bücher und bemühte sich, ihn für das Arzttum zurückzugewinnen. Vergebens. Gisevius schüttelte den Kopf, wenn er die sonderbaren subjektiven Symptome las, die die homöopathische Arzneimittellehre verzeichnete. Da stand z. B. unter Calcarea carbonica: Verschlimmerung bei Musik. Ihm, einem der ersten Schüler der Pépinière, mußte dergleichen absurd vorkommen.

Jedoch als eines Tages im Gutshaus getanzt wird, kann der Dorflehrer, der musizieren soll, nicht wie sonst munter fiedeln: jedesmal, wenn die ersten Takte erklingen, sucht ihn ein Hustenanfall heim, so daß er abbrechen muß. Teils der Kuriosität halber, teils auch aus einer der Empirie verpflichteten Rechtschaffenheit läßt der Ex-Arzt und Gutsherr Calcarea carbonica holen. Das Mittel wirkt prompt – und es hat überdies eine ungemein nachhaltige Wirkung, denn nicht nur die Rückkehr des Dr. Gisevius zum (nunmehr homöopathischen) Arzttum bewirkt es, sondern auch eine so eindrucksvoll erfolgreiche Praxis, daß von deren Miterleben und Vorbild her sowohl sein Sohn Bruno als auch sein Enkel Friedrich homöopathische Ärzte werden.

Die Familie Gisevius ist polnischer Abstammung. Ursprünglich hieß der Name Gizycki. Gegen Ende des 16. Jahrhunderts wurde er in Gizycki-Gisevius umgewandelt, später, als die Gutsbesitzer, Pastoren und Ärzte des alten Geschlechts Deutsche geworden waren, bedienten sie sich nur noch der latinisierten Namensform.

Der zum Homöopathen gewordene Kreisphysikus praktizierte in Potsdam, wo auch sein Sohn Bruno späterhin als souveräner Beherrscher der Homöopathie wirkte. Dr. Bruno Gisevius, der 1910 mit 72 Jahren starb, hat sich um das Erbe Hahnemanns besonders dadurch verdient gemacht, daß er durch überzeugende Heilerfolge die Leistungsfähigkeit der klassischen Homöopathie bei Typhus und Cholera demonstrierte. Auch als Militärarzt zeigte er, was (um einen Buchtitel von Emil Schlegel zu zitieren) „innere Heilkunst bei sogenannten chirurgischen Krankheiten" leistet. Von Potsdam siedelte er nach Freienwalde an der Oder über und dann 1884 nach Berlin. Dort war er einer der meistbeanspruchten homöopathischen Ärzte, was ihn nicht hinderte, außerdem regsam an der Poliklinik des Vereins der Berliner homöopathischen Ärzte mitzuwirken. Das Selbstdispensierrecht, das den homöopathischen Ärzten damals entzogen werden sollte, erkämpfte er für sie zurück.

Sein am 6. August 1867 geborener Sohn Friedrich hat das Selbstdispensierrecht – um dessen Beibehaltung auch er mit Regierungsinstanzen oft und stets siegreich kämpfte – aus sehr verschiedenen Gründen für eine unabdingbare Notwendigkeit homöopathischen Arzttums gehalten. Zunächst kann, so betonte er stets, der Arzt nur diejenige Arznei mit gutem Gewissen verordnen, deren Qualität er genau kennt. Thuja wirkte am zuverlässigsten, wenn die Tinktur von Lebensbäumen gewonnen wurde, die auf Friedhöfen wachsen, und mit seiner Verordnung von Nux vomica C 30 und Arnica C 30 im Wechsel habe er (insbesondere bei bestimmten, sehr heftigen Angina pectoris-Anfällen) nur dann Erfolg, wenn die Arnica-Potenz aus einer Tinktur bereitet wurde, die von blühender Gold-Arnica stammt, welche um die Sommersonnenwende auf Thüringer Bergwiesen einzusammeln ist. Dies besorgte er Jahr um Jahr selber. Sodann muß der Arzt beim Potenzieren der Arznei das Geheimnis der heilenden Hand aufprägen (darin stimmte Gisevius ganz mit der Anschauung von Arthur Lutze überein). Drittens endlich ist es wichtig, daß der Kranke die Arznei als unmittelbare Gabe aus der Hand des Heilers empfängt. „Arznei ist zu edel, um über den Ladentisch hinweg verhökert werden zu dürfen – und außerdem: in wie schlechter Gesellschaft befindet sich solch ein Arcanum, wenn es in den selben Räumen steht, in denen sich das Teufelszeug der Patentmedizinen ein Stelldichein gibt!", sagte er einmal.

Er ist zeitlebens ein Apostel der Hand gewesen. Selbst mesmerisch hochbegabt, erkannte er – wie Hahnemann – neben dem Simile nur noch den Mesmerismus an und eine von ihm erarbeitete Kapillarmassage, die er jedoch selbst als weitgehend mesmerisch wirksam deutete. Die Hochpotenzen spielten eine große Rolle in seiner Praxis. Wer ihn näher kannte, der erfuhr auch, in welchem Maße der alte Sanitätsrat das war, was von der sogenannten naturwissenschaftlich-kritischen Richtung der Homöopathie mit abwertender Bedeutung „ein strenger Hahnemannianer" genannt wird. Aber Gisevius zeigte sich nach außen hin als ein Kämpfer, der der Zunft „similia similibus" zu begegnen weiß, d. h. der ihr mit ihren eigenen Methoden begegnet. Er war es vor allem, der das Zustandekommen eines medizinisch-diagnostischen Instituts des Berliner Vereins homöopathischer Ärzte durchsetzte, er arbeitete bei seinen Arzneimittelprüfungen mit exakten Hilfsmethoden wie z. B. Pulskurven, bediente sich der Interferometrie und sorgte auch sonst dafür, daß die offizielle Medizin ihm keine Blößen nachweisen könne. Dennoch lag ihm nichts ferner als ein Brückenschlagen. Die Homöopathie und der Mesmerismus waren ihm Heilwege, welche auf einer ganz anderen Ebene realisiert werden als derjenigen, die von den Schulmedizinern besiedelt wird.

Das von Friedrich Gisevius gemeinsam mit Eugen Kröner verfaßte „Handbuch der homöopathischen Heillehre", das 1906 bis 1908 erschien, ist bis heute eine der brauchbarsten Gesamtdarstellungen. Sonst aber war Gisevius, ungeachtet seiner Lehr- und Vortragtätigkeit, kein Meister des instruktiven Wortes. Mit seiner hemmungslosen Genialität wußte er weder knapp und präzis zu formulieren noch sich in das Fassungsvermögen seines jeweiligen Partners einzufühlen.

Es mutete zuweilen fast tragisch an, wenn der überlegene therapeutische Könner – einer der letzten Meister kunstgerechter Psora-Kuren – auf Kongressen seine von Begeisterung durchflammten, aber zu keiner klaren Diktion gebändigten Bekenntnisse ablegte und hernach von dürftigen Rationalisten, denen ärztlicher Eros und ärztliches

Ethos gleichermaßen abging, in dialektisch einwandfreier Form abgekanzelt wurde.

Die Ungeschicklichkeit beim Umgang mit Bastardhomöopathen wurde aber überreich kompensiert durch die Magie der Persönlichkeit, die sich auch dann besonders wirksam erwies, wenn es galt, Ministerien für die Homöopathie zu gewinnen oder ihr sonstwie eine Bahn durch staatliche oder akademische Bollwerke zu brechen. Stets haben Prominente aller Lebensgebiete zur Klientel des Hahnemannianers und Mesmeristen Gisevius gehört, vom Grafen Zeppelin bis zu Stresemann – und wo es irgend anging, hat er das als eine Art „Geheimdiplomat des Simile" für die Anerkennung und Terrainerweiterung der Homöopathie zu nützen gewußt. Eingaben, Denkschriften und Gesuche verfaßte er oft zwischen Krankenbesuchen in der offenen Droschke, und der Kampf um Hahnemanns Werk hat ihn manche Nacht gekostet.

Seine Patienten hörte er – vor den großen ägyptischen Landschaftsbildern, die an der Wand seines Sprechzimmers hingen – ruhevoll an, dann überstürzte er sie mit Aphorismen, abgerissenen Sätzen und sonderbaren Ausrufen: man mußte das Gefühl haben, er stimuliere sein Arzneifindertum auf solche Weise. Plötzlich war das Simile gefunden. Er zielte gut. Die Unitas remedii hatte in ihm einen beispielhaften Repräsentanten. Zumeist jedoch wurde der Patient, ehe er seine Arznei aus der Hand des Arztes erhielt, von ebendieser Hand mesmerisch behandelt: in der Regel durch ruhige „Bestrahlung" der Solarplexus-Gegend, zuweilen auch durch intensives Kneten am Oberarm oder durch eine Art Nervenpunktmassage des linken Schulterblattes. Und hier, beim Gedenken an seinen homöopathischen Lehrmeister, sei dem Verfasser gestattet, einmal die Form des persönlichen Berichts zu verwenden. Ich konnte, als ich bei Gisevius einige Zeit hospitieren durfte, sowohl die nahezu momentane Lösung von Intestinalspasmen auf Grund der Solarplexus-Behandlung als auch die Regulierung entordneter Herzschläge im Augenblick der Arm- und Schulterblatt-Massage immer wieder als einen sicheren, ihm selbst schon lange nicht mehr verwunderlichen Effekt beobachten.

Am eindrucksvollsten aber war die Leidenschaft, mit der der 75 Jahre alte „Zauberer vom Hohenzollerndamm" seinem Arzttum verfallen war. Erzürnen konnten ihn seine Kranken nur, wenn sie einmal – in der Meinung irgendein Unbehagen sei lappaliös – unterlassen hatten, · ihn herbeizurufen. Kein Besuch wurde ihm zuviel, kein Besuch aber auch blieb ohne eindrucksvolles therapeutisches Ergebnis. In Honorarfragen ging er sozusagen mit sorgsamer sozialer Indikation vor: Studenten und unbemittelte Kranke erhielten keine Liquidationen, Wohlhabende hingegen recht ansehnliche. Liebedienerei vor prominenten Patienten kannte er nicht. Ich erlebte einmal, daß ein Berliner Universitätsprofessor der Medizin – notabene ein Infektions-Fachmann, der nichtsdestoweniger im Falle eigener Erkrankung zum klassischen Homöopathen ging – dem die Tür des Wartezimmers öffnenden Sanitätsrat zurief, er möge ihn doch rasch einmal außer der Reihe herannehmen, weil er es eilig habe. Gisevius antwortete in seinem Berliner Jargon: „Rasch jibt's bei mir nich. Sie sind hier in keenem Kravattenjeschäft, wo schnell mal 'n Selbstbinder von der Stange jekooft wird." Dann kam der nächste Patient an die Reihe.

Als Sanitätsrat Dr. Friedrich Gisevius kurz nach dem zweiten Weltkrieg starb – bis zuletzt von therapeutischen Impulsen durchblitzt –, ging einer der letzten ärztlichen Klassiker des Simile heim zu den alten Meistern, zu Hahnemann, Stapf, Bönninghausen, Lutze, Dahlke und Emil Schlegel. Gisevius stammte noch aus der Zeit, als um die Homöopathie gekämpft werden mußte: wer sich ihr widmete, war in der ärztlichen Welt so gut wie geächtet. Das Kämpferische ist ihm zeitlebens wesensgemäß geblieben. „Wissen Sie, weshalb ich homöopathischer Arzt geworden bin?", fragte er mich einmal – und er antwortete zugleich: „Aus nischt als Wut!" Sein Zorn war jedoch ritterlich. Als Ritter gegen Tod und Teufel ging er den Gebrechen seiner Mitmenschen zuleibe: als Ritter, der sich in einen Retter wandelte.

Sein therapeutischer Stil wird vielleicht besonders deutlich, wenn ich abschließend ein eigenes Erlebnis mit ihm erzähle. Im Jahre 1938 hatte ich einen mir besonders nahestehenden Freund unter gräßlichen Umständen verloren. Dieses Krankheits- und Todeserlebnis hatte mich, nachdem bereits schlimme Wochen vorangegangen waren, so überwältigt, daß mich im Anschluß daran ein Aufruhr des vegetativen Nervensystems mit gleichzeitigen Angst-Attacken heimsuchte.

Insbesondere hatte ich – da beim Augenschließen die Bilder auftauchten, die das dramatische Sterben meines Freundes in mein Inneres geprägt hatte – Angst vor der Nacht und vor ihren Träumen. Ich telefonierte mit Gisevius und bat ihn um seinen Rat. Er forderte mich auf, sofort zu ihm zu kommen: es war bereits spät am Abend. In seiner Gegenwart war der Zustand unverändert der gleiche, jedoch er schwand und machte großer Gelassenheit Platz, als ich einige Tropfen einer Arznei erhielt. Dann mußte ich im Fremdenzimmer zu Bett gehen. Gisevius setzte sich zu mir und legte seine Hand auf meine Magengrube, bis ich – nach wenigen Minuten – eingeschlafen war. Am anderen Morgen hatte ich einen Abstand zu den Ereignissen, wie ich ihn nie für möglich gehalten hätte.

Als ich fragte, was mir als Arznei gegeben worden sei, erfuhr ich: es war Peyotl C 30 (der südamerikanische Kaktus, dessen Hauptwirkstoff das Mescalin ist). Ich wollte lernen und fragte: „Weshalb haben Sie gerade Peyotl gewählt?" „Weil ick ein jroßer Mann bin!", hieß die Antwort. Ja, das war er. Er konnte heilen. Man war bei ihm „in guten Händen".

In guten Händen muß die Homöopathie bleiben, in Heilmeister-Händen. Für Genesungs-Ingenieure und Mischmasch-Industrien, die homöopathische Mittel zu Komplexen verarbeiten und auf Krankheits-Diagnosen hin verordnen lassen – dem Simile also Rang und Sinn rauben – ist sie nicht geschaffen.

Sie hat kaum begonnen, die Homöopathie. Sie wartet noch. Sie hat Zeit, weil sie Ewigkeit hat. Sie bleibt das, als was sie Constantin Hering in seiner Doktorarbeit bezeichnete: die Medizin der Zukunft.

Das vorliegende Buch hätte ohne die ungeheure Materialsammlung, die Richard Haehl in seinem zweibändigen Werk „Samuel Hahnemann", Leipzig 1922, ausgebreitet hat, kaum geschrieben werden können. Besonders der die Urkunden und Briefe enthaltende zweite Band dieser umfangreichsten Darstellung, die jemals einem Arzt in der Literatur zuteilgeworden ist, birgt Schätze, die ehedem kaum ausgewertet worden sind.

Auch Rudolf Tischners fleißige und überaus verdienstvolle „Geschichte der Homöopathie", Leipzig 1939, konnte ich mehrfach heranziehen, obwohl ihre Wertungen den meinen meist diametral entgegengesetzt sind.

Die Hahemann-Darstellungen von Franz Albrecht („Leben und Wirken", Leipzig 1875) und Wilhelm Ameke („Die Entstehung und Bekämpfung der Homöopathie", Berlin 1884) gaben nur wenige Anregungen her, stellen aber dennoch wichtige und wertvolle Bücher dar. Belletristische Biographien blieben unberücksichtigt. Die flott geschriebene von Martin Gumpert enthält allerlei Fehler, so wenn sie z. B. Hahnemanns ersten Selbstversuch mit Chinarinde als Versuch mit Chinin darstellt, welches erst 30 Jahre später entdeckt wurde, oder wenn sie den Giftsumach in die deutsche Flora versetzt: Dinge, die ausgerechnet Richard Haehls Sohn Erich in seinem flachen Buch „Ein Arzt wird Rebell" von Gumpert übernimmt.

Der Umkreis der übrigen literarischen Vorstudien ist außerordentlich weit. Hahnemanns größtenteils längst vergriffene Werke mußten aufgetrieben und durchgearbeitet werden, „denn wer Homöopathie lernen will, muß an die Quelle gehen; alles aus zweiter und dritter Hand ist schwach; es entbehrt, ich möchte sagen, die geistigen Vitamine, wie sie das Original so reich und unverwüstlich enthält" (Edwin Blos). Zahlreiche Zeitschriftenveröffentlichungen, die nicht einzeln genannt werden können, aber auch medizin- und kulturgeschichtliche Abseitigkeiten galt es zu finden und zu verwerten, etwa Kotzebues 1790 erschienenes Pamphlet „Doctor Bahrdt mit der eisernen Stirn" oder die überaus seltene Selbstbiographie von Arthur Lutze. Hinter jeder Seite des Buches steckt mehr Quellenstudium, als sich nachweisen läßt, soll ein umfangreicher wissenschaftlicher Apparat vermieden werden.

Auch die Literatur der naturwissenschaftlich-kritischen Richtung und der Gegner wurde gesammelt und studiert, aber im Buch selbst nicht berücksichtigt. Mit dem späten Hahnemann und der reinen Idee hat sie, wie sie selbst immer wieder betont, nichts zu tun. Wer die Versuche, von der Homöopathie her Brücken zur offiziellen Lehrmedizin zu schlagen, kennenlernen will, sei auf die Veröffentlichungen von Hans Wapler, Rudolf Tischner, Fritz Donner und Heinz Schoeler verwiesen. Wer umgekehrt teilnehmen möchte an den Bemühungen der Lehrmedizin, sich mit der Homöopathie zu verbünden, lese die Bücher von Hugo Schulz und die gesammelten Aufsätze

von August Bier, „Homöopathie und die harmonische Ordnung der Heilkunde", herausgegeben und großartig kommentiert von Oswald Schlegel,
2. Aufl., Stuttgart 1949. Einblick in die klinische Leistungsfähigkeit des
Simile gewähren vor allem Schriften von Alfons Stiegele. Die Haupt-
veröffentlichungen der Gegner finden sich in dem Sammelband „Der Kampf
um die Homöopathie", Leipzig 1926.
Wesentliche Literatur der eigentlichen, der klassischen Homöopathie findet
sich in den Anmerkungen nachgewiesen.
Bei der großenteils recht schwierigen Literaturbeschaffung waren mir in
liebenswürdiger und uneigennütziger Weise Herr Dr. Willmar Schwabe,
einst Leipzig, jetzt Karlsruhe, durch Überlassung seiner Verlagswerke, und
Frau Irmgard Maringer, Köthen, die Enkeltochter Arthur Lutzes, durch Zu-
gänglichmachung ihrer Sammlungen behilflich. Herr Dr. med. et phil. O. Leeser
stellte die Relief-Plakette von David d'Angers zur Verfügung, die auf dem
Schutzumschlag abgebildet ist. Ihnen sei von Herzen dafür gedankt! Ebenso
all denen, mit denen ich über das Thema des Buches sprechen und korrespon-
dieren konnte, so den Ärzten Otto Buchinger sen., Otto Leeser, Oswald
Schlegel und meinem zu früh verstorbenen Freunde Hermann Eduard
Sieckmann. Seit dem Erscheinen der ersten Ausgabe meines Buches darf als
besonders wesentlich für die deutsche Homöopathie das Erscheinen des
Reclam-Bändchens „Homöopathie" von Otto Leeser, Stuttgart 1953, bezeichnet werden: einer wahren Lebens-Ernte in nuce. Ferner die sich den
Arzneimittellehren von Stauffer und Dahlke — sowie denen der Amerikaner
und Franzosen — hinzugesellende „Gesichtete Homöopathische Arzneimittellehre" von Julius Mezger, einem der verdienstvollsten Arzneimittelprüfer
der Gegenwart (2. Aufl., Saulgau 1951). Auch die anspruchsvolle Neu-
bearbeitung des Werkes „Dr. med. Zimpels Spagyrisches Heilverfahren"
durch Hermann E. Helmrich, Göppingen 1952, ist ein wichtiger Beitrag.
Besonders soll noch auf die von Will Rink herausgegebene „Zeitschrift für
Erfahrungsheilkunde", Karl F. Haug Verlag, Ulm, hingewiesen werden:
zwar kein rein homöopathisches Fachblatt, aber mutiger als diese zumeist.
Meine eigene Arbeit „Homöopathische Sonder- und Grenzwege", 1953,
Heft 1 und 2, wäre anderswo kaum publizierbar gewesen. In seinem
Hauptwerk „Die Achse der Natur", Stuttgart 1952, hat Hans Blüher ein
hinreißend richtiges und großartiges Kapitel „Paracelsus und Hahnemann
als die nobilitierenden Genien der Medizin" stehen — und in dem Kapitel
„Von den Eliminaten der Natur" in dem Ergänzungsband „Parerga zur
Achse der Natur" erweitert und vertieft Blüher das gleiche Thema. Mit
meinem Buch „Erlösung durch die Schlange; Mysterium, Menschenbild und
Mirakel homöopathischer Heilkunst", Stuttgart 1953, dürfte die bislang
weitestreichende Verfolgung des Simile als eines auch jenseits des Arzneiprinzips gültigen Weltgeheimnisses Ausdruck gefunden haben. Der Kuriosität halber sei noch die von mir aufgefundene „Smueliade; Leben,

Meinungen und Taten vom seligen Smuel, dem Homöopathen" erwähnt, eine Kortums „Jobsiade" nachahmende, Münster 1860 erschienene Lumperei, deren Verfasser sich hinter dem Pseudonym „Dr. C. A. K." versteckt (den von ihm mißbrauchten Initialen Kortums). Ich habe über den Fund vor einigen Jahren im „Hippokrates" ausführlich berichtet, weil er besonders schön zeigt, wie ein Ex-Homöopath charakterlich absackt, wenn er „aus der Weihe fällt".

1 Viele Autoren ziehen den Ausdruck „Regel" vor und lehnen „Gesetz" ab, weil es im Bereich des Lebendigen stets auch Ausnahmen gebe, ein Gesetz aber ausnahmslos zutreffen müsse. Da die moderne Physik sogar in der Welt des Anorganischen den Gesetzes-Charakter der Naturgesetze erschüttert, hätte das Wort „Gesetz" schließlich vollends aus den Naturwissenschaften zu verschwinden. Wir wollen den Skeptizismus nicht ins Haarspalterische und Unfruchtbare treiben, deshalb behalten wir mit Hahnemann die alte und durchaus tragfähige Formulierung bei.

2 Die Kongruenz der Forschungs- und Erkenntnismethoden Hahnemanns und Goethes behandelt H. E. Sieckmann sehr überzeugend in seinem „erkenntnistheoretischen Versuch" „Hahnemann und Goethe", Hippokrates 1941, Heft 33 und 34, ferner in „Kausalität und Hochpotenz", Hippokrates 1943, Heft 27/28.

3 Ob der 10. oder 11. April Hahnemanns Geburtstag ist, läßt sich nicht sicher ermitteln. Haehl macht Gründe für den 11. geltend, Tischner entscheidet sich (in Übereinstimmung mit Arthur Lutze) für den 10. Da Tischner im rein Historischen besonders zuverlässig ist und sein Werk Haehl gegenüber mit mancherlei Korrekturen und Ergänzungen aufwarten kann, folgen wir hier seiner Autorität.

4 Tiefer gegründetes Arzttum wird stets auf das Besondere des Menschseins blicken, etwa im Sinne der „Medizinischen Anthropologie" Victor von Weizsäckers. Werner Leibbrand hat sich in seinem umfangreichen und hintergründigen Buch „Der göttliche Stab des Äskulap" zu diesem Problem lapidar geäußert: „Hatte schon Heidegger für das Sterben des Tieres den Ausdruck ‚verenden' vorgezogen, so hätte der Arzt schon längst darauf sinnen müssen, einen Sonderausdruck der Krankheit oder des Krankseins beim Menschen zu schaffen, der ihn von der Tierreihe ausnimmt."

5 Vollständig abgedruckt bei Haehl, Bd. I, S. 12—14.

6 Beides, die lateinische Rede und das französische Gedicht, findet sich im Urtext und in deutscher Übertragung wiedergegeben bei E. Preuß: „Der zwanzigjährige Hahnemann", Leipzig 1930.

7 „Zerstreute Blätter", II, 292.

8 So auf den berühmten Arzt Chr. H. Pfaff, der Hahnemann 1794 in Göttingen besuchte. Tischner verteidigt bei seiner Anführung dieses

Berichts Hahnemanns Werk leidenschaftlich gegen den Vorwurf der „Mystik". Mit Recht! Nie kann praktisch-arzneilich vorgehende Heilkunst Mystik sein. Mystik ist eine Methode religiösen Strebens, durch Abtragung der Persönlichkeit und Auslöschen der als wahnhaft aufgefaßten Welt zum Absoluten zu gelangen, während Arzttum immer die Welt bejaht und die persönliche Existenz ihrer Geschöpfe dazu. Bei Pfaffs Mitteilung geht es aber nicht um das Wesen der Homöopathie, sondern um den persönlichen Eindruck ihres Entdeckers auf einen Fernstehenden.

9 Auszugsweise zitiert nach Arthur Lutze, „Hahnemanns Todtenfeier", Köthen 1844, 47. Aufl. 1903.

10 Zitiert nach dem Paracelsus-Lesebuch „Die Geheimnisse", herausgegeben von Will-Erich Peuckert, Leipzig 1941.

11 Über das Stötteritzer Inferno berichten Burnett und — auf Grund eigener Erzählungen Hahnemanns — sein späterer Freund Everest. Haehl hat die Berichte auszugsweise in seinem Bd. II abgedruckt.

12 So heißt ein berühmtes Buch des Psychiaters E. Bleuler, Berlin 1922, in dem systematisch gegen das weder an der Erfahrung noch an der Logik kontrollierte Meinungsbilden vieler Mediziner angegangen wird.

13 Die (im tiefsten Sinne) „verteufelt" schwierige Problematik der Norm — um deren Erkenntnis sich die Homöopathie nicht drücken darf — kann hier nicht ausführlich erörtert werden; es ist dies in des Verfassers Buch „Erlösung durch die Schlange", Stuttgart 1953, geschehen. Hier sei, ergänzend, hinzugefügt, daß es (um in der Sprache des jüdisch-christlichen Mythos zu sprechen) den „normalen", d. h. den wirklich absolut gesunden Menschen nur zweimal gegeben hat: als Adam vor dem Fall und als Christus nach der Auferstehung. Beide Male handelte es sich um eine sehr geheimnisvolle Leiblichkeit, einmal um eine der Verwesung noch nicht, sodann um eine ihr nicht mehr ausgelieferte. Sehen wir von diesen beiden Situationen ab — die nicht nur kein Arzt untersuchen kann, sondern die auch keinen brauchen —, so findet sich Norm sonst nur als Annäherungswert. Wer mit ihr operiert oder, als Therapeut, zu ihr hin, der muß aufpassen — und zwar nicht höllisch, sondern himmlisch.

14 Dieser Ausgangsversuch Hahnemanns ist mehrfach wiederholt und bestätigt worden. Besonders aufschlußreich ist dazu der klinische Beitrag von T. Rall: „Ein Fall von Chinin-Überempfindlichkeit", abgedruckt in dem von J. Mezger herausgegebenen Sammelwerk „Aus Lehre und Praxis der Homöopathie", Stuttgart 1937.

15 Diese schöne Verdeutschung des Begriffes „Symptome" oder „Symptomen-Gesamtheit" stammt von Emil Schlegel, „Heilkunst als Weltmitte", Karlsruhe 1931.

16 Einige Autoren, vor allem Tischner, wollen nur den Rationalisten Hahnemann gelten lassen, indem sie die dem Abyssus zugewandte

Seite des „seltenen Doppelkopfes" mehr oder minder ignorieren und auch laut leugnen, daß Hahnemanns Chinaselbstversuch von 1790 intuitiv geboren und intuitiv ausgewertet worden sei. P. Dahlke, unbestritten ein Klassiker der Arzneimeisterschaft im Sinne Hahnemanns, hat unseres Erachtens die beste Schilderung des Vorgangs gegeben. Er sagt in seiner Besprechung des Schlegelschen Buches „Religion der Arznei", Berl. hom. Zeitschr., Bd. VII, Juni 1916, S. 181—182:

„Die Idee der Ähnlichkeit ist nicht aus langen, mühsamen Versuchen geboren worden, sondern sie blitzte ihrem Entdecker auf bei der Selbstbeschäftigung mit der Chinarinde ... die Intuition der Ähnlichkeit entlud sich praktisch in der ungeheuer mühevollen Arbeit der Hahnemannschen Arzneimittellehre. Mit dieser letzteren setzt allerdings das induktive Moment ein. Denn damit eine Intuition lehrbar wird, muß sie induktiv verarbeitet werden, und unsere Arzneimittellehre ist der grandiose Versuch dazu. Aber man vergesse nie: es ist ein Versuch, der der ursprünglichen Intuition sozusagen nachhinkt und demgegenüber diese letztere ein Grenzwert ist, dem der Praktiker zwar ewig sich zu nähern scheint, den er aber nie erreichen kann, ebensowenig wie der Praktiker der Physik je eine vollendete Wärmemaschine erfinden kann, welche die Mayersche Entdeckung vollkommen wiedergibt, d. h. in welcher Bewegung restlos in Wärme übergeht.

Vergißt man diesen ursprünglich deduktiven Charakter der Homöopathie, hält man sie für das Ergebnis eines induktiven Verfahrens, so wird man ihre Wirksamkeit einerseits und ihr Verhältnis zur offiziellen Wissenschaft andererseits immer falsch beurteilen. Wäre sie induktiven Ursprungs, so müßte sich fraglos zwischen ihr und der ihrem Wesen nach rein induktiven Schulmedizin eine Brücke finden lassen, und jene gutgemeinten Vermittlungsversuche von unserer Seite hätten einen Sinn. Da sie aber ihrem Wesen nach intuitiv ist, und die Schulmedizin sich selber aufgeben müßte, wenn sie diesen intuitiven Kern annehmen wollte, so ist eine Vermittlung unmöglich, kann sich höchstens nur auf Äußerlichkeiten beschränken, was für den denkenden Homöopathen wertlos ist."

17 Wer die hier gegebene Schilderung der psychiatrischen Verhältnisse des 18. Jahrhunderts für zu grell halten möchte, orientiere sich in jeder ausführlichen Geschichte der Medizin über ihre Berechtigung. Auch in Haehls Bd. II sind Quellen für das hier Gesagte abgedruckt.

18 Ein Neudruck erschien 1914 in Leipzig.

19 Werner Leibbrand bezeichnet in seinem Buch „Romantische Medizin", Hamburg 1937, die Homöopathie geradezu als eine aus dem Geiste der Musik geborene Richtung der Heilkunst.

20 Hierher gehört das Lebensvermächtnis von Emil Schlegel, wohl dem bedeutendsten homöopathischen Arzt der letzten Jahrzehnte, wie er es

— kurz vor seinem Tode — in seiner Schrift „Heilkunst als Weltmitte",
Karlsruhe 1931, niedergelegt hat. Es lautet:
„Schon jetzt, da wir noch säumig waren, haben andere Völker einen
Aufschwung der praktischen Homöopathie angebahnt; uns Deutschen
bleibt aber jedenfalls die tiefste Deutung der Homöopathie vorbehalten.
Wir spiegeln sie in die Mitte der Heilkunde, ja, in die Weltmitte selbst,
wohin ihr virtuelles Bild gehört und wo es wartet, bis sonnenhafte
Augen es zur Geistesbefruchtung aufnehmen."

21 Rudolf Hans Bartsch in der Erzählung „Die Schauer im Don Giovanni".

22 Dieser Zentralerkenntnis der Homöopathie und ihren methodischen
Konsequenzen ist der Hauptteil des Schlegelschen Buches „Heilkunst
als Weltmitte" gewidmet, in dem Hahnemanns Genie am reinsten lebt
unter allen Veröffentlichungen unseres Jahrhunderts.

23 Tischner weist unermüdlich auf die richtige Bedeutung der „inneren
Veränderungen" hin, deren Mißverständnis als „pathologisch-anatomische
Veränderungen" viel Unheil in der Beurteilung der Homöopathie an-
gerichtet hat. Näher als Tischner, der in Hahnemann den „Kant der
Heilkunde" sehen will, kommt aber H. E. Sieckmann dem Wesen des
homöopathischen Denkens. Vgl. Ziff. 1 der Anmerkungen, ferner seine
Arbeit „Urphänomen, Polarität und Steigerung", Hippokrates 1942,
Heft 22.

24 In seinem Buch „Arzt und Kranker", Leipzig 1941.

25 Besonders in seinem Alterswerk „Vom Werden des neuen Arztes",
Dresden 1938.

26 Über einige Grundsätze der Diätetik Hahnemanns unterrichtet sehr reizvoll die Veröffentlichung von Herwig Storch: „Neun bisher unver-
öffentlichte Briefe von Samuel Hahnemann", Allg. Homöop. Zeitung
1954, Heft 1.

27 In seinem vielgelesenen Werk „Religion der Arznei; Signaturenlehre
als Wissenschaft", 4. Aufl., Dresden-Radebeul o. J.

28 Dieses schöne Keller-Wort verdanke ich einer homöopathischen Veröffentlichung von K. R. v. Roques.

28a In dieser Fassung eine Forderung von Rudolf Tischner, die immer
wieder abgedruckt wird, so in der „Wiener med. Wochenschr." 1940,
Nr. 30, und in der „Allg. Hom. Zeitung" 1941, Heft 5.

29 Das hat zu meiner besonderen Freude Karl Kötschau, ein regulärer
Professor aus der (einstmals) streng rationalen Provinz der biologischen
Heilkunst, anläßlich eines meinem Buch „Erlösung durch die Schlange"
gewidmeten Aufsatz im „Hippokrates", Jahrg. 25, Nr. 5, anerkannt und
betont: eine mir unerwartete Bezeugung, die für den hier behandelten
Tatbestand um so schwerer wiegt, als Kötschau dadurch Freunde im
eigenen Lager verlieren wird und geistige Tapferkeit sonst nicht gerade
eine deutsche Professorentugend zu sein pflegt.

30 Wer die Rolle der subjektiven Symptome bei der Arzneiprüfung und zugleich das Wesen des ganzheitlichen Arzneibildes besonders klar an Beispielen dargelegt sehen will, lese den Abschnitt „Die Similia des Fastens" in O. Buchingers Werk „Das Heilfasten und seine Hilfsmethoden", Stuttgart 1941.

31 Neuausgabe von Hans Wapler, „Hufelands Schriften über die Homöopathie und die 18 Thesen von Dr. Paul Wolf", Leipzig 1921.

32 Näheres über diese und weitere Beispiele bei Tischner, S. 719 und 720,

33 Den Beziehungen zwischen Hahnemann und Robert Mayer ist besonders tiefgründig E. Blos in seinem Büchlein „Hahnemann, der Begründer der Kolloidalchemie", Karlsruhe 1931, nachgegangen.

34 Ludwig von Bertalanffy, „Das Gefüge des Lebens", Leipzig 1937.

35 Die Psoralehre lebt heute noch als Grundlage des Handelns vieler homöopathischer Ärzte fort, gerät aber nur selten — wegen ihres symbolischen Denkens und Schauens — ins Schrifttum. Eine Ausnahme bilden die zahlreichen Psoraaufsätze von Friedrich Gisevius und sein kleines Buch „Der Lebenswille des Organismus", Berlin o. J. Von rein therapeutischen Beiträgen sei genannt: Edwin Blos, „Zur Psoralehre Samuel Hahnemanns", Hippokrates 1941, Heft 15. Mit den Hintergründen beschäftigt sich: Herbert Fritsche, „Homöopathia Divina", Deutsche Zeitschr. f. Homöopathie, 1941, Heft 2, ferner: F. Gisevius, „Psora; ein psychologischer Versuch", Deutsche Zeitschr. f. Homöopathie, 1934, Heft 7.

36 Auf die Auslieferung der Medizin an die botanische Systematik der Bakteriologen macht besonders L. R. Grote aufmerksam.

37 Die „Allg. Hom. Zeitung" besteht noch heute und kämpft nach wie vor für das Ziel einer in die Schulmedizin einzugliedernden Homöopathie.

38 Hierzu vgl. den kurzen Lebensbericht „Über Hochpotenzen" von P. Wassily in der Deutschen Zeitschr. f. Homöopathie, 1942, Heft 7. Freilich wird bisweilen dennoch diese und jene Äußerung protestierender und korrigierender Art aus dem „Köthener Lager" erzwungen; denn es treten geradezu epidemisch Wortführer dessen auf, was sie von der Homöopathie verstehen — nämlich nahezu nichts oder nur Banales —; diese Diktatoren aus Beschränktheit können, wie ein erst jüngst gottlob bereinigter Fall bewies, auf dem Wege über Machthaber und Machthaber-Wechsel bis in Schlüsselpositionen der deutschen Homöopathie geraten, an deren Haupt und Gliedern sie alsdann Amputationen vornehmen. Welcher Schaden entsteht, wenn man dazu schweigt, das zeigt u. a. die mit ihrer Klinifizierung parallel gehende Impotenzierung der modernen Homöopathie.

39 Tischner und andere der Leipziger Richtung nahestehende Autoren schildern auch heute noch gern die „Getreuen" Hahnemanns — Stapf, Jahr und Hering etwa — als unselbständige Geister oder als Sonder-

linge, was einander ausschließt, ohne daß sie es merken; für das Charakterisieren von Charakteren fehlt diesen dem Mischmasch huldigenden Autoren das Organ.

40 Herbert Fritsche, „Hahnemann und die Seinen", Hippokrates 1942. Heft 29.

41 Victor von Weizsäcker, „Arzt und Kranker", Leipzig 1941.

42 Erich Haehl, „Homöopathische Dichterärzte", Berlin 1935.

43 Unter ihnen vor allem Friedrich Gisevius, der mit Hahnemann die Dreiheit Hochpotenzen, Psora und Mesmerismus zur Grundlage seiner Praxis machte. Vgl. Herbert Fritsche, „Friedrich Gisevius zum 75. Geburtstag", Deutsche Zeitschr. f. Homöopathie, 1942, Heft 8.

44 H. Wapler verlangt, „sie müssen in Broschürenform in den Buchhandel gebracht für jedermann um wenige Pfennige käuflich sein". Waplers Neuausgabe erschien in Leipzig 1921, Tischners in Berlin o. J. Witzig ist, daß Wapler ein teutomanischer Antisemit war, der mit Wolfs Argumenten hausieren ging.

45 Der Bericht stammt von Ernest Legrouvé und erschien 1887 im „Figaro" sowie in der „Homöopathic World". Die naturwissenschaftlich-kritische Richtung betrachtet ihn als Legende, Haehl als zweifelhaft. Ich sehe zu beidem keinen Anlaß.

46 Richard Haehls zweibändige Hahnemann-Biographie trägt die Widmung: „Meiner teuren Alma Mater, dem Hahnemann-Medical-College in Philadelphia, der ältesten und größten homöopathischen Lehranstalt der Welt, in Dankbarkeit und Treue."

47 So auch der Verfasser, der es in „Erlösung durch die Schlange", Stuttgart 1953, ausführlich begründet.

48 Zahlenangaben nach O. Leichert, „Der goldene Reiter", April 1941.

49 Das anschauliche Bild stammt von O. Buchinger.

50 Reinhard Planer, „Über die Behandlung chronischer Krankheiten mit Autonosoden", 2. Aufl., Berlin 1942.

51 N. Zett, „Beachtenswerte Erfahrungen mit Vi-Pon", Hippokrates 1941, Heft 12.

INHALT